JN300067

Guide to Research Techniques in Neuroscience

脳・神経科学の研究ガイド

マット・カーター＋ジェニファー・C・シェー
［著］

小島比呂志
［監訳］

小島比呂志＋中村行宏＋二見高弘
［訳］

朝倉書店

Guide to Research Techniques in Neuroscience

Matt Carter
Jennifer C. Shieh
Stanford University, School of Medicine,
Stanford

Copyright©2010, Elsevier Inc. All rights reserved.
This edition of Guide to Research Techniques in Neuroscience by Matt Carter and Jennifer Shieh (ISBN: 978-0-12-374849-2) is published by arrangement with Elsevier Inc., a Delaware corporation having its principal place of business at 360 Park Avenue South, New York, NY10010, USA through Tuttle-Mori Agency, Inc., Tokyo
Japanese Translation published by Asakura Shoten

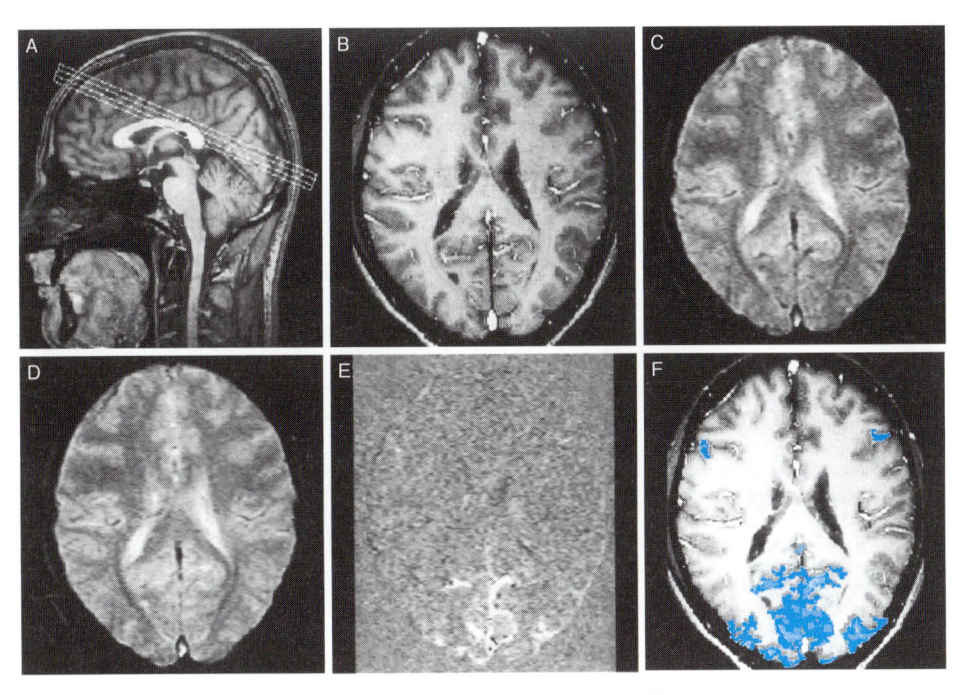

図 1.13　簡単な MRI 実験［p. 16 参照］

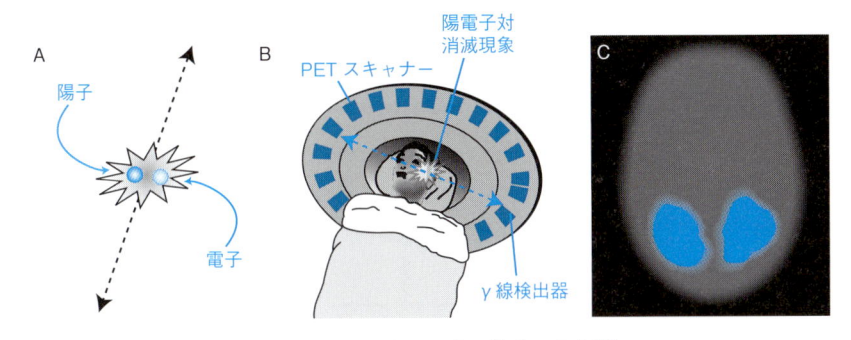

図 1.14　PET イメージング［p. 17 参照］

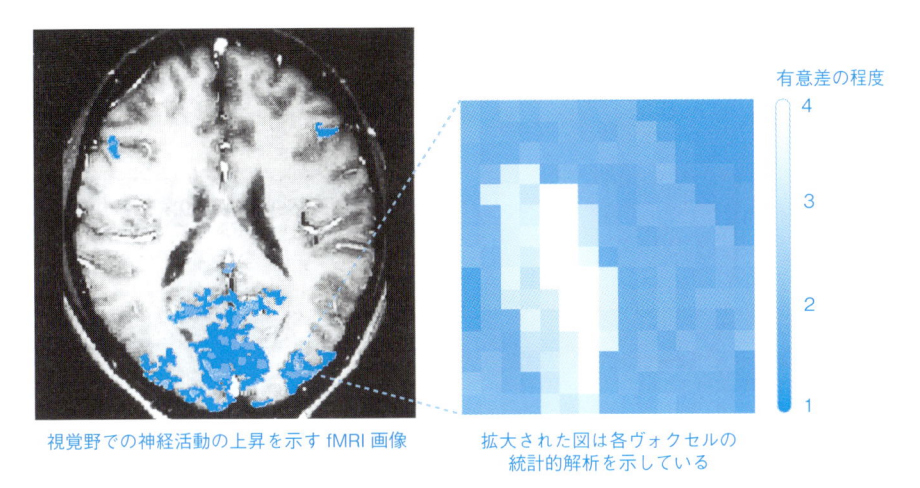

視覚野での神経活動の上昇を示す fMRI 画像　　拡大された図は各ヴォクセルの統計的解析を示している

有意差の程度

図 1.19　文献発表のための fMRI 画像の準備［p. 28 参照］

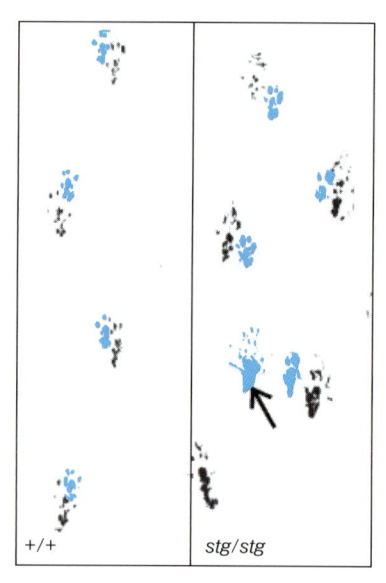

図2.4 フットプリントパターン解析は歩容を明らかにすることができる [p. 37 参照]

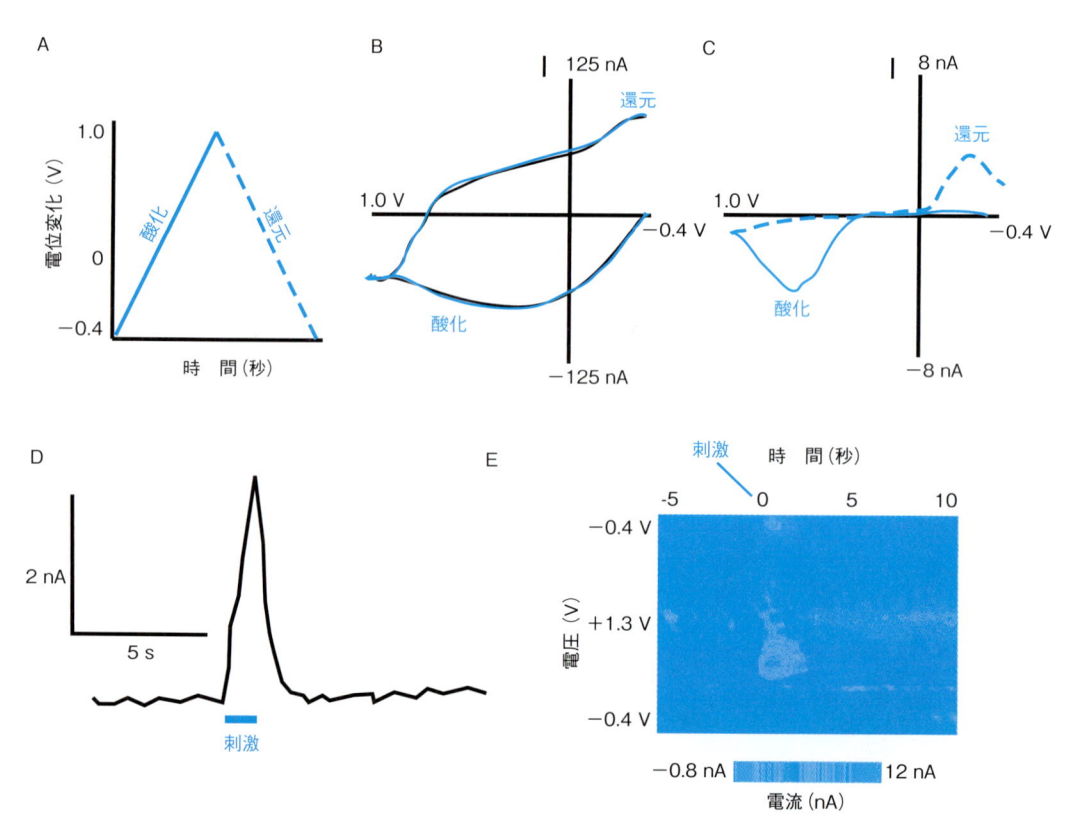

図3.6 循環ボルタンメトリーデータの解析と呈示 [p. 60 参照]

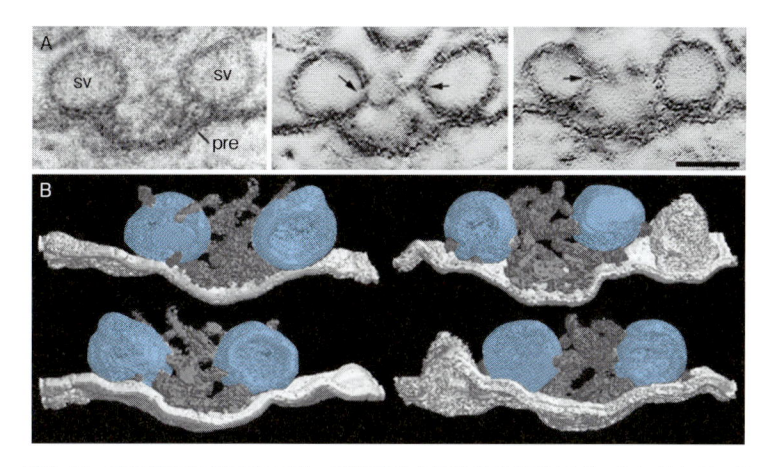

図 5.13　電子断層撮影画像の例：神経筋接合部の放出部位にドッキングしているシナプス小胞［p. 93 参照］

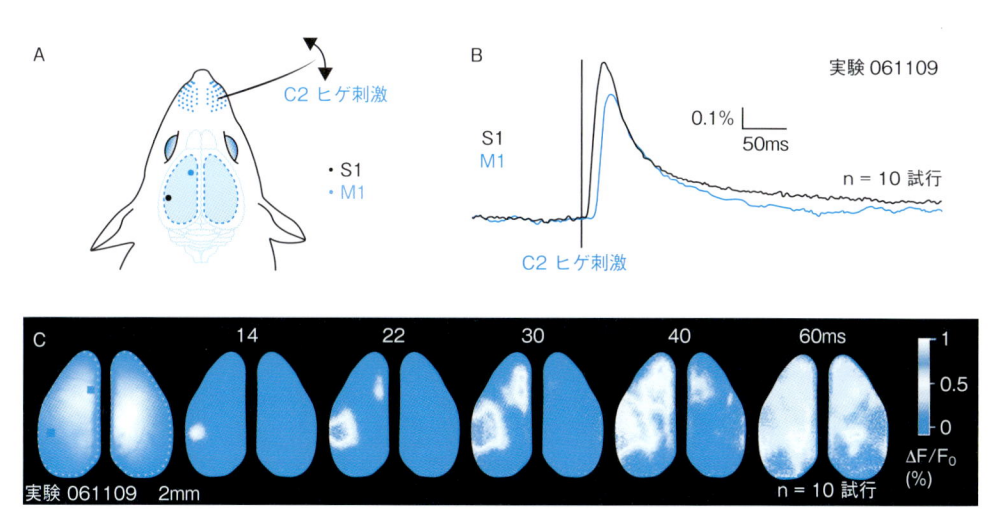

図 7.3　電位感受性色素のイメージング例［p. 119 参照］

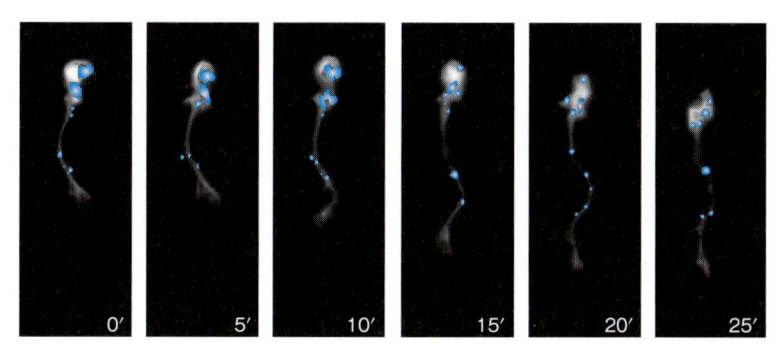

図 7.9　レポータータンパク質の経時的イメージングの例［p. 125 参照］

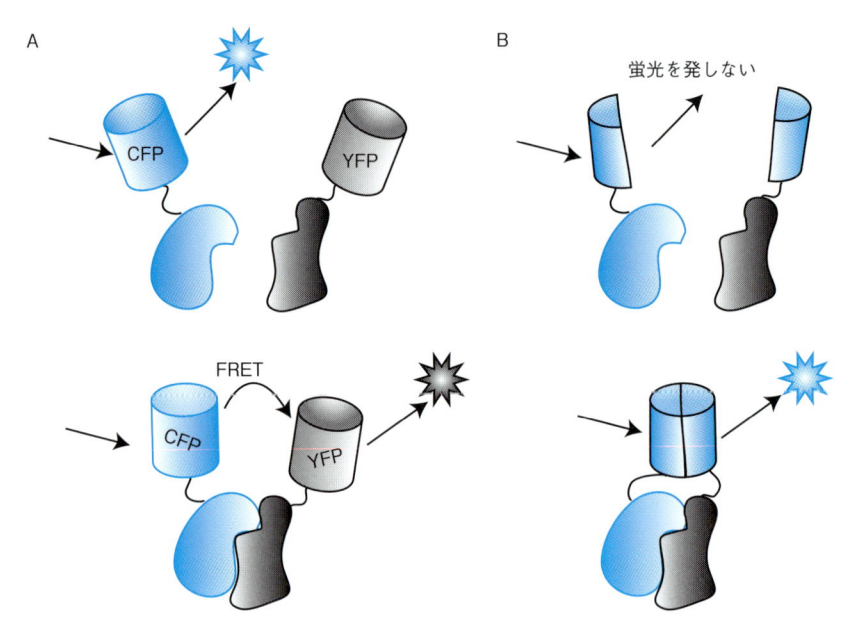

図 7.10 FRET と BiFC はタンパク質−タンパク質間の相互作用を観察可能にする ［p. 125 参照］

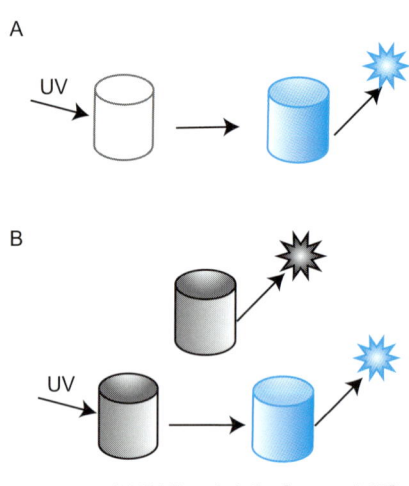

図 7.12 光活性化・光変換 ［p. 127 参照］

序

　この本を書こうと決心したいきさつについて最初に簡単に説明しておこう．私たちはこの種の本をあちこちでさがしていたが，結局どこにも見つけることはできなかった．したがって，そのような本があれば非常に役に立つと最終的に判断し，「その役に立つ本」を自分たち自身の手で書いてしまうことにした．

　私たちがそれぞれ専門課程の高学年と大学院博士課程の初学年になったとき，神経科学で使われる実験技術・技法の数の多さに驚いた．学生は，「生化学」，「分子生物学」，「遺伝学」，「電気生理学」，「顕微鏡」，「組織学」，「行動アッセイ」，「ヒトのイメージング技術（テクノロジー）」や，またいうまでもなく，これらの方法の背景となっている基礎的な生物学と物理学の知識をも学ばなければならない．生物学でこのように多くのことを学ばなければならない分野は他にはない．一人ひとりの神経科学の研究者は，これらの一般的な技術・技法のほんのひと握りしか実際には学習しないのがほんとうのところであろう．しかし，すべての神経科学の研究者は，特定の実験を自分自身では行わないとしても，お互いに他人の研究内容を理解して，それらを評価できるようにならなければならない．

　たとえば，聴覚系の研究について考えてみよう．この研究はヒトを対象とする場合，「機能的核磁気共鳴画像法（fMRI）」や他の「全脳イメージング技法」を使って行われる．さらにこの研究ではモデル動物を使った実験も実施されている．マウス，ラット，ハエのような実験動物から，ユニークな特徴をもっているためにとくに（聴覚のために）研究されている動物（コウモリやメンフクロウ）までが，その研究対象となっている．これらのモデル動物を使った実験では，麻酔をかけた状態や行動タスクを実行している最中などの *in vivo* 系での電気生理学的手法を使った研究が行われている．さらに，たとえば，単離した有毛細胞からの電気信号記録という方法により，「聞く」ことを担い聴覚刺激を解読する細胞が，*in vitro* 系で調べられている．組織学と生化学を使って，これらの聴覚系の細胞で生理学的特徴を担っている特定のイオンチャネルやタンパク質に注目することができる．遺伝学的方法を使えば，「聞く」ことを可能にしたり，また逆に聴覚障害を引き起こしたりする分子の役目をも研究することが可能になっている．聴覚系や神経科学の特定の分野に興味をもっている人はだれでも，このような広範囲の実験技術（を利用する研究）の重要な貢献度について，文献を読んで理解し，内容を分析できる準備をしておかなければならない．

　神経科学へ新しく参入してきた学生として，すべての実験技術を当然理解しているべきだということを期待されていた私たちは，そのプレッシャーに耐えかねていた．さらに，

実際のところ自分の研究で使っている特定の実験技術だけを理解しているだけなのに，あたかもすべての実験技術を理解しているようなふりをしている多くの高学年の学生がいることにも驚いた．これらの学生や，まれにはポストドクターやファカルティメンバーでさえも「その技術はずいぶん前に身につけておくべきだったが，しかし，実際はよく理解していない」と白状したりする．また，電気生理学者やfMRIを使いこなしている研究者が，「いったいだれがゲル内の"染み"なんかに注意を払ったりするのかい．だれも払いやしないさ」と言っているのを耳にした．同じように「電気生理学で見られるあの"のたくった線"はいったい何を示しているのかさっぱりわからない」とか，「fMRIの実験のどこがいったい大変なんだい．だれかをスキャナーの中に入れて装置のスイッチを押すだけのことさえもできないのかい（押しさえすればいいだけのことじゃないか）」と遺伝学者や分子生物学者が白状しているのを耳にしたりした．ようするに，この現状から神経科学の実験技術へのガイドブックが必要だということが明らかになり，私たちはそれをさがしていた．

しかし，神経科学の実験技術へのガイドブックを見つけることは，私たちが想像していたより困難だということがわかってきた．初めて北米神経科学学会年会（the Annual Society for Neuroscience Conference）に参加したとき，いろいろな出版社から出されている何百冊という書籍の中から，簡単に解説した実験技術の本を見つけようとした．驚いたことに神経科学の基本的レベルの実験技術の「香り」を伝えることを目的としている簡単な本がなかった．一つの技術（PCRやトランスジェニック動物作製法）について詳細に書かれた本やプロトコール満載のレシピ本はあったが，技術自体の目的などを説明している本はなかった．万能のインターネットでさえも標準的な実験技術について徹底的な洞察を行ってはいなかった．インターネットでウェスタンブロットのプロトコールを見つけることができ，これがサンプル内でのタンパク質量を測定する方法であることは理解できた．しかし，タンパク質発現量を測るためのほかの方法に関する情報を見つけたりはできないし，なぜ他の方法よりウェスタンブロットを選択したらよいのかの理由などもわからない．文献から引用した例となる図もないし，図から何がわかるのかの説明もない．結局，私たちが求めている"ドリームブック"は，ウェスタンブロットについて適切に説明し，そのデータが具体的にどんなものであるのかを示す論文からの例も含んでいるような本であることになる．

そのような本は存在しなかったが，しかし私たちはそれがほしかった．スタンフォード大学のファカルティメンバーと学生に励まされて，私たちはそのような本を書くことを決心した．さらに本の題材をセミナーとしてコースにすることも決めた．学生仲間の有能なSaul Villedaと一緒に「神経科学の実験技術の理解へ向けて」という9週間の実験技術についてのコースを開設した．それは，神経科学で使われている実験技術に関して調べ，文献からの例を調査・提供するコースである．さらにこのクラスのために110ページあまりのコース読本を書き，それがこのクラスから独立して将来出版される本のたたき台となる

べきだと判断した．

　このクラスは驚くほど多くの人に受け入れられた．最初の年は，参加学生は15名であった．口コミでひろがり，次の年にはクラスは2倍の大きさに膨れ上がり，3年目には，学部学生，大学院生，ポストドクター，時には大学のファカルティメンバーも含めて100人以上になった．このコースを受講した人の多さを見て，神経科学の研究者たちがお互いに他人の実験方法に興味をもっていること，また神経科学の実験技術についての確立した教育の必要性があることの2点を確信した．

　このようにして，私たちは準備したコース読本を本書籍に改変することを決めた．これは，私たちが神経科学分野の初歩の学生だったときに絶望的になりながらもさがし求めていた本であり，今や北米神経科学学会（Society for Neuroscience：SfN）の学会会場でこの本を見つけることができてとてもうれしく感じている．私たちは，この本のために調査をしたり，また実際に書いている間に，膨大な量の情報を学んだ．この本があなた方自身の学習にも役に立つことを望んでいる．

　Elsevier/Academic Press の編集部のスタッフには，この本を実現させてくださったことにまず感謝したい．とくに Susan Lee（彼女は最初に私たちのコース読本のもつ可能性を見出してくれた）からはじまり，Melissa Turner と Mica Haley（彼女たちは，ほんの少しいらいらして髪の毛を引きちぎっただけで本の出版にこぎつけることができた）に至る方々に感謝したい．

　スタンフォード大学のすばらしいファカルティメンバーの指導と援助がなければ，この本の出版は不可能であった．とくに Bill Newsome はこの本の執筆中，私たちをずっと励ましサポートしてくれた．この本の出版の成功に対するご褒美として前から約束していたように，彼は Woodford Reserve のウイスキーボトル1本を受け取ることになる．また研究指導教員である Luis de Lecea と Sue McConnell の理解力に感謝しなければならない．約束していたように，私たちは学位論文を彼らに遅れもなく提出できる見込みである．最後に，スタンフォード大学の行動・機能神経科学研究室の Mehrdad Shamloo と Mehrdad Faizi に，また細胞科学イメージング施設の Jon Mulholland と Lydia-Marie Joubert に対して，彼らの専門的なアドバイスについて感謝したい．

　私たちのティーチングパートナーである Saul Villeda は，この本の中で詳述してある多くの方法を調査してくれ，オリジナルのコース読本を準備してくれた．Saul はすばらしい先生であり，同僚かつ友人として彼と一緒に数年の間仕事ができたことは，私たちにとってたいへんな喜びである．

　私たちはまた重要な指導や援助をスタンフォード大学の神経科学コミュニティから受けた．この本を書き終わることができるようにと，私たちが，実験技術を理解したり，各章を編集したり，また私たちを励まし助けてくれたりするために，非常に多くの学生やポストドクターが彼らの貴重な時間とエネルギーを費やしてくれた．本の内容とテキストを改善するために重要な示唆を与えてくれた Raag Airan, Björn Brembs, Brittany Burrows,

Laurie Burns, Kelsey Clark, Emily Drabant, Mary Hynes, Pushkar Joshi, Rachel Kalmar, Jocelyn Krey, Dino Leone, Jie Li, Scott Owen, Georgia Panagiotakos, Chris Potter, Elizabeth Race, Victoria Rafalski, Andreas Rauschecker, Magali Rowan, Rory Sayres, Bob Schafer, Jana Schaich Borg, John Wilson, Sandra Wilson に感謝する．今この序文を書いているときに心に浮かんでくる神経科学にかかわる同僚たちと一緒にこの本を完成させた．そして，将来のすべての神経科学の学生にとって，自分たちの学習とこれからの研究生活につねにこの本が役に立つことを期待している．

　最後に，私たちにとって重要な方々，Vishal Srivastava と Alison Cross に心から謝意を表したい．私たちに時間と愛と勇気を与えてくれたことに心から感謝する．

　2009 年　カリフォルニア州スタンフォードにて

マット・カーター
Matt Carter
ジェニファー・C・シェー
Jennifer C. Shieh

まえがき

　脳の働きを理解しようとすることは，おそらく現代科学に突き付けられた大きな挑戦である．精神生活がどのように脳の生物学に根ざしているかを知ろうとすることは，もともと魅力的である．その結果，科学の多様な分野からの研究者が，神経科学の分野へとますます引き寄せられつつある．心理学者，分子生物学者，生理学者，物理学者，技術者，コンピュータサイエンティスト，さらにすべての分野の人々が，現代の神経科学を豊かなものにするために，この分野に重要な貢献をしつつある．脳は，この既知の宇宙の中で，依然最も複雑で謎めいた存在であり続けている．その神秘を解き明かすために，これに関連するあらゆる科学的な技術と展望を動員する必要がある．

　しかしながら，神経科学の速い進歩とその多様性は，この分野へ参入したいと望んでいる新たに学習を始めた学生や，既に一人前になっている研究者に重大な挑戦状をたたきつけることになっている．神経系を測定しこれを操作するのに利用される技術の範囲は，目も眩むほど広くかつ複雑である．これらの新しい重要なアプローチは，難解な表現の雲でおおわれていて，部外者にとっては見通すことさえできない．この状況にまごついているわれわれにとって幸いなことに，簡潔であるが無視できないガイドブックが今まさに出版された．この『脳・神経科学の研究ガイド』は，現代神経科学の中心となる実験技法を非常に読みやすい形で示している．これには，「脳のイメージング」から「電気生理学」，「顕微鏡」，「トランスジェニック技術」まですべてが含まれている．マット・カーターとジェニファー・C・シェーは，神経系で投げかけられている基本的な疑問の大きな体系（スキーム）内で，特殊な実験技術がどこでどのように役立つかの本質的な見通しを「とにかく」示しながら，「研究で駆使されている」実験技術の役に立つ実際的なクッキングの旅へとわれわれを誘ってくれる．

　ひとりの神経生理学者として，私は「電気生理学」と「イメージング」の章を真っ先に通読してみた．意欲的な神経学者の知的なレパートリーに入るべき情報が効率よく示されていることに気がつき，そのことに敬意を表したい．また，「クローニング」，「遺伝子デリバリー」，「トランスジェニック動物」の章をも熱心に読んでみた．私には今までエキゾチックであった分子生物学へのアプローチが，わかりやすく単純明快になり，またうれしいことに専門用語の使用も避けていることがわかった．私はこの本を読んで，すでに知っているたくさんのことが散りばめられている有益な情報の豊富な鉱脈に遭遇した．しかし，神経科学の多くの他の専門家がこれを読んで，同じ経験をするとは思わない．この分野に入ってきたばかりの学生やポストドクターにとっては，この本の大部分の内容は非常

に高密度である．

　この本は，初歩の大学院生から時流に乗っているファカルティメンバーまでのだれでもが，彼らのどの分野の共同研究者によって書かれた論文であろうと，その論文を読む際の有益なガイドブックとして利用できる．たとえその共同研究者によって書かれた論文で使われている解析のレベルが，「小分子」から「スパイク系列の解析」までと専門分野にお構いなしに広範囲の内容を扱っていたとしても，このことは当てはまる．実験技術の端から端まで詰め込んだこの講義（本書の内容）の意図がすぐにはわからないかもしれないが，本書は，自分の研究のホームグラウンドに持ち帰りたい重要なポイントとなる情報はどれかを指示してくれる．この本は小さい1個の宝石です．読み，信頼し，次へとステップアップしていきましょう！

ウィリアム・T・ニューサム
William T. Newsome, Ph. D.
Professor, Department of Neurobiology, Stanford University
Investigator, Howard Hughes Medical Institute

目　　次

0. 序　　論

0.1　研究のレベル　1
0.2　神経系研究の方法　2
　　ケーススタディを調べる　2
　　スクリーニング　3
　　記　載　3
　　操　作　3
0.3　神経科学における実験技術の理解　4

1. ホールブレインイメージング

1.1　構造的脳イメージングの技術　7
　　脳（大脳）血管造影法　8
　　コンピュータ断層撮影法（CTスキャン）　8
　　核磁気共鳴画像法（MRI）　10
　　拡散強調磁気共鳴画像法（拡散MRI）　13
1.2　機能的脳イメージングの技術　14
　　機能的核磁気共鳴画像法（fMRI）　14
　　陽電子放射型コンピュータ断層撮影法（PET）　16
　　単一光子放射型コンピュータ断層撮影法（SPECT）　17
　　脳電図（EEG）　18
　　脳磁図（MEG）　19
　　光学的イメージング　19
1.3　機能的イメージング実験のデザインと解析　20
　　実験の計画　21
　　実験の遂行　24
　　実験中に神経活動を操作する　25
　　実験後のデータ解析　27
1章のまとめ　29

2. 動物の行動

2.1　行動アッセイを選択し，実行するにあたっての配慮　32
　　適切なモデル動物を選択する　32
　　適切な行動パラダイムを選択する　33
　　個体間のばらつき　34
　　ヒト行動モデルとしての動物行動の使用　34
2.2　齧歯類の行動パラダイム　35
　　運動・活動　35
　　運動協調とバランス　36
　　感覚機能　37
　　侵害受容　38
　　空間学習と記憶　39
　　非空間学習と記憶　41
　　社会的行動　42
　　不　安　42
　　うつ状態　44
2.3　ショウジョウバエの行動パラダイム　45
　　運動行動　45
　　飛　行　45
　　感覚機能　45
　　学習と記憶　47
　　社会的行動　47
2.4　線虫の行動パラダイム　47
　　運動行動　47
　　感覚行動　47
2.5　非ヒト霊長類の行動パラダイム　48
2章のまとめ　50

3. 定位脳手術と in vivo テクニック

3.1 定位脳手術　53
　齧歯類の定位脳手術　54
　非ヒト霊長類の定位脳手術　56
3.2 脳へ長期的にアクセスするための移植物　56
　密封チェンバー　56
　カニューレ　57
　頭蓋窓　57
3.3 in vivo での神経活動の測定　57
　電気生理学　57
　蛍光活性指示薬　58
3.4 in vivo での神経化学的測定　58
　マイクロダイアリシス　58
　ボルタンメトリーとアンペロメトリー　59
3.5 in vivo での脳の操作　60
　物理的操作　60
　薬理学的操作　61
　電気的操作　61
　遺伝学的操作　62
3章のまとめ　62

4. 電気生理学

4.1 ニューロンの電気的特徴の簡単な復習　65
4.2 電気生理学のリグ　66
4.3 電気生理学的記録法のタイプ　69
　細胞外電位記録法　72
　細胞内電位記録法　74
　パッチクランプ法　75
4.4 電気生理学の組織標本　76
　in vitro 記録　76
　in vivo 記録　79
4.5 電気生理学実験中にニューロンを操作する方法　80

4章のまとめ　80

5. 顕微鏡

5.1 顕微鏡の基本原理　83
　顕微鏡の基本的なパラメータ　83
　コンパウンド顕微鏡のデザイン　85
　ステレオタイプの顕微鏡のデザイン　87
5.2 光学顕微鏡　88
5.3 蛍光顕微鏡　88
　落射蛍光顕微鏡　89
　共焦点顕微鏡　90
　2光子顕微鏡　91
　全反射照明蛍光（TIRF）顕微鏡　92
5.4 電子顕微鏡　92
　透過型電子顕微鏡（TEM）　93
　走査型電子顕微鏡（SEM）　93
　電子断層撮影（ET）　95
5.5 顕微鏡データの準備と解釈　95
　イメージプロセッシング（画像処理）　95
　画像の解釈　96
5章のまとめ　97

6. 神経系構造の可視化

6.1 組織標本　100
　固　定　100
　包　埋　101
　切　除　101
6.2 形態の可視化　103
　細胞体の染色　103
　線維染色　103
　ゴルジ染色　104
　細胞内と近接細胞外ラベリング　104
6.3 遺伝子とタンパク質発現の可視化　107
　in situ ハイブリダイゼーション（ISH）　107
　免疫組織化学（染色）　108
　酵素的組織化学　110

レポーター遺伝子　110
6.4　神経回路の可視化　111
　順行性トレーサーと逆行性トレーサー　111
　経シナプス性ラベリング　112
6章のまとめ　113

7. 神経系機能の可視化

7.1　活動の静的マーカー　116
　固定化した標本での神経活動のアッセイ　116
　固定化した標本での細胞機能のアッセイ　117
7.2　神経活動の可視化　118
　電位のイメージング　118
　カルシウムイメージング　119
　シナプス伝達のイメージング　121
7.3　神経活動を光学的に操作する　122
　分子をアンケージングすることによる刺激　122
　光活性化チャネル　123
7.4　タンパク質機能の可視化　124
　レポーター遺伝子の経時的イメージング法　124
　蛍光共鳴エネルギー転移（FRET）　125
　蛍光タンパク質再構成法（BiFC）　126
　蛍光退色後回復測定（FRAP）　126
　光活性化と光変換　126
7.5　タンパク質の機能を光で操作する　127
　光活性化・光アンケージング　127
　光不活性化（CALI）　127
7章のまとめ　128

8. 対象遺伝子とタンパク質の同定

8.1　遺伝子とタンパク質についての序論　131
　分子生物学のセントラルドグマ　131
　DNA　131
　転　写　132
　翻　訳　133
8.2　遺伝学的スクリーニング　133
　順遺伝学的スクリーニング　135
　逆遺伝学的スクリーニング　136
8.3　in silico スクリーニング　136
　BLAST　136
　Ensembl　136
8.4　分子スクリーニング　137
　cDNA マイクロアレイスクリーニング　137
　RNAi スクリーニング　137
8章のまとめ　138

9. 分子クローニングと組換え DNA 技術

9.1　DNA 断片の分離　140
　制限酵素　140
　PCR（ポリメラーゼ連鎖反応）　140
9.2　DNA のクローニング　144
　ベクター　144
　連結反応　145
　形質転換　146
9.3　DNA の精製　146
　ゲル電気泳動による DNA 断片の分離と特徴解析　146
　宿主細胞からの DNA の精製　147
9.4　DNA の同定　149
　DNA の配列決定　149
　核酸ハイブリッド形成の技術　149
9章のまとめ　151

10. 遺伝子導入の方略

10.1　物理的遺伝子導入法　154
　マイクロインジェクション　154
　エレクトロポレーション　154
　遺伝子銃法　155
10.2　化学的遺伝子導入法　156

リン酸カルシウム法　156
リポフェクション　157
10.3　ウイルスによる遺伝子導入法　157
アデノウイルス　159
アデノ随伴ウイルス　159
レンチウイルス　159
単純ヘルペスウイルス　159
10章のまとめ　159

11. トランスジェニック生物の作製と使用

11.1　導入遺伝子　162
レポーター遺伝子　162
神経細胞の除去に用いる遺伝子　163
神経活動の測定に用いる遺伝子　163
神経活動の操作に用いる遺伝子　163
内在性遺伝子の機能阻害に用いる遺伝子　163
内因性遺伝子の過剰発現と異所性発現　164
11.2　導入遺伝子コンストラクト　164
11.3　バイナリー遺伝子導入システム　165
Gal4/UAS システム　165
Cre/lox システム　167
Flp/Frt システム　168
Tet-off/Tet-on システム　168
11.4　トランスジェニック生物の作製　168
トランスジェニックマウスの作製　168
トランスジェニックショウジョウバエの作製　170
トランスジェニック線虫の作製　171
他のトランスジェニック生物の作製　171
11章のまとめ　171

12. 内在性遺伝子の操作

12.1　遺伝子ターゲッティング法　174
ノックアウト　174
ノックイン　178
コンディショナルノックアウト　179
12.2　遺伝子産物の阻害　179
RNAi（RNA 干渉）　180
モルホリノ　181
ドミナントネガティブ（優勢阻害）　181
12章のまとめ　182

13. 細胞培養の技術

13.1　細胞培養の装置と試薬　184
装　置　185
培養液　185
13.2　不死化細胞株　186
13.3　初代細胞と組織培養　187
分散細胞培養　188
スライス培養　189
外植片培養　189
13.4　幹細胞培養　189
ES 細胞（胚性幹細胞）　189
神経幹細胞　190
iPS 細胞（人工多能性幹細胞）　191
13.5　培養系における細胞の操作　191
形質移入　191
共存培養系　191
薬理学　192
抗体干渉　192
13章のまとめ　192

14. 生化学的アッセイと細胞内シグナリング

14.1　シグナル伝達と細胞内シグナルについての序論　195
14.2　タンパク質研究のための基本ツール　196
抗体の作製と用途　196
タンパク質の精製　198
免疫沈降（IP）　198
14.3　タンパク質発現の研究　199

ウェスタンブロット（WB） 199
エンザイムイムノアッセイ（ELISA） 201
ラジオイムノアッセイ（RIA） 201
免疫組織化学（IHC） 202
免疫電子顕微鏡（IEM） 202
レポータータンパク質 202

14.4 タンパク質-タンパク質相互作用の研究 203
免疫共沈降法（Co-IP） 203
タンパク質アフィニティークロマトグラフィー 203
酵母ツーハイブリッド法 204

14.5 翻訳後修飾の研究 206
翻訳後修飾特異的なアッセイ 206
翻訳後修飾特異的な抗体 207

14.6 タンパク質-DNA 相互作用の研究 207
電気泳動移動度シフト解析（EMSA） 207
クロマチン免疫沈降法（ChIP） 210
ルシフェラーゼアッセイ 211

14 章のまとめ 211

用語解説 213
監訳者あとがき 235
索　引 237

BOX 目次

BOX 1.1　動物での fMRI 実験　18
BOX 1.2　単純な fMRI 実験のリハーサル　25
BOX 2.1　神経行動学　32
BOX 2.2　動物を利用する際の倫理的な配慮　33
BOX 2.3　プレパルス抑制　38
BOX 2.4　古典的条件付け　41
BOX 2.5　オペラント条件付け　41
BOX 3.1　データ分析：循環ボルタモグラム　59
BOX 4.1　リグとの出合い　67
BOX 4.2　データ解析：I/V 曲線（電流-電圧曲線）　70
BOX 4.3　データ解析：電流の時間経過　71
BOX 4.4　データ解析：スパイク　73
BOX 4.5　in vitro 電気生理学実験のリハーサル　77
BOX 5.1　分解能の回折限界とその周辺　85
BOX 5.2　顕微鏡との出合い　86
BOX 6.1　ゴルジ染色の歴史的な利用　104
BOX 6.2　プローブのラベリング方法（プローブにタグをつける方法）　105
BOX 6.3　整列断層撮影　109
BOX 8.1　遺伝学のモデル生物　134
BOX 9.1　DNA ライブラリー　141
BOX 9.2　クローンという語の定義　144
BOX 9.3　リボソーム内部進入部位（IRES）　145
BOX 9.4　相同組換えによるクローニング　147
BOX 9.5　サブクローニング実験の実際　148
BOX 11.1　ハエ遺伝学の「恐るべき威力」　170
BOX 14.1　標識タンパク質の作製と使用　198
BOX 14.2　質量分析法　204
BOX 14.3　細胞内シグナル伝達実験のリハーサル　208

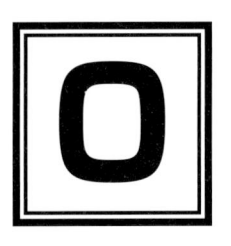

0 序論
Introduction

　ヒトの心は数千年もの間研究されてきたが，ヒトの脳については他の動物と同じように，ほんのこの100年間ほど研究されてきたにすぎない．わずか150年前までは，ヒトや他の動物の神経系を理解するためにできることは，直接観察するか，これらの脳の損傷を検査することに限定されていた．組織学の発展とともにニューロンの形態に従って，これらを可視化したり，分類・識別したりすることが可能になった．偉大な神経科学者Santiago Ramon y Cajalは，ゴルジ染色法を利用してニューロンの形態とその構築および神経回路を，脳全体にわたって視覚化した．

　神経科学（neuroscience，ニューロサイエンス）の歴史において，その知識の著しい進歩は，「技法（technique）」と「技術（technology）」の飛躍的な発展を基礎にしている．まさにRamon y Cajalがゴルジ染色法を用いて私たちの神経系についての理解を大きく前進させたように，20世紀を通して研究者は神経機能理解のために，より進歩した技法（technique）を利用してきた．たとえば，Eccles，HodgkinとHuxleyは，膜電位のイオン説を研究するために「細胞内電位記録法」を利用した．HubelとWieselは，視覚野でどのように情報が処理され記録されるかを研究するために「細胞外電位記録法」を使用した．NeherとSakmannは，シングルチャネルの生理学を研究するために「パッチクランプ法」を使った．20世紀の後半において，分子生物学のテクニックと動物モデルの遺伝学的操作により，神経科学者は個々の遺伝子，タンパク質，細胞タイプの研究を大いに進展させた．ゴルジ染色法自身は，技術（technology）の進歩により，新しい強力な技術によって再発見されたかのようにさえ思われる．神経系の構造と線維連絡をさらに研究するために，この新技術によって特定のニューロンを異なった色で表示できるようになった．

　現代の神経科学者は，特定の疑問に答えを与えることができ，かつ利用可能な何百もの技術を手にしている．本書では，最も一般的に利用されている技術について14の章にわたって概観する．一見すると非常に異なっているように見える何ダースもの技法（technique）があるが，その多くは，同じ方法に基づいて神経系を研究しようと試みている．たとえば，経頭蓋磁気刺激法（1章），外科的除去（2章），薬理学的抑制（3章），光遺伝的抑制（7章），そして遺伝的ノックダウンとノックアウト（12章）は，すべて神経のある面の機能が失われた際，それが他の機能にどのような影響を及ぼすかを調べる実験方法である．脳全体から個々の遺伝子まで，それぞれのレベルの研究において採用される戦略は，そこで利用している技術が非常に異なっていたとしてもすべて同じである可能性が高い．

0.1 研究のレベル

　神経科学（ニューロサイエンス）を学ぶすべての学生にとって明らかなことは，神経系は例外的に複雑であり，複数の研究レベルで探求されるということである．神経系の機能単位はニューロンである．ヒトの脳は約1000億個のニューロンで構成され，それらは約100兆個のシナプスで互いに結合している．神経回路は，「解剖学的構造」と「脳内の多数のモダリティに分かれている複数の情報を統合しているより大きな神経回路」へと組織化されている．これら神経系は，内外の環境からの感覚情報を処理し―学習，記憶，感知，意思決定，情動，そして他の高次機能処理のような―認知機能の神経基盤を提供している．神経系の最

終的な出力は，運動の協調による行動である．この行動は大変単純な，たとえば運動反射などから，ダンス，タイピングや楽器演奏などのような複雑なものまである．行動とは，一般に生体が行っていることによって定義されるのみではなく，その行為を行うために何を選択しているかによっても定義される．したがって，損傷していたり病気であったりなどのまれな状況を例外として，認知と行動は，分離しがたく関連していて，ヒトにおいてよりむしろ動物の認知機能の読み出し（出力）として利用されている．

研究者が，1個のニューロンから出発して神経回路，認知そして行動へとスケールアップの方向へ進むことができるのと同じように，ニューロンをつくっている構成要素へとスケールダウンすることもまた可能である．1個のニューロンはそれ自身，細胞体，軸索，そして樹状突起をもっていると定義できる．これら各神経構成要素は，ほかの細胞と比較してニューロンをユニークな存在にしている細胞レベル以下の特殊構造を含んでいる．神経伝達物質を含んでいる小胞のような特殊化した器官は，他のニューロンへ信号を送ることができる能力を与えている．神経的な作用範囲は，特殊化した細胞骨格の働きによって，脳や体を通って長い距離へ及ぼすことができる．ニューロンの細胞内シグナル伝達のような生理学的特徴はタンパク質によって与えられている．たとえば，生化学合成酵素は，神経伝達物質を生成し，一方，他のタンパク質は，これらシグナル分子の受容体として働く．神経系における最も重要なタイプのタンパク質は，イオンチャネルを形成しており，いくつかのある条件下でニューロンを活性化させる膜貫通型の構造物である．これらタンパク質は，すべて生物のゲノムの機能単位である遺伝子の産物である．ヒトのゲノムはおよそ3万個の遺伝子を含んでいる．各ニューロンはこのゲノム遺伝子のうちのいくつかを発現させているだけである．ニューロンの特定タイプはそのニューロンが発現しているユニークな遺伝子によって定義される．

神経系はおそろしいほど複雑である．膜貫通型イオンチャネルをコード化するような1個の遺伝子の突然変異によって，ニューロンの電気的特性が変化し，翻って神経回路の通常の発火パターンが変わり，その結果異常な行動を引き起こすということは，驚くべきことである．

神経科学者は，神経系の研究に生体系のどのようなレベルからでもアプローチすることができる．本書の14の章では，各レベルで行われている実験の典型的な例を紹介する．しかし，研究課題が，ヒトの認知機能であろうが，培養神経細胞の軸索誘導（アクソンガイダンス）であろうが，神経系を研究するために利用される基本の科学的アプローチは，用いる技術とは無関係に，どのレベルであってもお互いに両立している（矛盾していない）．次に神経系の実験をデザインする基本的なアプローチについて調べていく．

0.2 神経系研究の方法

神経系を研究するには四つの一般的方法がある．

（1）ケーススタディを調べる：自然に起こった興味を引くできごとを同定し，将来の実験でテスト可能な仮説を発展させるために，これらのできごとを利用する．

（2）スクリーニング：興味を引く研究対象の解剖学的構造，ニューロン，タンパク質および遺伝子を調べる．

（3）記載：いかなる変数をもタッチせずに，研究者が神経系を観察できるような技術を利用する．

（4）操作：従属変数に及ぼす独立変数の効果を決定することで仮説をテストする．

この四つの方法の各々を，以下で詳細に解説する．

◆ケーススタディを調べる

ケーススタディ（case study）とは，神経系のある一つの面で役割を果たすような，たまたま被験者（多くの場合，ヒトあるいはヒトのグループ）に起こったことの例である．このできごとをとりまく環境は，一般的に再現不可能で，実験室ではこの環境の設定を正確に再びつくり出すことはできない．したがって，このような現象が現れることは正しい意味での実験ではなく，ここではどんな変数をも研究者が意図的に制御することは不可能である．しかし，これらのできごとは，時として今まで正確には認識されていなかった神経の働きの一面についての実質的な情報を提示することが可能である．例として，Phianes Gageの場合を考えてみよう．鉄道の作業員だった彼は，1948年に事故に巻き込まれ，鉄の棒が彼の頭蓋骨を突き抜けた．この鉄の棒は，彼の左から入り左目のすぐ後ろを通り抜けて頭の上へと突き抜けた．その結果彼の前頭葉を切除してしまった．Gageがその後12年間も生きのびたというだけでなく，脳の前頭部の機能に関し

ての知見を研究者にもたらしたという意味においても驚くべきことである．このできごとは，前頭葉を除去すると意識や行動にどのような影響が現れるかという疑問を自然と起こさせる．Gageの友人，家族，職場の同僚によれば，彼はもはや「Gage」ではなくなっていた．依然として学習し，記憶し，感じ，周りを認識して，運動を行ったりふつうの生活を送ったりする能力はもっていたが，彼を知る人々にとっては，彼の性格は完全に変化してしまっていたように思えた．事故後のGageは，以前ほど丁寧ではなく，気まぐれで，信頼がおけなくなり，他人に対して攻撃的になった．彼は最終的に鉄道の仕事を放棄した．それは彼が肉体的，精神的に働くことが不可能になったからではなく，単に無礼で攻撃的になり，彼が人々と一緒に働くことができなくなったからである．

このケーススタディは本当の意味での実験ではない．すなわち，どんな研究者も前頭葉を除去すると人格にどのような影響があるかをテストしようと決められない．しかし，この事故や同様なできごとのように自然に起こった事件によって，神経科学者は仮説をたてることができるようになる．すなわち，Gageの例に基づいて前頭葉が人格にどのような影響を及ぼすかについて具体的な仮説を立てることができるのである．将来の実験では，モデル動物を使ってこの仮説をテストすることが可能である（このモデル動物はヒトのある種の人格的な特色を共有している）．そして，ヒトの行動に関与する神経回路の同定を試みることが可能になるであろう．

◆スクリーニング

スクリーニング（screen）法により特定の生物学的プロセスにどのような核，ニューロン，遺伝子/タンパク質が含まれているかをテストすることが可能である．そのような実験は仮説によって必ずしも推進される必要はない．しかし，将来仮説によって推進されるタイプの研究の基礎をつくるための候補を同定することが可能である．たとえば，体重をコントロールする遺伝子を同定したいと思う神経科学者は，餌を与えた動物と飢餓状態の動物の脳内の摂食中枢遺伝子発現の様子を比較することができる．すなわち，餌を与えられた動物に比較し，飢餓状態にある動物に発現している遺伝子は，食欲増進に重要な役割を果たしている可能性がある．

スクリーニングは研究の複数のレベルで行われる．認知神経科学者は，ヒトをfMRIスキャナー内に入れ，ある特定の刺激を与えたりやタスクをさせ，それに反応して脳のどの領域の活動が高まるかを示すとき，脳のいろいろな異なる領域のスクリーニングを本質的に行っている．ハエの遺伝学者が行動欠損の何千という突然変異ハエを調べるとき，彼はこの行動を引き起こすのに必要な遺伝子を同定しようと試みている．この遺伝子は将来の実験でテスト可能である．スクリーニングは興味を引く分子や脳全体の領域を同定するために行われる．

◆記　載

記載科学（descriptive science）は，神経系に操作を加えることなくその特徴を単に観察することである．一般にこのタイプの研究は，新しく見つかった遺伝子やタンパク質や神経サブタイプに関する知識を得る際の最初のステップである．たとえば，研究者は遺伝子のシークエンスと脳のどの部位にこの遺伝子が発現しているかを記載する．同様に，タンパク質の場合は，タンパク質のアミノ酸シークエンスと脳のどの部位にこのタンパク質が発現しているかを記載する．ニューロンの場合は，それにどのような遺伝子やタンパク質が発現しているか，またその形態や何個のニューロンが集団を形成しているか，そしてその電気生理学的特徴などについて記載される．

研究が記載的だからといって，必ずしもこのことが他の実験よりやさしいことを意味しないし，この点を認識していることは重要なことである．観察とそれによる記載は，構造と機能の関連を理解する際の基礎を形成している．同様に，将来の実験でどの要素を操作すればよいかについて機能欠損（loss-of-function）の予測を提供する．

◆操　作

神経系やその環境のある面を操作し，このことによる摂動が神経系の別の面へ及ぼす効果を調べる．これは，神経科学における仮説を検証する唯一の方法である．操作実験は，XのYに対する効果をテストする．ここで操作される変数Xは，**独立変数**（independent variable）と呼ばれる．測定される神経系の一部であるYは，**従属変数**（dependent variable）と呼ばれる．

もっとも一般的な操作実験が2種類あり，それぞれ「機能欠損」と「機能獲得」である．**機能欠損**（loss-of-function）（**機能必須**（necessity）ともいう）実験

では，その変数がある過程が起こるのに必要であるかどうかを決めようとする際に，それを消失させたり，あるいは取り除いたりする．「機能欠損」においての「question」は，以下に列挙するような疑問である．

1. 遺伝子 *Fezf2* の正常なコピー（転写）が大脳皮質の適切な発達にとって必要か．
2. ヒポクレチン（hypocretin）神経ペプチド受容体は，哺乳類の正常な睡眠-覚醒転移に必要か．
3. 内側膝状体の電気活動は聴覚野での聴覚誘発スパイクに必要か．
4. 小脳虫部へのダメージをもつヒトの患者は，健常なコントロールの被験者と同様の言語記憶タスクでのパフォーマンスを正しく行うことができるか．

これらのすべての実験で，遺伝子にしろ，タンパク質にしろ，電気的活動にしろ，脳の構造全体にしろ，神経系の一側面が部分的に取り除かれている．独立変数 X は，構造の欠損であり，従属変数 Y は，その神経系の他の側面に対する効果である．この機能欠損に関する実験のよい追従実験は，欠損している神経系のある面を意識的に回復させる**回復実験**（rescue experiment）である．たとえば，眼の適切な発達を促すに必要な遺伝子が欠けているハエ（fruit flies）のある系統が発見されれば，この特定の遺伝子をトランスジェニック実験でハエに再導入すれば，この機能的遺伝子が眼で観察される異常な表現型から回復することが可能であるか否かを知ることができる．

機能獲得実験（gain-of-function or sufficiency）では，神経系のある面が正常の場合と比較して増進している．この実験では，遺伝子やタンパク質の発現が増大したり，脳の一領域の電気活動が盛んになったり，あるいは，細胞外液中の特定の神経伝達物質量が増えたりすることを含んでいる．神経系のこのような増強しているある面が独立変数で，神経系のそれによる別の一面への効果が従属変数である．機能獲得実験における科学上の「question」の例として，以下に列挙する．

1. *TrpA1* 遺伝子を増大させたマウスは，低温過敏になるのか．
2. ニューロペプチド（neuropeptide）Y を側脳室内に注入したラットは，摂食行動が増進されうるか．
3. 外側膝状体の微小電気刺激は，視覚野の V4 野でのその後のスパイク周波数を増大させるか．
4. ヒトを被験者とした経頭蓋磁気刺激法による運動野の刺激は，運動を引き起こすか．

「機能欠損」および「機能獲得実験」の両方においては，得られた結論を過大評価しすぎないことが重要である．たとえば，ある遺伝子が欠損すれば痛みに対して反応しなくなるようなマウスの「機能欠損実験」を考えてみよう．研究者は，この遺伝子を「痛み検出アッセイ」で適切なパフォーマンスをするために必要な遺伝子であると結論づけることが可能である．しかし，この遺伝子が「痛み検出」を制御していると結論づけるのは適切ではない．おそらく（一つの可能性として）この遺伝子は，脊髄の正常な発達に必要な遺伝子であり，その結果この遺伝子がないとマウスは末梢の感覚を失うからである．あるいは，もう一つの可能性として，この遺伝子は視床の正常な発達に必要なタンパク質をコードする遺伝子かもしれない．もし，痛みという感覚を引き起こす痛覚の情報を受容する視床の一部が適切に発達していず，その結果刺激が体性感覚野に到達していないとすれば，動物は痛みの検出を正常に行うことができないだろう．したがって，適切な結論に至るためには，注意深いコントロール実験が必要である．

0.3　神経科学における実験技術の理解

本書の 14 の章が，神経系を研究するのに役立つガイドとなることを期待している．これらの章を読むとき心に留めておくべき重要な二つのことがある．

（1）本書で説明している技術は，そのすぐ前に述べられている方法の背後にある原理を基礎としている．研究者が選ぶ研究課題の各水準に対して，同様に四つのタイプの方法が存在する．すなわち，「ケーススタディを調査する」，「スクリーニングを行う」，「記載する」，そして，「操作する」．覚醒しているヒトを被験者としてその脳活動を研究するのに利用される同じ原理が，組織標本の遺伝子やタンパク質を研究するために利用される．方法は変化するかもしれないが，原理は同じである．

（2）研究において実験を行う場合，技法や実験方法が，背後でその研究を指導する力になってはいけないという点を忘れてはならない．実験は，興味の対象となっている疑問に答えるためにのみ行われるべきで，

他のもののために行われるべきではない．技法は，それが特定の研究上の疑問に答えを得るための最良の技法であるという理由で利用されるべきであり，それ自身の目的のために利用されるべきではない．したがって，本書が，現代神経科学においてどんな技術が利用できるかに答えることができ，またあなたの研究上の特定の疑問にも答えることができる本であることも期待している．

1

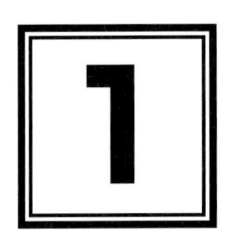

ホールブレインイメージング
Whole Brain Imaging

1章のねらい
◎脳の構造とその機能を知るための，種々の脳イメージング技術の相対的な長所と限界を比較することができる．
◎MRI/fMRI技術の物理的および生物学的基礎を説明できるようになる．
◎機能的脳イメージング実験をデザインするのに必要な構成要素（単位）を説明し表現できるようになる．仮説を立てて定式化し，タスクのパラダイムを選択できるようになる．実験を実行し，データを取得し，解析して，図を作成できるようになる．

1章で紹介する研究方法
◎構造解析のための技法：脳血管造影法（大脳血管造影法），コンピュータ断層撮影法（コンピュータトモグラフィ，CT），核磁気共鳴画像法（MRI），拡散強調磁気共鳴画像法
◎機能解析のための技法：機能的核磁気共鳴画像法（fMRI），陽電子放射型断層撮影法（PET），単一光子放射型コンピュータ断層撮影法（SPECT）脳電図（EEG），脳磁図（MEG），光学的イメージング
◎特定脳領域の認知機能を同定するための研究に使われる必要かつ十分なテクニック：経頭蓋磁気刺激法（TMS）とケーススタディ

　現代の脳イメージングのテクノロジーはまるで魔法のように見える．頭蓋骨を物理的に貫通させずにヒトの脳の詳細なイメージをつくり出す能力は，現代テクノロジーの驚異であり，何千という命を救い，発達や疾患や老化を通して研究者が脳の構造を研究することを可能にした．さらに，認知が行われている間の脳神経活動のイメージングを得ることができる能力によって，研究者は特定の精神活動と明確な脳の領域を関連づける機会を得ることができ，真に卓越した研究成果を達成した．実際，ヒトの脳活動を描き出す色彩あざやかな図は，研究者でない人々さえも驚嘆させている．

　もちろん，脳イメージングのテクノロジーは魔法ではない．脳の詳細なイメージをつくり出すテクノロジーは，複雑な物理学，高価な装置と熟練したテクニシャンのおかげである．すべての科学的研究と同様に，脳イメージング研究は，うまく（適切に）デザインされ，データは精緻に分析され，結果は注意深く解釈されなければならない．本章の目的は，ホールブレインイメージングのまさに魔法を解説し，実験がどのようにデザインされ解釈されるかを考察する．

　ホールブレインイメージングのテクノロジーは，本

質的に二つのカテゴリーに分けられる．①構造と，②機能である．構造に関する技術は，脳の解剖学的構築の様子を提供する．一方，機能に関する技術は，神経活動をおもに示す生理学的プロセスのイメージ（過程の画像）を生み出す．本章では，二つに分類されているこの技術の両方を概観していき，この技術が現代神経科学研究でどのように利用されうるかを描いていく．私たちは，神経科学の文献中で広く利用されているという理由で，まずMRIとfMRIに焦点をあてよう．これらの技術の総説を示した後，機能的イメージング実験の本質的な構成単位について概観しよう．すなわち，この構成単位とは，仮説を立て，適切なタスクパラダイムを選択し，実験を実施し，データを取得・分析し，論文のための図をつくることである．

1.1 構造的脳イメージングの技術

構造的脳イメージング（structural brain imaging）は，生きている対象である脳の解剖を，頭蓋骨を物理的に貫通させることなく分析するために用いられる．特定脳領域での神経活動と行動や認知機能を関連づけるために，これらの技術は**機能的脳イメージング**（functional brain imaging）技術と組み合わせて用いられる．構造的イメージング技術は，老化や疾患の進行とともにおこる脳容積の減少などのように，時間の経過に伴っておこる解剖学的な変化を測るためにも利用される．これらの技術は，潰瘍や血管障害のような疾患の診断の目的で，臨床神経科学や神経学において最も頻繁に利用されている．

脳イメージング技術は，脳の明確な（明らかに区別できる）領域での構成成分（要素）の差（違い）を積極的に利用し，画像の基礎をつくるためにこれらの違いを利用している（図1.1）．ニューロンの細胞体は，多くのバイオ分子（生体分子）（タンパク質や炭化水素を含んでいる）を含んでいる．軸索や線維束はミエリンによって絶縁されているので，比較的脂質に富んでいる．脳室内と脳を取り囲んでいる脳脊髄液（CSF）は，本質的には生理食塩水である．微小解剖学と各々の神経構造の構成成分のために，脳内の明確に区別できる領域を裸眼で見ると，それぞれ異なって見えてくる．たとえば，裸眼で脳スライス標本を見ると，大部分が細胞体で構成されている組織は，灰色に見え，したがって，これは「灰白質」とよばれている．軸索と線維束でほとんど構成されている脳組織は白く見え，したがって「白質」とよばれている．最もわかりやすい脳構造の画像は灰白質と白質間のコントラスト（対比）をしばしば示している．したがって，構造的イメージングの最終的なゴールは，タンパク質と炭化水素（細胞体），脂質（軸索）および生理食塩水（CSF）のコントラスト（対比）によって脳の構築に関する最も有益な情報を得ることができるので，これらを分類識別することである．

1970年代まで，脳内でこれらの物質間の違いを分類識別できるテクノロジーはなかった．従来の**X線**（X-ray）テクノロジーは，この目的には本質的に利用できなかった．X線処置を施している間，X線ビ

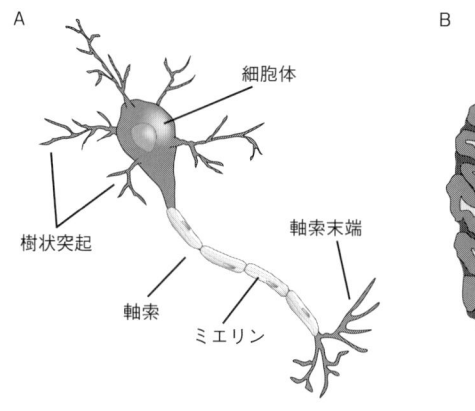

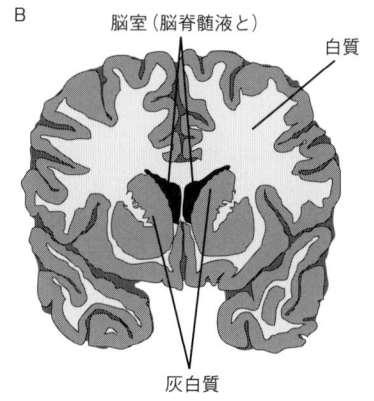

図1.1 脳の構造
（A）ニューロンの微視的概観．各々のニューロンは細胞体，樹状突起，軸索部分より構成される．細胞体と樹状突起はタンパク質と炭水化物に富んでいる．軸索は脂質からなるミエリン絶縁体によって取り巻かれている．（B）脳の巨視的概観．灰白質は細胞体に富んでおり，タンパク質と炭水化物が豊富である．白質は軸索線維からなり，脂質性ミエリンに富んでいる．脳室内の脳脊髄液は生理食塩水である．画像をつくるために脳イメージング技術はタンパク質や炭水化物，脂質と生理食塩水を区別できなければならない．

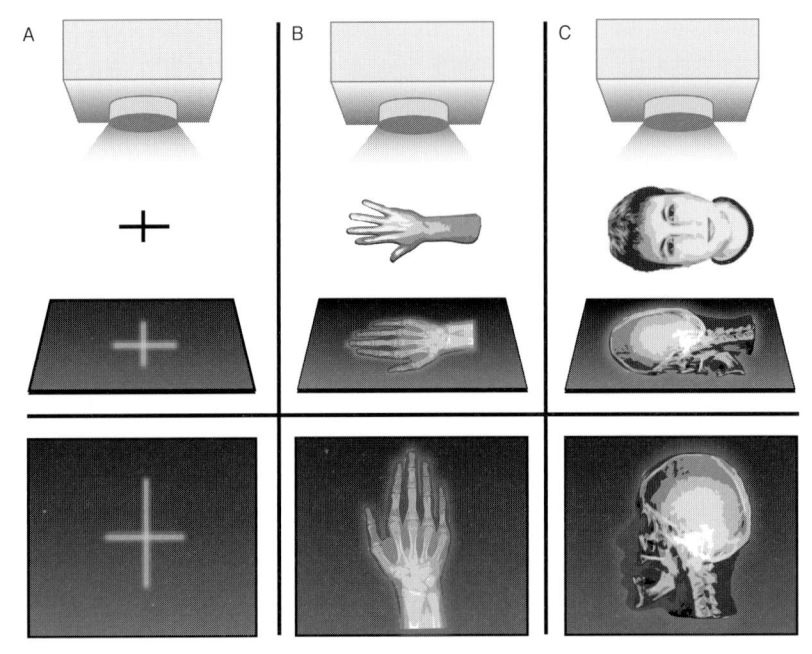

図1.2 標準的なX線技術のみでは脳の詳細な画像はつくり出せない
（A）X線の処理中，X線は対象物（被験者）を通過して写真乾板上に到達する．ビームの吸収されなかった部分のみ乾板に到達し，画像をつくり出す．（B）骨の高い密度の部分と比較して，皮膚や筋肉の低い密度の部分のコントラストはX線画像をつくるのに十分である．しかし，（C）脳内の低い密度間のコントラストはX線画像を形成するのには不十分である．

ームは対象物を通過して写真乾板に到達する（図1.2A）．X線ビームが通過していく途中にある分子は放射エネルギーの一部を吸収し，ビームが吸収されなかった部分のみが写真乾板に到達する．したがって，X線写真は，筋肉や骨との関係のようにX線を吸収する度合が周囲と実質的に異なる物質の内部構造を特徴的に示すのに有効である（図1.2B）．X線ビームが脳内の比較的柔らかい内容物の部分（頭蓋骨の硬い密度の部分はいうまでもなく論外である）を通過してしまうまでに，ここの脳構造についてほとんど情報はえられない（図1.2C）．したがって，1960年代と1970年代には，脳イメージングのよりよい方法を見つけることが強く要求されていた．以下のセクションで記述される技術は，最終的に脳内の柔らかい組織内においてコントラストをつけるためにデザインされた，テクノロジーの30～40年間に相当するイノベーションを示している．

◆**脳（大脳）血管造影法**

脳（大脳）血管造影法（cerebral angiogram）は，比較的薄い軟組織を染色剤を使用して強調する従来のX線撮影である．脳に血液を送り込んでいる血管内に周辺組織に比べてよくX線を吸収する高周波-不透過染色剤を注入する．この物質は，X線照射中に大脳の循環系とその周りの脳組織間のコントラストを際立たせる（図1.3A）．したがって，脳血管造影で画像化される最も目立った特徴は，脳の血管である．血管造影は，血管におけるダメージ部位を示し，さらに腫瘍や動脈瘤の存在を指摘することができる（図1.3B）．

◆**コンピュータ断層撮影法（CTスキャン）**

脳や身体を画像化するために従来のX線技術に改良を加えたもう一つの方法は，**コンピュータ断層撮影法**（computerized tomography：CTスキャン，しばしば，computerized axial tomography：CATともよばれる）である．患者や被験者は，頭をシリンダーの中心部においた姿勢で横になる（図1.4A）．細いX線ビームは，ヒトの頭を突き抜け（貫通し），反対側に位置する検出器に命中するように照射される．ビームと検出器は，被験者の周りをゆっくりと弧を描くように回転し，同一の**回転軸**（axial）に垂直平面で多数のX線スキャンを行う．前述したように，1本のX線のスキャンでは，脳構造についてのわずかの情

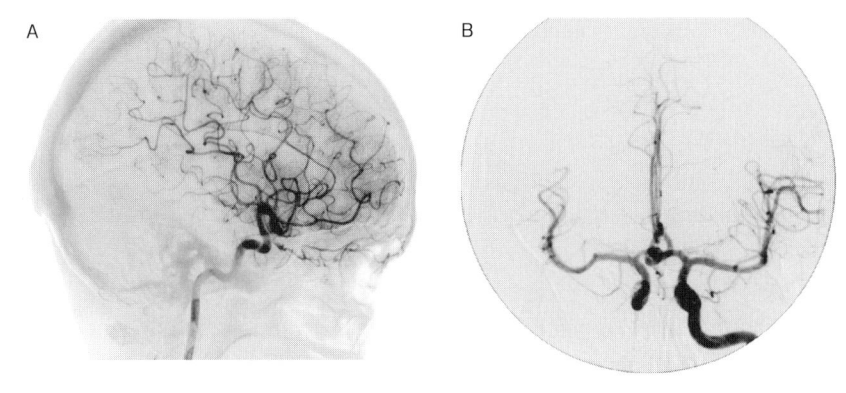

図 1.3 脳（大脳）血管造影法

（A）脳の右半分の血管を描き出している大脳血管造影図．（B）脳動脈瘤の存在を示している大脳血管造影図．（A, B：Nolte, J. and Angevine, J. B.（2007）. The Human Brain Photographs and Diagrams, 3rd ed. Mosby/Elsevier：Philadelphia から許可を得て転載：（A）Dr. Joachim F. Seeger，（B）Dr. Raymond F. Carmody の好意による）

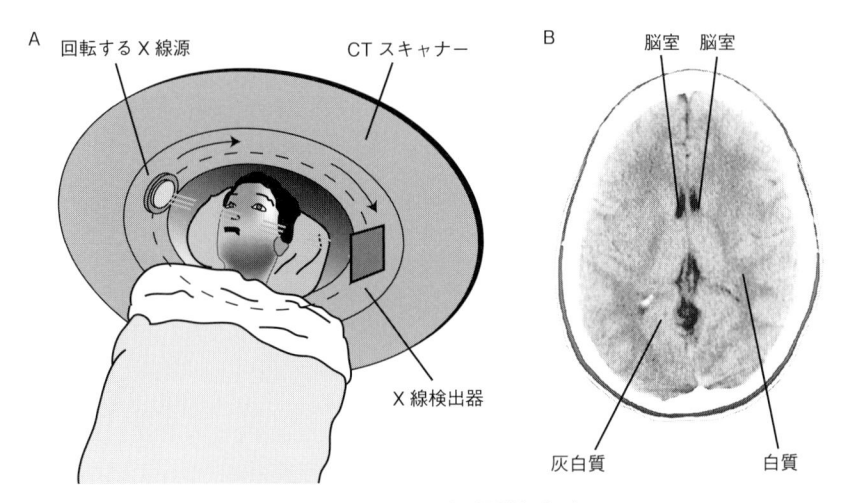

図 1.4 コンピュータ断層撮影法（CT）

（A）イメージングセッション中に X 線の細いビームが被験者頭部の周りをゆっくり回転し，反対側にある検出器にあたる．頭部の周りからの信号は，コンピュータプログラムに組み込まれ，さまざまな角度での X 線信号に基づいて複雑な画像を構成する．（B）現代の CT スキャンは灰白質と白質を区別でき，脳室を区別し，ミリメートルの空間分解能で画像を描くことができる．（B：Nolte, J. and Angevine, J. B.（2007）. The Human Brain in Photographs and Diagrams, 3rd ed. Mosby/Elsevier：Philadelphia から許可を得て転載：Dr. Raymond F. Comody の好意による）

報しか提供しないが，異なる角度から撮られた多数のスキャンを組み合せると，異なる脳構造間の放射線透過密度の微小な差に関する情報を得ることができる．すべて異なった角度からの X 線スキャンに基づくこれらの画像は，複合画像を構成するためのコンピュータアルゴリズム内に入力される．この情報により 1 枚の「スライス」や断層画像（tomo は，"切る"あるいは，"スライス"を意味する）が生み出される．典型的な場合では，軸方向に 1〜10 枚のイメージ画像断片が，その後の解析のために撮影される．

CT スキャンの画質は，X 線ビームの細さ（細いほどよい），X 線検出器の感度，そしてデータからイメージ画像を構成するコンピュータの能力に依存している．現代の CT スキャンは，灰白質，白質と血管をミリメートル単位の空間分解能で識別することができる（図 1.4B）．これらは，血管が脳表面に集まって"血腫"を形成していたり，腫瘍や石灰沈着のような硬いものを検出したりする場合のように，ヒト患者において粘性（identifying fluid boundaries）の違いによる境界を同定するのにとくに有用である．CT スキャナーは，MRI スキャナーより速く，動作コストが安く，スキャナーの動きによって生じるアーティファクトが

小さいので，患者を診断するためにまず最初に利用される傾向がある．

◆核磁気共鳴画像法（MRI）

核磁気共鳴画像法（magnetic resonance imaging：MRI）技術は，脳や身体の詳細な構造的画像を提供する．現代のMRI画像の分解能は，CT画像よりもはるかにすぐれた1 mm以下という高い分解能を示す．よって，MRIは，臨床と研究の両方の局面において，脳イメージングの方法としておおむねCTスキャンにとってかわりつつある．脳のMRIイメージを正しく評価できるために，複雑なMRI技術をきちんと理解している必要がある．

MRI技術の電磁気学的基礎

その名が示すようにMRIイメージングは，画像をつくりだすために，神経組織の磁気的特徴を利用している．MRIは，水素原子核の磁気的性質を最も頻繁に利用している．なぜなら，この水素原子核は，脳と身体の液体と有機化合物内に豊富に存在するからである．MRIスキャナーのおもな特性は，水素原子核を人工的に励起し，それに伴う緩和特性の時間経過を測定することである．

MRIスキャナーは，チューブのようなチェンバーで構成されていて，このチューブ内に被験者（測定対象）が寝かされている．またMRI装置に内蔵されている電気的なコイルが，このチューブを取り巻いている（図1.5）．電流が，時計回り方向にコイル内を流れると，磁場が患者の軸にそって足から頭の方向へ発生する．測定対象を磁場内に入れる理由は，測定対象内の水素原子核に磁場を作用させるためである．陽子（水素原子核）は，微小な磁石と考えられる．それは軸の周りでスピンしており，このスピンしている陽電荷が，小さな磁場を生成する（図1.6A）．通常，各々の陽子の磁場はランダムな方向を向いている（図1.6B）．しかし，被験者（測定対象）が，MRI装置の強力な磁場内に置かれたときは，各々の陽子（プロトン）は，一斉に軸の方向を向く．ある陽子は，磁場に平行に被験者の頭の方向を向き，一方，他の陽子は，磁場に対して反平行の被験者の足の方向を向く（図1.6C）．このとき，陽子が，反平行を向いているより平行方向を向いている方が，エネルギー的にわずかばかり安定している．したがって，正味の磁気ベクトルは，平行方向を向いている（いいかえれば，平行方向

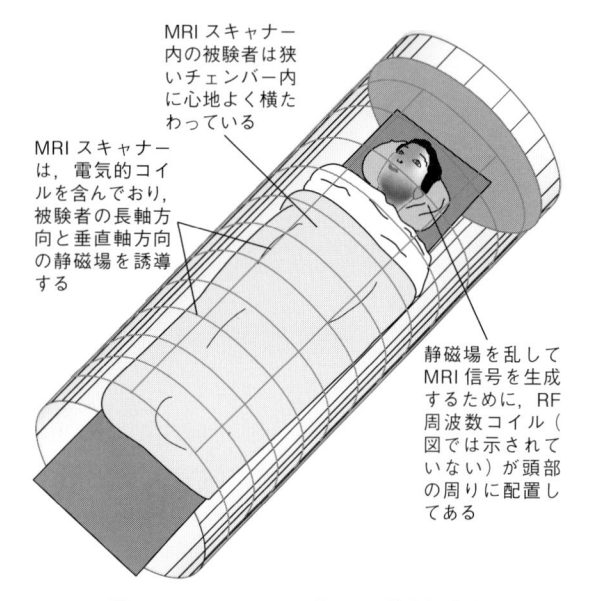

図1.5　MRIスキャナー内のヒト被験者/患者
被験者は電磁コイルで取り巻かれたチェンバー内に横たわっている．これらのコイルを流れる電流は強い磁場を誘導する．

の正味の磁場ベクトルが存在する．）（図1.6D）．

磁場内のプロトンについて知っておくべきもう一つの重要な項目がある．すなわち，プロトンは，磁力線に平行（または反平行）方向を向いて単純に定常状態にとどまっているのではない．そうではなく，プロトンは回転している独楽のように軸の周りで**歳差運動**（precess）をしている（図1.7）．それがスピンする周波数は，外部の磁場の強度に依存している（この外部磁場は，MRI装置で発生させられている）．外部磁場が強力であればあるほど，歳差運動の周波数は高くなる．磁場の強度はテスラ（T）の単位で測定される．文献によれば，最も通常の従来型のMRI装置は，1.5〜3テスラの外部磁場をつくり出す．より最新のより強力なMRIスキャナーは，7テスラの磁場をつくる．より高い磁場は，S/N比を大きくし，よりよいコントラストと高い空間分解能を与える．しかし，これらの強力な磁石は，また価格もさらに高く，被験者に吐き気やめまいのような生理学的な不快感を引き起こしやすい．

画像の生成

イメージングセッション実験を始める前に，被験者の身体の軸方向と平行方向の正味の磁場ベクトルが存在する（図1.8A）．MRI画像のデータを収集するために，被験者は，**ラジオ周波数（RF）パルス**（radiofrequency (RF) pulses，**高周波パルス**) とよばれる電磁波パルスに短時間曝される（図1.8B）．陽子の歳差運動周波数と同じ周波数の RF パルス（高周波パルス）をかけると，二つの効果が引き起こされる．(1) 同位相のプロトンはエネルギーを得て反対位相方向の極性に反転し，その結果正味の軸方向の磁化を減少させる．(2) ある一定数のプロトンは共鳴し同位相で歳差運動をする．これらのベクトルは，外部磁場（被験者の身体に垂直方向）に対して直角方向に加算し，そして新しい横方向の磁化がつくられる（図1.8C）．

RF パルスがスイッチオフされた後，高エネルギーの核は緩和し始め再配列する（図1.8D）．やがて，軸方向の磁化は，もとの値へと増大し，一方，横方向の磁化はゼロ値へと減少していく．全体のうちのあるパーセンテージの割合のプロトンが，軸方向に再配列する時間（ミリ秒オーダー）は T_1 とよばれる．横方向に対する緩和時間は T_2 とよばれる．

軸方向（T_1）で得られた情報は，横方向で得られた情報（T_2）と同様に，どちらも MRI スキャナー内

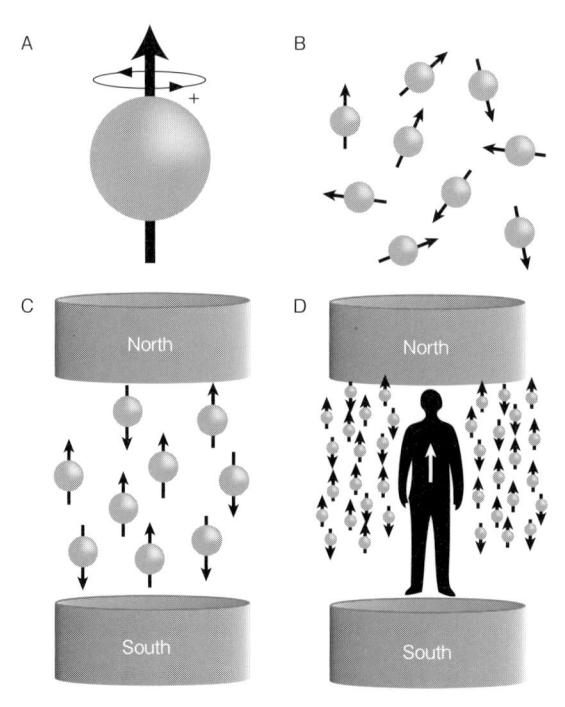

図1.6 磁場でプロトンが整列する
（A）プロトンが軸の周りでスピンすると，回転しているプラス電荷は磁場を誘導する．したがって，プロトンは小さな磁石とみなせる．（B）外部磁場が与えられる前，プロトンはランダムな方向を向いている．（C）しかし，強い磁場が存在すると，プロトンは平行あるいは反平行方向に整列する．（D）MRI スキャナー内では平行方向に整列しているプロトンは被験者の頭部方向を向いていて，反平行方向を向いているプロトンは被験者の足の方向を向いている．少し多くのプロトンが平行方向を向いている．その結果，正味の磁力は被験者の頭部を向いている．

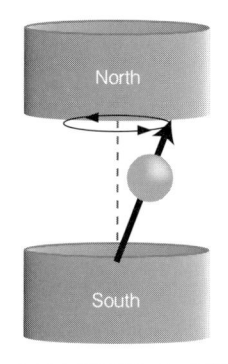

図1.7 プロトンは回転している独楽と同じように軸の周りで歳差運動をする

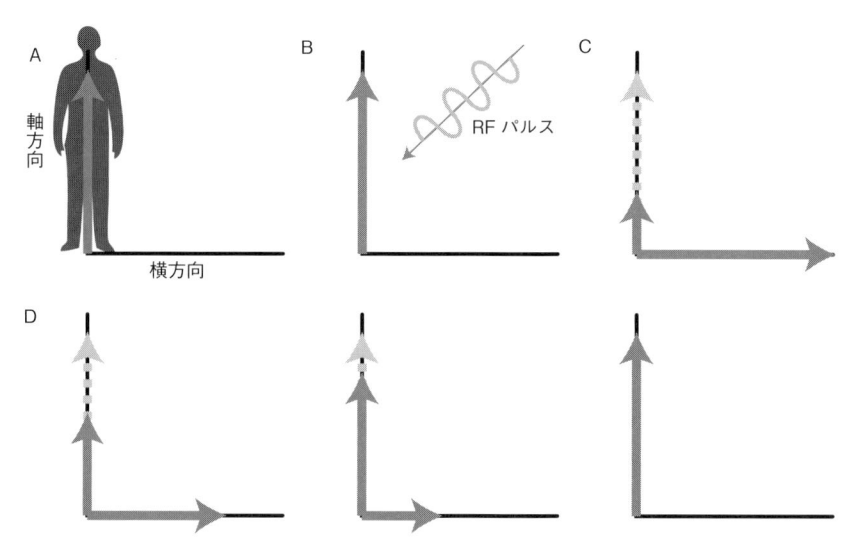

図1.8 RF 周波数のパルスは正味の磁場を変化させる
（A）RF パルスが加えられる前は，被験者の軸方向で頭部に向いている正味の磁場が存在する．（B），（C）RF パルスが与えられると，ある数のプロトンが反平行方向を向くので正味の軸方向の磁場は弱まる．また，新しい磁場が垂直方向につくり出される．（D）RF パルスがスイッチオフされると，RF パルスが加えられる前の磁場に戻るまで軸方向の磁場は増加し，垂直方向の磁場は減少する．

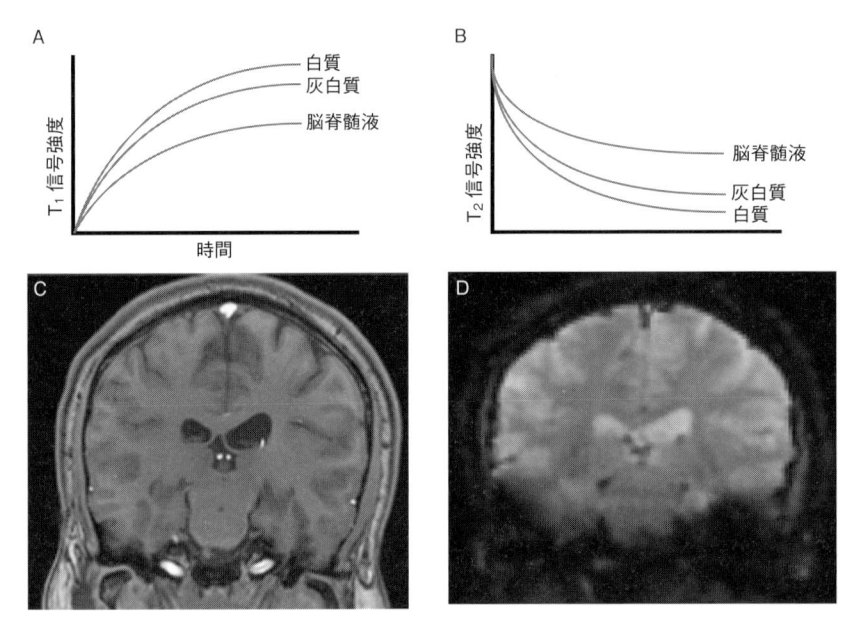

図1.9　異なる物質は異なる T_1 と T_2 時定数を示す

（A）任意の軸方向の磁化緩和時間（T_1）に対して，白質の信号強度はCSFの信号強度よりさらに大きい．（B）反対に，任意の垂直方向の磁化緩和時間（T_2）に対し，CSFの信号強度は灰白質の信号強度よりさらに大きい．（C）したがって，T_1 重み画像では白質は明るくCSFは暗い．一方，（D）T_2 重み画像では白質は暗くCSFは明るい．（C, D：Dr. Rory Sayresの好意による）

のアンテナで測定される．ここで，もう一度脳イメージング技術の最終ゴールが，プロトン，炭化水素，脂質と食塩水から構成される組織間の違いを検出分解することであったことを思い起こそう．脳の画像をつくるためにMRI技術が有用であるのは，上記の物質がそれぞれお互いに異なる T_1 と T_2 の値を示すということである．緩和時間中の時間内のある1点に対して白質の T_1 は灰白質の T_1 より大きく，また灰白質の値は，CSF（脳脊髄液）の T_1 値より大きい（図1.9A）．信号強度のこれらの違いは，T_2 測定値では正確に反対の関係にある．すなわち，CSFでの信号が最も大きく，次に灰白質，そして白質となる（図1.9B）．空間内の異なる点からの信号のコントラストを調べることで，異なる物質を分類し画像をつくることが可能である．

T_1 データから構成された脳画像は **T_1 重み画像**（T1-weighted）とよばれ，一方，T_2 データから構成された画像は **T_2 重み画像**（T2-weighted）とよばれている．T_1 対 T_2 重み画像では，物質ごとの信号強度の違いのために，これらの画像はお互いに異なる様子に見える（図1.9 C, D）．もし，CSFが暗く見えている場合，CSFの T_1 信号強度が相対的に最も低いので，T_1 重み画像を見ていることになる．反対に，もし，CSFが明るく見えているならば，CSFの信号強度が相対的に最も高いので，T_2 重み画像を見ていることになる．文献におけるほとんどの解剖学的データは，T_1 重み画像として表現されている．なぜならば，これらの画像は，脳構造間のよりよいコントラストを通常示すからである．しかし，これは常にそうであるとは限らない．たとえば，血管の破裂による白質の欠損は，T_2 重みの画像においてより容易に検出される．したがって，T_2 重み画像は，外傷や脳出血による患者を検査するときに適しているかもしれない．

画像化するために脳スライスを選ぶ

検査のための**スライス**（slice）を研究者はどのようにして選ぶのか．ここでRFパルスは，これと同じ周波数をもって歳差運動をしているプロトンのみを励起するということを思い出してみよう．歳差運動周波数は，外部磁場の強さに依存して変化するので，画像化する目的で脳スライスを選択するためには，付加する磁場は，ある勾配をつけて外部磁場に加えられる（図1.10A）．場の強さは，軸方向に垂直なすべての平面で等しくないので，ある一つの周波数の一つのRFパルスが，（特定の）プロトンのみに，したがって，一つの平面の信号のみに影響を与える．これが2次元画

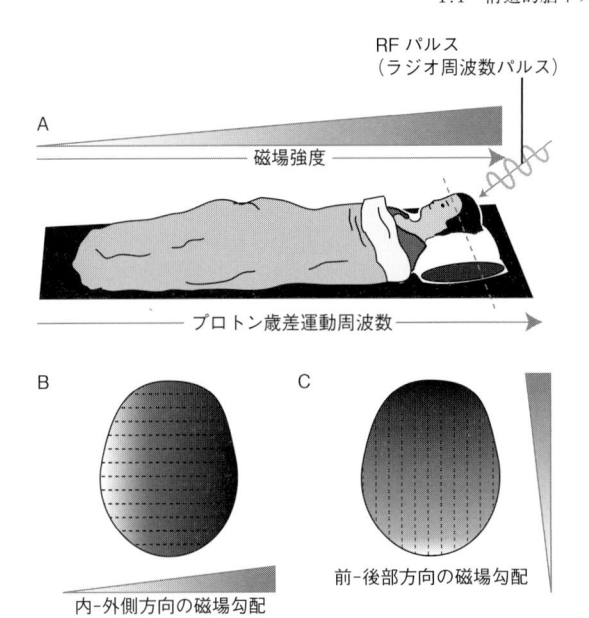

図1.10 MRIにおいて「スライス」はどのようにして選択されるのか

(A) 調べるためのスライスを選択するために，外部磁場がある勾配で加えられる．RFパルスは同じ周波数の歳差周波数をもつプロトンのみを励起するので，特定のスライス内のプロトンを励起するだけである．スライス内の各点の信号強度を測定するために，二つの付加的な勾配が加えられる．すなわち，一つは内側から外側方向へ（B），もう一つは前部から後部方向へ（C）である．

像で表現される脳スライスである．

　スライス内の各点からの信号を測定するために，他の二つの軸にそった付加的な二つの磁場の勾配が加えられる（図1.10 B, C）．したがって，空間内の各点は，唯一の磁場値をもつ．各点は特定の容積をもち，**ヴォクセル**（voxel）と名づけられている．脳空間内の立方体体積を表現するピクセルの3次元版である．各ヴォクセルの分解能は，被験者に加えられている磁場勾配の値によって決まる．より強い磁場強度により，さらに急峻な勾配がつくり出される．このことが，3テスラのMRIスキャナーの方が，1.5テスラのスキャナーより高い**空間分解能**（spatial resolution）を生み出すことができる理由となっている．

　MRIは，臨床診断と研究との両方にとってとくに価値ある研究の道具となっている．以下のような多くの特徴をもっている．

- どのような物質もヒト被験者に注入する必要がないので，完全に非侵襲的である．水が豊富な領域を強調して見やすくするためのコントラスト薬剤（物質）がしばしば注入されるが，しかし，ほとんどの脳画像のプロセスに対して付加的なコントラストを加える必要はない．
- 脳のスライスを任意の角度から得ることができる．一方，CTスキャナーは，装置内のX線照射管とその検出器との間の回転軸によって決まる脳スライス標本しか画像化できない．
- （磁場）勾配やRFパルスのパラメータを変化させることで，MRIスキャナーは，脳内の特定の領域に注目し，脳の特定種類の組織間にコントラストをつけることができる画像を生み出すことができる．
- 最後に，MRIではスキャナー内の被験者がX線に曝されることがない．

　このような相対的メリットはあるが，MRIが完全にCTイメージングに取って代わることはない．CTイメージングは，頭部の骨や灰白質の多い構造を視覚化するのにすぐれている．また磁場内に入ることができなかったり（たとえばペースメーカを装着している），閉所恐怖症である被験者のためのイメージング技術として選択利用されている．加えてCTスキャナーは，MRIスキャナーより動作のためのコストが安く，比較的低予算で利用できる．

◆**拡散強調磁気共鳴画像法（拡散MRI）**

　拡散強調磁気共鳴画像法（**拡散MRI**, diffusion magnetic resonance imaging）は，脳内の軸索走行構造を調べるために利用される．伝統的なMRI画像は，白質を均質な構造として表している（図1.9 C, Dのように）．現実には，線維走行は様々な起点から発し，いろいろな方向へ放射状に広がって，最終的に脳の決まった（限定された）領域へと到達する．拡散MRIは，白質のこれら様々な線維走行を可視化することを可能にし，複雑な軸索の構築に関する研究を可能にしている（図1.11）．

　拡散（diffusion）という語は，他のすべての分子と同様に，水分子が媒質内を時間の経過に従ってランダムに動くという意味で使われる．たとえば，グラス内の水は，どの水分子もグラス容器で遮られる以外，任意の方向へランダムに動き回ることができる．このタイプの拡散は**等方性**（isotropic）とよばれ，すべての方向に拡散する．しかしながら，脳組織内の水分子は，脳内の物理的な環境のためにまったく異なる拡散をする．すなわち，線維束と平行なコヒーレントな方

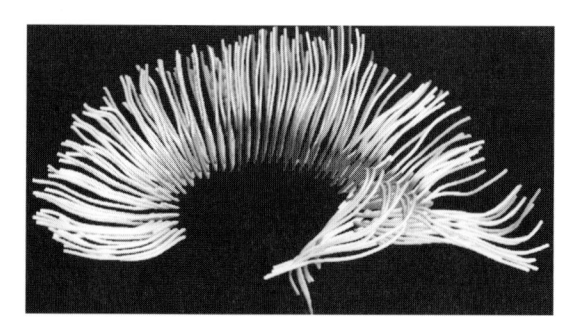

図 1.11 拡散テンソル画像法
脳梁の白質走行画像例．(Van Hecke, W. *et al.* (2008). On the construction of an intersubject diffusion tensor magnetic resonance atlas of the healthy human brain. *Neuroimage* 43(1)：69-80, Elsevier から許可を得て転載)

向に最も速く拡散する傾向がある．この種の拡散は**異方性**（anisotropic）とよばれ，すべての方向には等しくないが，一つの軸にそった方向にランダムに動く傾向がある．

　拡散 MRI は，脳領域間の線維結合に注目して，この線維束にそった水の異方性拡散を測定することができる．この技術の物理学的および数学的背景は，本書にとって非常に複雑すぎる．しかし，その目的は，組織内の各々のヴォクセル（voxel）での水分子拡散の「大きさ」と「方向（vector）」を解析するためにMRI 技術を使うことである．さまざまな種類の拡散MRI 法が存在するが，最も一般的に利用されている方法は，**拡散テンソル画像法**（diffusion tensor imaging：DTI）とよばれている．【訳注：最近では，拡散スペクトル画像法（diffusion spectrum imaging：DSI）がある．】

　拡散 MRI は，脳内のどの領域とどの領域が結合しているかに関する情報を与えることはできるが，結合の方向性を決めることはできない（どちらの端が起点でどちらの端が終点であるか）．しかし，拡散 MRI と機能的 MRI を組み合わせることは可能であり，これらの方法の組み合わせによって，脳の構造間の機能的な結合に関する情報を得ることはできる．

1.2　機能的脳イメージングの技術

　機能的脳イメージング技術は，物理的に頭蓋骨を貫通させることなく中枢神経系の神経活動を測定するために利用される．これらの技術の最終目的は，ある精神活動が行われている最中にどこの神経構造が活性化しているかを決定することである．ある脳の領域が，なんらかの行動を引き起こしているとか，その領域が，認知過程を制御している特定の構造であるなどということを，これらの技術は示すことはできない．しかし，その他の役に立つ特徴をもっている．

　機能的脳イメージング技術は，脳の特定領域が，ある特異な外部刺激や，情動状態や行動タスクに関連していることを示すことができる．したがって，この技術は，本書で紹介されている他の技術ではできない芸当，すなわちヒトでの認知，情動，感覚や行動の神経基盤を神経科学者が研究する機会を実現可能にする．また，脳内の一定の場所に情報が表現されていることを示すことができる．すなわち，意識的に表現することはできないが，脳内に情報が存在していることを示すことができる．また，疾患のある脳は，健康な脳に比較して異常な情報処理が行われていることを示すことができる．

◆機能的核磁気共鳴画像法（fMRI）

　機能的核磁気共鳴画像法（functional magnetic resonance imaging：fMRI）は，時間経過に伴う神経活動を高い分解能で表現するために MRI と同じ原理を利用している．MRI 技術で使ったのと同様に，fMRI は，磁場内の励起プロトンから発せられる信号を検出する．脳内にある互いに異なる物質は，RFパルスで刺激されると，異なる T_1 値と T_2 値をそれぞれ示すことを思い起こしてほしい．構造的な画像化実験では，灰白質，白質と CSF（脳脊髄液）間の信号強度の違いを測定するために，これらの値が使用されていた．この fMRI 技術では，脳内のほかの物質の信号強度が利用されている．それは，細胞へ酸素を運ぶ血液内のタンパク質である**ヘモグロビン**（hemoglobin）である．T_2 画像において，酸素（酸化）ヘモグロビン（酸素を運搬しているヘモグロビン）は脱酸素（脱酸化）ヘモグロビン（酸素と結合していないヘモグロビン）に比較して相対的に強い共鳴信号をもっている．したがって，ヘモグロビンの酸化状態変化を時間を追って調べることができる可能性がある．

　脳内での酸素代謝の時間に伴う変化を調べることができるという能力は，間接的には神経活動の目安として利用できるので役に立つ．活動しているニューロンは，静止状態にあるときより多くの酸素を消費するであろう（図 1.12）．この神経活動は，最初は酸素ヘモグロビンのレベルを減少させ，脱酸素ヘモグロビンの

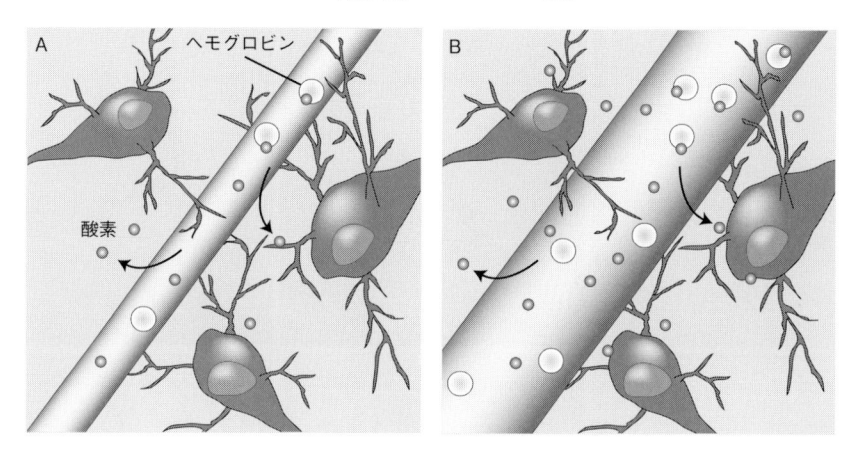

図 1.12 血中酸素レベル依存効果
(A) 一群の静止状態ニューロンへ毛細血管から血液が供給されている．(B) これらのニューロンが活性化すると酸素代謝量が増加する．微小脈管構造が反応し，より多くの酸素を含む血液を局所的な領域に供給する．この酸素ヘモグロビン量の相対的上昇が T_2 信号増加を引き起こす．

レベルを増加させる．しかし，数秒後には，脳内の微小血管は，この活動している場所に酸素に富む血液の流れを増大させることで，この局所的な酸素不足に対応する．これは，**血中酸素レベル依存効果**（blood oxygen level-dependent（**BOLD**）effect）とよばれ，fMRIシグナルの基盤を形成している．神経活動とBOLD効果間の関係に関する生理学的に正確な性質は，現在の研究対象の中心をなしている．

「酸素ヘモグロビン」と「脱酸素ヘモグロビン」間の信号のコントラストが，この種の画像では最も大きいので，fMRIは T_2 重みに依存している．最も典型的な実験では，T_2 重みの脳画像は刺激が加えられる前に取得され，刺激が与えられたり，被験者がタスクを実行した後に追加の T_2 重みの画像が取得される．刺激やタスクによってニューロンが活性化されると，BOLD効果によって微小領域での酸素ヘモグロビン量が増加し，T_2 重みの信号が大きくなる．T_2 信号の量は，刺激前後で比較されて信号強度を表示するためにカラーコード化される．このデータは，典型的な場合に脳のこの同じ領域の解剖学の結果を，より明確に（はっきりと）示している T_1 重み画像の上に重ねて表示される．最終的な結果は，脳の解剖学的な画像上にカラーで表示された統計的な神経活動を重ね合わせた表示になる．すなわち，BOLD反応の時間経過表示である（図1.13）．2次元でのfMRIの図は，実際は4次元であることを理解していることが重要である．すなわち，空間内の各ヴォクセルに対する x, y, z 軸平面と時間次元（刺激が加えられる前後の時間が表示される）である．

fMRI技術は認知機能の神経学的基盤を研究するための強力な道具を提供してくれるが，重大な限界がある．fMRIの研究の最も大きな課題は，BOLD変化前後での脳内の与えられたヴォクセルでの実際の T_2 信号変化は，0.2%程度であることである．とくにシステムのノイズが0.3〜0.4%程度のとき，この変化を検出するのは非常に困難である．したがって，fMRI刺激は同一の被験者に繰り返して与えられ，一連の統計的テストによって再現性のある信号の存在を確認しなければならない．その他の重要な限界は，**時間的遅延**（temporal delay）である．すなわち刺激が与えられた後活性化している部位へ酸化された血液が流れ込むのに6〜10秒かかり，その結果刺激やタスクと神経活動測定の間には長い時間的遅延がある．異なる別々の事象を神経活動に分解できる能力（**時間分解能**，temporal resolution）は約4〜8秒で，脳電図や脳磁図（EEGやMEGに関する以下の記述を参照）などのような他の技術と比較してかなり悪い．最後にfMRIは，神経活動の変化を媒介する神経伝達物質や神経修飾物質（neuromodulator）のような神経事象（現象）の神経化学を同定することはできない．神経活動を構成する神経化学についての推論は，脳の解剖学やPET（次のセッション参照）のような他の種類の全脳イメージングに関する知識基盤が必要である．

これらの相対的なデメリットにもかかわらず，fMRIは神経活動と精神作用を関連づけることができる強力な技術であることは変わらない．よくデザイン

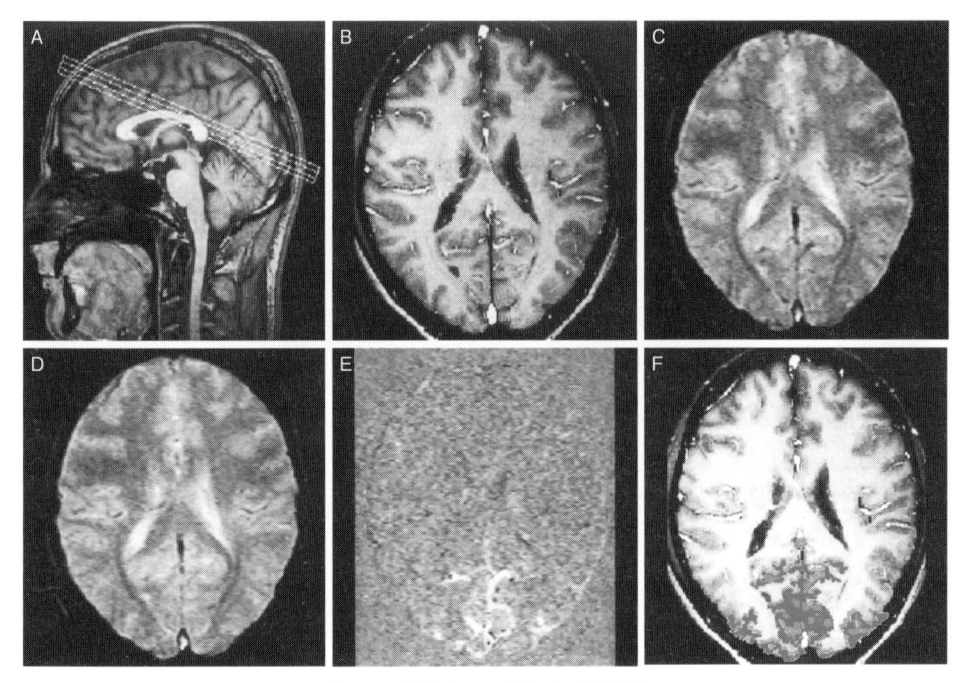

図1.13 簡単な MRI 実験 ［口絵参照］
この実験は，光にさらされた被験者とそうでない被験者間の BOLD 信号強度の差を調べる．（A）最初に研究者は調べるためのスライスを選択する．（B）構造データを提供する T_1 重み画像を得る．（C）光照射と（D）非照射条件下で実際のデータ取集のために T_2 重み画像が利用される．（E）データ解析で（C）と（D）の間の BOLD 信号強度を比較する．（F）文献発表にふさわしい画像をつくるために，この結果を構造データ上に重ね合わせる．（A～F：Windhorst, U. and Johansson, H.（eds.），1999. *Modern Techniques in Neuroscience Research*, Ch 38：Magnetic Resonance Imaging of Human Brain Function, p. 1064, Fig. 5 から Springer Science + Business Media and Jens Frahm の許可を得て転載）

された実験はヒトの脳について多くのことを明らかにし，また非侵襲的に認知生理学を研究することを可能にしている．機能的脳イメージング実験についての徹底した議論は，本章の最後を参照されたい．

◆陽電子放射型コンピュータ断層撮影法（PET）

陽電子放射型コンピュータ断層撮影（positron emission tomography：PET）は，神経活動を示す情報を提供することはできるが，脳構造に関する情報は提供しない．この技術は 1970～1980 年代に機能的イメージングの新しい方法として開発されたが，ほとんどの認知実験では多くの場合 fMRI 技術に取って代わられた．PET の実験では不安定**陽電子放射アイソトープ（同位体）**（positron-emitting isotope）が被験者の頸動脈（同側の大脳半球へ血液を送り込む首の動脈）に注入される．アイソトープが放射性崩壊をおこすと，電子の反物質である**陽電子**（positron）を放出する．この陽電子が電子と衝突すると陽電子消滅がおこり，その結果，互いに反対方向へと対のγ線を放出

する（図1.14A）．これらのγ線は体を通過し被験者の頭部を取り囲んでいるγ線検出器によって測定される．この検出器は被験者頭部から互いに反対方向へと到達してきたγ線の対を同時に検出する（数ナノ秒以内：図1.14B）．被験者内の陽電子放射の放射源を導き出すために，検出器を被験者の頭部の周りで回転させてこの信号を利用する（図1.14C）．

PET の実験では，多様な陽電子放射アイソトープが使用される．最も一般的なものの一つは，**フルオロデオキシグルコース**（fluorodeoxyglucose：FDG），すなわちグルコースの放射性同位体である．代謝的に活性化しているニューロンは，血液からのグルコース取り込み量を増やす必要があり，その結果 FDG の存在は神経活動の間接的なマーカーとして利用できる．FDG に加えて放射性の水が脳の循環系に注入される．脳の活性化している領域への血液の流入が増大するので，PET は，神経が活動している間，血液流入が増大している領域を示している．

PET イメージングでとくに有用な面は，脳内の特

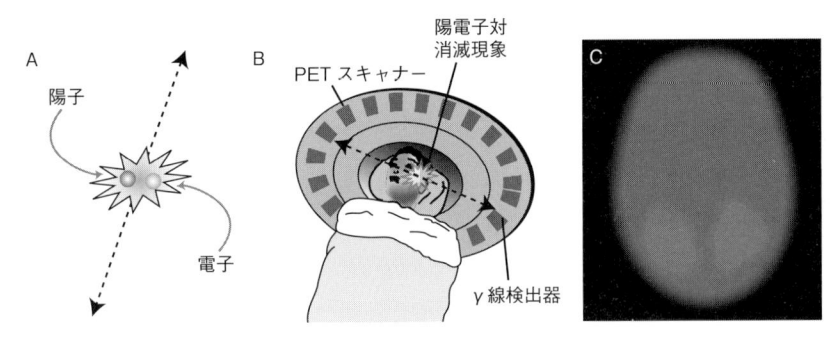

図1.14　PETイメージング［口絵参照］
（A）不安定な陽電子放射アイソトープは時間とともに崩壊し，陽子を放出する．1個の陽子が電子と遭遇すると対消滅がおこり，1対のγ光子が放出される．（B）もしこの不安定な同位体が被験者に注入されると，陽電子対消滅現象がPETスキャナーによって検出される．このスキャナーは被験者の頭部の周りに配置された複数のγ線検出器から構成されている．（C）グルコースや神経ペプチド代謝プロテイン（neuropeptide metabolic proteins）のような代謝物質の不安定な同位体を，PET実験で画像化することが可能である．時間経過にともなう信号の増加は，特定の神経刺激やタスクに対する代謝活性（上昇）部位を図上で示す（map）．

定の受容体と結合可能な陽電子放射アイソトープを利用できることである．たとえば，セロトニン受容体に結合する放射性リガンドは，これら受容体が存在する脳内での部位と脳内でこのリガンドがセロトニン受容体と結合可能な潜在能力をもっていることを示すことができる．また，ヒトの被験者内のセロトニンの相対的代謝に関する情報を提供する．生物学的に活性な分子代謝の画像化を可能にするPETは，機能的イメージングのうちでもユニークな位置を占め，fMRIではできない実用性を提供できる．

しかし，多くの限界がPETにはある．fMRIと比較するとPETは，ほぼ同じ時間分解能（4〜8 msec）をもっているが，空間分解能は低い．また解剖学的イメージングはできない．PETの画像は，解剖学的なバックグラウンドに機能的データを重ね合わせるために，しばしばCTやMRIの画像と組み合わされる．PET実験を行うにはコストがかかる．PET研究で利用されるほとんどのアイソトープは，非常に半減期が短く，この陽電子放射アイソトープは，一つの部屋を必要とするような**サイクロトロン**（cyclotron）とよばれる装置のすぐ近くで合成される必要がある．このサイクロトロン自体も購入するには高価で，維持費もかかる装置である．FDGの半減期も110分であるので，この化合物は前もって注文によって取り寄せることができず，すぐ近くの場所から調達しなければならない．最後にPETでは，放射性物質を被験者の体内に注入せねばならず，1人の被験者に対して複数回の

PETイメージングセッションを行うことは推奨できない．これらの限界があるため，神経伝達物質のような生理活性物質の代謝に焦点をあてた実験などの例外を除いて，現代の機能的イメージング実験ではほとんどの場合，PETのかわりにfMRIが使われる．

◆単一光子放射型コンピュータ断層撮影法（SPECT）

単一光子放射型コンピュータ断層撮影法（single-photon emission computerized tomography：SPECT）はPETと似ており，構造的イメージングではなく，神経機能の機能的イメージングを提供する．PETのように放射性プローブを循環器系に注入する．このプローブは赤血球と結合して体中を運ばれる．活動が盛んな脳構造に血液が流入し，プローブからの放射性シグナルは神経（組織）の代謝の増加を評価するために利用される．この放射性物質（ラベル）が放射性崩壊を起こすと，そのとき放出される高エネルギーの光子がγ線カメラで検出され，この放射性物質の存在を検出できる．このカメラは，被験者の頭部の周りを速い速度で動き回り，多数の異なる角度からの光子を集め3次元像を構築する．

基本的な概念では，SPECTは，PETとよく似ているが，放射性標識したプローブが市販で一般に得られ，その実験場所でサイクロトロンを必要としないので，コストがあまりかからない．したがって，SPECTは，PETの安価な代用品と考えられる．画像

技術として SPECT を利用するデメリットは，PET のデメリットと同じである．すなわちこの技術は fMRI と比較して，空間分解能が比較的低く，また放射性物質を被験者内に注入しなければならない．

◆脳電図（EEG）

脳電図（electroencephalography：EEG）は，脳の全体的な活動を測定する方法である．この技術の使用のみでは意味をもつ脳のイメージを提供できないので，EEG は真のイメージング技術ではない．しかし，EEG は非侵襲的であり，ミリ秒の時間分解能で意識の特定の状態を確かめるために使用できる．EEG は，fMRI などのような他のイメージング技術と組み合わせることで，神経活動を非常にすぐれた時間・空間分解能で提供できる．

脳波を記録するために，10 セント硬貨半分の大きさのディスク形をした電極数枚が頭皮につけられる（図 1.15）．この頭皮の EEG は，頭部全体の電気的事象の総和を反映している．これらの事象は頭皮筋肉や皮膚の電気的信号と，活動電位およびシナプス電位を含んでいる．EEG 技術をイメージするための興味深い方法は，大晦日の夜にニューヨークのタイムズスクエアのように多数の人がいる場所の上空に，マイクロフォンを置いた状況を想像すればよい．この比喩では，群衆内の個々の人からの信号を取り出すことは不可能である．しかし，群衆が真夜中に歓喜の声を張り

BOX 1.1　動物での fMRI 実験

機能的脳イメージング技術を開発した主たる動機は，ヒトの神経活動を非侵襲的に研究したいというものであった．しかし，この技術は，動物にも利用できる．動物を被験対象にした機能的イメージングは，① fMRI の生理学的基盤を調べるため，②神経学疾患の動物モデルを研究するため，③知覚や行動や認識の基本的メカニズムを明らかにするために利用されてきた．イヌ，ネコやカナリヤ（songbird）までもが fMRI 実験に利用されてきた．1990 年代以降は，マカクザルのような麻酔下や覚醒した非ヒト霊長類も fMRI 実験の研究対象として使われてきた．

動物を被験対象として使うおもな長所は，モデル動物の使用が正しいことを証明し，ヒトの fMRI 実験と動物の電気生理実験との間の橋渡しを可能にできることである．これらの異なる二つの技術を使う研究はお互いを補い合い，視覚系の生理学のような神経科学の特定の分野の知識を提供する．fMRI と電気生理学の両方を同じ動物で（同時に）利用できることで，同じ実験中に各ニューロンの機能的な活性と脳全体の機能的な活動を同時に理解できるようになる．さらに，脳全体にわたって神経活動をスクリーニングする霊長類での fMRI 研究は，注目しているニューロンを含む脳領域の情報を将来の電気生理学研究のために提供することができる．

しかし，霊長類を使う fMRI 実験と，ヒトを使う伝統的な研究を比較すると，限界がありさらなる挑戦を必要とする．ほとんどの fMRI スキャナーの水平方向の配置は，霊長類の研究では理想的でない．意識ある霊長類を保持し補強する目的で，特殊な部屋に適合できるように垂直方向のスキャナーが制作された．動物の頭部は，ヘッドポストで定位置に固定されなければいけない．その結果実験中に頭部の動きはない．動物はこれらの実験条件に順応し，そして周りの環境を快適に感じながらタスクを遂行することができる．さらに解決しなければならない問題は，実際の実験セッションを行っている最中に，霊長類はタスクを遂行し刺激に向き合う動機を喪失してしまう可能性がある点である．よって，ジュースの報酬を時々与えておけばよい電気生理学実験と異なり，動物が常に注意を集中してスキャンセッションを完遂できるように，ジュースを常に与え続けなければならない．

強い強度の磁場をもつ MRI スキャナーによって，ハツカネズミのような小さな動物でのよい分解能での詳細なイメージングが可能になる．明らかにこれらの動物は，複雑な認知タスクを実行することはできない．またイメージングセッション中は麻酔をかけておく必要がある．しかし，齧歯類で fMRI を行う長所は，イメージングセッション中や切除実験中に向精神薬を注入できる可能性がある点である．したがって，受容体アンタゴニストのような薬理学的作用物質のグローバルな効果や，脳領域の欠損効果の時間的経過を研究することができる．さらに，実験終了後に機能的画像データの神経組織学的な追試が可能である．

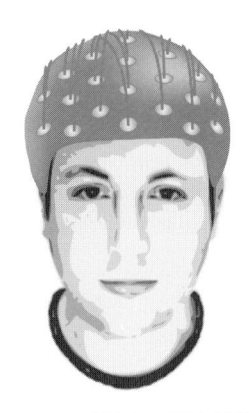

図 1.15 EEG 記録の電極を装着したヒト被験者
脳の数十億のニューロンのグローバルな電気的活動を電極で記録する．頭皮の置かれた各電極によって，頭皮の場所に基づくユニークな活動を記録できる．

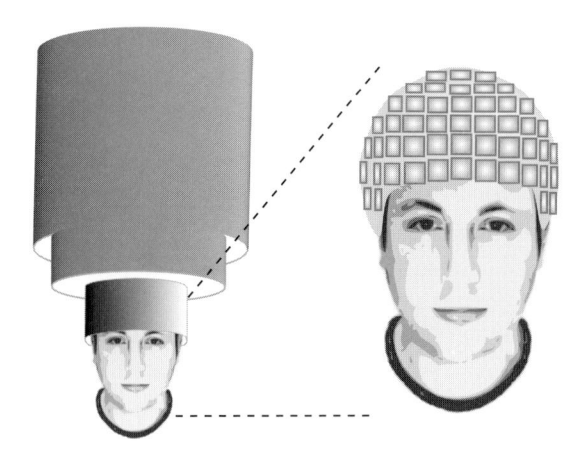

MEG スキャナー内の被験者　　スキャナー内の被験者は何ダースもの磁場計測用センターがついているキャップをかぶっている

図 1.16 脳磁図のセットアップ
MEG は，PET や fMRI ほどよい空間分解能はないが，EEG よりすぐれた時間分解能とよい空間分解能を示す．MEG 装置は高価であり，強力なシールドルームを必要とする．

上げたりするような意味のある事象がおこったとき，それを感知することはできる．同様に，EEG で 1 個のニューロンの電気活動を記録することはできないが，実験中に被験者が意味ある顕著な刺激を認識したときのように，脳内で意味ある事象が起こったとき，それを確認することができる．よって，fMRI の空間分解能と EEG の時間分解能を組み合わせることで，脳内の神経活動の正確なタイミングと場所を検出することができる強力な方法を提供する．

◆脳磁図（MEG）

　脳磁図（magnetoencephalography：**MEG**）は，神経活動パターン変化により生み出される頭皮の磁場変化を測定する（図 1.16）．MEG で検出可能な信号を生み出すためには約 5 万個のニューロンが必要である．これは多数であるが，100 万個のニューロンを必要とする EEG 信号よりはかなり少ない．MEG は，比較的空間分解能は劣るが，PET，SPECT や fMRI と比較すると非常によい時間分解能をもっている．したがって，MEG は補助的な技術の一つだと考えられる．MEG はよい時間分解能と，EEG と比べるとはるかにすぐれた空間分解能をもっているが，他のイメージング技術ほどの空間分解能はない．実際，fMRI と組み合わせれば，MEG は，神経活動の非常によい時間・空間分解能を可能にする．MEG は，外部からの磁場をシールドするための部屋（シールドルーム）を必要とするなど，非常に高価な技術である．たとえば，もし実験を行う部屋が適切に遮蔽されていないと，となりのビルからのコーヒーメーカーが発するほどの小さいノイズでも検出してしまう．

◆光学的イメージング

　光学的イメージング（optical imaging）は，血流や代謝変化を脳表面から測定することで神経活動の画像を得る技術である．fMRI，EEG や MEG のように，ニューロンの磁気的あるいは電気的特長変化を検出するより，むしろ光学的イメージングは，神経組織への血流量変化による脳表面からの光反射率の変化を検出する．動物標本やヒトの手術中に光で脳の露出部が照らされ，表面で反射されたあらゆる光が感度のよいカメラで検出された後，コンピュータに記録される．ニューロンの活性がさらに高まると，血液容量，血液の酸化度と神経組織（イオンや化学物質の働きと移動の結果）の光散乱特性は，脳表面からの光の反射率にわずかな変化を引き起こす（0.1〜3％）．各々の実験で，ベースの光反射率を画像化し，刺激を与えたことにより引き起こされる光反射率の変化と比較する．光学的記録（optical recording）技術は，空間分解能<1 mm と時間分解能 2〜8 秒を可能にする．これらの技術は動物とヒトの視覚野の高分解能の機能マップを提供するために使われる．

　この節の初めのところで，機能的イメージングを頭蓋骨に物理的に穴を開けることなく神経活動変化の時

間経過を測定できる方法として定義した．光が通過してカメラへと反射できるように，脳表面を露出させなければならないので，明らかに多くの光学的イメージング技術はこの定義の例外である．

しかしながら，**拡散光学的イメージング**（diffuse optical imaging：DOI）と**近赤外スペクトロスコピー**（near-infrared spectroscopy：NIRS）は，侵襲的光計測と同じ基本原理を利用しているが，その非侵襲的代替法である．これらは，頭皮を通しての光の反射率を記録している（図1.17）．

光は，頭の表面層を通って脳へ達し，また脳から頭皮表面におかれた**オプトロード**（optrode）や**オプトード**（optode）として知られている光電極へ戻らないといけないので，侵襲的光計測よりもかなり弱くなる．しかし，これらの技術は神経活動の大きな変化を検出するのに十分な感受性をもっており，またその値段が安いという理由で，fMRIやPETの代替品として臨床で利用される．たとえば脳出血をおこした患者の脳の酸素を長期にわたってモニターするのに，fMRIやPETは実際上使えないが，DOIは使える可能性をもっている．

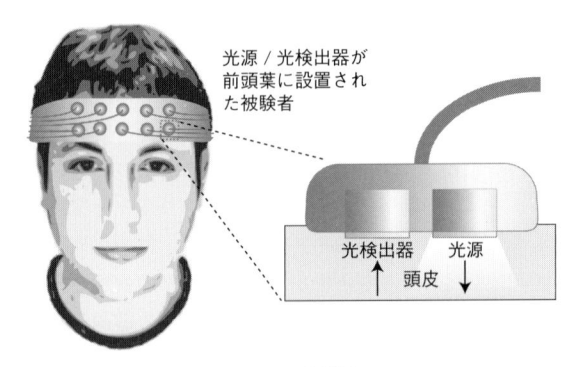

表1.1はいままで述べてきた種々の脳機能イメージングの空間分解および時間分解，コスト，と侵襲性を比較したものである．以前にも説明したように，イメージングを行っている多くの現在の研究室は，どの単一技術でも必ずもっているその技術の不備（不具合）を補うために，複数の技術を組み合わせている．たとえば，fMRIは非常によい空間分解能と非侵襲性を提供するが，BOLD効果が6〜10秒にわたっておこるので，実験遂行中の神経活動のすぐれた時間分解能を提供しない．

ここまでは，もっぱら構造的および機能的イメージングの技術に焦点を当ててきた．もちろんこれらの技術は，どのように利用されるかにもっぱら依存している．たとえば，研究の仮説，実験のデザインとデータ解析の方法などである．本章の最後では，機能的イメージング実験のデザインと解析で採用されている研究方法について調べてみる．

1.3 機能的イメージング実験のデザインと解析

ヒトの**認知神経科学**（cognitive neuroscience，**認知ニューロサイエンス**）の研究に役に立つという点で，機能的イメージング技術は本書で述べられている他の技術に比べてすぐれた特徴をもっている．この認知神経科学とは，思考や知覚の神経基盤を明らかにする神経科学（ニューロサイエンス）の一分野である．文献内でルーチン的に研究報告がなされている認知機能（作用）には，注意，学習・記憶，実行機能，言語，情動，そして芸術（絵画）や音楽享受のような高次の感覚処理を含んでいる．認知プロセスの神経基盤，とくにヒトにおいて唯一なされているこのプロセスの決定は，脳のイメージ技術に完全にその成否が依存している．

認知神経科学についての科学的疑問に答えることに加え，fMRIは，感覚（知覚）や運動系の**システム神**

図1.17 光計測
脳の表面が光照射される．この光の一部が脳で反射され，複数のオプトロードによって検出される．神経活動の変化にともない脳によって吸収そして反射される光量変化が検出される．したがって，光計測は神経活動を間接的に検出する．これらの技術は侵襲的（脳表面を露出させるために頭蓋骨が開かれる）か非侵襲的のいずれの方法もありうる．

表1.1 機能的イメージング技術の比較

	空間分解能	時間分解能	コスト	侵襲性
fMRI	<1 mm	2〜8 s	高価	非侵襲性
PET	〜4 mm	1 min	非常に高価	放射性元素注入
SPECT	〜8 mm	2〜8 s	高価	放射性元素注入
EEG	〜1 cm	〜1 ms	普通	非侵襲性
MEG	〜1 mm	〜1 ms	非常に高価	非侵襲性
光学的イメージング技術	<1 mm	10〜100 ms	安価	侵襲性の可能性あり

経科学（systems neuroscience）のような，他の神経科学分野にも重要な情報を加えている．これらの研究は，ある種の感覚刺激や運動行動（作用，動作）が存在する際のヒトの脳領域を同定できる．いくつかの研究では，他の動物で以前に示された発見をヒトで再現できたり，またこれらのシステム（系）に対する私たちの理解を増すような知見をつけ加えたりすることができる．たとえば，fMRIの研究は，ヒトの視覚神経路が他の動物で見出された視覚神経路と解剖学的に矛盾していないことを示した．しかし，ヒトは他の動物ができない経験をレポートできるという事実があるので，私たちの視覚系の理解が大きく増える．たとえば，視覚皮質の活動は，ヒト被験者では視覚刺激を与えられたときだけでなく，この被験者が視覚刺激をイメージするように要求されたときにも増大する．さらにfMRI研究では，異なる視覚情景（シーン）が，皮質の異なる領域にそれぞれどのように表現されているのか，その違いを示すことができる．このようにfMRIは，システム神経科学と同様に認知神経科学の理解にも意義深い寄与をしている．

不幸なことに，機能的イメージング実験の概念とデザインは，いつもこれらの方法を使っていない研究者にはよく理解されているとはいえない．この理由は，おそらくこの研究が，神経科学で使われている他のほとんどの技術と似ていず，またこれを定期的に利用し，この実験に専念している研究者のみによって行われているからである．脳イメージングスペシャリスト間の共通の不平，不満は，「ヒトの対象をスキャナー内にほうり込んで，彼あるいは彼女にある刺激に注目しなさいと言って，それで結果を論文として出せる」という誤った考えがあるということである．他の実験技術と同じように，その専門家でない人々が考えている以上に，全脳イメージングはしばしば注意深くデザインし，その結果を解釈しなければならない．次の節では，機能的イメージングをデザインし，実行する際のいくつかの科学的配慮を述べる．fMRIに焦点を絞っているが，同じ原理が同様に他の機能的イメージングに対しても適用できる．

◆実験の計画

ヒト被験者をスキャナー内に入れる前に，研究者は数カ月あるいは何年も前から実験を考え抜き，デザインする．実験のデザインには考えに入れておかなければならない実際の配慮すべき点が多くある．そしてこの実験は，研究者の要請にある制限（限界）を与える．一度この制限（限界）が理解されれば，特定の疑問や仮説に答えるために必要な実験をデザインする．最後に結果が適切で正確になるように，研究者は正しいタスクパラダイムをデザインし，刺激効果をテストする．以下に考慮すべき点をざっと概観してみよう．

実際に考慮すべき点

最も重要な考慮すべき点（fMRI実験において）は，そのコストである．実際のスキャン装置とその周辺機器には数百万ドルのコストがかかり，複数の研究者で共同利用されている．起こりうる物理的な問題を処理するために特別のエンジニアをそのたびに呼ぶ必要があり，スキャナーのルーチン的な保守にはお金がかかる．ほとんどの研究所では，スキャナーが使用される時間数によって各研究室にその使用料を課している．また，夜間の利用より，日中の利用の方がより高価であり，その日中の使用時間に応じて（各研究室に）金額が課せられる．研究所の運用費用に依存して，1時間あたり100ドルから1000ドルのスキャナー利用費も異常ではない．

したがって，時間を無駄にしないようにするために，fMRI実験はうまくデザインされなければならない．fMRIは非常に高価なので，それでただ遊んだり，明確な目的なしにヒトをスキャナー内に入れたりはできない．最後に，多くの研究者が実験をしたがっているので，スキャナー利用時間は前もって一般に予約されている．

他の重要になってくる実験上の注意点は，fMRIのスキャンセッション中，被験者は自分の頭部を完全に静止状態に保持しておかなければならない．ほんの小さな動きさえも磁場を乱し，画像にアーチファクトを引き起こす．また，もし被験者がスキャン中に動いたら，得られた画像は互いに正しく並んでいず，解釈するのを困難にする．これは，被験者はスキャナー内ではしゃべったり，練習したり，顔の筋肉を動かしたりするような運動ができないことを意味している．しかし，タスクを実行するために，ハンド装置（手で操作する装置）のボタンを押すという刺激に対して反応するのに必要な，単純な手の動作などの訓練は行うことができる．「匂い」や「味覚」刺激を被験者に与えるための特殊な装置が発明されている．

睡眠や注意や聴覚系を研究したいと思っている研究者にとって，fMRIスキャナーは非常にノイズが多い

という点にも実際に注意を払わなければならない．RFパルスのシークエンスは音がうるさく，実験の最中はずっと持続している．よって多くの被験者はスキャナー内でふつうの睡眠はとれないし，突然の刺激による注意変化は，実際は雑音の多いスキャナーの突然のオンとオフに起因しているかもしれない．このような明確な理由のために，聴覚刺激を作用させることは難しい可能性がある．これらの限界は克服できないものではないが，散発的なうるさい環境が結果にバイアスをかけていないことを確認するための特別な実験計画（プラン）をたてる必要がある．

機能的画像法（イメージング）実験の構造

他のニューロサイエンス（神経科学）の実験と同様に，機能的イメージング実験は，**独立変数**（independent variable）の**従属変数**（dependent variable）に対する効果を調べている（より包括的な特徴は序論を参照）．独立変数とは，研究者によって意図的に操作され従属変数に変化を引き起こすと仮定されている実験上の変数である．機能的イメージング実験では，刺激であったりタスクであったり，また年齢や性別や病気の状態などの被験者の違いなどであったりする．従属変数は独立変数の効果を決めるために，研究者が測定できる定量的変数である．この変数は各々の脳画像技術で異なっている．fMRI研究において，従属変数は脳の特定部位に対するBOLD信号の強度である．PETやSPECT技術の場合，従属変数はγ放射の強度である．これらすべての従属変数は神経活動の尺度として使われている．機能的イメージングの最終的結果は美しい画像であるが，機能的イメージング実験の最終的目標は独立変数の信号強度に対する効果をテストすることである．

機能的イメージング実験の仮説は，ふつう以下のように枠組みを与えられている．

- 脳のX領域の活動は，刺激/タスクYと関連している．
- 与えられた刺激あるいはタスクに対し，脳のX領域の活動に続いて脳のY領域の活動がおこる．
- 脳のX領域の活動は，条件Z下の場合より条件Y下の場合がより高い．
- 脳のX領域の活動は，ヒトのZグループでよりヒトのYグループでの方が高い．
- 脳のX領域の活動は，被験者があるタスクを学習するにつれて時間的に変化する．

これらの仮説は，「脳領域Xの存在を知っていて」また「その領域を研究するためのよい理論的根拠をもっている」研究者に依存している．はじめに，ある刺激や条件に対して神経活動が上昇する脳内の領域を見出す目的で，fMRIは脳全体をスクリーンするためにも使われる．一つのfMRI実験で得られるデータ量はかなり多いが，もし研究者がどこを観察すればよいかについて考え（アイデア）をもっていると，fMRIデータプロセシングはより簡単になる．

また機能的イメージング研究が，**被験者（どうしの）間**（between subjects）であるか，**被験者内**（within subjects）のものであるかを認識していることは重要である．被験者（どうしの）間の研究の場合，独立変数は男性対女性，老人対若者，健康者対病人，遺伝的表現型A対遺伝的表現型Bなどのような，被験者の異なるグループである．これらの被験者の違いは，解析のさい，潜在的に問題を生じうる可能性をもっている．たとえば，BOLD効果は年齢によって変化することが知られており，その結果若い被験者のグループと老人の被験者グループを比較する際，脳の活性化の変化は単にBOLD効果の変化によるものではないということを確認するために，コントロール群が必要となる．また被験者内の研究では，各被験者はすべての実験条件に参加し，独立変数は特定の被験者のアイデンティティ以外のほかの何かの独立変数である．

タスクのパラダイム

研究上の特定の仮説を設けた後，実験中に被験者へ刺激を示すための戦略である適当な**タスクのパラダイム**（task paradigm）を決めなければならない．これらのパラダイムはふつう二つのおもなカテゴリーに分類できる．すなわち，「**ブロックデザイン**（blocked design）」と「**事象-関連デザイン**（event-related design）」である．

「ブロックデザイン」では被験者に，1～2分ごとに変わる二つかそれ以上のカテゴリーの刺激を提示する．たとえば，二つのカテゴリーの刺激XとYで特徴づけられるある実験を考えてみよう．カテゴリーXは「笑顔」のようなものを表し，一方カテゴリーYは「ふつうの顔」を表すとする．最初の刺激ブロックで被験者に，全体としてカテゴリーX（X1,

表1.2 異なるfMRIタスクの相対的長所と短所の比較

	長　所	短　所
ブロックデザイン	●異なる条件にまたがる実験結果の微妙な差異を検出するための統計的な処理能力がある ●実行して解析するのが容易 ●状態の変化を調べるのによい	●刺激のグループ化と予測性が結果を混乱させる可能性がある ●活性化応答の時間経過に関する情報が，ブロック内で失われる ●ある種のタスクには応用できない
事象-関連デザイン	●刺激がランダムに与えられるので，予測刺激の順位での混乱が少ない ●特定の行動出力に従って，実験後に試行を分類することが可能 ●応答の時間的な特徴を調べるのに役に立つ ●柔軟性のある解析戦略	●ブロックデザインよりさらに複雑なデザインと解析 ●ブロックデザインよりさらに小さいS/N比 ●統計的処理能力の低さを補うために，より長い時間のスキャンが必要
複合デザイン	●長時間の持続的な活動と短時間の過渡的な活動の比較が可能	●最も複雑な解析

X2, X3, X4など）からなる異なるイメージを提示する．

典型的なブロックは10～60秒間続き，各々の刺激は1～10秒を示される．このブロックの終わりの後に刺激が示されない短い期間がある場合もあるし，ない場合もある．そして，全部がカテゴリーY（Y1, Y2, Y3, Y4など）などからなる第2ブロック刺激が示される．これらの刺激ブロックでは，被験者から十分な量のデータが収集されるまで，XとYを互いに交代させてサイクルで提示される．いくつかの「ブロックデザイン」では，ブロックX, Y, Zの間で互いに交代するような第3のカテゴリーをも含んでいる．

「ブロックデザイン」は脳の活動している領域から比較的高いS/N比の情報を得るのに有益である．なぜなら，同じ実験的カテゴリーの刺激が1～2分間の間繰り返し示される結果，ヘモグロビンのヘモダイナミックBOLD反応（動力学BOLD反応）が，上昇するのに十分な時間があり，その結果強い信号を生じるからである．

与えられた刺激やタスクに対してどの脳領域が活性化しているかを決定するような実験においてしばしばこれらのパラダイムを選択する．それらはまた認知あるいは情動のような比較的長く持続する神経過程に適している．被験者がスキャナー内で判断を迫られる場合のような，2～5秒しか続かない比較的短い脳活動変化を調べるためにはあまり役に立たない．

「事象-関連デザイン」において，刺激は短時間の断片的な事象として提示される．このパラダイムは，ディスクリートなタスクに対して有益である．ここでは，被験者は事象を認識し，新しい刺激を検出し，あるいは，決定を下さなければならない．すなわち，これらは短い時間間隔で起こるすべてのプロセスである．BOLD効果のヘモダイナミックな特性は事象の間にベースラインレベルに戻るかもしれないが，速いペースの刺激に対しては，BOLD反応は，ベースラインへ戻らない可能性がある．その結果，二つの刺激の神経活動に対する効果は，小さい時間窓内で調べることができる．たとえば，刺激Aは，刺激Bの性質をはっきりさせ，Aがある場合とない場合のBに対するBOLD信号が測定される．情動状態は一般に比較的長い間続くので，「事象-関連デザイン」は被験者の情動の時間変化に影響するような実験には利用されない．

「ブロックデザイン」と「事象-関連デザイン」はお互いに排他的ではなく，いくつかの研究ではその両方の利点を取り，「**複合デザイン（mixed design）**」と呼ばれるものを使用している．こうした三つのタスクパラダイムの相対的な長所と短所を表1.2で比較してある．

パイロット実験

長時間のMRIスキャナー使用は非常にコストがかかるので，実際にイメージング実験を行う前に刺激を加えた際の様子のテストやタスクをしているときの被験者の行動を特徴化しておく必要がある．これらのパイロット実験は，MRI装置の外で行われる．ヒトに適切な反応を引き起こす刺激を加えた場合のその効き目について，このパイロット実験によって知ることができる．実験の認可を得るためには，スキャナー内で実際の実験を行う前に，被験者がどのようにタスクを遂行するかについての統計的解析を済ませておく必要がある．

刺激に対する効果とヒト被験者の行動という観点から認知タスクの特徴を調べ終わったときだけ,「その行動」と「神経活動」との関連をつけ始めることがようやくできるようになってくる.

ヒトの被験者を利用する実験の計画

実験がデザインされると,次は**研究所のレビュー委員会**(institutional review board:IRB)から研究対象としてヒトを実験に利用するための許可をもらわなければならない.IRB は 10 人ほどの委員会で,医者,研究者などの専門家と,看護師や牧師,学生,弁護士などから構成されている.IRB の目的は,ヒト被験者を利用する研究をレビューし,その研究が論理的,安全,科学的な義務基準に適合しているかを判断する.

IRA はふつう,1 年に 2〜12 回のミーティングをどこででも開くことができ,提出された申請をレビューして投票する.またヒトの被験者を含んでいるプロジェクトは,医療保険の相互運用性と説明責任に関する法令(Health Insurance Probability and Accountability Act's:HIPAA)の"プライバシールール"を満たしていなければならない.この法律は個人の健康に関する情報の保護,安全と秘密性を規定している.

◆実験の遂行

実験がデザインされ,議論しつくされ,そして認可されたら,研究者はヒト被験者を勧誘して,実験によってスキャナー内でデータを集める作業にとりかかる.研究者は,実際にデータ収集を始める前にスキャナー技術と実験手順についてよく知っていなければならない.適切な被験者を勧誘することが容易でなく,またスキャナーの使用料が高価であるので,実験を適切に行い,どんなミスもおかさないようにすることが本質的に重要になってくる.

ヒト被験者を使っての実験

実験のデザインにより必要で正確な被験者数は変わるが,典型的なイメージング実験では適切で統計的に有意な結論に至るための必要な被験者数は,ふつうおよそ 10〜20 人である.研究対象のタイプによって,必要なヒト被験者を確保することは容易にも,難しくにもどちらにもなりうる.研究対象に対する唯一の必要条件が被験者が平均的で健康な成人である場合ならば,被験者を確保することは,比較的簡単である.アカデミックな機関では,学部や大学院の学生がコースの単位か現金による謝礼(謝金)という形で報酬を与えられ,それと引き換えに被験者として確保される.

被験者が特殊なヒトのグループ(群)を代表する必要がある場合(たとえば,トラウマ後ストレス障害,高齢者,うつ病と診断された人など),実験に必要な数の被験者を確保することはかなり難しくなる可能性が高い.うつ病患者の脳の特定領域での活動が正常人と比較して有意差をもっているという仮説を検証する研究を考えてみよう.この場合,研究者はうつ病と正式に診断されている人物を見つけなければならない.さらに,向精神薬が実験結果を混乱させる可能性があるので,被験者が薬を服用していない必要がある.

したがって,うつ病と診断されていても薬理学的治療を受けていない(あるいはまだ治療を始めていない)10〜20 人の被験者を認定しなければならない.このような研究においては,実験を完遂するのにかかる時間内に被験者の確保できるかどうかが,ボトルネックになりうる.研究者はナーシングホーム,病院,高等学校のような他の機関から必要な人物を正式に確保しなければならない.様々な精神障害をもつ患者を確保するためには,臨床の神経科医と正式に共同で研究する必要がある.

被験者が確保されると,研究者はスキャナーの特定セッションタイムをスケジュール化する.実験をスタートする前に,研究者は被験者に実験の性質を知らせなければならない(実験目的のために,詳細は知らせる必要はないが(保留できるが)).被験者は,研究に自分の意志で参加し,また得られたどんなデータも発表に利用される可能性があることを明記している文書にサインしなければならない.最後に,被験者は,精神疾患の履歴,循環器障害やアルコールや薬物の重度の使用のようなデータを混乱させる要因がないことを確認するために,簡単な健康診断を受診しなければならない.被験者はさらに,スキャナー内に入る前にポケット内の小銭,ベルトのバックルやイヤリングなどの金属製の物を取り外すように要求される.研究者は被験者にスキャナー内に金属製の物がないことを保証するために,使い捨てのガウンに着替えるようしばしば要請する.

実験中に被験者がスキャナー内でできるだけ心地よくいられるような状態を実験者は確保しなければならない.頭の動きを減らす目的で,ヘッドコイル内にしっかりと固定するために,被験者の頭をソフトな(柔らかい)パッドでとり囲む.実験者は被験者に"にぎ

りボール"を与える．彼が不快を感じたときはいつでもそれを押せば，スキャンをストップすることができる．被験者に刺激が与えられ，その刺激に対して「選択し」，「反応する」必要ある実験の場合，押せば結果をフィードバックできるように，手で持てる非金属の装置を与える．非金属表面にビデオ画像を表示するために，ゴーグルを通してあるいはスキャナー内の鏡に視覚刺激が映し出される．

実験が終わった後，研究者は被験者に結果を報告し，実験のために時間を費やしてくれたことに対して謝礼をする．実験者によっては，フォローアップのセッションが必要で，これは前もって十分にスケジュール化されている．

データ収集

典型的な実験では，10～20人の被験者が含まれるのが一般的である（被験者グループ間の実験に対してはその2倍の人数が必要）．各被験者は，実際のスケジュール化された実験時間内の1～3 **セッション**（session）に参加する．各セッションには多数の**ラン**（run）が含まれ，その結果脳は繰り返しスキャンされて仮説が検証される．各ランに機能的データが蓄積され，**ヴォリューム**（volume）として保存される．ヴォリュームとは脳空間の3次元的構成である．一つの完全なヴォリュームを得るのにはふつう1～3秒かかる．各ヴォリュームは完全な1セットの**スライス**（slice）を含んでいる．スライスとは1ヴォクセルの厚みをもつ2次元的平面である．1 **ヴォクセル**（voxel）とは，そこで信号強度の時間変化が分析できる脳の最小機能単位である．

fMRIでは1ヴォクセルはふつう1～5 mm^3 である．fMRIの1ヴォクセルは本質的に4次元であることを覚えておこう．すなわち，このうち三つの次元は，空間（x, y, z）内でのヴォクセルの位置で，4番目の次元は信号強度が記録された時間である．このように，一つのfMRI実験では膨大な量のデータが収集される．一つの実験に10～20人の被験者，各被験者に対して1～3セッションを含み，各セッションは複数の実験ランからなり，この各ランは脳空間の複数のヴォリュームからなり，各ヴォリュームは複数の脳スライスからなり，この各スライスはデータを示すヴォクセルのグリットから構成されている．したがって，これらのデータ収集が修了した後，結果を分析するまで，記録保存するための十分な保存スペースをもつコンピュータが必要とされる．

◆実験中に神経活動を操作する

ヒトの神経系を研究する場合の限界の一つは，実験中に脳を機能的に外部から操作することが非常に困難であるか，またはそれがまったく不可能である点である．たとえば，もし，脳のある特定部位の（神経）活動があるタスクの実行と関連している可能性があるとすると，この脳部位が欠損している被験者が，このタスクを実行できないという機能障害を起こすかどうか調べることは興味深い．このような「機能欠損実験」を他の動物モデルを使った切除実験で行うことはできるが，もちろんヒトでは不可能である．同様に，脳の特定領域の神経活動を刺激することでタスクの実行が改善されるかどうかを調べることは，同じように興味深い．特定のニューロン群の活動を引き起こすための「微小電極による刺激」や「遺伝子の過剰発現」によって，このような「機能獲得実験」はモデル動物にお

BOX 1.2　単純なfMRI実験のリハーサル

ここで仮定の話を考えてみよう．ヒトの認知機能を研究するためにfMRIを利用している研究室で仕事をしていると想像しよう．あなたの研究グループが，ヒトがどのようにして知っている人々を認識し同定するかの神経学的基礎に興味をもったとしよう．この疑問を定式化する一つの方法は，"知人でない人"に対し「知人」に反応して活性化する特定の脳領域が存在するか"である．

この疑問に答えるためのfMRI実験のデザインをどのように行えばよいだろうか．よい出発点は，この実験における独立変数と従属変数を決めることであろう．独立変数，これは試行ごとに変化する変数で，被験者にとっては知人である人である．このことから，研究者はもう一つの判断をただちに行う．すなわち刺激の選択である．刺激は，個人の肖像であるか．個人の声であるか．個人の名前であるか．この例では，独立変数を視覚的にスクリーン上に映し出された人の名前としよう．したがって，各試行で被験者はスクリーン上の「名前」を見る．なぜなら独立変数は，刺激であって被験者自身（identity）

ではない．この実験は「被験者内」の研究である．

　従属変数は，脳内での BOLD 信号強度の変化である．ある特定の脳領域が，二つの刺激条件（「知人でない」と「知人である」）の信号強度の間で有意差を示すであろうという仮説を私たちはたてる．しかし，この実験ではそのような仮説は不要である．なぜならば，脳全体をスキャンし，二つの刺激条件の間で有意な差を示すすべての領域を同定することができるからである．

　実験中の被験者のタスクは，どんなことであろうか．もし私たちが被験者に要求できることのすべてが，スクリーンを凝視することだけであるとしたら，彼らは退屈し，気が散って，眠りだしさえするかもしれない．したがって，私たちは被験者に彼らが十分ひきつけられるような刺激を提示しなければならない．この実験でのよいタスクとは，スクリーン上の名前が，男性の名前か女性の名前かを答えさせることかもしれない．各被験者は，一つは男性用，もう一つは女性用の二つのボタンがついている装置を手に持たされる．被験者が実験中に十分集中していたかどうかを確認することで，イメージングセッションの最後で反応の正確さを測ることができる．

　当然，「知っている」と「知らない」という両方の分類（カテゴリー）の刺激に対応する"名前"のリストをつくらなければならない．この研究の中に混同する変数がないことを保証するために，各リストは，男性と女性，老人と若者などの，バランスのとれたリストを含んでいなければならない．親しみのある名前には，有名人や政治家を含み，一方，親しみのない名前は，有名人ではない人のファーストネームとラストネームを組み合わせた名前を含んでいる．被験者がすべての"既知の名前"を知っており，また"既知でない名前"のどれも知らないことを，どのようにして確認できるのだろうか．これは，実験を始める前に確認することは不可能であるが，しかし実験が終わったあとで各被験者は短いテストをうける．このテストで，被験者はスクリーンに示された名前の既知度を 1 から 10 までの 10 段階で指摘する．このテストは，各刺激が適切に分類されていることを保証するために，機能イメージングデータを解析するときに利用することができる．

　被験者に刺激を示すための最もよいタスクパラダイムを決めることが，次に大切なことである．ブロックデザインでは，同じカテゴリー（既知のあるいは既知ではない名前）の複数の刺激を 1 分か 2 分の間被験者に示すことができる．この 1 分か 2 分の間とは，活性化している脳領域に最大の信号強度を誘発するための条件である．しかし，私たちは被験者に示された各名前に対してどの程度の強度の信号が誘発されたかをできれば評価したい．この場合，さらに「信号強度の程度」と「著名な名前の親密度」とを関連づけることができる「事象-関連デザイン」実験を続けてできればと思う．この関連づけは，実験終了後の（既知度を表す 10 段階）テストで被験者によって示されたように，既知度を示している．

　研究所のレビュー委員会（IBR）によってヒトを使う研究と申請が認可されると，スキャナータイムを予約しデータを収集するための準備に入る．私たちは，この実験のために 10〜20 人の被験者を必要とするが，データのいくらかは後で棄却されるので，少なくとも 20〜40 人をリクルートしておくべきである．たとえば，何人かの被験者は参加・出席できないかもしれないし，何人かはスキャナー内で居眠りするかもしれない，また何人かは実験参加を不可能にするようなメディカルな条件・状況をもっていたり，また臨床的処置を受けたりしていることが明らかになるかもしれない．被験者をリクルートするために，私たちの研究室は時間当たり 25 ドルを支払う．イメージングセッションが終わった後，「親密度」テストを行い，データの解析を始める．

　各被験者に対して，彼らの脳スキャンから MNI テンプレートのような正規化されたテンプレートシステムへと一致させるために，構造上の座標軸をモーフィングする．次に"既知の名前"と"既知でない名前"の試行間信号強度のヴォクセルワイズを比較するプロセスへと進むことができる．各々の個人の脳データは各条件ごとにすべての被験者にわたってプール化される．最終的な図は，二つの（実験）条件の間の信号強度の差をヴォクセルごとに表示している．これは，MNI テンプレートからの T_1 画像上に重ね合わせられている．この MNI テンプレートは各脳領域の座標を含んでいるので，「既知の名前」か「既知でない名前」の刺激に対してそれぞれ反応した特定の脳領域を認定し解釈することが可能になる．

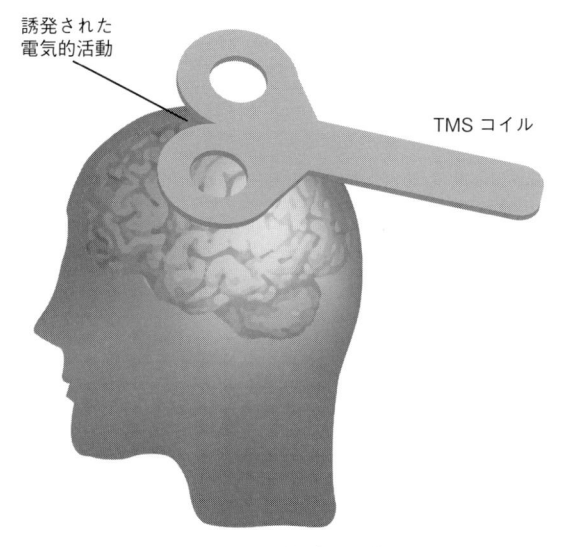

図1.18 経頭蓋磁気刺激法
コイルがヒトの頭部付近にホールド（保持）され，磁場が脳領域表面の電気的活動を刺激する．磁場の強度と脳領域に依存して，この電気的活動が機能欠損か機能獲得かのいずれかの変化を，この脳領域に誘発する．

いても可能である．再び強調するが，典型的非侵襲的なfMRI実験ではこのようなことは不可能である．

しかしながら，最近出てきた**経頭蓋磁気刺激法**（transcranial magnetic stimulation：**TMS**）は，ヒトでの「機能欠損」および「機能獲得」実験を可能にしている（図1.18）．TMSは可逆的にヒト脳の領域を活性化したり不活性化したりすることを試みている．この技術では，パルス状の磁場を誘起できるコイルが被験者の頭部付近に設置されている．磁場を変化させると，脳表面の特定の絞った点に弱い電場を誘起することが可能である．刺激される脳領域と磁場パルスの強度にもよるが，誘起された電場は神経活動刺激を行うか，あるいは神経活動が一時的に不活性化するような過分極した状態を引き起こすことができる．したがって理論的には，このような技術を利用して「機能獲得」および「機能欠損」実験を行うことが可能である．この技術の限界は，TMSは脳の外側表面に電気的活動を誘起しうるのみで，研究者に興味のある深い脳構造部位を刺激したり不活性化したりするのは現在のところ不可能であることである．しかし，ヒトの大脳皮質を選択的に活性化したり不活性化したりするためにTMSを利用した，何千という論文がすでに発表されている．この技術は，疾患の臨床的治療に役立つ可能性があり，さらにうつ病や運動機能疾患の治療の

ための研究がこの技術を利用して強力に行われている．

研究者が「機能欠損」実験を行う際に採用するもう一つの戦略は，事故や脳卒中で脳組織を切除した患者を探し出すことである．その理由は，病院と連携して脳組織を切除した患者を認定して実験に参加できるように確保する目的で，基礎研究者と神経病の臨床医との間で共同研究がfMRIスキャナーを利用している多数の研究所では行われているからである．

しかし，患者の脳切除部位は，研究にとって興味ある脳部位にきっちりと限局していないので，時間が経つにつれて顕著になってくる補償過程が起こる可能性がある．したがって，この患者が特定のタスクを行うことはさらに困難になるかもしれない．

文献に出てくるこれらの実験結果を評価するときと同じように，これらの患者を実験に含める前にすべての上記の注意・警告を考慮する必要がある．

◆**実験後のデータ解析**

ほとんどのfMRI実験の最終結果は，刺激やタスクに関係する脳の特定領域の活性状態や不活性状態を示すカラフルな図である．これらの図をつくるのは非常に単純に見えるが，そのデータ分析と解釈には厳密な方法が必要である．多くの被験者の生データを意味ある図に変換するプロセスを以下に述べる．

データ解析

複数の研究対象から得られた膨大な量のデータで研究者が行うことは何か．多くの場合，各々の被験者のデータは，はじめに個別に解析され，共通の被験者群ごとに一緒にまとめてプールされる．各々の被験者の脳構造には多様性があるので，データはまず共通の3次元脳の雛型にあてはめなければならない．各個人の構造上のデータを広げ，正確なマッピングシステムの特定の解剖学的な目印にフィットするように重ね合わせる．fMRIデータ正規化のために，最も広く利用されている座標系の一つは，**タライラッハ空間**（Talairach space）と呼ばれている．これは，単一の検死脳の定位測定に基づいている．この座標系は，脳イメージング研究のいたるところで利用されている．なぜなら，この座標系は，脳領域と**ブロードマンの領域**（Brodmann's areas）を定位座標軸上で定義することで，異なる脳の間の解剖学的な比較ができるようにしているからである．

他の一般的に利用される座標系は，**MNI テンプレート**（MNI template）である．MNI はこのシステムが確立されたモントリオール神経学研究所（Montreal Neurological Institute）を意味している．このテンプレートは，各人の脳の数百回に及ぶスキャンの平均に基づき，タライラッハ空間脳地図内の目印と一致するようにスケーリングされている，確率論的マッピングシステムである．

各被験者の脳をタライラッハテンプレートか MNI テンプレートのどちらかに適合させた後，実験で得られた信号強度は，タスクのパラダイムに従って，異なる時刻間で比較される．ここで脳のシグナル強度を解析するには，二つの一般的戦略がある．すなわち，**ヴォクセルワイズ解析**（voxelwise analysis）と**注目領域解析**（region-of-interest analysis：**ROI 解析**）である．ほとんどの fMRI 研究のデータはヴォクセルワイズ解析で表示される．この解析の目的は，二つの実験条件下で得られた各信号強度間の有意差を検出することである．ROI 解析においては，脳によってはっきり区別できる 1 組の領域群に分割する．ヴォクセルとヴォクセル間の比較よりもむしろ，脳領域全体にわたる信号強度の有意な差に注目して比較が行われる．ROI 解析は特定の構造についての情報を提供するが，解析により多くの時間がかかる．なぜならば，各ヴォクセルは特定の ROI のどれかに割り当てられる必要があるからである．始めにデータをヴォクセルワイズ解析で解析し，それからディスクリートな ROI 解析を行っている．

各個人の fMRI データは有意差に注意を払いながら分析され，ある一つの課題で得られたデータプール内に全被験者のデータがプールされる．「一つの課題内の研究」に対し，その課題のデータプールは同じで，研究者は二つの異なる刺激あるいはタスク間に信号強度の有意差があるかどうかを判断する．「課題間の研究」に対し，それら課題のデータプールは異なっていて，研究者は，一つの刺激やタスクに対する二つのグループの間に有意なシグナル強度差があるかを判断する．研究室間でデータ解析法が大きく異なっていることを心にとめておかなければならない．さらに，新しい解析技術が常に開発されている．私たちはここで一般的方法を述べている．しかし，使用されている（解析）方法の詳細な記述は，文献に含まれているはずである．データ解析の後に，プールされた課題データの統計的有意差が印刷のための図として示される．

図の準備

文献で最もふつうに見かける画像は，脳スライスの構造的画像の上に重ね合わせられ，カラーコード化された脳の活性状態を表示した画像である（図 1.19）．前述したように，脳スライスは，ほぼ常に T_1 重み画像である．なぜならこの画像では脳の異なる領域の間にはっきりとコントラストをつけることができ，また

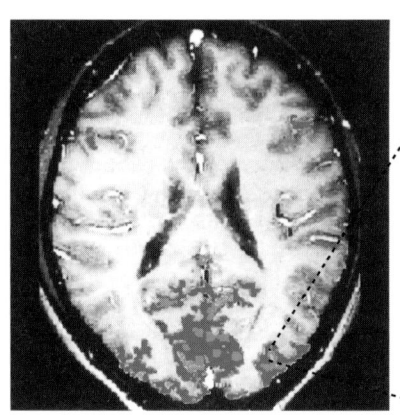

視覚野での神経活動の上昇を示す fMRI 画像　　拡大された図は各ヴォクセルの統計的解析を示している

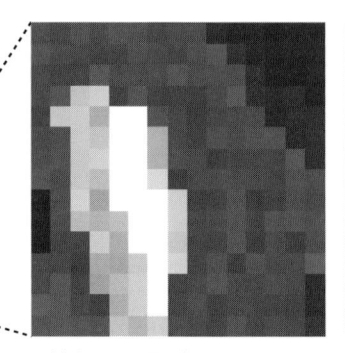

図 1.19　文献発表のための fMRI 画像の準備［口絵参照］

典型的な fMRI 画像は，「T_1 重み構造画像」の上に「BOLD 信号の時間変化の表現」を重ね合わせた内容になっている．信号強度の色による表示は，本質的に「数値」による格子である．この各「数値」は統計的有意差の「尺度」を表している．（fMRI 画像は Windhorst, U. and Johansson, H. (eds.), 1999. *Modern Techniques in Neuroscience Research*, Ch 38: Magnetic Resonance Imaging of Human Brain Function, p. 1064, Fig. 5 から Springer Science + Business Media and Jens Frahm の許可を得て転載）

ほとんどの人にとって倫理的に好ましいからである．これらの脳スライスは，実験中の被験者の１人から採用されるか，あるいはタライラッハテンプレートやMNIテンプレートからの画像ストックの中から採用される．しばしば，脳のしわにあたる溝内の神経活動を表示する目的で，脳の**溝**（sulci）と**回**（gyri）を風船のようにふくらませて展開した形状の脳の上に，画像データを重ね合わせることが行われる（図1.20）．

これらのカラーコードされた活性を示すfMRI画像は，ヴォクセルの１個のグリッド内での信号強度（の時間平均）の統計的比較であって，実験のスキャンセッション中の単なる"ライトアップ"ではないということを認識しておかなければならない．脳の構造画像上に重ね合わせられているカラーコードされたヴォクセルは，本質的に数値を示すグリッド（格子）である（図1.19）．各ヴォクセルは，二つの条件間の脳領域の信号強度差を示す統計的値を示している．研究者は，信号強度の統計的大きさを反映するように，正確な「色地図（color scheme）」を選んでいる．すなわち，明るい色は大きな信号強度差を示し，一方，暗い色は小さな信号強度差を示している．

１章のまとめ

本章の最終目的は，脳の構造と機能を画像化するために現在得られる技術をあますところなく紹介することであり，また研究者が機能的脳イメージング実験をデザインし解析するときに採用可能なアプローチを示すことであった．これらの技術は，本章で説明されている短い説明よりもっと複雑であり，さらに詳細な説明に興味のある読者は，本章の末尾の「文献紹介」を参照していただきたい．しかし，これらの技術を概観することで，その技術を過去10～20年間にわたって開発し改良してきた研究者と技術者の創意工夫が，同時に正しく紹介・評価されていることを期待している．神経活動の画像化は，各脳領域における電気的，磁気的，代謝的，そして光散乱の性質に基づいて行うことが可能である．非常に多くの種類の脳イメージング法が生み出されたことは，すばらしい成功であり，この方法が今後10～20年の間にどのように組み合わせられ改良を加えられていくかを見守ることは，同僚の研究者あるいは当事者としてエキサイティングなことである．

.... **文献紹介** ....

▼**書　籍**

Frahm, J., Fransson, P. & Kruger, G. (1999). Magnetic resonance imaging of human brain function. In *Modern Techniques in Neuroscience Research*, Windhorst, U. & Johansson, H., eds, pp. 1055-1082. Springer, Berlin.

Huettel, S. A., Song, A. W. & McCarthy, G. (2004). *Functional Magnetic Resonance Imaging*. Sinauer, New York.

Mori, S. (2007). *Introduction to Diffusion Tensor Imaging*. Elsevier, Amsterdam.

Schild, H. H. (1990). *MRI Made Easy... Well Almost*. Schering AG, Germany.

▼**総　説**

Friston, K. (2002). Beyond phrenology: what can neuroimaging tell us about distributed circuitry? *Annu Rev Neurosci* **25**, 221-250.

Logothetis, N. K. (2008). What we can do and what we cannot do with fMRI. *Nature* **453**, 869-878.

Miller, G. (2008). Neuroimaging. Growing pains for fMRI. *Science* **320**, 1412-1414.

Mori, S. & Zhang, J. (2006). Principles of diffusion tensor imaging and its applications to basic neuroscience research. *Neuron* **51**, 527-539.

Savoy, R. L. (2005). Experimental design in brain activation MRI: cautionary tales. *Brain Res Bull* **67**, 361-367.

▼**原著論文：文献からの興味ある例**

Dagher, A., Leyton, M., Gunn, R. N., Baker, G. B., Diksic, M. & Benkelfat, C. (2006). Modeling sensitization to stimulants in humans: an [11C] raclopride/positron emission tomography study in healthy men. *Arch Gen Psychiatry* **63**, 1386-1395.

deCharms, R. C., Maeda, F., Glover, G. H., Ludlow, D., Pauly, J. M., Soneji, D., Gabrieli, J. D. & Mackey, S. C. (2005). Control over brain activation and pain learned by using real-time functional

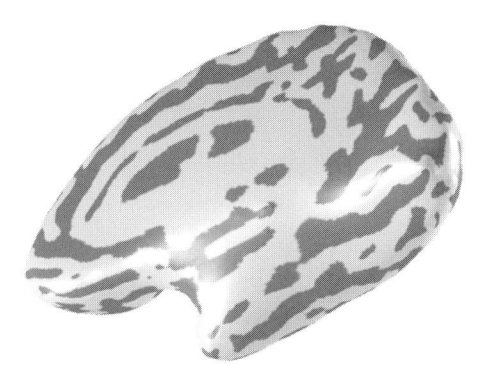

図1.20　「溝」内の神経活動を示すために利用されているヒト脳右半球の平面化した表現図
暗い灰色部分は「平面化した脳」での展開された「溝」を表している．一方，明るい灰色部分は「回」を表している．

MRI. *Proc Natl Acad Sci U S A* **102**, 18626-18631.

Gil-da-Costa, R., Martin, A., Lopes, M. A., Muñoz, M., Fritz, J. B. & Braun, A. R. (2006). Species-specific calls activate homologs of Broca's and Wernicke's areas in the macaque. *Nat Neurosci* **9**, 1064-1070.

Glasser, M. F. & Rilling, J. K. (2008). DTI tractography of the human brain's language pathways. *Cereb Cortex* **18**, 2471-2482.

Gonsalves, B. D., Kahn, I., Curran, T., Norman, K. A. & Wagner, A. D. (2005). Memory strength and repetition suppression: multimodal imaging of medial temporal cortical contributions to recognition. *Neuron* **47**, 751-761.

Hariri, A. R., Mattay, V. S., Tessitore, A., Kolachana, B., Fera, F., Goldman, D., Egan, M. F. & Weinberger, D. R. (2002). Serotonin transporter genetic variation and the response of the human amygdala. *Science* **297**, 400-403.

Kuhnen, C. M. & Knutson, B. (2005). The neural basis of financial risk taking. *Neuron* **47**, 763-770.

Logothetis, N. K., Pauls, J., Augath, M., Trinath, T. & Oeltermann, A. (2001). Neurophysiological investigation of the basis of the fMRI signal. *Nature* **412**, 150-157.

McClure, S. M., Li, J., Tomlin, D., Cypert, K. S., Montague, L. M. & Montague, P. R. (2004). Neural correlates of behavioral preference for culturally familiar drinks. *Neuron* **44**, 379-387.

Pascual-Leone, A., Meyer, K., Treyer, V. & Fehr, E. (2006). Diminishing reciprocal fairness by disrupting the right prefrontal cortex. *Science* **314**, 829-832.

Whalen, P. J., Kagan, J., Cook, R. G., Davis, F. C., Kim, H., Polis, S., McLaren, D. G., Somerville, L. H., McLean, A. A., Maxwell, J. S. & Johnstone, T. (2004). Human amygdala responsivity to masked fearful eye whites. *Science* **306**, 2061.

▼プロトコール

Ferrera, V., Grinband, J., Teichert, T., Pestilli, F., Dashnaw, S. & Hirsch, J. (2008). Functional imaging with reinforcement, eyetracking, and physiological monitoring. JoVE. 21. http://www.jove.com/index/details.stp?id=992, doi: 10.3791/992

Haacke, E. M. & Lin, W. (2007). Current protocols in magnetic resonance imaging. In *Current Protocols*, Downey, T., ed., John Wiley & Sons, New York.

▼ウェブサイト

fMRI 4 Newbies: http://fmri4newbies.com/
The Basics of MRI: http://www.cis.rit.edu/htbooks/mri/

2

動 物 の 行 動

Animal Behavior

2章のねらい
◎動物の行動を研究するために利用される通常のモデル動物の長所と短所を比較できる．
◎行動アッセイ実験をデザインするために考慮すべき点を議論できる．
◎齧歯類，無脊椎動物類や霊長類で利用される通常の行動アッセイを理解して説明できる．

2章で紹介する研究方法
◎齧歯類の運動アッセイ：回転車輪，ホームケージ活動，オープンフィールドテスト
◎齧歯類の協調運動アッセイ：ローターロッドテスト，フットプリントアッセイ，嗅覚アッセイ
◎齧歯類の侵害受容アッセイ：テイルフリックアッセイ，ハーグリーブスアッセイ，ホットプレートアッセイ，フォンフレイアッセイ，familiar assay
◎齧歯類の感覚アッセイ：視覚的断崖アッセイ，驚愕反応アッセイ，味覚アッセイ，嗅覚アッセイ
◎齧歯類の空間学習と記憶：モリス水迷路，バーンズ迷路，放射状アーム迷路
◎齧歯類の非空間学習と記憶アッセイ：古典的条件付け，オペラント条件付け，新規物体認知試験，遅延的サンプルへの一致・サンプルへの不一致アッセイ
◎齧歯類の社会性アッセイ：住居侵入者アッセイ，社会的接近・回避アッセイ
◎齧歯類の不安アッセイ：オープンフィールドテスト，高架式十字迷路，防御的マーブル埋蔵アッセイ，Geller-Seifter葛藤試験
◎齧歯類の抑圧アッセイ：強制水泳試験（ポーソルトテスト），テイルサスペンションテスト，スクロース嗜好テスト
◎ショウジョウバエの行動アッセイ：運動，飛行，感覚アッセイ（視覚，嗅覚，味覚），学習・記憶アッセイ，求愛，攻撃
◎線虫の行動アッセイ：運動，感覚アッセイ（機械的感覚，温度感覚，化学感覚）
◎非ヒト霊長類の行動パラダイム

ヒトは自分たちが何を感じ，何を感知し，何を知っているかを言葉で表現できる唯一の動物である．他の動物の情動，感覚，そして認知について知るためには，研究者は唯一彼らの行動を観察できるのみである．神経科学と心理学の歴史を通して，「刺激を感知する能力」から「動物が情動的に抑圧されているかどうか」まで，動物の心理的状態についての手がかりを得る目的で，彼らを調べる（probe）ためのテストが開発・発展させられ利用されてきた．ますます増えている多数の行動と精神疾患を研究するために，新しい分析法が次々と開発され，文献中に何ダースもの分析法がふつうに記述されている．

行動神経科学者の最終目的は，動物の行動を特徴づけることばかりではなく，その行動と，遺伝的，生化学的，そして細胞生物学的な関連を同定し記述することである．したがって，行動神経科学者はそれだけで独立しては存在せず，システムや分子的技術を組み合わせて実験することで存在している．研究者は，特定の行動アウトプットと電気活動を関連づけるために，行動タスク中に電気生理学および光学的方法を使って，神経活動をモニターすることができる（4章，7章）．研究者はどの遺伝子やタンパク質そしてまたニューロンが，ある行動のために必要かつ十分であるかを摂動（perturbation）【訳注：perturbationは物理学用語で，物理系の状態に小さな付加項が加わった結果，全体の運動に引き起こされる補正のこと．このことから転じて，小さい変化を生体に与え，それによりどのような行動変化が生じるかを観察することの意】の効果を調べることによっても，また決めることができる（3，4，11，12章）．このように，本書の中で記述されている行動パラダイムは，本書の別の箇所で書かれている多くの他の技術と組み合わせて利用される．

本章の最終目標は，齧歯類，無脊椎動物や霊長類の行動を測定するために研究者が使う一般的な戦略を記述することである．はじめに研究者が行動アッセイを選択し，実行するときに考えなければならない論点のいくつかを論じる．そして，文献の中で述べられている最もふつうに使われる行動アッセイを概観することに残りの章を使う．これはタイムリーな（最新の）総説ではなく，行動の神経基盤を明らかにするために利用されている方法の「香り」である．

2.1 行動アッセイを選択し，実行するにあたっての配慮

行動アッセイのデザインには多くの要因が含まれる．これらの要因は，「モデル動物を選択し」，「行動パラダイムを選択し」，「個体間の多様性を減らし」，「神経系を理解するための有効な手段としてその行動の価値を証明する」ことである．

◆適切なモデル動物を選択する

行動を研究するためにモデル動物を選ぶとき，研究者は二つのおもな要因を考えなければならない．①動物のもつ自然の行動学的能力と，②行動実験を補うために研究者が利用する付加的実験である．ここで**行動学**（ethology）とは，動物が特定の行動を実行するた

BOX 2.1 神経行動学

神経行動学（neuroethology）とは，動物の自然行動の神経基盤を研究する学問である．この言葉は，齧歯類や霊長類のような伝統的に研究に利用されてきた動物に対して使われる．しかし，この言葉は，伝統的に研究に利用されてこなかった動物に対してもしばしば用いられる．これらの動物はユニークな適応形態を進化させてきた．その結果，これらの動物は特定の研究にとってとくにすぐれたモデル生物となっている．

- 音波探知機に似たシステムをもつコウモリでは，聴覚系を研究するのに適した発達した脳幹聴覚構造をもっている．
- さまざまな種類の鳥は歌を学習し練習する．この動物で学習・記憶の獲得と強化を研究者は調べることができる．
- メンフクロウは暗闇で狩りをし，音源を特定する驚くべき能力を備えている．また視覚情報と聴覚情報を連繋させる能力ももっている．
- ヒキガエルは視覚によって認識されたイメージ内の餌食と捕食者を，その動物の形のみからたやすく識別する．

これらは，神経科学者が行動に伴う（必要とする）神経回路の特徴を研究するために役に立つ通例とは異なる（非伝統的な）モデル動物のほんのいくつかの例である．

BOX 2.2　動物を利用する際の倫理的な配慮

　研究者が生物学の実験にモデル動物を使用するとき，彼らは生体系全体に関係している決定を下す必要がある．モデル動物を利用すると決めたときや利用する動物を選択した際，共通の倫理問題を考慮しなければならない．このことは各研究者の倫理的論点であるばかりでなく，研究費申請書の中でまた動物管理委員会に対して動物を利用する必要性を正しく説明しなければならない．この動物管理委員会は，研究用動物の資源保護のために存在している．連邦，州および各研究所の「ガイドライン」と「委員会」が研究での動物使用について管理している．**各研究所は，研究所の動物保護と使用に関する委員会**（Institutional Animal Care and Use Committee：IACUC）をもっており，これは動物を含む実験プロトコールを認可し，研究が正当であることを保証しなければならない．

　動物を実験で使用する際，その動物の実験に伴う苦痛は最小に抑えるべきだが，ヒトへのメリットは最大になるようにするべきである．世界の動物保護ガイドラインは Russell と Burch が *The Principles of Human Experimental Research*（1959）で提唱した 3R 原則に基づいている．

- **代替法の利用**（replacement）：　もし動物なしで実験を行える何らかの方法があれば，この方法を実行すべきである．これはコンピュータによるモデル化や細胞培養を利用することを含んでいる．行動研究の場合，実際のタスクを行わないことは不可能である．しかし，代替えでもう一つの考えなければいけないことは，知覚がよりにぶい動物を使うという点である．脊椎動物より無脊椎動物を，またサルよりマウスを選択するべきである．

- **使用数の削減**（reduction）：　科学的に価値のあるデータを得るために最小の数の動物を利用すべきである．可能な限り複数の実験に同じ動物を利用すべきである．また，意味のある結果を統計学的に保障できる動物の個体数を解析することが可能である．

- **苦痛の削減**（refinement）：　実験では動物の苦痛や痛みを軽減しより心地よい状態になれるような方法をとるべきである．研究者は動物が苦痛を感じていないか常にチェックし，心地よい状態であるかを確認しなければならない．これは実験結果の一貫性と解釈にとって重要なことである．ストレスは結果に混入される生理学的な要因に影響を及ぼす．

　これらのガイドラインに従うことは，実験のプロトコールを開発して実験の目的を正しく評価するための標準的なことである．

めに，彼らがもっている自然の能力を意味している．虫（線虫など）やハエは，感覚の変換，食物探査，そして運動制御のように，動物が周りの環境と相互作用する際の行動を研究するためのよいモデルである．ハエは，中毒症，学習，記憶，求愛，サーカディアンリズムや他の行動を研究するために利用されてきた．ハツカネズミ（mice）やドブネズミ（rat）は，情動，学習や社会行動を研究するための，さらに複雑な認知タスクを実行することができる．霊長類は，複雑な行動決定，顔の認知，道具の利用などの高度な知的な行動をすることができる．これらの標準的なモデル動物に加えて，ある種の行動タスクのための最適なモデルとなりうるような特定の適応力をもっているその他の動物を，研究者は研究可能な選択に加えることができる（BOX 2.1）．

　研究者はまた他の実験との関連で行動アッセイを考えなければならない．研究の最終目標が，順遺伝学的スクリーニングで行動に含まれる新しい遺伝子を同定することであるなら，最も適したモデル動物の選択は，遺伝的に扱いやすい動物（すなわち，虫（線虫），ハエ，ハツカネズミ）である．もし，最終目標が，動物が行動している間に，脳内の複数のニューロンからの記録をとることであるならば，大型の齧歯類や霊長類のような大きな動物が必要である．齧歯類は，遺伝子，分子，電気生理学的アプローチをしやすいので，よく行動アッセイに利用される．

　また，実験に特定の動物モデルを使うにあたっての倫理や道徳について考慮することも重要である．研究で動物を使用する場合，研究者が正しく評価するべき「必要性」と「特典」の両者がある（BOX 2.2）．

◆適切な行動パラダイムを選択する

　一般的に研究されている行動を調べる場合や，さらに最も初期の段階から新しい行動パラダイムを開発す

る場合には，そのためのアッセイを利用し準備する必要がある．このとき多くの要因を考慮する必要がある．まず最も重要なことは，アッセイはきちんと測定可能および定量的でかつ，容易に観察できる変数を含んでいなければならない．たとえば，研究者が二つの齧歯類グループ間の飲水行動を測定する実験について考えてみよう．研究者には測定すべき可能な多くの変数がある（多くの変数を測定しなければならない）．消費される水の全容量，水の消費率，水を供給するシステムをなめた回数などである．文献中でデータは一般的にバーグラフか分散プロットで表示され，異なるグラフは，各々の行動アッセイのそれぞれ異なる定量的側面を表現している．

遺伝子やタンパク質の発現あるいは神経活動を特別に操作した動物は，予期していない理由による異常な行動を示す可能性を考慮しておく必要がある．たとえば，薬理学的な作用物質を注入された動物は，生理食塩水を注入された動物より，迷路から出るためにさらに長い時間を必要とすることが統計的に示されるかもしれない．しかし，この効果は，空間認知や記憶に問題があるためではなく，薬物による効果で行動が影響を受けた結果，迷路の中で過ごす時間が間接的に増大したことによるかもしれない．したがって，行動アッセイを選ぶ際，動物が示すどのような行動の違いに対しても，もう一つ別の可能な説明をテストできるための付加的実験を準備しておかなければならない．また，動物が病気による異常行動をしていないことを保証するために，動物の健康全体（体重，心拍数など）を調べることも重要である．

◆個体間のばらつき

モデル動物がある行動タスクを行う際にみられるばらつきは，多くの要因で増える．このことが，一貫性のある結果を得ることを困難にしている．一つの要因は，行動に大きな効果をもたらしうる動物の遺伝的背景である．例として，ハツカネズミを考えてみる．研究室で一般に研究に使用されているハツカネズミは10系統以上である．いくつかの系統は，他より異常に異なった行動を示す．たとえば，C57/BL6マウスは，FVB系統よりも攻撃的であることが知られている．C57/BL6マウスを使って，社会性の実験を行っている研究者は，FVBマウスを使って同じ実験を行っている研究者と異なる結果を観察する可能性がある．系統特異的な差異は，線虫，ハエ，ラット，そし

て霊長類のようなモデル動物でもまた見られる．したがって，いつも同じ系統で行動アッセイ実験を行うのが重要であり，可能ならば同じ世代の動物を使うのが大切である．遺伝的に改変した動物と野生型動物の間の比較は「同一の腹子」からの個体で行うべきである．

環境の変数はまた行動に影響を与える．これらの変数は，動物の取り扱い，常用飼料，サーカディアンリズム，季節の変動，社会性などを含む．たとえば，もし動物の世話をするテクニカルスタッフが毎月曜日に動物のケージを取り換える（そして動物を手で扱っている）場合，研究者は同じ行動の木曜日と月曜日での差を観察する可能性がある．あるいは，もし動物が他の動物個体と一緒に飼育されているか，あるいは1匹だけで飼育されているかによって，その動物は行動アッセイで異なる振る舞いをするかもしれない．これらのことから，行動にばらつきを生じるような動物の環境面をあらかじめ予見し，その影響を最小にする必要がある．また，信頼できる測定と結果を得るために，多くの動物で行動アッセイを実行する必要がある．

◆ヒト行動モデルとしての動物行動の使用

バイオメディカル研究の最も重要な目的の一つは，動物モデルを研究することによってヒトについてさらに学ぶことである．他の動物種の行動を研究することでヒトについて学ぶことができるか．研究者は動物行動アッセイの結果をヒトへと外挿し一般化できるか．齧歯類動物を使ってアルツハイマー病やうつ病などの精神神経疾患をモデル化することは可能か．

これらの問いに対する答えは，研究されている正確な行動に依存している．しかし，アッセイの**妥当性**（validity）を調べてヒト行動についての情報を提供できるようにするために，研究者はアッセイの能力を通常判定している．ヒト行動のモデルとしての動物実験の妥当性に対して3種類がある．もし，「動物のある行動」が「類似しているヒトの行動」と同じならば，そのモデル動物は**表面的妥当性**（face validity）をもっている．たとえば，自閉症のモデルマウスは，野生型マウスより，社会行動に費やす時間が統計的により少ない（他人との社会的交流に困難がある自閉症と判断された多くの人の場合とちょうど同様に）．**構成概念的妥当性**（construct validity）とは，動物モデルとヒトモデルがある種の行動をする可能性のある遺伝的あるいは細胞生理学的に共通の背景となるメカニズム

をもっている場合を示している．遺伝子操作されたトランスジェニックマウスで，ヒトにアルツハイマー病を起こすのと同じ変異をもつ遺伝子操作されたマウスの場合がその例である．ヒトの患者で使用される処置がモデル動物で同じ効果をもつならば，モデル動物は**予測的妥当性**（predictive validity）をもつ．たとえば，ヒトで処方される抗うつ剤は，齧歯類の動物モデルのうつ状態の行動指標を減少させる．

モデル動物が一つの形式の妥当性を示すが，他の妥当性は示さないという可能性がある．モデル動物がより多くの形式の妥当性の形を示せば示すほど，そのヒトとの関連性と価値は増すけれども，それぞれ異なる形式の妥当性からくる利点がありうる．妥当性とは客観的に測定可能なものではなく，神経科学の様々な分野の研究者によって判断される概念であることに注意していただきたい．

さて，行動パラダイムの一般的特徴を論じてきたので，現代神経科学研究で共通に（ふつうに）使われる多くのアッセイについて説明していく．

2.2 齧歯類の行動パラダイム

齧歯類は，現代の分子，遺伝，そして電気生理学実験に簡単に利用できるという理由で，行動神経科学において最もよく使われる哺乳類モデル動物である．次に述べるアッセイは，研究者が運動機能，感覚機能，学習記憶，社会性や情動などを観察するために利用する一般的なアプローチを代表している．

◆運動・活動

ロコモーションアッセイは，ある一定時間の動物の正味の運動活動能力を決めるのに利用される．これらのアッセイは，動物の二つの集団が同一の活動基盤をもつか否かを決める際に役に立つ（たとえば，野生型に対する同一の腹子のノックアウト動物）．もし，測定結果が連続的に数日から数週間にわたって記録されれば，これらのアッセイは，**サーカディアンリズム**（circadian rhythm，規則的なおよそ24時間周期の典型的な生化学的，生理学的，そして行動学的プロセス）を研究するためにもまた役に立つ．

ランニング輪

ランニング輪（running wheel）は，動物の移動行動の時間経過を測定するための最も単純な方法である．

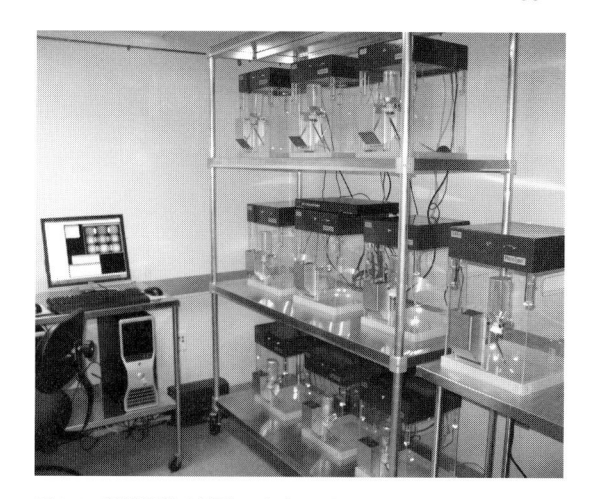

図2.1 運動活性は特別にデザインされたホームケージ内で測定される（スタンフォード大学行動・機能神経科学研究室の好意による）

輪は，全回転数と各回転のスピードを測定する装置に連結されている．もし動物がランニング輪内に自由に出入りできるとすると，活動が測定されていないときに動物が輪から外に出ている可能性による限界がある．しかし，ランニング輪は齧歯類動物がケージ内を単に動き回る単純な運動よりさらに多くのエネルギーを使うので，このテストは信頼できる活動測定方法として役にたつ．

ホームケージ活動

一方の端から他の端へと赤外線ビームを投射させた特別にデザインされたケージ内で**運動・活動**（locomotor activity）を測定することができる．動物がケージ内を動きまわるたびに，そのビームはカットされ，コンピュータがその時間と位置を記録する（図2.1）．また赤外線ビームを備えたケージが使えない場合，研究者はケージの上にカメラを設置し，活動を記録することができる．コンピュータの追跡プログラムは，全移動活動の時間経過を統計的に分析するのに利用される．それぞれの特徴をもつセットアップを利用することで，研究者は水平方向の動きや垂直方向の動き，ケージの種々の場所に留まる時間，全移動距離などを調べることができる．

開放空間運動テスト

オープンフィールドテスト（open field test，**開放空間テスト**）は，一般に1m×1m×1mの大きな立

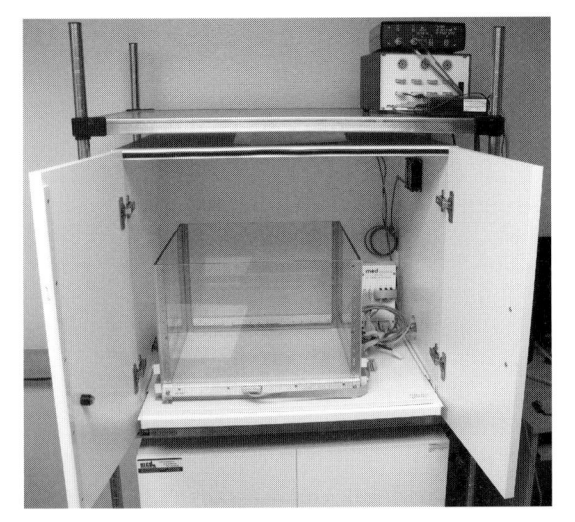

図 2.2 探査行動は開放空間テストチェンバーによってモニターできる（スタンフォード大学行動・機能神経科学研究室の好意による）

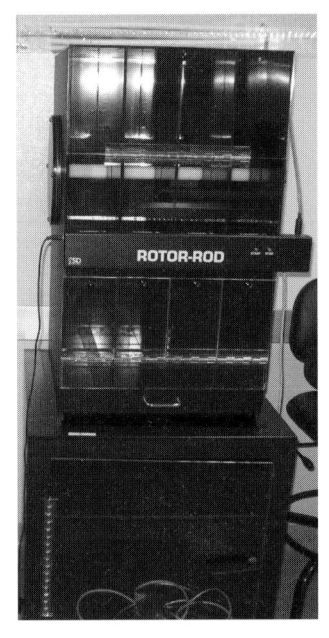

図 2.3 ローターロッドテストは平衡と運動協調をテストする各動物が落下するまでの時間を記録するための独立のレーンをもつ装置で，複数の動物を同時にテストできる．（スタンフォード大学行動・機能神経科学研究室の好意による）

方体の箱で行われる（図2.2）．立方体のトップ（上部）はカバーしないでおくのが典型的である．動物は底の表面の中央におかれ，動きまわったりこの環境を探索している間，数分から数個時間にわたってその活動が記録される．実験終了後，コンピュータの追跡プログラムは，動物の活動の時間経過を解析する．このアッセイは，水平方向の活動，オープンフィールド内の種々の場所にいる時間，全移動距離などを測定することが可能である．このアッセイはまた不安感なども測定するために利用できる．

◆**運動協調とバランス**

運動協調とバランス（motor coordination and balance）のためのアッセイは，動物の適切な運動と平衡感覚系をテストするために使われる．このテストは，他の行動実験で不十分な運動行動を示した場合，運動欠損の可能性を分離したり，排除するために利用される．たとえば，もし薬理学的や遺伝学的な操作を動物にほどこした結果，学習・記憶アッセイのような，別の行動アッセイに異常行動が出たら，研究者はこの異常行動は運動欠損によって引き起こされた2次的効果より，むしろ特定の神経系の構成要素によっていると保証できる．

ローターロッド

ローターロッド（rotarod）は，クッションの床の上にシリンダー状のロッドを空中に浮かせた状態にした構造をもつ装置である（図2.3）．研究者は，齧歯類をロッドの上にのせ，動物がチェンバーの底に落ちるまでロッドを徐々に加速させながら回転させる．ほとんどの動物は数分の間はロッド上でバランスを保つことができるが，運動協調やバランスに欠損がある齧歯類はすぐに落下してしまう．ほとんどの動物は連続した数日間のトレーニングでローターロッドテストを上手に行うことができるので，このアッセイは運動学習の指標としてもまた利用される．

フットプリントアッセイ

動物の足にインクをつけ，紙を敷いたトンネル内を歩かせるテストが，フットプリントアッセイ（footprint pattern assay）である．この足跡は，歩容の異常と**運動失調**（ataxia）―異常な筋協調を明らかにできる（図2.4）．前肢と後肢をそれぞれ異なる色のインクで染めることで，歩容のいろいろなパラメータを測定できる．たとえば，各ストライドの距離，ストライドの大きさの変化，線形軸の周りの変動，左右の後肢の幅，ステップの規則性，前肢と後肢の重なりなどである．最近自動化されたこのタスクのための装置は，圧力やスピードも記録することができる．運動失

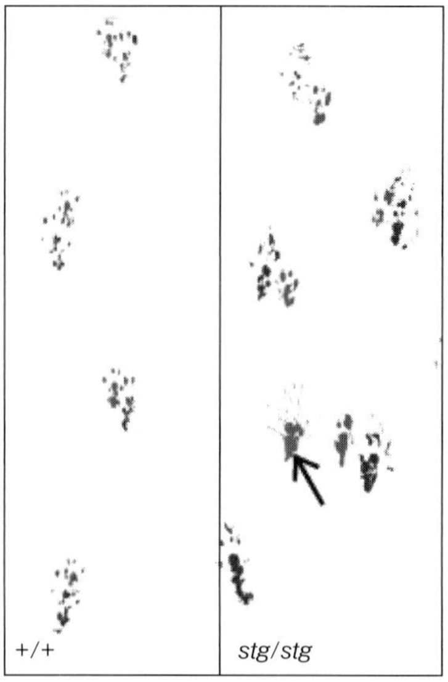

2.2 齧歯類の行動パラダイム

図 2.4　フットプリントパターン解析は歩容を明らかにすることができる [口絵参照]
野生型のマウス（+/+）のフットプリントパターンは，ミュータントマウス（stg/stg）に比較して広い歩幅（スタンス）と歩行障害（矢印）を示している．(Meng, H. et al. (2007). BNDF transgene improves ataxic and motor behavior in stargazer mice. *Brain Research* 1160：47-57 から Elsevier の許可を得て転載)

調における歩容変化は，大きく変動するストライドの長さと歩行軌跡によって特徴づけられる．

ハンギングワイヤーアッセイ

ハンギングワイヤーアッセイ（hanging wire assay）は神経筋欠損を測るために利用される．齧歯類を格子状のワイヤーになっている蓋の上に置き，この蓋を揺らすと齧歯類はワイヤーにつかまる．ここで研究者が静かにこの蓋をはじくと，齧歯類は蓋に逆さまになってしがみつく．齧歯類は落ちないようにワイヤーをつかむが，このときバランスと握力が必要である．ここで研究者は綿のクッションの床表面に齧歯類が墜落するまでの時間を測定する．正常の齧歯類は数分の間逆さまでワイヤーにぶら下がっているが，60秒間のカットオフ（時間）を（線引きとして）実験の目的に応じて採用している．

垂直棒テスト

垂直棒テスト（vertical pole test）では，滑らないように布を巻いた水平な棒の中央に齧歯類をおく．この棒をしだいに垂直方向へ片方の端を持ち上げていき，動物が落下するまでの時間と棒の角度を記録す

る．齧歯類は，ふつう棒が 45° に傾くまでは棒上を登ったり下りたりして落下しないようにする．

◆**感覚機能**

自分がある種の感覚刺激を感知することができないということを齧歯類は意思表示しなければならないので，感覚機能（sensory function）の異常は運動機能の異常を観察するよりも一般的に難しい．多くの感覚機能アッセイにおいては，感覚刺激を感知したことを報告するために運動機能を使って表現する．そのため，これらのアッセイは運動機能欠損からくる異常と混同しやすい．

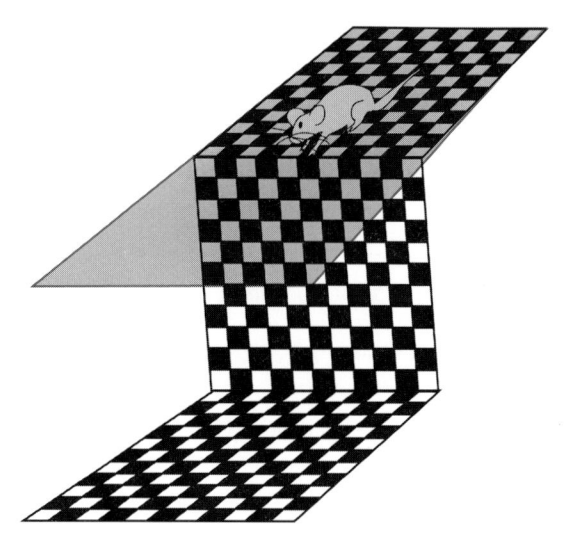

視覚的断崖アッセイ

視覚的断崖アッセイ（visual cliff assay）は，水平面の一方の端から垂直に落ちている断崖を齧歯類が見ることができるかを評価するテストである．箱やボックスの一端が垂直に切り立った壁をもち，それが床などの低い水平な面に落下しているような垂直面が利用される（図 2.5）．プレキシガラスの透明な板が壁の断崖から空中へ突き出るようにしてかぶせてあるので，動物は落下しない．齧歯類は通常垂直面（断崖）を視覚的に感知できるので，壁の端まで注意深く近づき断崖の端で立ち止まる．盲目の齧歯類は断崖に近づいても崖を見ることはできないが，プレキシガラスを

図 2.5　視覚的断崖アッセイ
チェッカー盤の模様パターンによって壁の「急な落下（drop-off）」がわかりやすくなっている．この「急な落下」を見ることができる齧歯類は端で立ち止まるが，盲目のマウスはプレキシガラス表面を感じ，止まることなく歩き続ける．

感じることはできるので，そのまま歩き続ける．しかし，正常な視覚をもつ齧歯類はヒゲでプレキシ・ガラスを感じることができるので，（そのまま歩き続けないように）実験の前にヒゲを切断する．

驚愕反応アッセイ

驚愕反応アッセイ（startle response assay）において，研究者は予期せぬ破壊的な感覚刺激を動物に与え，動物の反応の程度を測定する．典型的なものは，瞬目反射，身を引っ込める（引っ込め反射），あるいは全般的な筋収縮などの反応を示す．これらの刺激は視覚的だったり（明るい光），聴覚的（大きな破壊的な雑音），あるいは接触（予期しないタッチや空気のパフ）だったりする．「驚愕反応」が起こる回数を観察したり，点数をつけたり，あるいは反応の程度をさらに定量的に測定するために，**筋電図**（electromyogram）のような特殊なセンサーを研究者は使用することができる．このアッセイには情動や驚愕反射神経回路における運動構成要素の欠損が混同してしまう可能性がある．このアッセイは連続して与える刺激による「驚愕反応消去」（慣れ）を測定することで，動物の学習を測るためにもまた利用される．

味 覚

動物の味覚（taste）をテストする研究は，一種の選択アッセイを通常含んでいる．ここでは，異なる味覚成分がそれぞれ異なるボトル内の溶液中に入れてある．研究者は動物の味覚嗜好を判断するために，各ボトル内の水の量を測ることができる．水の中に極端に「苦い味」のキニンを含ませることで，動物が「苦み」を感知できるかを研究でき，キニンを含まない水より少ない量の水を飲むか否かを判断することができる．同じように動物が「甘味」を感知できるかどうかをスクロースやサッカリンを水に溶かすことで知ることができ，甘味成分を含まない水より多くの水を飲むか否かを判断することができる．

嗅 覚

ケージ内に隠されている既知の嗜好性の餌（クッキー，チーズやチョコレートチップのような）を見つけるのに動物がどの程度の時間を費やすかを測定することで，研究者は正常な嗅覚（olfaction）過程をテストすることができる．

◆侵害受容

侵害受容（nociception）は一般に痛みとして感知される侵害刺激を感知できる能力である．侵害受容アッセイは，引っ込め反射，舐めること，有声化のような不快感の生理的指標に一般に依存している．これらのアッセイは，通常痛みの神経基盤や鎮痛剤の臨床能力を研究するために利用される．痛みに対する感受性低下を示す遺伝学的操作や薬理学的操作を加えられた動物への侵害刺激による身体組織への損傷を避けるために，このアッセイ中は動物の状態をしっかりとモニターしなければならない．

テイルフリックアッセイ

テイルフリックアッセイ（tail flick assay）では強い光のビームが齧歯類の尻尾に当てられる．正常な動物においてこの光のビームは尻尾を動かす反射運動を引き起こして，痛みを伴う熱感受性を示す．研究者は尻尾が動いて横に振れるまでの時間を測定する．性，

BOX 2.3　プレパルス抑制

最初に弱い刺激を与えた後に驚愕反応アッセイを行うと驚愕反応が減少する．この現象は**プレパルス抑制**（prepulse inhibition：PPI）として知られており，小さな警告（prepulse）の後にくる強い感覚刺激に対して備える神経系の能力を反映している．PPIは感覚運動性ゲーティング機構の変化を示していると考えられている．これは不必要な感覚入力をフィルターにかけて排除する能力である．注意欠損障害，アルツハイマー病，精神分裂症のヒト患者は，プレパルスによって驚愕反応が十分に減少しないというPPI欠損（PPI障害）を示す．驚愕反応そしてPPIは動物と人間において同じ方法で実験が行われ解析することが本質的にできるので，これらの疾患のモデル動物をテストするため，これが役に立つ実験パラダイムになりうることを示している．PPI障害を調べることは，精神分裂病のモデル齧歯類を理解し，またPPIを回復させる向精神薬の効果をテストするために役に立つ中心的なアッセイを行う結果になる．

年齢，体重などがこの齧歯類の反応に影響を及ぼすので，この実験に使われる動物は他との混同する結果をもたらすことを避けるために，テスト群と対照群で類似の動物を用いなければならない．

ハーグリーブスアッセイ

ハーグリーブスアッセイ（hargreaves assay）は，テイルフリックアッセイと似ているが，強い強度の光のビームを尻尾ではなく後ろ足にあて，足を引っ込めるのにかかる時間を測定する．

ホットプレートテスト

ホットプレートテスト（hot plate assay）において，研究者は齧歯類を熱いプレート表面に置き，この動物を高いシリンダー状の壁で囲んで逃げないようにしている（図 2.6）．プレート表面温度は，正常な動物が10秒間曝されていると反応するように校正されている（通常52～53℃である）．研究者は動物が熱刺激に反応するまでの遅延時間量を記録する．各々の反応には変動がある．ジャンプしたり声をだしたりする動物もいるが，前肢を舐める反応が不快感を示す信頼できる指標である．

フォンフライアッセイ

フォンフライアッセイ（Von Frey assay）は，つまんだり，機械的刺激に対する感受性をテストするために使用される．フォンフライヘアーは細い金属のワイアーである．高い場所に設置しているメッシュでできた床に動物をのせ，下からメッシュ越しに動物の後肢をフォンフライヘアーでつつく．正常な齧歯類は通常足を引っ込めたり足を舐めたり，さらに声をだしたりして反応する．

ホルマリンアッセイ

ホルマリンアッセイ（formalin assay）は，動物の化学的侵害刺激を調べるために利用される．研究者は少量のホルマリン（侵害刺激用の化学物質）を齧歯類の後肢に注入し，動物が注入されている足を舐めたり噛んだり引っ込めたりするのに費やす全時間を記録する．この活動は通常二つの時間帯相によって評価される．第1の相は，注入直後から10分間持続する相であり，第2の相は，注入後20分から1時間持続する相である．この第2の相は炎症による組織へのダメージに対する反応である．

◆ 空間学習と記憶

空間学習と記憶（spatial learning and memory）は行動学におけるマウスとラットに関連する行動である．野生において，これらの動物はよい巣になるスポットのための場所探しや餌の探査や捕食者から逃れることに，その一生の大部分を費やしている．したがって，齧歯類は空間の方向感覚や記憶力をテストするアッセイとして非常にすぐれたモデルである．

モリス水迷路

モリス水迷路（Morris water maze）は，おそらく最もよく利用される空間学習と記憶のパラダイムである．齧歯類は不透明な水を張った丸い大きな水槽に落とされる（図 2.7）．彼らの天性である水を嫌悪する性質により，齧歯類は水槽から逃げ出そうと必死になる．最初の実験では水槽内に視覚的に見つけることができる位置に足場が置かれているので，動物は水から逃れることができる．研究者が水槽の周りに目印を配置しているので，動物は足場の位置と周りの空間との関連を付けることができる．次の実験で研究者は足場を水面のちょうど真下にかくれるように置く．そのようにしておいて，齧歯類が水から逃れるのに要する時間を測定する．

最初の数回の試行で齧歯類はしだいに足場の方向へうまく泳いでいけるようになる．このことは足場の位置を学習する能力が彼らに備わっていることを示して

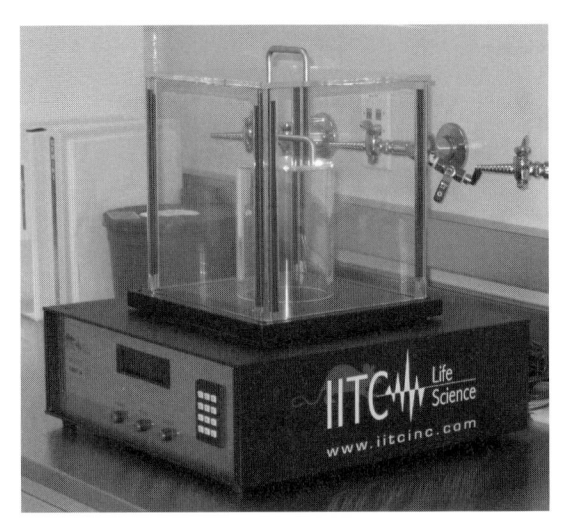

図 2.6 痛み感受性をテストするホットプレートテスト（スタンフォード大学行動・機能神経科学研究室の好意による）

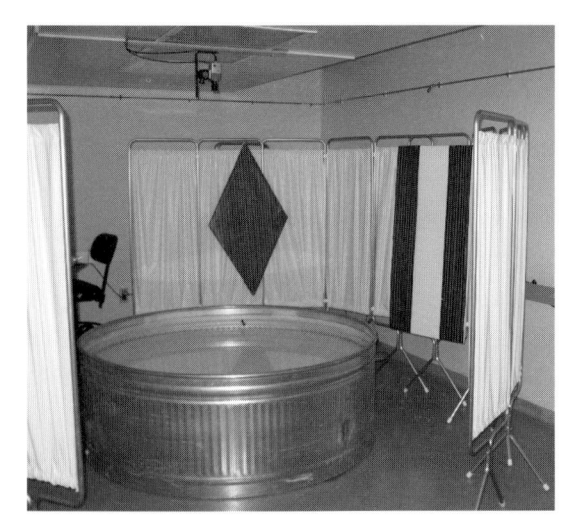

図2.7 モリス水迷路は齧歯類の学習・記憶をテストする最も一般的な方法の一つである（スタンフォード大学行動・機能神経科学研究室の好意による）

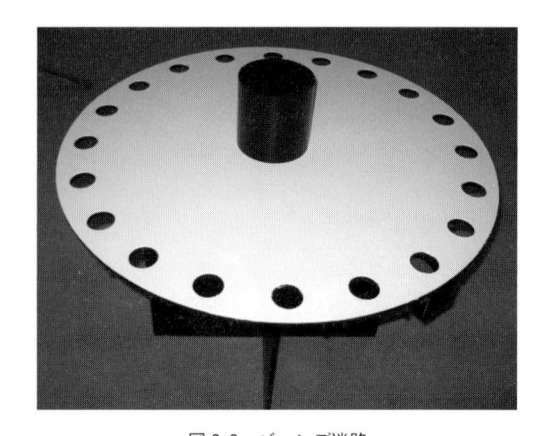

図2.8 バーンズ迷路
齧歯類は光から逃避するための隠れた落下箱をどの穴が含んでいるかを学習する．（スタンフォード大学行動・機能神経科学研究室の好意による）

いる．トレーニングの最後で記憶力をテストするために，足場を取り除き，その後動物が丸い水槽の各4分の1の領域に足場を探しながら留まる時間を測定する．この実験は水槽の周りに配置された手がかりに基づいて，動物の空間位置を同定する能力を測る実験である．水は齧歯類にとってストレスになるので，ストレスによって引き起こされる行動への効果を計算に入れることが，研究者にとって重要である．

バーンズ迷路

バーンズ迷路（Barnes maze）は周辺に視覚的な目印をもつ部屋内に置かれた丸いテーブルからなる．このテーブルはその円周にそって複数の穴が開いている（図2.8）．これらのほとんどの穴は底がなく床に落ちるようになっているが，一つの穴のみ動物がその中に隠れることができるような暗い落下箱に通じている．齧歯類は開放的な明るい場所をさけるので，暗い落下箱を探そうとする．最初の試行実験で研究者は動物をやさしく落下箱へと誘導する．次の試行実験では動物はテーブルの中央に置かれ，自分自身で落下箱を見つけなければならない．数回の試行錯誤の後，どの穴が落下箱に通じているかを記憶し，その穴へ向かってまっすぐすばやく進んでいく．正しい穴を見つけるまでの時間，正しくない穴を探査する回数，探査経路の移動距離などを研究者は測定することができる．バーンズ迷路はモリス水迷路よりストレスがより少ないと考えられる．

放射状アーム迷路

放射状アーム迷路（radial arm maze）は中心のスタート地点から放射状に伸びた通常8本以上のアームの列から成り立っている（図2.9）．各アームの末端はカップになっていて，報酬の餌を含んでいるものや含まないものからなっている．ただ1個のアームのみ餌を含んでいることを知るように，動物は訓練されている．餌に通じるアームを見つけるのに要する時間や，すでにまた探索したことがあるアームを何回通過するかを研究者は測定する．すでに通過したアームをもう一度探索することは，特定の通路の選択がすでに終わっていることを動物が記憶していないことを意味

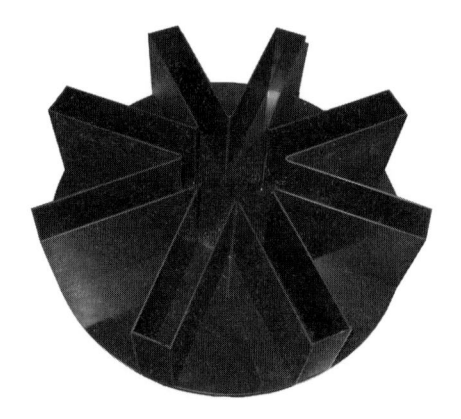

図2.9 放射状アーム迷路（スタンフォード大学行動・機能神経科学研究室の好意による）

している．このタスクは，齧歯類に対しては比較的難しいタスクであり，ラットではトレーニングに数日から数週間，マウスではさらに多くの週を必要とする．モリス水迷路やバーンズ迷路と異なり，放射状アーム迷路は空間学習を補助するための遠方の視覚手がかりを使用しない．

◆非空間学習と記憶

非空間学習を実現する神経回路は空間学習を実現する神経回路とは異なっている．したがって，学習と記憶を評価するために，非空間タスクと空間タスクの両方を使用する複数のアッセイが使われる．非空間学習・記憶は，条件付けによる連想学習と同様に，練習を通しての運動実行改善や物体探査のような先天的な学習能力を含んでいる．古典的条件付け（BOX 2.4）やオペラント条件付け（BOX 2.5）は動物の学習能力を直接アッセイするために利用されるが，さらにこれらのパラダイムはより洗練されたタスクの訓練とテストを動物で行うためにしばしば利用される．たとえば，サンプルへの遅延一致と不一致アッセイ（delayed match to sample/nonmatch to sample）は，動物のワーキングメモリーを調べるためにオペラント条件付け技術を利用する．これらの技術については以下で記述する．

BOX 2.4 古典的条件付け

古典的条件付け（パブロフ条件付けともよばれる）において研究者は音や光といった中立的な初期刺激と餌や電気ショックのような目立った刺激を組み合わせる．中立的な刺激は**条件刺激**（CS）と呼ばれ，目立った刺激は**無条件刺激**（US）と呼ばれている．無条件刺激は唾液分泌や恐怖行動のような反射的反応を引き起こす．条件刺激と無条件刺激をペアで与えることで条件刺激だけでも無条件刺激による反射反応を結果的に引き起こすことができる．パブロフの条件付けの例は，**キュー恐怖条件付け**（cued fearconditioning）と**文脈依存的恐怖条件付け**（contextual conditioning）がある．恐怖条件付けはフリージング行動（反応）を引き起こすために足への（電気）ショック（US）を利用することを含んでいる．足への（電気）ショックと聴覚や視覚キー（CS）を組み合わせることで，足への（電気）ショックを与えなくても感覚キーだけでも動物はフリージングを起こすようになる．このことは動物が連想記憶を学習したことを示している．文脈依存的恐怖条件付けでは，動物がトレーニングチェンバーに戻ってきたとき，フリージング反応を測定する．しかし，足への（電気）ショックは与えない．無条件刺激なしで反応するということは，場所とショックの間の関連を動物が学習したことを示している．キュー恐怖条件付けは非常に異なった文脈（箱の形，視覚的キュー，照明，におい，壁の模様）を示す新しいテストチェンバー内で測定される．キューとショックの間の特定の関連を学習したか否かをテストするためのトレーニング（で使われる）の聴覚か視覚キューによる条件付けである．

BOX 2.5 オペラント条件付け

オペラント条件付けでは，動物の自発的な反応（たとえば，レバーを押すこと）はポジティブな強化によって増強するか罰によって減少する．オペラント条件付けは，選択するために「レバー押し」のような特定の反応が必要とされるなど，動物がさらに複雑なタスクができるようトレーニングする標準的な方法ではあるが，動物の学習・記憶機能をテストするためにすべてのモデル生物に利用することができる．条件付けに報酬かあるいは食欲増進刺激を利用する目的で，動物には通常量より少ない限られた量の食料と水しか与えられない．これによって動物は食料や水の報酬のために仕事をするように動機づけられる．

一方，電気ショックのような罰や嫌悪刺激は，動物にストレスを与えるような刺激でありうるけれど，これらを利用するのに（付加的）動機は通常必要がない．動物をトレーニングするために，動物が反応したときに強化刺激が与えられる．その結果，動物は強化と反応の間の連携を学習する．プラスの刺激とペアになっていると動物はこちらが望んでいる反応をし続ける．反対に，ネガティブな刺激とペアになっていると，動物は特定の反応を避ける．

新しい物体の探索

新しい物体の探索（novel object recognition）パラダイムでは，新しい物体と古い物体を識別できる天性の能力を評価している．齧歯類は新しい物体に自然と好奇心を示し，時間をかけて探査する．新しい物体と以前探査した物体を提示されると，正常な齧歯類は古い物体を記憶していて，新しい物体を探査するのに比較的長い時間を費やす．研究者は両方の物体を探索している時間を測定する．

サンプルへの遅延一致と不一致アッセイ（delayed match to sample/nonmatch to sample）

オペラント条件付けを利用して，「鼻先を穴に差し込んだり」，あるいは「レバー上にあるライトなどの刺激に反応してこのレバーを押す」などの行動をとれるように動物を訓練する．また，ワーキングメモリーをテストするために，特定の条件下でオペラント反応ができるように，齧歯類を訓練する．たとえば，複数のレバーが提示されたときに，ある一つのレバーを押すなどの反応を行うことなどである．サンプルへの一致（match to sample）タスクでは，一つのレバー上のライトが点灯し，動物はこのライトの下のレバーを押すという選択をしなければならない．サンプルへの不一致（nonmatch to sample）タスクでは，ライトが点灯し，動物は反対側のレバーを押さなければならない．これらのタスクを動物が学習した後，研究者は，レバーを取り去るなどの操作によって「手がかり」が現れる時刻と，それに対して動物が反応する時刻の両者間に人工的な「遅れ」を付け加える．遅れ時間が長くなればなるほど，動物は提示されるライトの手がかりをさらに長い時間記憶しておかなければならない．したがって，（これによって）動物のワーキングメモリーをテストすることができる．

◆社会的行動

齧歯類は多様な社会的行動（social behavior）を示す．交尾，育児，巣づくり，毛繕い（毛の手入れ）などは，すべて各々のケージ内で観察することができる先天的な行動である．齧歯類は複数の動物が一緒にされると，社会認識に基づく特定の行動を示す．においを嗅ぐ探査行動によって，動物は縄張りを決めたりあるいは交尾を試みたりするというような適切な社会的反応を判断することができる．二つの標準的なアッセイが文献内でよく示されている．すなわち住居侵入者アッセイと社会的接近・社会的回避である．

住居侵入者アッセイ

住居侵入者アッセイ（resident-intruder assay）は，動物のオスの「縄張り」の行動を測るアッセイである．研究者は「住居者」動物のケージ内に「侵入者」動物を加えてみて「住居者」動物の特定の攻撃的な行動を計測する．これは，たとえば，尻尾をがたがた鳴らす，尻尾をぶるぶる震わせる，叩くように動かす，かむ，ひっかく，組みつく，あとを追いまわすなどの肉体的な攻撃行動である．研究者は，各動物が他の動物の探査（追跡，匂いをかぐ，毛繕い）に費やす時間量を攻撃的な行動を示している時間量と比較することが可能である．

社会的接近・社会的回避

もしある齧歯類に他のもう1匹の齧歯類と無生物物体とを同時に示して，両者のどちらかを選択させると，社会的接近（social approach）と呼べる他の動物との相互理解のためのコミュニケーションに大部分の時間を費やす．異常社会行動を示す動物は，他の動物と比較的短い時間しかすごすことができず，これは社会的回避（social avoidance）と呼ばれている．たとえば，自閉症の動物モデルでは，物体探査に費やす時間量と他のマウスを探査するのに費やす時間量に差がない．このような行動は自閉症と診断されたヒトが示す反社会行動と同じものだと考えられている．

◆不　安

不安（anxiety）を測定するパラダイムは，一般に明るすぎる光や開放空間のようなストレスを自然に与える環境に齧歯類をおくことを含んでいる．これらのアッセイは，不安を減らすためにデザインされた新しい不安緩解剤（精神安定剤）をテストするのと同じように，不安を調節している脳領域を研究するのに役に立つ．ここに述べられている通常のアッセイに加えて，排便やフリージングのような不安と関連する生理的反応を研究者はまた測ることができる．

オープンフィールドテスト

オープンフィールドテスト（open field test）は以前に運動活動のセクションで記述したように，不安を測るために利用することができる．上部が開いたカバーをかけられていないチェンバー内に入れられている

2.2 齧歯類の行動パラダイム

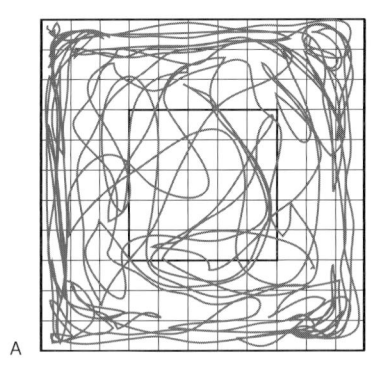

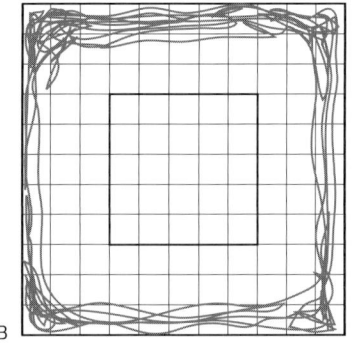

図 2.10　不安を測る開放空間テスト
探査運動行動のパターンを観察すると，不安状態の違いがわかる．（A）チェンバーに順応すると齧歯類は全体を通常は探査する．しかし，（B）不安のモデル齧歯類はチェンバーの端付近に留まっている．

齧歯類は，最初は壁際にいて中心部を避けている（図2.10）．典型的な場合，正常な動物はしだいにチェンバーに順応しはじめ，そのうちだんだんと中心領域を探査し始める．不安状態にある動物は，開放空間で過ごす時間が短く，壁際により長い時間留まっている．研究者はその動物の活動を開放空間の上部に設置されたカメラでモニターすることができ，コンピュータソフトによって周辺部に比べて中心部で過ごしている時間の割合を計測する．不安緩解剤（精神安定剤）は，齧歯類が中心部で過ごす時間を長くする作用がある．

高架式十字迷路

高架式十字迷路（elevated plus maze）とは，床から2～3フィート（0.6～1メートル）の高さに設置された十字型に類似した四つのアーム状プラットフォームである（図2.11）．これらのアームのうち二つは手すりがあるが，他の二つは手すりがない．（研究者は）動物を迷路の中央部に置き，動物が自由にどのアームへも動けるようにする．正常な動物は（手すりのない）開放アームを避け，手すりのある閉じたアーム上で比較的多くの時間を過ごす．不安緩解剤（精神安定剤）は手すりのないアーム上で齧歯類が過ごす時間を長くする．

防御的マーブル埋蔵

齧歯類は自分の周りにあるガラス玉のような物体をゲージ内の寝床の中に埋める傾向がある．精神状態がより不安定な動物は，物体がゲージ内に入れられた後30～60分以内に通常より多くの物体を埋める傾向をもっている．この**防御的マーブル埋蔵アッセイ**（defensive marble burying assay）を行うために，研究

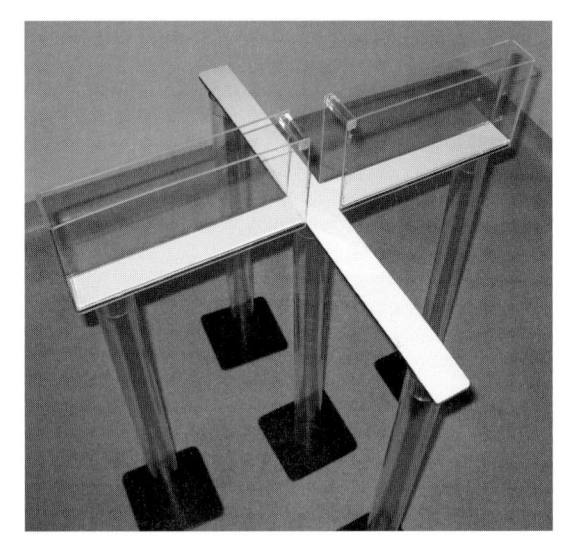

図 2.11　高架式十字迷路（スタンフォード大学行動・機能神経科学研究室の好意による）

者は動物のケージ内に10～20個のビー玉を置き，30分後に埋められたビー玉の個数を測定する．不安緩解剤（精神安定剤）はこの決められた時間内に埋められるビー玉の数を減らす作用がある．

Geller-Seifter 葛藤テスト

Geller-Seifter 葛藤テスト（Geller-Seifter conflict test）は，不安を研究するための最も古いアッセイであり，今でも不安緩解剤（精神安定剤）の効果をみるための顕著なテストである．餌の報酬を得るためにレバーを押すように（動物を）トレーニングするために，研究者はオペラント条件付けを利用する．実験の始めで研究者は餌を動物から取り上げる．その結果，動物はこの餌の報酬を得るためにレバーを押すように動機付けがなされる．しかし，研究者はこの実験中に

「不快な電気ショック」と「レバー押し」をペアーにする．したがって，動物は電気ショックを被ると同時に餌を与えられるか，あるいはまったく餌をもらえないかの（二者択一の）決断をしなければならない．不安な動物は，不安でない動物よりレバーを押す回数が少ない．不安緩解剤（精神安定剤）（しかし，他の向精神薬はそうではない）は，この場合のレバーを押す回数を増やす働きがある．

◆うつ状態

マウスやラットのうつ状態（depression）をどのようにして測ることが可能であるか．動物モデルを使ってうつ病を研究するための動物実験パラダイムは，うつ病と診断された人が経験するような希望がなくて絶望した感情のテストである．

うつ病のモデル動物をつくるために研究者が利用できる二つの方法は，①学習した無力条件をつくり出すことと，②慢性的なストレス状態をつくり出すことである．**学習性無力感**（learned helplessness）パラダイムでは動物にランダムな感覚で嫌がる刺激を与えることである．理論的には，この処置によって，動物が自分で（感情を）制御できるという感覚を失ってしまい，行動上で失望感症状を示すような条件を（研究者は）つくり出すことができる．数日から数週間に及ぶ**慢性的なストレス**（chronic mild stress，常にライトを点灯しておく，ケージを布でおおう，動物の寝床を湿らせる，エアーパフを断続的に与えるなど）条件下にさらすと，行動上の失望感と「救いのない」条件を理論的に導き出すことができる．ここで説明しているうつ状態を検知するためのアッセイで，これら二つの条件によってそれぞれ異なる行動が引き起こされている．重要なことに，抗うつ薬はこれらの行動を回復させるので，これらのモデル動物の予測的妥当性を示している．

強制水泳試験（ポーソルトテスト）

強制水泳試験（forced swim test；ポーソルトテスト（Porsolt test）とも呼ばれている）では，大きなメスシリンダーのような周りを囲まれた小さい空間で，その途中まで水を満たしたチェンバー（容器）内に齧歯類を入れる（図2.12）．はじめは，動物が逃げようとして激しく動き回る期間がある．やがて，動物は激しく動き回るのをやめて，水面から頭部だけを出して動かなくなる特徴的な状態を示す．この肉体的な

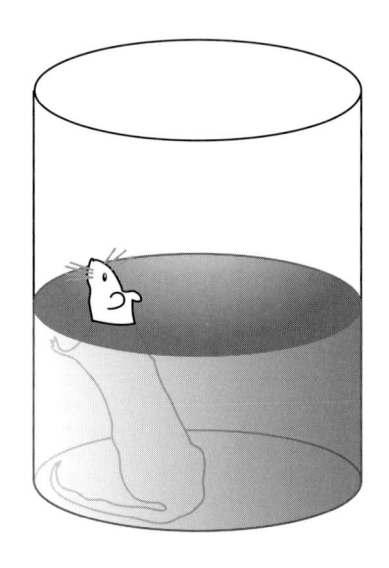

図2.12 強制水泳試験を行うことで齧歯類の抑圧モデルに対して絶望行動テストすることができる

不動状態は行動上の「諦め（despair）」を示している．動物をこのチェンバー内に入れてから動きが止まるまでの時間を測定する．うつ状態の齧歯類モデルは逃避を試みる行動をしている時間が短い．この時間の短縮は，抗うつ薬によって逆に長くなる．

テイルサスペンションアッセイ

テイルサスペンションアッセイ（tail suspension assay）では，装置あるいは研究者によって齧歯類の尻尾が空中に保持されている．動物は自然の反応を示して必死に逃げようとして激しく動き回る．うつ状態の動物はそうでない動物より逃避を早い段階で諦める．抗うつ剤を与えると，動物は逃げようとより長い時間もがいている．このテイルサスペンションパラダイムが強制水泳試験に比べてすぐれている点は，水にさらされることがないので動物にとってはこの方がストレスが少ない点である．

スクロース嗜好テスト

スクロース嗜好テスト（sucrose preference test）は，快感不感症モデルに対する仮説をテストするものである．この快感不感症とは，一度快感と感じた行動をさらに続けようとする欲求の欠如である．タップ水とスクロース入りの水のどちらかを選べる動物は，通常スクロース入りの水を選ぶ．うつモデルの齧歯類はスクロース入りの水に対する嗜好が有意に弱くなり，

まったく好まなくなる．しかし，この効果は抗うつ薬の投与によって回復する．

2.3 ショウジョウバエの行動パラダイム

fruit flyであるショウジョウバエを動物モデルとして利用する最も大きなメリットの一つは，この動物の遺伝子を同定し操作することが比較的やさしいという点である．すぐれた遺伝子（研究）上の道具と行動アッセイを組み合わせることで，行動の遺伝的基盤を探ることができる．Seymour Benzerの研究室は，学習，記憶，視覚，サーカディアンリズム，侵害受容やその他の行動に必要な遺伝子を研究するためにショウジョウバエを利用していることで有名である．ほかにも多くの研究室が，睡眠，中毒，求愛，攻撃性の研究のためにショウジョウバエを利用している．

行動研究に利用されるどんなモデル動物でもそうであるように，年齢，常用飼料，環境などの要素は，行動実験を実行する際に安定した結果を得るために，厳しく制御されていなければならない．もし実験が複数日にわたって実行されるならば，サーカディアンリズムの影響を避けるために，研究者は1日の同時刻にアッセイを行わなければならない．行動テストの前にハエに麻酔をかけたり手で扱ったりすると，実験結果に影響を及ぼす可能性がある．

◆**運動行動**

齧歯類における運動行動（locomotion behavior）と同様に，ハエでも運動行動を研究することが可能である．巣箱の一方の端から他方の端へと照射している赤外線ビームをハエが横切って飛ぶ運動を時間を追って調べることができる．もうひとつの方法では巣箱をビデオカメラで撮影し，追跡ソフトによって多数のハエの行動を時間を追って記録解析する．運動行動は，運動機能，サーカディアンリズム，アルコールや他の薬物効果を研究する際に役に立つ．

◆**飛　行**

伝統的な運動アッセイは閉じた容器内での運動を測定することである．ハエのもう一つの行動学に関係する運動は飛行（flight）である．このためにハエを細いピンで上からつるし，周りのスクリーンに視覚刺激である外界を映し出している特殊な**フライトシミュレーター**（flight simulator）が作製された（図2.13）．

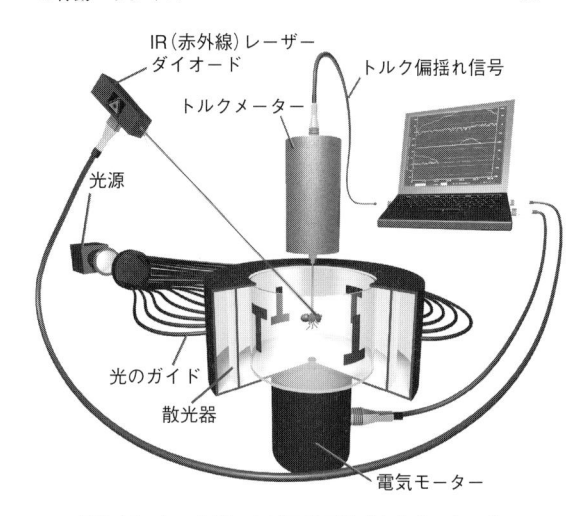

図2.13　ショウジョウバエのフライトシミュレーター
この装置はハエの自由飛行や視覚刺激に対する飛行反応を測るために使われたり，また熱の強化刺激にレーザーを利用しているオペラント条件法でハエをトレーニングするために使われる．（Dr. Bjorn Brembsの好意による）

このシミュレーターは種々の刺激に対する回転反応を記録するためのトルクメーターを装備していて，これによって感覚および運動反射解析を行うことが可能である．このシミュレーターは感覚・運動過程の解析と同様に，学習・記憶を研究するためにも利用される．研究者は空間学習をテストするために視覚や嗅覚の刺激をこのシミュレーター内のハエに与え，そのフライト反応を測定することができる．

◆**感覚機能**（sensory function）

ハエで研究されている感覚モダリティは，視覚，嗅覚，味覚を通常含んでいる．これらのモダリティはすべてハエの行動学に関連をもっている．ハエは視覚や化学的な手がかりを使いながら餌を探し，またほかのハエが発している化学信号に反応しながら空中を飛行してその一生を終える．

視　覚

ハエは生まれつきの性質として光へ向かって移動する**光走行性**（phototaxis）を示す傾向をもっている．独特の視覚（vision）機能をテストするために，1組の試験管でできた**カウンターカレント装置**（countercurrent apparatus）と呼ばれる機器を研究者は利用することが可能である（図2.14）．ハエは1個の試験管内に入れられ，この試験管を外からそっとたたくとハエは底に落下する．次にこの試験管を2番目の試験

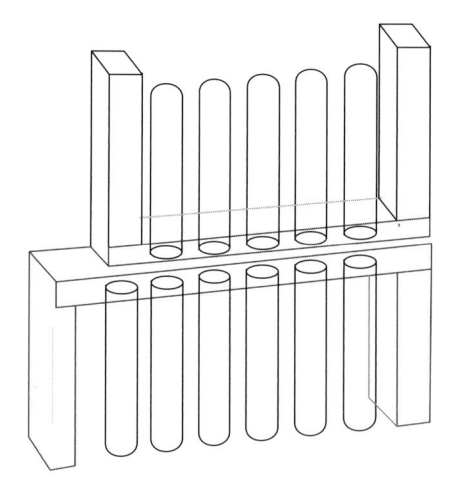

図2.14 ハエを光走行性の強さによってグループ化するのに利用することができるカウンターカレント装置

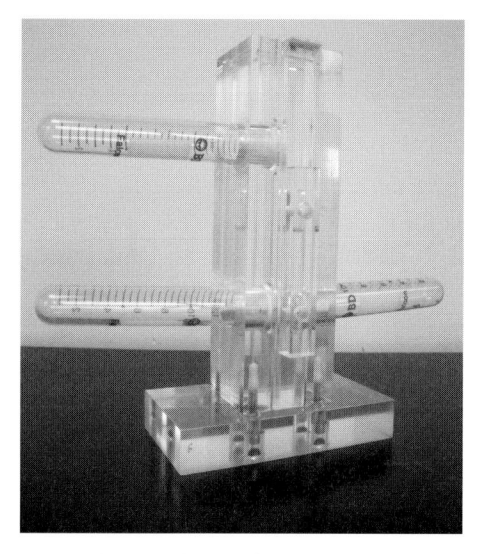

図2.15 ショウジョウバエのT字型迷路は，ハエの感覚行動をテストしたり，条件付けトレーニングでハエを訓練しテストするのに利用することができる

管と反対に向き合うように水平方向に横たえる．この2番目の試験管を蛍光で照らす．約15秒待ってこの二つの試験管の間を行き来できないようにする．この2番目の試験管に捕まっているハエはより大きな光走行性反応をもっていると考えられる．光走行性を示したハエを次の試行に利用してこの過程を数回繰り返す．最終結果は，光走行性の程度の違いによって細分化されたグループに分けられることになる．

視覚は**T字型迷路**（T-maze）と呼ばれる装置を使ってまたアッセイされる（図2.15）．この装置はT字の形をした二つの反対方向を向いているアーム（試験管）と，もう1本のハエを入れるためのローディングアーム（試験管）から構成されている．ハエはこのローディングアーム内に入れられ，T字型迷路になっている他の2本のアーム（試験管）の入り口である中央に移動する．この中央部からハエはどちらのアーム（試験管）へも移動できる．各アームはそれぞれ異なる視覚刺激を含んでいる．たとえば，二つの波長の異なる光，暗い光に対する明るい光，一定の強さの光に対してフラッシュしている光などである．このT字型迷路によって，ハエがどのような視覚刺激を好んでいるかを知ることができ，またこの嗜好を示すための必要かつ十分な遺伝子を研究することができる．

嗅　覚

嗅覚（olfaction）のアッセイもまたT字型迷路で行うことができる．各アーム（試験管）には異なった匂い物質が含まれており，ハエはどちらの匂いに向かって移動するかを決定する．ある匂いが，ハエにとって「魅力的」か「魅力的でない」かあるいは「そのどちらでもない」かを判断するのに，研究者はこのアッセイを利用する．嗅覚トラップ（罠）アッセイでは，匂いをしみ込ませた綿棒やフィルター紙を，ハエが入ることができるが，出ることは不可能なように，パイペットのチップを入り口に取り付けたチャンバーの底におく．ハエが罠に仕かけられた匂いを嗅ぐまでの一定の時間，ただ待てばよい．その後アトラクション指数が，「コントロール水を入れた小瓶内にとらわれているハエの数」に対する「匂い物質を入れた小瓶内のハエの数」の比率として計算できる．アトラクション指数1はその匂いに対する完全な嗜好があることを，アトラクション指数0はその匂いを嫌悪しているか嗅覚障害があることをそれぞれ示している．

これによって「嗅覚的な手がかり」に対する行動上の反応を評価することができる．**嗅覚回避**（olfactory avoidance）（**ディップスティック**（dipstick，計量棒）ともいう）**アッセイ**では，ハエ用の小瓶内に特定の匂いを含んだ濾紙や綿棒を入れ，ハエがこの攻撃的な匂いから離れて保っている距離を測定する．同様のアッセイは**化学受容性ジャンプアッセイ**（chemosensory jump assay）とか**嗅覚ジャンプアッセイ**（olfactory jump response）とかである．これらは新しい匂いにハエが初めて遭遇したときに示す驚愕反応の傾向を調べるアッセイである．

味 覚

飢えたハエは**吻伸長反射**（proboscis extension response：PER）という無条件反射を示す．味のリガンドを肢や吻にある味覚（taste）ニューロンに与えることで，この反応を引き起こすことができる．しかし，まずこの実験の始めにハエを飢えさせ，また同時に健康であるようにしておかなければならない．この反射は特定の味覚受容体（gustatory receptor）の反応と種々の味覚リガンドの感受性をテストするために利用される．

研究者はまた**摂食受容アッセイ**（feeding acceptance assay）を使って味覚をアッセイすることができる．飢えたハエにそれぞれ違った色で染色された「好みの」，「嫌悪する」あるいは「中性」の味の餌を選択できるようにする．暗闇で摂取された各々の刺激物質の量をハエの胃の色を調べることによって点数としてカウントできる．

◆学習と記憶

学習と記憶（learning and memory）アッセイはT字型迷路や古典的条件付けを使ってショウジョウバエで行われる．匂いが電気刺激とペアで与えられ，この匂いはT字型迷路の一つに入れられる．このアーム（試験管）を避けるハエはこの連想を学習したと考えられる．このアッセイは嗅覚と同様に学習と記憶の両方をアッセイする遺伝学的スクリーニング実験で広く利用される．

古典的あるいはオペラント条件付けを通してフライトシミュレーターで各々のハエの学習・記憶をアッセイすることも可能である．

◆社会的行動

ショウジョウバエを使って研究者が研究することが可能な社会的行動（social behavior）が多数ある．これらの行動の多くは先天的（学習の反対として）であり，この行動を起こすために必要で十分な特定の遺伝子を研究するために利用される．最も一般的に広く研究されている行動はおそらく求愛と攻撃である．

求 愛

ハエは複数の明確なステージで構成される求愛（courtship）行動を示す．(1) オリエンテーション，(2) タッピング，(3) 翅によるソング，(4) 舐めること，(6) 交尾を試みること，(7) 交尾．これらの行動は先天的であるので，研究者は刷り込まれた行動の遺伝的基盤を研究するためにこれらの行動を利用し，タイミング，実行やこれらの異なるステージの進行に関係している多様なパラメータを後で測定して行動を（数値化し）点数をつけている．

攻撃性

攻撃性（aggression）を研究するために，研究者はチェンバー内に2匹のオスのハエを入れる．オスのハエは自然にケンカをはじめ，多数の異なるパラメータを記録することができる．たとえば，どちらのオスがケンカを始めたか，その結果は，ケンカとケンカとの間の時間間隔，各々のケンカにおける事象の順序などである．

2.4 線虫の行動パラダイム

神経回路が比較的単純でよく理解されており，これによって遺伝的変異を研究することが比較的容易である．この事実によりこの種の動物は行動の遺伝的基盤を研究するための強力なモデルとなっている．実際，線虫の多数の遺伝子が，これらの遺伝子の発見へと導いた行動の表現型（が発見された）後に命名された．たとえば，*Unc*（無条件）突然変異は運動機能が破壊されている，*Egl*（egg-laying）突然変異は産卵ができない，そして*Mec*（mechanosensation）突然変異は接触刺激に反応できない．

◆運動行動

線虫の運動行動（locomotion behavior）は**ワームトラッカー**（Worm Tracker）と呼ばれるコンピュータソフトによって自動的に追跡される（図2.16）．研究者は，このソフトによって線虫のくねくねした運動の解析をすることができ，またこの運動を可能にしている遺伝学的および細胞学的な構成要素を決定することが可能である．

◆感覚行動（sensory behavior）

線虫は機械刺激，熱刺激や化学刺激を感知することに依存して生命を維持し餌を見つける生活をしているので，感覚刺激の変換メカニズムを研究するのに役に立つことが知られている．

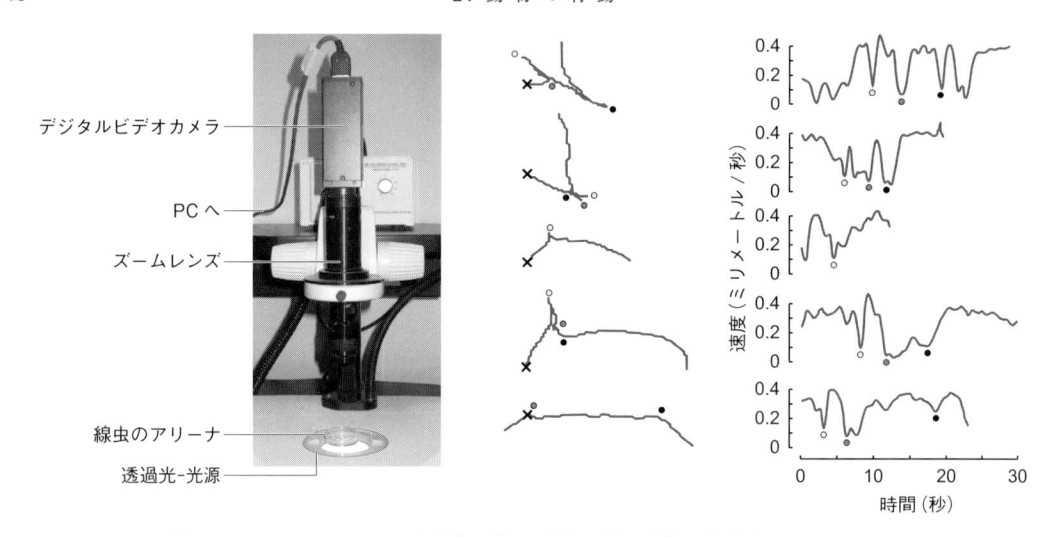

図2.16 ワームトラッカーは各線虫の動きに関する詳細な情報を提供することができる
ワームトラッカーによる典型的な軌跡は，そのスタート地点（×），軌跡の距離，速度や方向を変えた場所（○）を示している．（Creative Commons Attribution License 下で，Ramot, D. et al.（2008），The parallel worm tracker: a platform for measuring average speed and drug-induced paralysis in nematode. *PLos ONE* **3**(5): e2208 から転載）

機械的感受性（mechanosensation）

線虫の体，頭部や尻尾を細い毛で静かに触ると，それぞれ異なる反応を示す．たとえば，もし線虫の鼻先にさわると後退し，体に触るとただちに止まりあるいは逃避行動をとることもある．線虫の神経回路は完全に明らかにされているので，体内のそれぞれ異なる場所に存在しているニューロンが互いに機能的な結合をしている様子を示す「地図」をつくることができる．この目的のために，これらの多様な行動アッセイを利用することが可能である．

温度感受性

線虫は，周りの条件，たとえば温度，個体の存在密度（線虫の人口密度），餌の状態などに強く影響されながら行動している．餌がなく飢えていたときの温度を避け，餌を連想させる温度の場所に集まってくる．この行動には，「連想記憶」と「温度感受性（thermosensation）」が必要とされる．熱勾配をつくり出すいろいろな方法があり，それによって線虫の行動をテストすることができる．単純なものは，プレートの一方の端に氷のように冷たい酢酸をおき，他の端にインキュベータをおくという単純な方法である．さらに洗練された方法として，プレート上に一定の熱勾配を維持する目的で熱電気装置を利用している．プレート上に線虫をのせ，その移動運動がストップするときの温度を知ってその温度走行性移動（thermotactic migration）を知ることができる．

化学感受性

化学感受性（chemosensation）は，線虫の味や匂いを感じる感覚と考えられている．2種類の特定の物質を寒天に溶かしペトリ皿の反対の端に互いにおくという実験方法で，線虫のこれらの物質に対する好き嫌いをアッセイすることができる．化学感受性を知る手がかりとなる物質のちょうどまん中に線虫をおき，各々の物質の方へ移動する線虫の数を数えることで化学感受性を知ることができる．

2.5 非ヒト霊長類の行動パラダイム

複雑な運動機能，感覚受容，意思決定のような認知機能，注意，複雑な学習の神経学的基盤を研究する目的で非ヒト霊長類が用いられる．ここでの実験は電気生理学的記録と行動がほとんど常に組み合わせになっているので，ニューロンの発火と特徴的な行動現象との間に関係をつけることができる．単純に神経活動を測定することに加え，電気生理学的および薬理学的方法を利用してさらに神経活動を操作することもできる．

行動研究のモデル動物として見た場合，霊長類の最大の長所の一つは，その遺伝学的，解剖学的また行動学的なヒトとの類似点である．この事実により，（霊

2.5 非ヒト霊長類の行動パラダイム

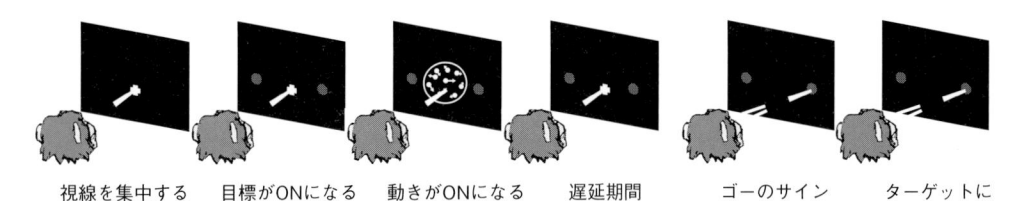

| 視線を集中する | 目標がONになる | 動きがONになる | 遅延期間 | ゴーのサイン | ターゲットにホールドする |

図2.17　霊長類の行動タスク
ここでは，ランダムドット刺激の全体的な動きによって指定された方向へサッケード眼球運動を行うようにサルを訓練している．サルは運動刺激が現れるスクリーン上の1点に視線を集中させている．固定点は消え，サルは報酬を得るために正しい目標へとサッケード眼球運動をするように指示される．

長類実験で）得られた結果をヒトの脳がどのように機能しているかを説明する理論へと拡張することができる．

　霊長類は，齧歯類やその他の動物よりも複雑な行動やタスクを遂行することができる．実際，非ヒト霊長類が行う多くの特殊なタスクは，認知神経科学や心理学研究の分野でヒトが行っているタスクと同じか，または適合するようにつくりかえたものである．

　実験室で利用されるもっとも一般的なサルはrhesus macaque（*Macaca mulatta*）とCynomolgus（カニクイあるいは長尾ザルとして知られている）サル（*Macaca fascicularis*）である．これらの動物は購入するのと，それを飼育するのにお金がかかる．したがって，典型的な実験では，1匹から2匹のサルを3年から5年の期間にわたって利用できるだけである．本章で説明されてきた他の行動パラダイムでは，結果に統計的有意性をもたせるために，多数の動物を使っての実験が必要であったが，非ヒト霊長類を含む実験では，最小で2匹の動物での実験が行われれば十分である．これは研究者が実験でなにを測定しているかの違いから来ている．齧歯類でのアッセイでは定量することが可能な量をおもに測定しているが，霊長類でのアッセイではニューロンの反応性を一般的に測定している．したがって，調べられた動物の数ではなく記録されたニューロン数によって，統計的な力が発揮される．

　霊長類の行動学的・電気生理学的実験は通常特別な枠組みに従って行われる．行動タスクをデザインし，タスクを遂行できるように動物をトレーニングし，脳を扱えるように動物を手術し，脳のニューロンから記録を行いながら多数の実験を試み，そしてニューロンの活動と行動事象との間の関係を見出すために実験後データ解析を行う．

　霊長類には，齧歯類や他の無脊椎動物類のような標準となる行動タスクはない．ここでは各研究者が，自分の研究上の疑問に答えるために，特定のタスクをデザインし，研究しているニューロンの反応特性を最大にできるような刺激を自分で考え出さなければならない．しかし，霊長類を利用した実験には多数の要素が存在する．実験は1匹の動物で行われ，ジュースの報酬を得るための仕事をひとりで部屋の中にいて行い，スクリーン上に映し出される刺激を凝視している（図2.17）．動物はスクリーン上の「ドット」を目で追跡するように要求され，また他の実験ではスクリーン上のルート（path）を指先でなぞっていくことをしばしば要求される．一方他の実験ではサルは記憶している手がかりに反応してレバーを押すことを要求されている．

　一つのビデオゲームにも（難易度に応じて）いろいろなレベルがあるのと同じように，一つのタスクの各試行はそれぞれ少しずつ異なっており，ある試行は別のものよりさらに困難である．動物がどのようにして"ゲームを遊ぶか"を学んでしまうと，それぞれ違う条件をもった数ダースから何百個にまでなる各試行を研究者はデザインすることができる．

　この種の実験において最も多くの時間を費やすのは，タスクができるようにサルをトレーニングする部分である．実験対象として研究生活に単純にサルを順応させる目的に時間の多くの部分を使っている．椅子に座り，報酬のジュースをどのようにして受け取るかを学習し，部屋の中にいて1匹で気持ちよく仕事をこなす，など．ほとんどのトレーニングではオペラント条件付けが行われ（BOX 2.5を参照），タスクをうまくこなすとジュースの報酬をもらうことができる．タスクによっては，80～90%の成功率でタスクを遂行できるようにサルは訓練される．成功率を上げるため

にタスクを始める前には限られた量の食料や水しかサルには与えられない．その結果，ジュースを得るために仕事をするように「動機づけ」が行われる結果になる．

実際の実験中に，サルは数多くの試行を繰り返し行い，ジュースを得るために一つのタスクを完了させる．一定の決められた時間の間のみ働くサルによって，1日のうちに行うことができる試行の回数はおもに決まってしまう．ヒトと同じように，サルが異なるとその仕事の規範もそれぞれに異なっている．研究者は，1日の実験が終了するとサルを飼育用のケージに戻し，データの解析を行う．多くの研究者は1日おきに霊長類からの記録のみを行っている．時間をかけて測定する学習実験のような場合，連続して何日も実験が行われる．

2章のまとめ

本章では，一般によく利用されるモデル動物の行動を考察するための骨組みを，文献中でよく見られる多数の特殊なアッセイを概観しながら提供した．これらの技術は，行動の神経基盤を明らかにするために研究者が利用することができるアッセイのほんの一部のみである．ほとんどの印刷・発表されている齧歯類を利用した研究では，仮説を確証して結論を強化するために多数の異なった行動アッセイが利用されている．

········· 文献紹介 ·········

▼書　籍

Conn, P. M. (1993). *Paradigms for the Study of Behavior.* Academic Press, San Diego.

Conn, P. M. (2008). *Sourcebook of Models for Biomedical Research [Digital].* Humana Press, Totowa, N.J.

Connolly, J. B. & Tully, T. (1998). Chapter 9: Behaviour, learning, and memory. In *Drosophila: A Practical Approach,* Roberts, D. B., ed., 2nd ed. IRL Press at Oxford University Press, Oxford, pp. xxiv, pp. 389.

Crawley, J. N. (2007). *What's Wrong with My Mouse?: Behavioral Phenotyping of Transgenic and Knockout Mice,* 2nd ed. Wiley-Interscience, Hoboken, N. J. 笠井憲雪訳（2012）．人道的な実験技術の原理―動物実験技術の基本原理3Rの原点．アドスリー．

Russell, W. M. S., & Burch, R. L. (1959). *The principles of Humane Experimental Technique [Print].* Methuen, London.

Whishaw, I. Q., & Kolb, B. (2005). *The Behavior of the Laboratory Rat: A Handbook with Tests.* Oxford University Press, New York.

▼原著論文：標準的な行動アッセイを解説している論文

Barnes, C. A. (1979). Memory deficits associated with senescence: A neurophysiological and behavioral study in the rat. *J Comp Physiol Psychol* **93**, 74-104.

Geller, I. & Seifter, J. (1960). The effect of meprobamate, barbiturates, d-amphetamine and promazine on experimentally induced conflict in the rat. *Psychopharmacologia* **1**, 491-492.

Hargreaves, K., Dubner, R., Brown, F., Flores, C. & Joris, J. (1988). A new and sensitive method for measuring thermal nociception in cutaneous hyperalgesia. *Pain* **32**, 77-88.

McKenna, M., Monte, P., Helfand, S. L., Woodard, C. & Carlson, J. (1989). A simple chemosensory response in Drosophila and the isolation of acj mutants in which it is affected. *Proc Natl Acad Sci USA* **86**, 8118-8122.

Morris, R. G. M. (1981). Spatial localisation does not depend on the presence of local cues. *Learning and Motivation* **12**, 239-260.

Olton, D. S. & Samuelson, R. J. (1976). Remembrance of places passed: spatial memory in rats. *J Exp Psyc: An Behav Proc* **2**, 97-116.

Ramot, D., Johnson, B. E., Berry, T. L., Jr., Carnell, L. & Goodman, M. B. (2008). The parallel worm tracker: A platform for measuring average speed and drug-induced paralysis in nematodes. *PLoS ONE* **3**, e2208.

Wicks, S. R., de Vries, C. J., van Luenen, H. G. & Plasterk, R. H. (2000). CHE-3, a cytosolic dynein heavy chain, is required for sensory cilia structure and function in Caenorhabditis elegans. *Dev Biol* **221**, 295-307.

Woodard, C., Huang, T., Sun, H., Helfand, S. L. & Carlson, J. (1989). Genetic analysis of olfactory behavior in Drosophila: A new screen yields the ota mutants. *Genetics* **123**, 315-326.

▼原著論文：文献からの興味ある例

de Bono, M. & Bargmann, C. I. (1998). Natural variation in a neuropeptide Y receptor homolog modifies social behavior and food response in C. elegans. *Cell* **94**, 679-689.

Moretti, P., Bouwknecht, J. A., Teague, R., Paylor, R. & Zoghbi, H. Y. (2005). Abnormalities of social interactions and home-cage behavior in a mouse model of Rett syndrome. *Hum Mol Genet* **14**, 205-220.

Ramot, D., MacInnis, B. L., Lee, H. C. & Goodman, M. B. (2008). Thermotaxis is a robust mechanism for thermoregulation in Caenorhabditis elegans nematodes. *J Neurosci* **28**, 12546-12557.

Richter, S. H., Garner, J. P. & Wurbel, H. (2009). Environmental standardization: cure or cause of poor reproducibility in animal experiments? *Natual Meth* **6**, 257-261.

Rothenfluh, A. & Heberlein, U. (2002). Drugs, flies, and videotape: the effects of ethanol and cocaine on Drosophila locomotion. *Curr Opin Neurobiol* **12**, 639-645.

Shahbazian, M., Young, J., Yuva-Paylor, L., Spencer, C., Antalffy, B., Noebels, J., Armstrong, D., Paylor, R. & Zoghbi, H. (2002). Mice with truncated MeCP2 recapitulate many Rett syndrome features and display hyperacetylation of histone H3. *Neuron* **35**, 243-254.

▼プロトコール

Brembs, B. (2008). Operant learning of Drosophila at the torque meter. JoVE. 16. http://www.jove.com/index/details.stp?id=731, doi:10.3791/731

Crawley, J. N. (2007). *Short Protocols in Neuroscience: Systems and Behavioral Methods: A Compendium of Methods from Current Protocols in Neuroscience.* John Wiley, Hoboken, N.J.

Current Protocols in Neuroscience. Chapter 8; Behavioral Neuroscience; 2005. John Wiley and Sons, Inc: Hoboken, N.J.

Current Protocols in Neuroscience. Chapter 9: Preclinical Models of Neurologic and Psychiatric Disorders; 2007. John Wiley and Sons, Inc: Hoboken, N.J.

Duistermars, B. J. & Frye, M. (2008). A magnetic tether system to investigate visual and olfactory mediated flight control in Drosophila. JoVE. 21. http://www.jove.com/index/details.stp?id=1063, doi: 10.3791/1063

Hart, A. C., ed. (2006), *WormBook*, ed. The C. elegans Research Community, WormBook, doi/10.1895/wormbook.1.87.1, http://www.wormbook.org

Komada, M., Takao, K. & Miyakawa, T. (2008). Elevated plus maze for mice. JoVE. 22. http://www.jove.com/index/details.stp?id=1088, doi: 10.3791/1088

Mundiyanapurath, S., Certel, S. & Kravitz, E. A. (2007). Studying aggression in Drosophila (fruit flies). *J Vis Exp* (2) pii.155. doi 10.3791/155. JoVE. 2. http://www.jove.com/index/details.stp?id=155, doi: 10.3791/155

Nunez, J. (2008). Morris water maze experiment. JoVE. 19. http://www.jove.com/index/details.stp?id=897, doi: 10.3791/897

Shiraiwa, T. & Carlson, J. R. (2007). Proboscis extension response (PER) assay in Drosophila. JoVE. 3. http://www.jove.com/index/details.stp?id=193, doi: 10.3791/193

Whishaw, I. Q., Li, K., Whishaw, P. A., Gorny, B. & Metz, G. A. (2008). Use of rotorod as a method for the qualitative analysis of walking in rat. JoVE. 22. http://www.jove.com/index/details.stp?id=1030, doi: 10.3791/1030

Witt, R. M., Galligan, M. M., Despinoy, J. R. & Segal, R. (2009). Olfactory behavioral testing in the adult mouse JoVE. 23. http://www.jove.com/index/details.stp?id=949, doi: 10.3791/949

3

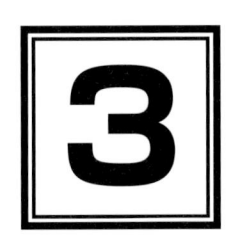

定位脳手術と in vivo テクニック
Stereotaxic Surgeries and In Vivo Techniques

3章のねらい
◎齧歯類と霊長類で,麻酔薬の投与から回復のモニターまで,定位脳手術を行う過程を説明できる.
◎脳への普遍的アクセスを可能にする,一般的な移植物を説明できる.
◎ in vivo で神経活動と神経化学的測定をする方法を論じることができる.
◎ in vivo で神経系を操作する方法を論じることができる.

3章で紹介する研究方法
◎動物の定位脳手術:殺菌区域,麻酔,動物の定位的固定,脳へのアクセス,移植,回復
◎脳へのアクセスを可能にする移植物:封入チェンバー,カニューレ,頭蓋窓
◎活動の測定:電気生理学,蛍光活性指示薬
◎神経化学的測定:マイクロダイアリシス,ボルタンメトリー,アンペロメトリー
◎侵襲的操作:物理的傷害,冷却,薬剤投与,微小電流刺激,電気的傷害,ウイルス性の遺伝子送達

---

in vivo 実験は,丸ごとの生体で行うあらゆる処置である.この種の実験は,細胞培養皿あるいは試験管のような,生体外のコントロールされた環境で行う *in vitro* 実験と対照をなすものである.これら2種の実験は代わる代わる使用するものである.なぜなら,*in vivo* 実験は生きている動物の生理や,行動を正確に反映するけれども,細胞や組織の活動を測定したり操作することが,比較的困難である.一方,*in vitro* 実験では,細胞外環境を高度にコントロールし,生理活性あるいは生化学的な発現を,正確に測定することができる.しかし,これらの結果は生きた生体の状態を反映していない可能性がある.13章では利点と限界を含めて,*in vitro* 法について議論する.

本章の目的は,生きた動物の脳の中に入り込む原理と過程を説明することである.これによって研究者は,行動に対する効果を調べるのに,細胞の活動性やその生化学的側面を操作できると同時に,*in vivo* で細胞の活動性や神経化学的測定をすることができるようになる.動物の脳にアクセスするには,脳に物質を注入したり,恒久的な装置を植え込んでも生存できるように,**定位脳手術**(stereotaxic surgery)を行わねばならない.脊椎動物でこれらの手術を行う過程を述べた後,*in vivo* で生理活性を測定したり,脳を操作する方法を概観する.電気生理学的あるいは,蛍光プローブでの可視化を用いて,ニューロン活動を測定することができる.ほかにも,物理的,薬理学的,電気的,あるいは遺伝学的手法を用いて,脳の特定領域を操作することができる.2章で論じたように,

これらの操作は，特異的行動に影響を与えたり，あるいは，以下の数章で論じるように，神経回路または遺伝子とタンパク質発現に影響を与えることもできる．

3.1 定位脳手術

定位脳手術は，脳の特定領域を正確に目標とするために使われる，侵襲的な手法である．stereotaxic という言葉は「3次元」を意味する stereos の語源に由来し，taxic は「整列している」ことを意味する．こうして定位脳手術は動物の脳を3次元の座標軸の中におくことで，研究者が神経生物学的プローブや試薬を，特定の脳領域に投与することができるようになる．これらの道具は神経活動の測定，細胞外環境での生物活性物質の採取，あるいは神経機能の操作などに使うことができる．

ちょうど船員が地球を航海するために，地図と天文学的な基準点を使うように，研究者は脳を操作するために，**脳地図**（brain atlas）と解剖学上の目じるしを使う．出版されている脳地図は，齧歯類，霊長類，鳥やコウモリを含む，種々の動物の脳組織の3次元座標を提供してくれる（図3.1A）．脳組織の座標は，頭骨上の縫線のように目に見える解剖上の目標までの距離によって定められる．すなわちブレグマとラムダが目標となる．**ブレグマ**（bregma，前頂）は頭骨の矢状縫合と冠状縫合間の交点として定義される．**ラムダ**（lambda）は矢状縫合と入字縫合間の交点（図3.1B）

と定義される．適切に動物の脳を整列させるために，脳の組織が脳地図の座標と一致するように，**定位脳手術装置**（stereotaxic instrument）（図3.2）の上に正確に動物の脳をおかなくてはならない．この特殊な装置では，動物を固定して，目標までの距離を1μmの精度で正確に測定するために，微細なスケールのマイクロマニピュレーターを使う．

脳地図は目標とする脳領域部への，有用な3次元ガイドとなる．しかしながら，動物の種差や個体差から，どんな実験を行う前にも，目標領域の実際の座標は経験的に決定しなくてはならない．実験終了後，脳の組織切片を調べることで，脳領域の正確な目標を確かめることができる．脳組織と移植器具の位置を

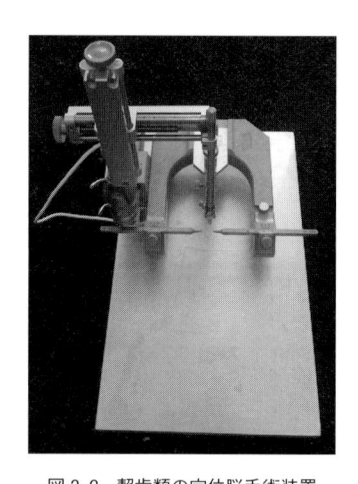

図3.2 齧歯類の定位脳手術装置
この装置は動物の頭を正確に決まった位置に固定し，特定の脳組織を3次元座標にしたがって目標とするために使われる．

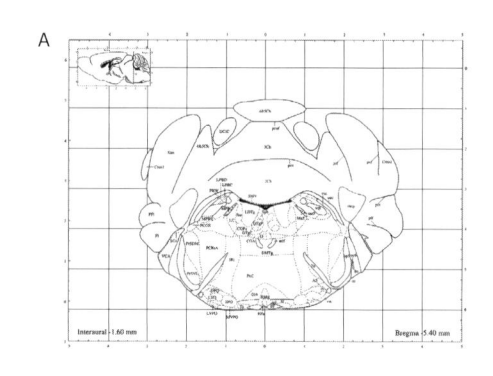

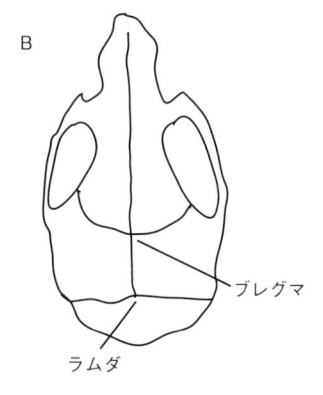

図3.1 定位脳地図と解剖学的標識点
（A）定位脳地図が3次元座標での個々の脳組織の位置を示す．これらの座標を使うために，動物を定位脳手術装置に適切に固定し，頭骨上の標識点を同定しなくてはならない．（B）ブレグマとラムダは脳組織の定位的ターゲティングのために一般的に使われる標識点である．（A：Academic Press/Elsevier：New York の許可を得て Paxinos, G. and Franklin, K.（2001）. The Mouse Brain in Stereotaxic Coordinates, 2nd ed. から転載）

MRIを使って調べることも可能である．

　脊椎動物を含むどんな手順でも一様に，実験を行う前に，Institutional Animal Care and Use Committee（IACUC：研究所の動物保護と使用に関する委員会）の手順を承認しなくてはならない．この委員会は，痛みと苦悩が最小になり，長期生存できるような手術の手順を定めている．これは，痛みと苦悩が生理と行動を変えることがありうるから，実験自身のためのみならず，動物の健康のためにも重要である．

　次のセクションで私たちは，動物で定位脳手術を行うための一般的な手順を述べる．神経科学における定位脳手術の大多数は，マウスとラットで行われるから，最初に齧歯類での手順を述べ，次に非ヒト霊長類での手術を述べる．これらの手順は理論的に，鳥とか爬虫類も同じで，どんな哺乳動物の生体にも適用できる．

◆**齧歯類の定位脳手術**

　マウスやラットの標準的な組織を使って行える有用な研究が多様なために，これらの動物でよく定位脳手術が行われる．ハエとか虫のような，より小さくそれほど複雑でない神経系をもつ動物と異なり，齧歯類の脳は，ヒトを含めてより大きい哺乳動物の脳と同じように組織化されている．ネコあるいは霊長類のような，それほど研究されていない大きい動物と異なり，齧歯類は実験結果の統計上の信頼性を増すために，標本数を多く使うことができる．

殺菌環境の創出

　どんな侵襲的外科手術でも最初のステップは，無菌的な作業条件を準備することである．**殺菌**（sterile）は単に清潔を意味するのみならず，無菌的すなわち脳の侵襲手術後の感染を起こすような微生物がないことも意味する．若干の局面では手術環境が無菌でなく，簡単で清潔な環境で行うことができる．たとえば，術者の白衣，手術着，マスクと手袋は，感染の可能性を減少させることができるが，100％の殺菌は決してできない．アルコールと特殊な消毒液で手術環境をきれいにすることも，感染の可能性を減少させることができるが，同じく100％の殺菌はできない．

　一般に，移植器具と手術道具の消毒には二つの方法がある．すなわち，オートクレーブの使用による蒸気滅菌，あるいは卓上乾熱滅菌器の使用である．**オートクレーブ**（autoclave）は，自然の沸点以上に水を過熱するために，圧力を増加させる大型電気器具である

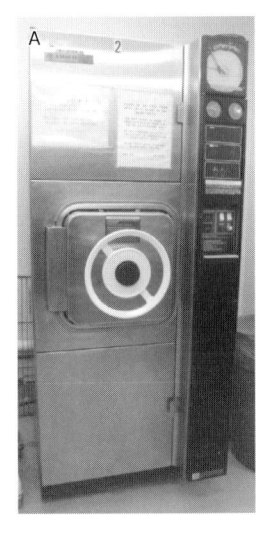

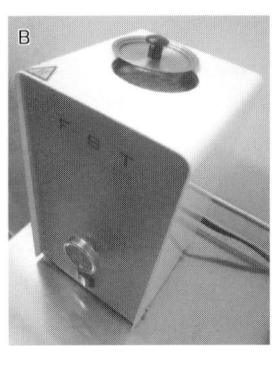

図3.3　殺菌用装置
（A）オートクレーブは中の物の滅菌に，高温の水蒸気を使う．
（B）ビーズ滅菌器は，手術前や手術の合間に，小さい道具や手術道具を滅菌するために高温のビーズを使う．

（図3.3A）．高温の水蒸気は，オートクレーブの室内に置いた，道具や試薬に発生するどんな微生物も殺す．**乾熱滅菌器**（heat sterilizer）は，手術の合間の殺菌のように，オートクレーブが不便なとき，手術道具や精密器具を滅菌することができるオートクレーブより小さな装置である（図3.3B）．これらの滅菌器は，熱が均等に道具を取り巻くように，しばしば何千というごく小さいガラスビーズを敷きつめる．手術環境が完全に滅菌が保たれなければならないのは，脳に接触する器具やプローブだけでなく，使用しないときにこれらの道具を置くための理想的な置き場所などである．

　手術を始める直前に，術者は手術環境をきれいにして，手術道具とプローブをオートクレーブか卓上乾熱滅菌器で滅菌する．高熱で滅菌処理することができないプローブは，使用前に70％のエタノールあるいは他の消毒剤に浸してもよい．使用中でない道具の理想的な置き場所として**殺菌区域**（sterile field）をつくることが通常必要である．殺菌区域をつくるには，市販の滅菌した布やペーパーを購入したり，ガーゼの大きな切片をオートクレーブで滅菌してもよい．もしプローブあるいは道具の先端が，手袋あるいは他の滅菌してないものの表面に接触したら，それらは滅菌してないと考えなくてはならない．

麻酔

環境がきれいにされ，手術の用意ができたら，術者は薬剤かガス麻酔薬で，齧歯類動物に麻酔をかけることができる．広く用いられる薬剤はケタミン・キシラジンの混合薬剤である．**ケタミン**（ketamine）は N-メチル d-アスパルテート（NMDA）と，過分極で活性化する環状ヌクレオチド修飾型（HCN1）イオンチャネルを抑制して作用する麻酔薬である．**キシラジン**（xylazine）【訳注：日本では動物用医薬品】は $α_2$ アドレナリン受容体のアゴニストとして作用する，鎮静・鎮痛剤である．ケタミン・キシラジン混合薬剤は，一般的に動物を1～2時間麻酔する．長期間の曝露が徐脈（異常に遅い心拍数），失明，発作，あるいは死に至ることがあるから，混合薬剤の再注入は勧められない．

薬剤の選択肢として，長時間の手術にとくに有用なガス麻酔薬を使用するのもよい．一般的なガス麻酔薬は**イソフルラン**（isoflurane）で，シナプス伝達を遮断させることによって，効果を発揮すると考えられている吸入用エーテルである．動物に麻酔をかけるために，齧歯類動物を小さな換気された箱に入れる．ガスを箱の中に放出し，齧歯類動物がすべての動きを止めるまで1～3分待つ．それから，動物をすばやくかじりバーの上に置くか，あるいはガス麻酔薬を混合した酸素を確実に供給できるように鼻マスクをつける．

動物に麻酔をかけた後，動物が本当に意識不明であることを，刺激に対する筋肉反応のテストを行って，確かめるべきである．たとえば動物の尾をつねると，完全に意識不明でない動物では，足を引っ込める．動物が何の運動反応のサインを見せなくなってから，外科手術を始めるべきである．

定位脳手術を行おうとする研究者は，麻酔薬，投与量とプロトコールを推薦してもらうように，それぞれの研究所の動物施設に相談するのもよい．

齧歯類動物の定位脳手術装置への固定

手術用の区域をきれいにして，適切に動物に麻酔をかけた後，齧歯類動物を定位脳手術装置の上に置く．3次元の定位的座標が，すべての動物で一定であるように，装置は正確な方向に動物の頭を置くようにデザインされている（図3.2）．

最初に，イアーバー（耳棒）を動物の外耳道に挿入する．この配置では，頭を左右には動かせないが，上下に傾けることはできる．上下運動を制限するために，動物の歯をかじりバー【訳注：L字バーを口内に入れ上顎を固定】の上に置き，鼻は鼻ブレース【訳注：鼻バーで鼻の上から固定】で固定する．研究者が脳周囲をきちんと3次元的に前後左右に動き回ることができるように，頭を決まった場所に正確に固定することがきわめて重要である．

脳の方向が適切であることを保証するために，頭骨の最上部の表面が，ブレグマから入字縫合まで吻側-尾側方向に平らであるように，頭を**水平頭骨位**（flat skull position）に置かなくてはならない．このポジションに固定するために，頭骨の皮膚を正中線にそって下方まで注意深く切開して露出する．皮膚は丁寧にわきへやり，頭骨をきれいにする．定位脳固定装置の上のマイクロマニピュレーターが，x, y, z 軸で3次元座標を測るために使われる．頭骨の最上部の表面が，平らであることを確認するために，マイクロマニピュレーターを使う．もし頭骨が平らでないなら，頭骨ポジションが平らになるまで，鼻ブレースやかじりバーを上下する．

脳へのアクセス

動物の頭の頭骨ポジションが平らになったら，3次元座標を使って，目標を脳領域の一つの部位に定めることができる．ブレグマあるいは入字縫合から始めて，頭骨の適切な区域の上にマイクロマニピュレーターの位置を定める．脳を露出するために，頭骨に小さい穴を開ける**開頭術**（craniotomy）の施行に，歯科用ドリルが使われる．この段階で時々出血が起こるが，綿棒あるいは薄いティッシュで，余剰の血液を取り去らなくてはならない．もしガラス電極のような，壊れやすいプローブを植え込むつもりなら，脳を取り囲む組織の薄い髄膜層である硬膜を，切開して取り去ることがしばしば必要となる．

脳への侵入

脳が露出されると，脳の中に生理活性物質，あるいは神経生物学的なプローブを送り込むために，マイクロマニピュレーターを使うことができる．たとえば，ある脳領域の中に薬理学的，またはウイルス性の薬品を送り込むか，あるいはカニューレや（後述の）透視窓のような装置を植え込むことができる．恒久的な植込みは歯科用のアクリルやセメントで，正しい位置に固定することができる．これらのセメントは，小さい物体を骨の表面に接着するために，特別につくられた

ものである．もし適切に取り付けられたなら，移植物は動物の生涯を通してしっかりと頭骨に接着し続ける．

手術の終了

接着剤が完全に固くなった後，最後の仕事は切り口を閉じることであり，患部をきれいにして，動物の回復を助ける．切り口の長さによって，移植物の周りの皮膚を閉じるために，滅菌した**縫合糸**（suture）あるいは組織用につくられたのりを使うことができる．皮膚を閉じた後，動物の頭は，患部をきれいにして感染の防止を助けるために，ヨウ素あるいは Betadine®（polyvinyl pyrrolidone iodate：ポリビニルピロリドンヨウ素酸塩）【訳注：日本では未承認だがヨウ素製剤はある】溶液で軽く処置する．

外科手術の間に，動物は出血と低心拍数のために，著しく体温を奪われる．それゆえ，回復中の動物は回復ケージの中で，熱パッドの上か暖かいライトの下に置くべきである．動物は回復するにつれて，動物飼育室に戻す前に，さらに鎮痛剤や抗生物質を注射し，動物が意識を回復するまで，常に動物をモニターするべきである．動物が手術から回復するのに，数日から１週間はかかる．この間動物は，ほとんど動かない，曲がった姿勢，食べたり飲んだりしないなどを含めて，痛みあるいは不快などのすべての徴候を，観察しなければならない．鎮痛剤や抗生物質のさらなる注射が，動物の回復の助けに必要となることもある．

◆非ヒト霊長類の定位脳手術

霊長類の定位脳手術は，概念的に齧歯類の動物の手術に類似している．すなわち研究者は動物に麻酔をかけて，頭骨を露出させ開頭術を行って，移植用プローブを歯科用アクリルで取り付け，皮膚を縫い合わせて，回復過程を通じて慎重に動物をモニターする．霊長類の手術と齧歯類の手術のおもな相違は，霊長類が限りある資源であり，１人の研究者は，4〜6年続くひとつの研究に，たった1〜3匹のサルしか使えないということである．それゆえ，研究者は失敗の余地がなく，正しく脳の領域に目標を定めることを保証するために，追加のステップをとる．たとえば，霊長類の脳地図はあるけれども，いっそう正確に特定領域に目標を定めることができるように，実際の手術を行う何週間も前に，しばしばそれぞれ個々の霊長類の脳組織のMRI画像（１章）をつくる．

多くの霊長類の脳の手術の目的は，将来の電気生理学的実験のための装置を植え込むことである．これらの実験では，研究者はタスクを行うようにサルを訓練して，次に脳の特定部位で神経活動を記録する．これらの実験を行うために，通常以下の三つの装置を植え込む．

- **密封チェンバー**： 開頭術を行った後に，ねじ口（図 3.4A）で穴の周りにチェンバーを植え込む．これは手術の後，記録電極の挿入のため，常に脳の表面を露出しておくことができるが，それ以外のときはキャップによって守られる．
- **頭部支柱**： この支柱の目的は実験の間，霊長類の頭を決まった位置に保つことである．サルが目標を注視して，複雑な心象を生み出す場面を選択しなければならないとき，視覚刺激の呈示のためにサルの頭を安定させることはとくに重要である．頭部支柱は，サルが実験の間座る装置の最上部に付着するボルトと，同じぐらい単純なものにする．
- **目コイル**： 目コイルは視覚刺激の呈示の間，サルが正確にそれを注視することを確実にするためにも使われる．コイルは基本的に目の外周に植え込まれるワイヤーループである．このコイルは通常手術後はまぶたの下に隠れる．ワイヤーは目から頭の最上部まで皮膚の下を通され，そこで実験の間中，眼球運動を測るために別のケーブルに取り付けることができる．目コイルは，動物の眼球運動をモニターする必要がない実験には必要でない．多くの研究室は，これらの装置を植え込んでから，2〜3回以上の手術をして，それらの配置が狂いがなく，強固で，そして寸分違わないように調整する．

3.2 脳へ長期的にアクセスするための移植物

定位脳手術を完了した後は，脳へのアクセスはできなくなる．しかしながら，長期にわたる注射あるいは生理学的記録のために，脳への長期のアクセスを可能にするいろいろな移植用装置がある．最も一般的な移植物には，密封チェンバー，カニューレ，頭蓋窓があり，それぞれについて以下に述べる．

◆密封チェンバー

密封チェンバーは，一端は頭骨に貼り付けられ，他端はねじぶた（図3.4A）をかぶせた，丸い中空の井戸である．この移植は，研究者が電気生理学のため

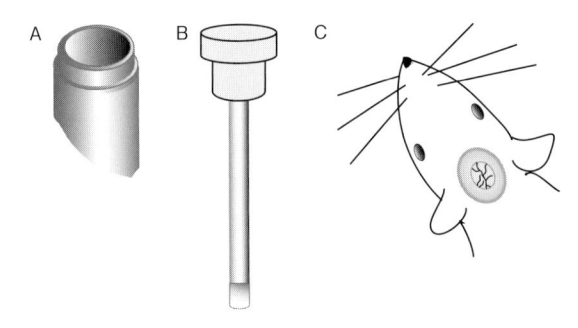

図 3.4 脳に長期のアクセスを可能にする移植物
（A）密封チェンバーは，電極や他のプローブの長期にわたるアクセスを可能にする．（B）カニューレは，頭骨の表面に貼り付けられ，関心のある脳領域の上に直接置かれた狭い，円筒状のチューブである．（C）透視窓は，脳表面にある組織に，視覚的にアクセスできる．

に，脳の特定領域へ慢性的にアクセスすることを可能にする．チェンバーをきれいに保ち，可能な限り滅菌的であるように，注意を払わなくてはならない．使用しないときは，外部汚染物質が脳に侵入するのを防ぐために，チェンバーを常に閉じておかなければならない．

◆カニューレ

カニューレ（cannula；図 3.4B）は，脳内の深部組織にアクセスするために使われる，一般的な装置である．それは研究者が脳内に挿入し，頭骨に恒久的に貼り付けることができる，狭い，円筒状のチューブで構成されている．より薄いカニューレほど神経組織への傷害は少ない．カニューレはプラスチック，ガラス，あるいは種々の大きさのスチールでつくられている．いったん移植されると，多くの物質やプローブを送り込むことができる．すなわち，薬理学的作用物質，ウイルスベクター，細い電極，そして光刺激を与えたり，深部の脳組織を映し出すための光学プローブですら送り込むことができる．実験の終わりには，脳切片の組織学的検査によって，カニューレが正しく配置されていることを確かめる必要がある．

◆頭蓋窓

蛍光プローブでニューロンをラベルするように，生きた細胞の構造や機能を可視化することができる（6章，7章），多くの神経科学的方法がある．in vivo でこれらのプローブを可視化するために，頭骨（図 3.4C）を通して"観察窓"をつくる必要がある．このような窓をつくるために，研究者は開頭術を行って，頭骨の欠けた切片を保護ガラスと取り替える．そしてかわりに，半透明になるように，頭骨の領域を薄くして磨きをかける．これらの頭蓋窓は長期間にわたって，同じ脳の領域を映し出すことを可能にする．研究者が数週間から数カ月にわたって，同じ細胞や組織を見つけることができ，動物の頭が適切に固定されるように，通常透視窓に加えて頭部支柱を植え込む必要がある．

以上，定位脳手術と，脳への継続的アクセスを可能にする移植物について述べた．次に，in vivo で神経活動の測定や操作をすることを可能にする，種々の方法について概説する．

3.3 *in vivo* での神経活動の測定

神経活動は電気生理学的，あるいは蛍光タンパク質の可視化を用いて，in vivo で測定できる．これらの方法については他の章でもっと詳細に解説するので，ここでは定位脳手術後，in vivo での，脳の研究方法について述べる．

◆電気生理学

電気生理学的方法が，ニューロンの電気活動を記録するために使われる．これらの方法については，4章でもっと詳細に論じる．要するに，in vivo で活動を測ることができる電気生理学的プローブには，三つの基本的なタイプがある．

- 単一電極： 動物の脳の表面に移植したチェンバーを通して，1本の電極を挿入することができる．この電極はしばしばマイクロドライブ（微小駆動装置）に固定され，装置自身は頭骨上のチェンバーに装着できる．マイクロドライブは脳の特定の深さに，正確に電極を上下できる．

- 多電極配列： 多電極配列（multielectrode array：MEA）は，脳表面の多数のニューロンの活動を記録することができる，多数の電極の格子である．それらは非常に小さいけれども，配列の寸法と広がりがしばしばあまりにも大きすぎて，脳の深部組織に挿入することができない．それゆえ，通常は脳の外側表面上に植え込まれる．

- 四極管： 四極管（tetrode，テトロード）は四つの関電極から成り立つ，多電極配列の一つのタイプである．微小電極配列と異なり，四極管は狭くて，

比較的深い脳組織に容易に挿入できる．

◆蛍光活性指示薬

カルシウム指示薬のような蛍光色素と，遺伝的に標的化された活性センサーが，神経活動の間接的測定法として用いられる．in vivoでは頭蓋窓がこれらの指示薬を観察するために使われる．蛍光指示薬については，7章でもっと詳細に説明する．

3.4 in vivoでの神経化学的測定

神経伝達物質，ホルモン，あるいはペプチドのような，特異的神経化学物質が，長時間にわたって，どのように濃度変化するかを知ることはしばしば重要である．in vivoでの神経化学物質の同定と測定に，二つの方法が一般的に使われる．すなわち，マイクロダイアリシスとボルタンメトリーである．これらの方法はin vitroでも使うことができる．しかし，生きている動物でそれらを使用すると，脳の別々の領域での神経化学物質の発現の変化と，特異的行動あるいは生理学的機能を関連づける機会を与えてくれる．

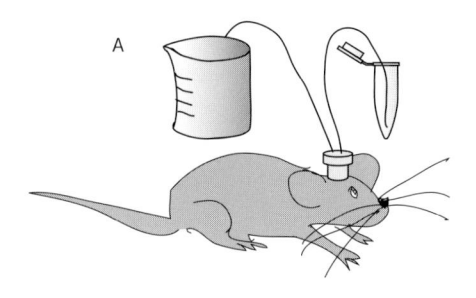

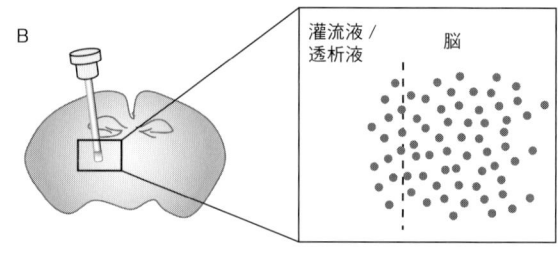

◆マイクロダイアリシス

マイクロダイアリシス（microdialysis）は，脳の特定の場所の細胞外液から，化学物質を採取するために使われる方法である．マイクロダイアリシスのプローブでは，探査された脳領域中の細胞外液と，連続的に灌流された生理溶液（図3.5）の間に，拡散の原理に基づいて濃度勾配ができる．プローブは，灌流液が探査される脳領域の中へ流入し，中から流出するという状態で，二つの薄いカニューレに接続した半透性膜でつくられている．濃度勾配のために，細胞外液に存在している物質が，受動的拡散でプローブの膜を通って採集液の中に透析液として入ってくる．この透析物は一定時間集められるか，あるいは高速液体クロマトグラフィー（high performance liquid chromatography：HPLC），同位元素標識免疫測定法（radioimmunoassay），質量分析法（mass spectrometry）のような，高感度化学的測定法を使って分析するために，十分な液量になるまでバイアルの中に連続的に集められる．

多くの要因が透析液に集められる分子に影響を与える．神経化学物質の性質（サイズ，電荷，溶解度），透析膜それ自身の特性（材料，孔径），灌流速度，灌流液の組成，マイクロダイアリシスのプローブのまわ

図3.5　in vivoでのマイクロダイアリシス
（A）マイクロダイアリシスのプローブは，カニューレを通して，覚醒状態で行動している齧歯類の動物の中に植え込むことができる．生理的溶液をプローブを通して灌流し，神経化学物質を含む透析液を採集する．（B）試験した脳領域内の神経化学物質は，拡散でマイクロダイアリシスのプローブの半透性膜を通る．

りの脳組織の密度などである．これらの要因は，集めることができる物質自体と採取量の両方に影響を与える．こうして一定時間に透析液に集められた物質の全量は，**絶対回収**（absolute recovery）として知られ，本当の細胞外濃度ではない．そのかわりに，探査された脳領域の透析液内の物質の相対濃度を，灌流液の濃度と比較して，**相対回収**（relative recovery）の濃度として表す．

少なくとも二つの異なった方法を使って，物質の実際の濃度を決定することは可能である．すなわち，（1）異なった流速で相対回収を測定し，回収が理論的に100％であるはずの，流速がゼロの情報を外挿する．（2）濃度勾配がないことから，採集された濃度が変化しない平衡点を決めるために，既知の濃度の物質を灌流する．複数の研究者は，in vitroで既知の濃度の物質を含むビーカーに，プローブを浸してこのプローブを較正し，細胞外濃度を計算している．しかしながら，単純な溶液と脳の複雑な環境を比較すると，拡散特性が違うために，物質の本当の細胞外濃度を決定するのに，in vitroをin vivoの回収と同等に扱うことは不可能である．

脳内の神経化学物質を測定するためにマイクロダイアリシスを使う利点はたくさんある．マイクロダイア

リシスにより細胞外液を収集すると，その後高感度化学的分析にかけることで，大部分の物質を明確に同定できる．さらに，マイクロダイアリシスは，自由に動いている動物においてさえ，細胞外電気生理学的記録と刺激を同時に組み合わせて行うことができる．もう一つのマイクロダイアリシスプローブの使用法は，**逆マイクロダイアリシス**（reverse microdialysis）である．すなわち，灌流液を通して薬を送達することである．これは，カニューレを通した圧力注入と比較して，よりいっそう生理的速度で薬を適用できるように，薬剤の流れをより厳密にコントロールすることができる．

マイクロダイアリシスの最大の短所は，時間分解能が低いことである．分析のために集められる液量は多量を必要としているが，透析液に集めることができる神経化学物質の濃度は，一般的に非常に低い．これが長いサンプリング時間につながる（1～10分）．それは長期間の変化の検出には十分であるが，生理学的時間尺度での神経伝達物質の遊離を検出することはできない．

◆ボルタンメトリーとアンペロメトリー

ボルタンメトリー（voltammetry）は，酸化反応を進行させる神経化学物質の検出に使われる方法である．これらの神経化学物質は，セロトニンやカテコールアミン（たとえば，エピネフリン，ノルエピネフリン，ドパミン）のような神経伝達物質が含まれる．炭素繊維微小電極を脳に挿入し，特定の電圧をかける．化学物質が電極の表面に遭遇すると酸化反応を受け，放出された電子は測定可能な電流変化を引き起こす．電流の大きさは酸化された分子の数に比例している．それゆえに，生理学的な時間尺度で，これらの神経化学物質の存在と，相対濃度を検出することができる．

ボルタンメトリーで一般に使われるのは**高速走査循環ボルタンメトリー**（fast-scan cyclic voltammetry：FCV）で，高い時間分解能（瞬時）をもつ．FCVでは，電極の電圧は非酸化電位から酸化電位まで，1ミリ秒以内に行きつ戻りつしながら変化する．そのときに与えた電圧に対して測定された電流量をプロットして，**循環ボルタモグラム**（cyclic voltammogram：BOX 3.1）をつくることができる．電気的に活性な神経化学物質は酸化されて電位差が減少するから，循環ボルタモグラムは，電極で検出された特定の神経伝達物質を同定するために，"指紋"として用いることができる．

もう一つのボルタンメトリーのサブタイプが**アンペロメトリー**（amperometry，**電流滴定**）である．FCVと異なり，アンペロメトリーは電極を一定の電圧に維持し，その電圧で酸化されるすべての分子が検出される．FCVと比較するとアンペロメトリーの限界の一つは，電極で検出される電流の波形だけに基づいているので，特殊な化合物を同定することが難しいということである．しかしながら，アンペロメトリーで測定された電流を，より長時間にわたって平均することによって，神経化学物質の相対濃度のいっそう正確な測定が可能となる．

マイクロダイアリシスと比較すると，ボルタンメトリー法は，測定する神経化学物質のより高度な空間的，時間的分解能が得られる．空間分解能がより高いのは，マイクロダイアリシス膜のサイズの大きさと比較して，炭素繊維微小電極膜のサイズが小さいためである．ボルタンメトリーの時間分解能（瞬時）は，マ

BOX 3.1 データ分析：循環ボルタモグラム

循環ボルタンメトリーでは，炭素繊維微小電極は酸化と非酸化電位間（図3.6A）を循環する電流を測定する．電圧（V）に対して電流（I）をプロットし，いくつかの電気生理学実験（図3.6B，4章，BOX 4.2）で見られるのと同様のI/V曲線（電流-電圧曲線）を得るために，このデータを使うことができる．速くて大きな電位変化は，高い背景電流を引き起こす．しかし，この背景電流は数分間にわたって安定していて，実験から得られたI/V曲線（図3.6C）から差し引くことができる．この背景電流を差し引くことで，電気的に活性な物質を同定する"指紋"である循環ボルタモグラムを産み出すことになる．

ボルタンメトリーデータを提示するもう一つの方法は，測定物質が濃度変化を示している時間を超えて，電気的，薬理学的，あるいは行動上の刺激に対する反応（図3.6D）の電流トレースを示すことである．長時間にわたる電圧と電流双方の変化を表すために，電流が色で示された3次元グラフ（図3.6E）が使われる．

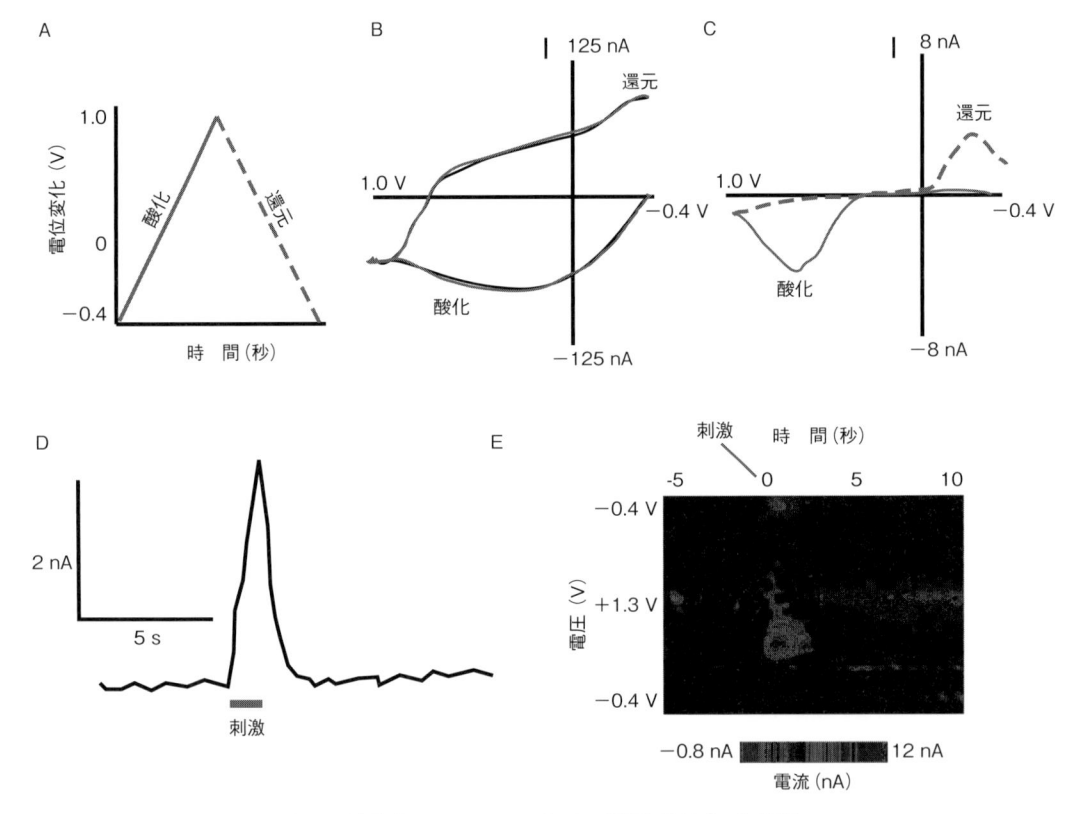

図3.6 循環ボルタンメトリーデータの解析と呈示[口絵参照]
(A) 電圧が微小電極にかけられ，近くの神経化学物質の酸化と還元を引き起こす．(B) これらの酸化と還元電位において電流（I）が記録される．大きい背景電流（黒）は早い電位変化から生み出されるが，それらは神経化学物質の，循環ボルタモグラム特性（C）を作成するために差し引くことができる．(B) と (C) の間のスケールの相違に注意．長時間にわたる電流のプロット（D）は，刺激に対する神経化学物質の濃度変化を明らかにすることができる．(E) 3次元プロットが，長時間にわたる電圧と電流の両方の変化を示すために使われる．

イクロダイアリシスの1〜10分ごとに起こる標準的サンプリング速度よりはるかに高い．しかし，ボルタンメトリー法は，電気活性化型化学物質にだけ適用できるのであって，細胞外環境に存在する他の生物活性分子の分析に用いることはできない．

3.5 in vivoでの脳の操作

脳に刺入し，脳の特定領域を定位的に目標とする技量は，動物の行動におけるこれらの領域の役割を決定する多くの実験の機会を研究者に提供する．たとえば，機能欠損実験では，行動が起こるのに必要かどうかを決定するために，ある脳領域を非活性化することができる．かわりに，その領域の活動が行動を起こすのに十分かどうかを決定するために，神経活動を刺激する機能獲得実験を実施することもできる．これらの機能欠損あるいは機能獲得実験を行うために，研究者

は物理的，薬理学的，電気的，そして遺伝学的方法を使って，生きている脳を操作することができる．

◆物理的操作

切除，永久的除去あるいは組織の破壊は，生物学的機能に関して特定の脳領域の必要性を研究する，おそらく最も古くて広く使われている方法である．脳組織の一部を切り取るか，吸引することで，脳を物理的に傷害することができる．神経科学の歴史におけるそれらの位置付けにもかかわらず，永久的物理的傷害は，脳で機能欠損実験を行うための，比較的未熟な方法である．傷害の正確さや，残っている組織の上部組織を取り去ることの影響を，制御したり決定することは困難である．ある区域を切除することが，循環系と同様，神経結合に傷害を与えるから，傷害部位から離れた領域が影響されることがある．さらに，動物が手術から回復するのに，いくらかの時間が必要になるか

ら，予備の脳組織が，切除された領域によって正常に制御されていた機能を回復することができるかもしれず，行動評価法は予備脳組織の機能を調べることになる．これらのことは，動物間での大きなばらつきにつながる可能性がある．幸いにも，脳に傷害をつくる可逆的，非物理的方法がある（後述）．

永久的切除の代替法は，一時的な傷害をつくるための冷温の使用である．一時的に脳のある領域を冷やすことは，細胞の生理機能を抑制し非活性化する．永久的傷害と比較して可逆的不活性化は，傷害部位がないときに使われていなかった脳組織が遂行する能力というより，むしろ，傷害時に冷却された組織の必要性を試験するものである．また，冷却が一時的であるから，それぞれの動物は自分の意志で，課題を遂行することができ，結果の信頼性をいっそう増し，冷却した脳領域の効果を調べるために，同じ動物を異なったタスクで使うことができる．しかし，温度変更プローブは，上部をおおう組織を傷つけないで，深部の内部組織にアクセスすることが不可能である．温度変更プローブの位置を維持するために，調べることができる行動タスクが制限されたり，動物の拘束を必要とすることもある．

◆**薬理学的操作**

研究者は特定のタイプのイオンチャネルあるいは受容体を，選択的に活性化するか非活性化する，何百という化合物の一つを使って，薬理学的に神経系を操作することができる．**アゴニスト**（agonist）は内因性リガンドと同じように，内因性受容体に結合して活性化する化合物である．**アンタゴニスト**（antagonist）も内因性受容体に結合できるが，活性化しない．「それゆえ，内因性リガンドの結合を阻止し，その生物学的活性を抑制する」．その他，DNAの転写，タンパク質の分解，新たなタンパク質の合成，あるいは細胞情報伝達分子の形質導入のような，細胞内で起こる生化学的事象が作用点となる薬理学的作用物質もある．

薬理学的作用物質はどこから得られるか．若干の薬は特定の受容体あるいは他のタンパク質を目標として，製薬研究室で設計される．しかし，多くの植物や動物が自己防衛のために，薬理学的化合物を神経毒として自然につくり出す．*in vivo* と *in vitro* で神経の活動を操作する方法として，研究者はこれらの毒素を精製した．たとえば，フグ目の多くの魚（最も有名なのはフグ）は，テトロドトキシン（TTX）と呼ばれる化合物を生産する．この毒素は，電位依存性ナトリウムチャネル孔への結合によって，活動電位を遮断するために広く使われる．もう一つの一般に使われる活動電位を抑制するための薬剤が，カリウム選択的イオンチャネル遮断剤の，テトラエチルアンモニウム（TEA）である．

一般的に使われる多くの薬剤は，GABA作動性ニューロンと受容体を目標にしている．GABA受容体アンタゴニストにはビククリンとメトラゾールを含め，GABA作動性抑制性ニューロンを抑制する基本的効果をもっている．GABAアゴニストで最も人気が高いのは，ムシモールと呼ばれる薬であって，抑制効果を増す．この薬は *in vivo* での電気生理学的実験で神経回路を抑制するためにしばしば使われる．

血流によって脳に送達される若干の薬は，**腹腔内注射**（intraperitoneal（i.p.）injection）を行うことができる．しかし，多くの薬は血液脳関門を通らない．この場合，脳の側脳室内に**脳室内注射**（intracerebroventricular（i.c.v.）injection）を行うことができ，脳室内の脳脊髄液中の物質は，そこから脳の細胞外マトリックスを通じて拡散する．脳室内注射のかわりに，別々の脳の領域内に，少量の局所注射を行うこともできる．

脳内への注射は，圧力注入か，物質をガラス電極の外に放出するために，少量の電流を使う**微小電気泳動**（microiontophoresis，マイクロイオントフォレシス）によって行うことができる．微小電気泳動の利点は，それが脳の小さい局所領域に，注意深く送達することができるということである．薬剤の長期にわたる適用のために，移植したカニューレを通して薬剤を注ぎ込む，逆マイクロダイアリシス，あるいは浸透圧ポンプを使うことができる．

◆**電気的操作**

とくに *in vivo* で，ニューロンに活動電位を発生させる，最も一般的に使われる方法は，**微小電流刺激**（microstimulation）である．微小電極を興味のあるニューロンの近くに置き，電流を一定の頻度と時間適用する．その電極は電位依存性イオンチャネルを開いて細胞外環境を変えたり，神経を脱分極させて活動電位を誘発する．しかしながら，もしあまりにも多くの電流が電極に流されると，**電気的傷害**（electrolytic lesion）となり，細胞をほとんど殺すことになる．こうして，電極は神経活動を促進したり，脳に小さい傷

害をつくったり，どちらにも使うことができる．

◆遺伝学的操作

定位脳手術の間に，研究者はウイルスベクターを使って，特定の細胞集団の中に遺伝子を送達することができる．ウイルスは自身を細胞に付着させて DNA を送り届ける，ごく小さい機械と考えることができる．これらの遺伝子は毒素，イオンチャネル，あるいは他の形質転換遺伝子を符号化することができる．それは，ウイルス性に形質導入された細胞の役割を決める補助として使うことができる．ウイルスベクターについては，10 章でもっと詳細に述べる．

3章のまとめ

定位脳手術は観察あるいは操作のために，脳の特定領域を目標とする技量を提供する．手術に引き続いて，生理学と行動におけるこれらの細胞の役割を決定するために，細胞活動を操作するのと同様，神経活動と少数の細胞集団の神経化学的測定をすることが可能である．本章で述べた方法は，次の数章で記述されるような個々のニューロンや神経回路の研究と同様，行動研究において（2 章）大いに助けになる．これらの方法は 13 章で扱う in vitro 検定法でも補足される．

.... 文献紹介 ....

▼書　籍

Boulton, A. A., Baker, G. B., Bateson, A. N. 1998. *In Vivo neuromethods*. Humana Press, Totowa, N.J.

Institute of Laboratory Animal Resources （U.S.）. 1996. *Guide for the Care and Use of Laboratory Animals*, 7th ed. National Academy Press, Washington, D. C. 日本語訳：鍵山直子，大和田一雄，國田　智，久原孝俊，黒澤　努訳，日本実験動物学会監訳（2011）．実験動物の管理と使用に関する指針，第 8 版．アドスリー．

Paxinos, G., Watson, C. 2009. *The Rat Brain in Stereotaxic Coordinates* ［*Print*］, Compact 6th ed. Elsevier/Academic Press, Amsterdam；Burlington, Mass.

▼総　説

Fillenz, M. （2005）. In vivo neurochemical monitoring and the study of behaviour. *Neurosci Biobehav Rev* **29**, 949-962.

Hutchinson, P. J., O'Connell, M. T., Kirkpatrick, P. J. & Pickard, J. D. （2002）. How can we measure substrate, metabolite and neurotransmitter concentrations in the human brain? *Physiol Meas* **23**, R75-R109.

Wotjak, C. T., Landgraf, R. & Engelmann, M. （2008）. Listening to neuropeptides by microdialysis：echoes and new sounds? *Pharmacol Biochem Behav* **90**, 125-134.

▼原著論文：文献からの興味ある例

Day, J. J., Roitman, M. F., Wightman, R. M. & Carelli, R. M. （2007）. Associative learning mediates dynamic shifts in dopamine signaling in the nucleus accumbens. *Nat Neurosci* **10**, 1020-1028.

Grutzendler, J., Kasthuri, N. & Gan, W. B. （2002）. Long-term dendritic spine stability in the adult cortex. *Nature* **420**, 812-816.

LaLumiere, R. T. & Kalivas, P. W. （2008）. Glutamate release in the nucleus accumbens core is necessary for heroin seeking. *J Neurosci* **28**, 3170-3177.

Lomber, S. G. & Malhotra, S. （2008）. Double dissociation of "what" and "where" processing in auditory cortex. *Nat Neurosci* **11**, 609-616.

Roitman, M. F., Wheeler, R. A., Wightman, R. M. & Carelli, R. M. （2008）. Real-time chemical responses in the nucleus accumbens differentiate rewarding and aversive stimuli. *Nat Neurosci* **11**, 1376-1377.

Shou, M., Ferrario, C. R., Schultz, K. N., Robinson, T. E. & Kennedy, R. T. （2006）. Monitoring dopamine in vivo by microdialysis sampling and on-line CE-laser-induced fluorescence. *Anal Chem* **78**, 6717-6725.

Trachtenberg, J. T., Chen, B. E., Knott, G. W., Feng, G., Sanes, J. R., Welker, E. & Svoboda, K. （2002）. Long-term in vivo imaging of experience-dependent synaptic plasticity in adult cortex. *Nature* **420**, 788-794.

Ungerstedt, U. & Hallstrom, A. （1987）. In vivo microdialysis a new approach to the analysis of neurotransmitters in the brain. *Life Sci* **41**, 861-864.

Xu, H. T., Pan, F., Yang, G. & Gan, W. B. （2007）. Choice of cranial window type for in vivo imaging affects dendritic spine turnover in the cortex. *Nat Neurosci* **10**, 549-551.

Zhou, F. M., Liang, Y., Salas, R., Zhang, L., De Biasi, M. & Dani, J. A. （2005）. Corelease of dopamine and serotonin from striatal dopamine terminals. *Neuron* **46**, 65-74.

▼プロトコール

Athos, J. & Storm, D. R. （2001）. High precision stereotaxic surgery in mice. *Curr Protoc Neurosci*, Appendix 4, Appendix 4A.

Chefer, V. I., Thompson, A. C., Zapata, A. & Shippenberg, T. S. （2009）. Overview of brain microdialysis. *Curr Protoc Neurosci*, Chapter 7, Unit 7 1.

Cunningham, M. G., Ames, H. M., Donalds, R. A. & Benes, F. M. （2008）. Construction and implantation of a microinfusion system for sustained delivery of neuroactive agents. *J Neurosci Methods* **167**, 213-220.

Geiger, B. M., Frank, L. E., Caldera-Siu, A. D., & Pothos, E. N. （2008）. Survivable stereotaxic surgery in rodents. JoVE. 20. http://www. jove. com/index/details. stp? id=880, doi：10.3791/880.

Mostany, R. & Portera-Cailliau, C. （2008）. A craniotomy surgery procedure for chronic brain imaging. JoVE. 12. http://www.

jove.com/index/details.stp?id=680, doi：10.3791/680.

Mundroff, M. L. & Wightman, R. M. (2002). Amperometry and cyclic voltammetry with carbon fiber microelectrodes at single cells. *Curr Protoc Neurosci*, Chapter 6, Unit 6 14.

Saunders, R. C., Kolachana, B. S., & Weinberger, D. R. (2001). Microdialysis in nonhuman primates. *Curr Protoc Neurosci*, Chapter 7, Unit 7 3.

Zapata, A., Chefer, V. I. & Shippenberg, T. S. (2009). Microdialysis in rodents. *Curr Protoc Neurosci*, Chapter 7, Unit 7 2.

4

電 気 生 理 学

Electrophysiology

4章のねらい
◎ニューロンの基本的な電気的特性と膜電位のイオン説の基礎を思い出すことができる．
◎電気生理学のリグの基本的な構成要素を説明できる．
◎異なるカテゴリーの電気生理学的技術の比較およびそれぞれの技術がどのような疑問に答えようとしているのかという点も含んで比較できる．
◎電気生理学で利用される異なるタイプの組織標本を比較できる．
◎電気生理学的記録の最中に神経活動を操作する一般的方法を説明できる．

4章で紹介する研究方法
◎標準的な電気生理学的手法：細胞外，細胞内，パッチクランプ法
◎標準的な電気生理学的標本：異種（heterologous）間の発現系，初代培養，スライスカルチャー，麻酔あるいは覚醒した動物

電気生理学（electrophysiology）は，生きているニューロンの電気的活動を追求し，このシグナル過程を支配している分子的・細胞学的なプロセスの探求を試みる神経科学の一分野である．ニューロンは電気および化学信号でお互いにコミュニケーションを行っている．研究者はこの電気生理学の技術を使ってこれらの信号に耳を傾け，細胞間および細胞内の暗号メッセージを解読できる．この技術によって，神経回路網や行動におけるニューロンの役割のようなシステムレベルでの疑問に答えることができる．また，電気生理学によって，特定のイオンチャネルや膜電位，さらにニューロンに生理学的な性質を与えている分子について研究することも可能である．

この電気生理学実験を分類するためには多様な方式がある．本章では，これらの実験を「技術」と「標本」に基づいて分類する．電気生理学実験は記録装置である電極が神経標本のどこに設置されているかによって，おもに三つのタイプに分類・定義される．**細胞外（電位）記録**（extracellular recording）実験においては，電極を興味の対象となっているニューロンのちょうど外側に置いている．**細胞内（電位）記録**（intracellular recording）実験では電極は興味の対象となっているニューロン内に挿入されている．最後に**パッチクランプ法**（patch clamp techniques）では電極はニューロンの膜に接触し，膜の一部としっかりしたシールを形成している．これらの互いに異なる記録技術を in vitro や in vivo 実験でのニューロンの電気的特徴を調べるのに利用している．in vitro での細胞培養と脳スライス標本では，電気信号に関与している分子の詳細な研究を行うことができ，一方 in vivo の標本では，動物行動におけるこれらの信号の役割を示すことができる．

本章の目的は，「電気生理学実験技術のおもな分類項目」とそこで「使われる標本」の相対的な長所と短

所をそれらのもつ共通点とも比較しながら，その違いを説明することである．これらの技法がどのように行われるかを説明するために，電気生理学のセットアップである「リグ」を構成する装置を概観する．また文献中で使われるそれぞれの技法に共通するデータ解析法と標本について説明する．最後に，電気生理学実験中に神経活動を操作する方法についても記述する．しかし，電気生理学の技法について記述する前に，電気生理実験が測定しようとするものを理解しておく必要がある．したがって，ニューロンがもつ電気的性質の背景となっている物理学の基本を簡単に復習することからまず始めよう．

4.1 ニューロンの電気的特徴の簡単な復習

ニューロンの電気活動は，細胞内と外部溶液の間の濃度勾配と静電気勾配，またニューロンに存在するイオンチャネルのタイプに依存している．膜の細胞内と細胞外の電荷の差異は，ボルト（V）の単位で計測できる**電位差**（potential）を生み出す．ニューロン膜の**静止膜電位**（resting potential）は約 -70 mV である．これは種々の無機イオン，とくにナトリウム（Na^+），カリウム（K^+），塩化物（Cl^-），またナトリウム-カリウムポンプの能動的作用によっている（図4.1）．膜を通って流れるイオンの移動は，測定可能な**電流**

（I），すなわち電荷の時間に亘る移動を生じる．膜を通るイオンの動きは，膜**抵抗**（R）によって限定されている．この抵抗は，どれだけのチャネルが開いているか，あるいは閉じているかのような膜の特性によって生じる．膜電位，流れる電流，膜抵抗は**オームの法則** $V=I\times R$ によって表現される．この関係式は電気生理学的技術の基礎となっている．

ニューロンは他のニューロンに膜電位変化をおこすことで，互いにコミュニケーションをとっている（情報伝達）．たとえば，神経伝達物質はリガンド依存性受容体チャネルを開き，膜を通ってより多くのイオンを通す．静止膜電位に対して，この電流が膜電位をよりプラスにすると，この効果は，**脱分極**（depolarization）とよばれる．一方では，この電流が膜電位をよりマイナスにすると，この効果は**過分極**（hyperpolarization）とよばれる．脱分極が起こるか，過分極が起こるかは，流れるイオンの電荷に依存している．この局所的な電位変化は**過渡的電位変化**（graded potential）や**局所的電位変化**（localized potential）とよばれ，この大きさは刺激強度に比例している．膜電位をよりプラス方向へ変化させる局所的電位変化は，**興奮性シナプス後電位**（excitatory postsynaptic potential：EPSP）とよばれ，また膜電位をよりマイナス方向へと変化させる局所的電位変化は**抑制性シナプス後電位**（inhibitory postsynaptic potential：IPSP）とよばれる．別々の EPSP と IPSP はシナプス後部ニューロンの全体としての信号形成を一緒に行

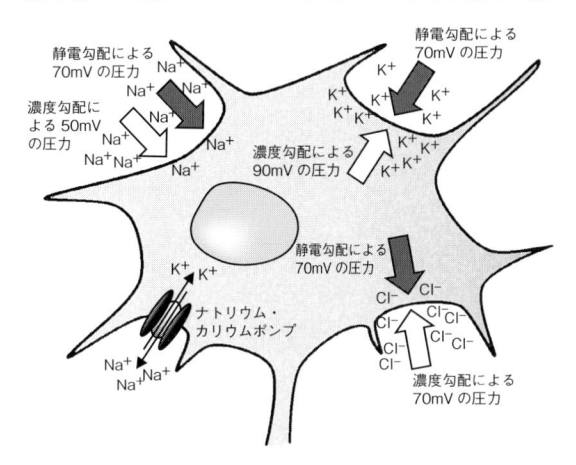

図4.1 静止膜電位のイオン的基礎
ニューロンの静止膜電位（約 -70 mV）は種々の無機イオンの透過性によって引き起こされる．これらのイオンには濃度勾配（局所的環境での単位距離当たりのイオンの濃度差）と静電位勾配（局所的環境での単位距離当たりの電荷の差）に基づいて，細胞内外へこのイオンを移動させるような圧力が働いている．受動的拡散に加えて，ナトリウム-カリウムポンプが連続的にナトリウムイオンを細胞外へくみ出し，カリウムイオンを細胞内に入れている．

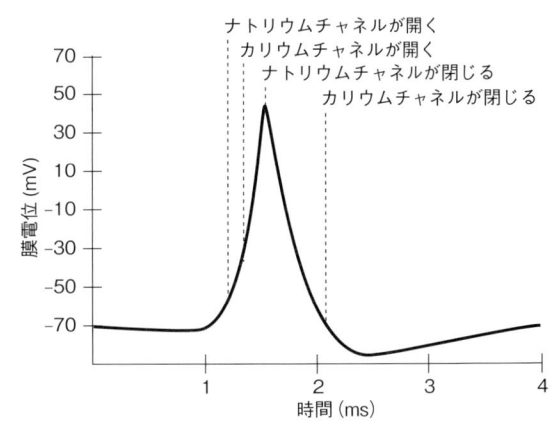

図4.2 活動電位のイオン的基礎
ニューロン内の局所的電位は加算され，膜電位を約 -55 mV の閾値までもっていく．これによって電位依存性のナトリウムチャネルが開き，膜電位がさらに脱分極する．膜電位がさらに正の値になるとカリウムチャネルが開く．約 25 mV でナトリウムチャネルが閉じ，膜電位が過分極になるまで膜電位が減少する．最後にカリウムチャネルが閉じ，膜電位は静止膜電位へ戻る．

う．これらの局所電位は空間的に加算（空間加重）と時間的に加算（時間加重）される．もし，局所電位が加算し十分に脱分極して閾値を超えると，ふつう－55mV付近で活動電位が発生する．

スパイク（spike）とも呼ばれる**活動電位**（action potential）は「全か無」で，ニューロン膜の一過性の速い脱分極である．閾値に達する局所的脱分極は電位依存性ナトリウムチャネルを開口させ，これにともなう急速なナトリウムイオンの流入は膜電位を正の値へともっていく（図4.2）．電位依存性カリウムチャネルの遅延性開口とナトリウムチャネルの閉口により，膜電位は再び静止膜電位にもどる．不応期は活動電位の直後に現れ，電位依存性ナトリウムチャネルが不活性化している期間に対応している．活動電位は「全か無」で発生した後，軸索を伝搬し，電位変化の大きさを一定の値に保持したままでの脱分極波を引き起こしている．

化学シナプスにおいて，脱分極はシナプス小胞とシナプス前膜の融合を刺激し，シナプス間隙への神経伝達物質分子の放出を促す．神経伝達物質はシナプス後部の特定のイオンチャネルと結合連携している受容体に結合する．これらのイオンチャネルはシナプス後ニューロンにEPSPとIPSPを発生させ，これらは加算されこのニューロンに活動電位を発生させる．

さらに多くのニューロンの電気的性質の詳細が本書の他の場所で論じられている．電気生理学を論じる際に重要なことは，異なる多くのレベルの研究でニューロンの電気的性質の特徴が研究可能である点を理解することである．たとえば，ニューロンがどのようにして特定の刺激や動作を暗号化しているかを判読（理解）するために，特定ニューロンの活動電位周波数の時間変化を知りたいと考えるかもしれない．この種類の実験は，*in vivo* においても，また覚醒し行動している動物からでも細胞外電位記録法を利用して行われている．また，細胞外に与えた薬品が特定のイオン透過性をもつイオンチャネルに対してどのような効果を及ぼすかを知りたいと思うかもしれない．この実験は異種間の発現系にパッチクランプ法を利用することで行われる．たとえ神経回路網の解析に関連していても，また膜電位発生の分子的基盤に関連していても，神経生理学上のほとんどの問題を，後述する電気生理学的方法を使って研究することができる．これらの方法を説明する前に，電気生理学的記録法を行う際に必要となる道具と装置について詳しくみてみよう．

4.2　電気生理学のリグ

各々の電気生理学のリグは，対象となっている問題や実験上の要請や，研究者の個人的嗜好を反映している．しかし，ニューロンから電気信号を記録するために，必要で望ましい標準的な装置がある（図4.3）．シグナルは通常**微小電極**（microelectrode）で検出され，その信号は**増幅器**，**オシロスコープ**，そして**コンピュータ**へと送られる．オシロスコープは，膜電位の時間経過をスクリーン上に映し出し，またその信号は**スピーカーシステム**で音として聞くことができる．さ

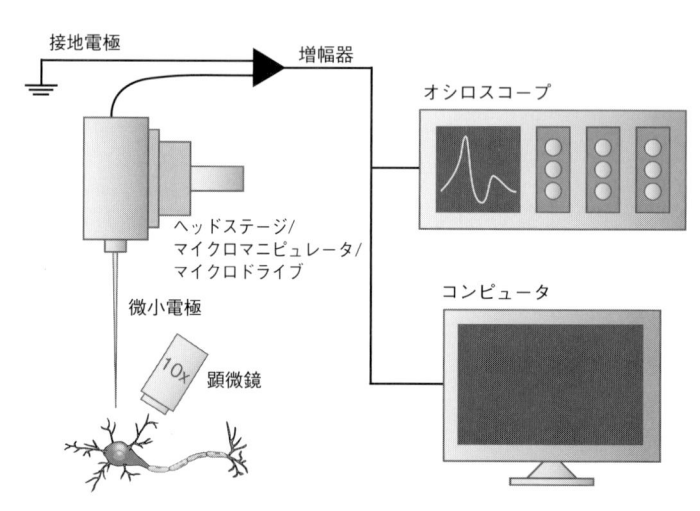

図4.3　電気生理学の基本的な構成要素
一般に，電気信号は微小電極で記録され，増幅器へと渡される．増幅器は接地電極に対して記録電位を比較し，オシロスコープとコンピュータへ信号を伝える．実験の性質によって種々のタイプの装置が必要であり，また望まれる．

BOX 4.1　リグとの出合い

　以下は，研究者が利用する電気生理学実験のリグの構成の一部である．このうち，ある装置は必ずしも含まれないかもしれないが，装置の説明をひととおり行う．この装置のあるものは微小電極や増幅器のように必須の装置であり，またスピーカーシステムのように必ずしも必須でないものもある．

微小電極

　2種類のおもなタイプの電極がある．(1) 電解質溶液（2あるいは3Mの塩化ナトリウムか塩化カリウム）で満たしたガラス微小電極と，(2) 金属電極（通常タングステン，スチールか白金イリジウム）である．両種の電極にとって重要な点は，電気抵抗である．これは先端の穴のサイズと関係している．小さい先端径は高い抵抗を有し，電位が記録される範囲を限定している．これによって，1本の神経線維や1個の細胞の活動を分離することができる．大きな先端径の電極は，抵抗も低く多数のニューロンからの活動を拾うので，単一細胞の機能的特徴を同定しようとすると限界が生じてくる．非常に高い抵抗をもつ電極は，細胞膜の非常に近くまで電極をもっていくか，あるいは実際に細胞内に刺入しない限り神経活動を記録することはできないので，あまり利用されない．電極は金属/溶液の界面で有意な大きさの電気的容量をまたもっている．最も上手にできている電極のインピーダンス（電気的抵抗と容量の和の測定値）は 50 Hz の交流で測定した場合，5～20 メガオーム（MΩ）範囲の抵抗値を通常示す．3～4 メガオーム（MΩ）以下のインピーダンスをもつ電極は，1個以上の細胞から同時に記録しやすい．スパイクというものは小さく通常マルチユニット記録のみ可能である．

　パッチクランプ記録はパイペットと細胞膜との間にしっかりしたシールを形成しなければならない方法なので，ガラス電極は必需品である（この章の後で論じられる）．一方，細胞内や細胞外電気生理学では金属電極が最もよく利用される．これら金属電極は，単一ユニット（電位）を微小パイペットに比べさらに安定に分離できるだけでなく，多様な形態学的特徴をもつ細胞から記録をしやすく，また脳全体内のどこで記録が行われたかを同定するために，電極軌跡の位置を知るのが容易である．細胞外や細胞内記録実験でガラス電極を使う場合のおもな長所は，以下のとおりである．パイペットを染色剤やそのほかの物質で満たすことができ，それらを引き続いて細胞内や細胞の周りに注入して染色あるいは薬理学的実験に使うことができる．

　パイペットプラーはガラス電極をつくるのに使われる．ガラス管を装置に取り付けた後，熱によってガラスを溶かし，一端が非常に細い先端になるように引きちぎる．パッチクランプで使われる微小パイペットでは，その先端を熱で磨いて丸く滑らかにする．ガラス管とパイペットプラーは多くの種類の市販品が出ていて購入することができる．金属電極は一般に使用に応じて特注し購入する．

　どんな電気生理学的記録にも2本の電極が必要であるということを知っていることが大切である．記録電極自身と注目している細胞の外に設置される基準電極（"接地" 電極とも呼ばれる）である．電気生理学的計測は比較（たとえば，細胞の膜両側の電位差の比較）を行うことであるから，基準電極は必要である．細胞外電気生理学では，両方の電極ともニューロンの外側におかれるが，細胞外の環境のそれぞれ異なる場所に設置されている．

ヘッドステージ

　ヘッドステージは電子装置を組織標本とつなげる中心となるハブである．これは，記録の間微小電極を安定させる電極ホルダーを含み，また電気信号を検出するための電子増幅器の初段と電極を直接結びつけている．ヘッドステージはおもな信号処理のためにメインアンプへと信号を受け渡している．ヘッドステージの位置はマイクロマニピュレーターによって注意深く制御することができ，またマイクロドライブに連結している．

マイクロマニピュレーター

　マイクロマニピュレーターは X, Y, Z 軸にそって細かい動きをすることができる装置で，標本上で微小電極を非常に細かく動かすことができる．よいマイクロマニピュレーターは，微小な単位（μm）での動きをすることができ，脳や組織の特定の領域に微小電極を定位に位置するのに利用することができる．

マイクロドライブ

マイクロドライブ（微小駆動装置）は微小電極を組織の特定の深さのところへ非常に細かいステップで上下するのに利用される．この装置には手から振動をさけるために，リモートコントロールのマイクロドライブシステムを使うのが好ましい．したがって，ヘッドステージ（そして結果的には電極）は，マイクロマニピュレーターを利用して手で必要な場所にセットされ，最後に目的の細胞へ接近させるために，マイクロドライブを使いながら組織標本内で進めたり引いたりして細かく調節される．

増幅器

信号はヘッドステージの微小電極から主増幅器（メインアンプ）へと伝達される．この主増幅器では信号の増幅が行われる（100×〜1000×）．したがって，微小電極からくる比較的弱い電気信号を増幅するための増幅器を研究者は必要とする．これはちょうどラジオを聴く人がFMアンテナからの弱い信号を，ラジオのスピーカーを動かせるように増幅しなければならないのと同じである．増幅器は基準電極からの信号もまた受け取っていて，二つの電極からの信号をここで比較している．増幅器はさらに信号をオシロスコープへと伝達する．

オシロスコープ

オシロスコープは電気信号を増幅器から受け取って，膜電位の時間経過をスクリーン上に表示する．これは，電気生理学実験でのデータ出力の主要なソースである．多数のコンピュータプログラムが今や増幅器からの信号を受け取れるバーチャルオシロスコープを備えているが，物理的なオシロスコープは今でも微弱なダイナミクスを検知するための標準的なパーツである．これらの微弱な信号はコンピュータのフィルター作用で，たまたま排除されてしまう可能性がある．

ラウド（オーディオ用）スピーカーシステム

電位の時間経過はオシロスコープで可視化できるが，増幅器の出力をラウドスピーカーに接続することで，また音として聞くことができる．活動電位は特徴的な飛び跳ねるような音を出すので，活動しているニューロンを記録するとポップコーンが飛び跳ねているように聞こえる．異なるタイプのニューロンは特徴的な発火パターンを示すので，注目しているニューロンの場所を知りたいと思う場合，ラウドスピーカーは役に立つ．研究者がマイクロドライブで電極を神経組織内に下ろしていくと，電極の先端付近のニューロンが発する特徴的な音により，特定のタイプの細胞か神経核のグループであるかを聞き分けることができる．

顕微鏡

顕微鏡は常にほとんどすべての種類の生理学実験記録にとって必要である．細胞外記録のためには，低倍率の解剖用顕微鏡（dissecting microscope）が組織標本や脳の薄膜やおおまかな形態学的特徴をみるためには通常適している．細胞内生理学やパッチクランプ法には，各々の細胞1個を見ることができる十分な倍率（300×〜400×）の顕微鏡が必要である．これらの顕微鏡には通常染色していない標本を見るための光学的なコントラスト強調が完備されている．倒立顕微鏡はふつう二つの理由で好ましい．(1) 対物レンズがチェンバーの下にあるので電極を標本へ近づけやすい．(2) マイクロマニピュレーターをねじ止めするのに適した，大きくて強固なプラットフォームを装備している．

コンピュータ

コンピュータは自動的に刺激を与えたり電気信号を記録したりして，電気生理学実験を大いに助けてきた．コンピュータのソフトで，再現性よく感覚や電気刺激を動物や組織標本へ与えるためのプログラムや，また神経の反応を記録できるプログラムを容易に書くことができる．コンピュータによって記録の閾値や刺激を与えるタイミングのような多くのパラメータを，実験中に簡単に操作することができる．コンピュータによって単純なリアルタイムでのデータ解析もでき，実験が進行中であってもその結果をオンラインで表示することができる．

振動吸収システム

通常エアーテーブルである振動吸収システムは，微小電極の位置を乱す可能性のあるわずかな振動変化を吸収するために利用されている．除振テーブルは通常圧縮空気の支持台の上に重い平らなテーブル

をのせて構成されている．

ファラディケージ

　ファラディケージは伝導性の物質でできた単純な囲いで，外部からの電気的な干渉をブロックするのに使われる．これは敏感な電気記録からノイズを除去するために必要である．この敏感な電気記録は外部のソース源からの電気的活動を検出してしまう可能性がある．

　実験の性質によっては，他の装備が必要とされる可能性が出てくる．聴覚生理学の実験においては，記録に影響を及ぼす可能性をもつ周りの環境からの音を遮断するために，サウンドブース（防音室）が必要である．薬物や他の物質を神経組織に注入し灌流するために，リグにはしばしば薬理学的な注入装置が含まれている．記録に必要な刺激によっては，特別な刺激装置が必要である．各研究者のリグは，行われている実験の特殊な必要性に応じてデザインされた装置や校正された装置を含む，非常に特殊なセットアップである．

らにこの信号はコンピュータへ送られる．このコンピュータは実際に実験中に進行している実験結果を（オンラインで）処理し，グラフで示してくれる．電気生理学用のセットアップには，微小電極を保持し，また注目しているニューロンからの信号が安定して記録できるように電極を正しい位置にセットするための装置も含んでいる．*in vitro* 実験の場合，**顕微鏡**によって（微小電極の位置を見ることができるので）電極を正しい位置へもっていくことが確実にでき，一方脳定位装置は，*in vivo* 記録において電極を同様に正しい位置にセットするために利用される（3章）．BOX 4.1 では電気生理実験で利用される標準的なリグの種々の構成パーツを詳述している．

　ここまで，ニューロンの電気的性質を復習し，これらの性質を研究するために必要な実験装置を概観したので，これ以降，種々の電気生理学の技法と，それら がどのように利用されるかに的を絞って見ていくことにしよう．

4.3　電気生理学的記録法のタイプ

　電気生理学的記録法は，細胞に対する電極の相対的位置関係から，おもに三つのタイプに分類される．すなわち，(1) 細胞外電位記録法，(2) 細胞内電位記録法，(3) パッチクランプ法である（図4.4）．ニューロンの電気的特性に関する特定の疑問にそれぞれ焦点をあてて，各技法をそのつど必要に応じて利用する．たとえば，*in vivo* 標本でのニューロンの信号に関する問題は細胞外電位記録で行う．ニューロペプチド活性体存在下の特定のイオンチャネルの開状態および閉状態に関する問題には，パッチクランプ法を利用して焦点をあてる．表4.1は，種々のタイプの電気生理

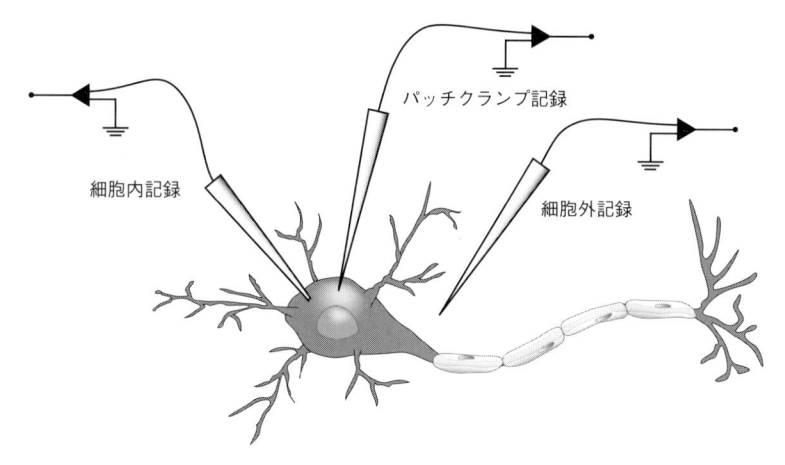

図4.4　三つのタイプの電気生理学的記録法
各記録法は研究者が記録電極をどこに設置しているかによって定義される：ニューロンの外側（細胞外記録），ニューロン内部（細胞内記録），あるいは膜のすぐとなり（パッチクランプ記録）．

表 4.1 異なる電気生理学的技法によって取り扱われる疑問

細胞外記録	細胞内記録	パッチクランプ
活動電位によってどのようにして情報が暗号化されるか？	1個のニューロンの活動（非活動）は局所電位や他のニューロンの活動電位にどのように影響を及ぼしているか？	イオンチャネルの開閉時間はどのように膜電位に依存しているか？
指定された感覚性，運動性，あるいは認知行動にあるニューロンの役割はなにか？	薬理学的作用物質，神経伝達物質と神経調節物質は，どのように局所電位や他のニューロンの活動電位に影響を及ぼしているか？	イオンの濃度，薬理学的作用物質，神経伝達物質や神経調節物質は，どのようにイオンチャネルや細胞に流れ込む電流に影響を及ぼしているか？
1個のニューロンの活動（非活動）は他のニューロンへどのような影響を及ぼしているか？		1個のシングルイオンチャネルが運ぶ電流はどれだけか？
薬理学的作用物質，神経伝達物質と神経調節物質はどのようにニューロンの発火に影響を及ぼしているか？		1個のシングルチャネルは1個のニューロン全体のふるまいにどのような寄与をしているか？
一群のニューロンの発火活動はどのように協調しているか？		

BOX 4.2　データ解析：I/V 曲線（電流-電圧曲線）

I/V 曲線（電流-電圧曲線）は電気生理学のデータ解析で最もふつうに利用される方法の一つである．これは神経膜の両側の電圧と，それに伴って膜のイオンチャネルを通るイオン電流を，単純にプロットしたものである．電圧（V）はボルトの単位で，電流（I）はアンペアの単位でそれぞれ測定されている．I/V 曲線はニューロン全体（電流はふつう nA の範囲である）に対して描かれるか，またはニューロンの各々のイオンチャネルやチャネルの種類（電流は通常 pA の範囲である）に対して描かれる．

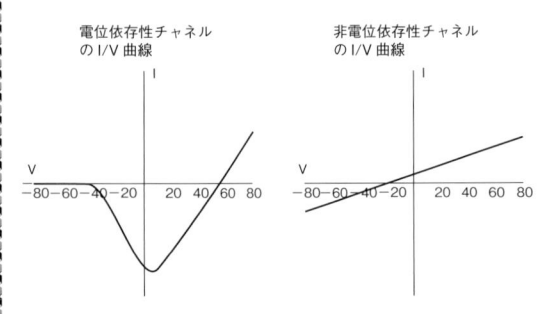

I/V 曲線を描くために，研究者はニューロンの電位を一つの特定の値に保持する電位固定法（ボルテージクランプ法）を利用する．電流は，パッチクランプ法の一つを使って記録することができる．I/V 曲線は与えられた電位に対する電流値の各点を最もよくフィットさせた曲線である．慣例として負の値の電流は"内向き電流"とよばれ，正の値の電流は"外向き電流"として知られている．内向き電流は，プラスに帯電したイオンが細胞膜の外側から内側へ横切るか，あるいはマイナスに帯電したイオンが細胞内から細胞外へ横切る結果である．

電流と電圧の関係はオームの法則で記述される．
$$V=IR$$
V：電圧，I：電流，R：抵抗，$1/R=G$：コンダクタンス．

このことは，I/V 曲線の傾きが膜とチャネルを通って流れるすべてのイオンに対するコンダクタンスを意味している．特定のイオンのコンダクタンスに注目している実験では，薬理学的な作用物質を特定のチャネルを分離する目的で使用する．コンダクタンスは，ある特定のイオンに対するイオンチャネルの透過性（イオンがチャネルをどの程度容易に通過できるか）と細胞外/細胞内溶液のイオンの濃度に依存している．

ここまでの例で I/V 曲線は膜の特定のチャネルに対する電流/電位間の関係として表現されていた．右の図の I/V 曲線は線形であることに注目してみてみよう．このことはこのチャネルが単純な抵抗として振る舞い，チャネルのコンダクタンスが電圧に依存していないことを意味している．電気生理学者はこのイオンチャネルは電位依存性のゲーティング機構がないというであろう．反対に，左の I/V 曲線は線形でない．$-20\,\mathrm{mV}$ 付近に強い内向き電流が存在する．もしこのチャネルを通過するイオンが正に帯電していたとすると，膜電位が $-40\,\mathrm{mV}$ から $+60\,\mathrm{mV}$ の間のときはイオンは細胞内に流れ込

4.3 電気生理学的記録法のタイプ

む．これはチャネルが電位でゲートされていることを示している．このチャネルを通過することができるイオンのタイプを決めるために，外側のバス溶液のイオン濃度を調節することができ，その結果，研究者はチャネルを流れる電流を担っているイオンの種類を決めることができる．

BOX 4.3 データ解析：電流の時間経過

神経生理学における大部分の疑問は，ある特別の電位や他の環境条件下で特定のイオンチャネルをどの程度の電流が流れるかという点である．I/V 曲線（電流-電圧曲線）は，膜の両側の電位差と 1 個のチャネルや膜を通って流れる電流との関係を示している．電位変化以外の条件下（バス溶液内の化学物質の存在やバス溶液の温度のような）で 1 個の細胞やチャネルを流れる電流に関する問題では，データは電流の時間変化としてプロットされる．電位変化による電流のダイナミックな変化への寄与をなくすために，これらの測定は電位固定化でよく行われる．

検出される電流変化の大きさは，データ収集をするのに利用されるパッチクランプモードに依存している．たとえば，ホールセルモードではガラスパイペットが細胞質と連続してつながっており，大きな電流トレースが得られる．ホールセルモードの電流のデータはナノアンペアで典型的に示され，1 ミリ秒から数分までにも亘る範囲の時間スケールに適応される．以下のホールセル記録では，リガンド依存性イオンチャネルに対するアゴニストがバーで示されているときにバス溶液に加えられている．

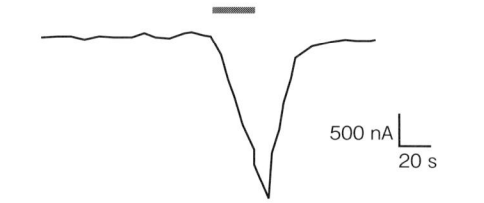

他のパッチクランプモードから得られる電流のデータは，通常より小さい値でありピコアンペアで示される．これは，1 個のチャネルを通過して流れる電流は，細胞全体を流れる電流より小さい信号を発生させるからである．これらの電流トレースの時間スケールはまた十分に小さく，シングルチャネルの開閉に伴う速い遷移現象による時間スケールは，秒よりもむしろミリ秒の範囲である．

これらのパッチクランプモードでは，データはしばしば長い連続したトレースとして示される．たとえば，以下の実験では，データはセルアタッチトモードを使って薬理学的作用物質をシングルチャネルに与える前後から得られている．

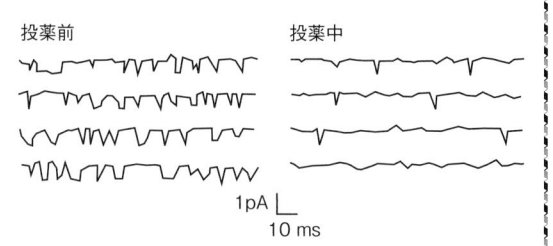

投薬前　　　　投薬中

1 pA
10 ms

ホールセル記録とどれだけスケールが違うかに注意していただきたい．この実験は薬理学的作用物質によってチャネルが開き電流を流す確率が減少していることを示している．

500 nA
20 s

的記録法を利用し，それに応じて焦点をあてている（研究上の）疑問を比較したものである．

細胞内記録法かパッチクランプ法を利用している電気生理学者は，膜電位と電流の関係を描くために，電位固定法と電流固定法という二つの付加的技法を使っている．**電位固定（voltage clamp）法**では「**固定電位（holding potential）**」というある一定の電圧に膜電位を固定し，このとき膜を通って流れるイオンの動きによって生じる電流を測定することが可能である．固定電位に膜電位を保持するために，フィードバック系を通して電流を細胞内に注入することで，膜電位と固定電位の差は補正される．このようにして膜電位は設定された電圧にクランプ（固定）される．この電位固定法はほとんどのパッチクランプ法で使われている．電流と電圧の関係を調べるために，また一定電圧での電流変動を時間経過を追って測定するために，電位固定法実験で得られたデータから I/V 曲線（電流・電圧曲線）としてプロットされたグラフがつくられる（BOX 4.3）．**電流固定（current clamp）法**では，膜電位が自由に変動し細胞が自発的に発生させる電圧や，刺激の結果誘起される電圧を記録する．

◆細胞外電位記録法

活動電位が発生しているときの急激な膜電位変化は，ニューロンの外側表面に局所的で瞬時の電位変化を引き起こす．したがって，遠い位置の接地電極と記録電極間の電位を測定することによって，活性化状態にあるニューロンの膜の外側で活動電位を検出することができる．神経が活動していないときは，細胞外記録電極と接地電極間には電位差は存在しない．しかし，活動電位が記録部位に到達すると，正電荷が記録電極から流れ出し，ニューロン内へと流入する．次に活動電位が通過すると，正電荷が膜を横切って記録電極の方へと流れる．このように細胞外電位記録は，記録電極と接地電極間の短い互いに反対方向へ変位する電位差として特徴づけられる（図4.5）．細胞外電位記録実験の結果は，多様な方法で表現され解析される（BOX 4.4）．

細胞外電位記録実験の長所は，比較的簡単で単純である点である．この方法は細胞内電位記録やパッチクランプ法で必要とされる精密な電極の位置設定を必要としない．細胞外電位記録の欠点は，局所電位を測定できないことである．したがって，細胞外電位記録法によって閾値下のEPSPやIPSPのような電位変化の詳細な情報を得ることができない．しかし，細胞外記録電極付近でニューロンが発生する加算されたシナプス活動は，測定可能な**局所フィールド電位**（local field potential）を発生させる．これは神経組織の全ボリューム内におけるシナプス後電位の総和である．

単一の微小電極を利用する標準的な細胞外記録は，各々の細胞の活動（ユニット（unit）とよばれる）を測定するのが一般的である．複数の電極を用いると，複数の細胞の活動が一度に記録される．4本の電極を一つにまとめて束にし，1個のインプラントにまとめた**四極管**（tetrode，テトロード）を利用するのが一般的な構成配置である（図4.6）．個別の互いに独立な電極からなるグリッドや複数の四極管の組合せは，**多電極配列**（multielectrode array：MEA）という1個の装置にまとめられる（図4.6）．これにより，互いに隣り合った複数部位を刺激したり，そこから記録をとったりすることができるようになる．種々のタイプがあるが，通常1個のアレイに含まれる電極数は，4本（1個の四極管に相当）から100本以上である．

上記のような複数電極を利用することによって，このアレイ内の各電極から単一ユニット活動と局所フィールド電位の両方が記録できる．各電極によってスパイク活動をモニターすることができるので，複数電極は単一ユニット活動を分離するのにも利用される．この単一ユニットスパイクは「細胞の形状」，「大きさ」と「記録電極からの距離」に依存している．得られた信号はトライアンギュレーション法（triangulation method）によって処理される．複数細胞の1回の同時記録を行い，この記録から1個の独立なニューロンに対する特徴的で再現性のある波形によって，シングルユニットを得ることができる．細胞のスパイク活動に基づき各細胞を同定し，特定の細胞に対する波形を選び出すことを**スパイクソーティング**（spike sorting）とよぶ．

同時に何ダースものニューロンの活動を研究することによって，神経回路網内のニューロン間の互いの結合と活動のタイミングに関する疑問に答えることができる．さらに神経回路網内の特定のニューロンを操作することができ，多電極配列（アレイ）によって記録されているその他のニューロンへの効果をモニターすることもできる．結局，神経回路の同時反応を研究するために，MEAを利用することで神経相互作用や神経回路の時間・空間についての重要な情報を得ることができる．

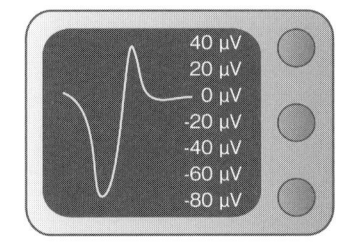

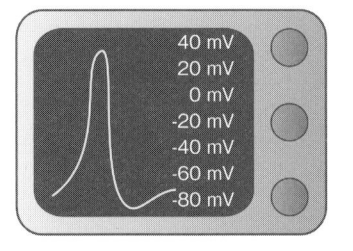

図4.5　2カ所の異なる位置からの活動電位記録
各活動電位はニューロンに対する記録電極の位置によって異なる波形を示す．
細胞外記録対細胞内記録では記録単位の違いに注目せよ．

4.3 電気生理学的記録法のタイプ　　73

MEAは in vivo や in vitro 標本において複数ニューロンからの記録に利用することができる．in vitro では，細胞外記録を行うために多数のグリッド状に並んだ電極の上に脳スライス標本が置かれる．in vivo テトロード（四極管）やMEAは，マルチユニット記録のために生きた動物の未処置脳に移植することが可能

BOX 4.4　データ解析：スパイク

多くの電気生理学実験の最終目標は，ある特定の刺激に対してニューロンが反応し発火する際の活動電位やスパイク数の定量化を行うことである．細胞内記録電極もまた活動電位を検出することができるが，通常これらの実験では細胞外記録電極を使う．刺激の提示によるスパイクの数の時間変化を示すデータは，いくつかの方法で表示される．

マウスの聴覚皮質に電極を設置し，細胞外電気生理学実験を行っている最中に収集したデータを例として考えてみよう．研究者は，マウスに音を聞かせ，ある特定の周波数の音にニューロンが反応するか否かの判断するために，そのすぐ近傍に電極先端を近づけてこのニューロンから記録を行う．最も単純なこの実験でのデータを示す方法は，**電位の時間変化**（voltage over time）をプロットすることである（下図）．

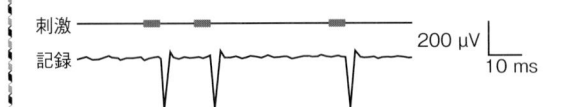

このプロットでの電位変化はマイクロボルトの大きさであることに注意されたい．すなわち細胞内記録電極は電位変化をミリボルトのスケールで記録する．このプロットは，時間経過に対して刺激が特定の電位変化を引き起こすことを明確に示している．しかし，電位の時間変化を示す単純な電位のプロットでは，複数タイプの刺激（この場合音の複数の周波数）効果を示すことができない．刺激の連続的分布がスパイク数の測定に対して及ぼす効果を表すことができる，さらにすぐれた方法がある．この方法によってデータ解析の効率がよくなる．この方法では異なる刺激を与えた複数の実験結果を互いに組み合わせることができる．たとえば，複数の周波数の結果は，**ラスタープロット**（raster plot）として表現される（右段上図）．

このタイプのプロットでは，各ドットは電極で記録された1個のスパイクを表している．Y軸は刺激の周波数を，X軸はスパイクが記録された時刻を示している．刺激のオンセットと長さは垂直のグレイのバーで示されている．データは，刺激の結果引き起こされたスパイクが刺激のオンセットに1列にそろうように並べられている．ラスタープロットは，多数のスパイクを生じさせるようなタイプの刺激を視覚的に強力に描写する方法であり，実験中のバックグラウンドノイズも示している．

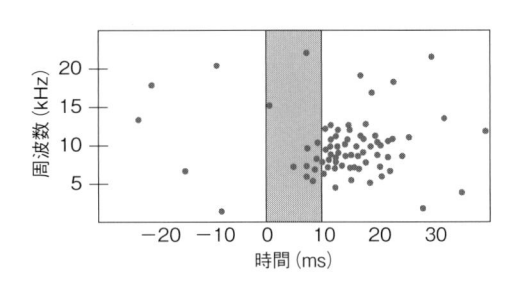

ラスタープロットでのデータを，**刺激近傍の時間ヒストグラム**（peri-stimulus time histogram：PSTH）としてさらに表示できる（また，刺激後時間ヒストグラムとも呼ばれている）．このタイプのプロットでは，スパイク数は定量化され，決められたサイズのビン幅内に保存されている．下図のプロットでは，ビンのサイズ2Hz幅でのスパイク数（Y軸）が，X軸の周波数に対して表示されている．PSTHは，発火現象における最大グループを誘発する刺激を，簡単に可視化する方法である．ガウス分布カーブのような異なる数学的解析ツールを，より効果的な刺激を特徴づけるために利用したり，また個々のニューロンのチューニング特性を決定するために利用できる．

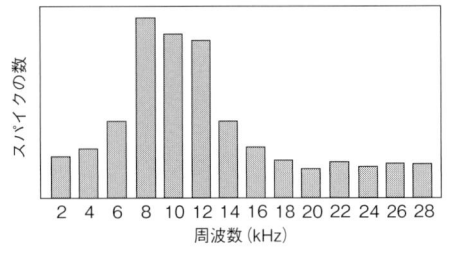

最後に，3次元プロットを使って複数の刺激変数の効果を解析することが可能である．たとえば，研

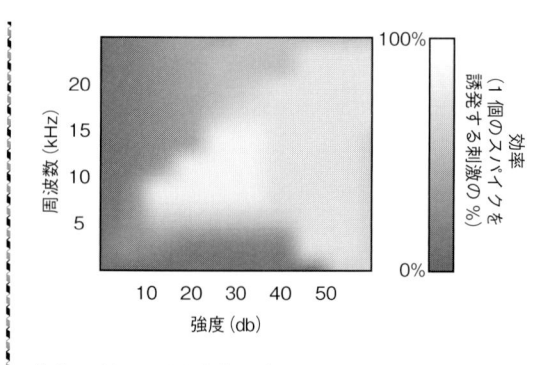

このプロットは，調べられているニューロンがある特定の周波数の音に対して反応することを示している．またこの特定の周波数の音は最大の発火頻度を引き起こすが，このニューロンは刺激の強度を増していくと，さらに多くのスパイクを誘発させるようになる．

研究者がデータに含めるスパイクの生の数は，電気生理学実験リグの設定とコンピュータによって決まることを忘れないようにしよう！　たとえば，スパイクと判断される電位変化の閾値を変えると，データ解析に含まれるスパイク数を変化させてしまう．

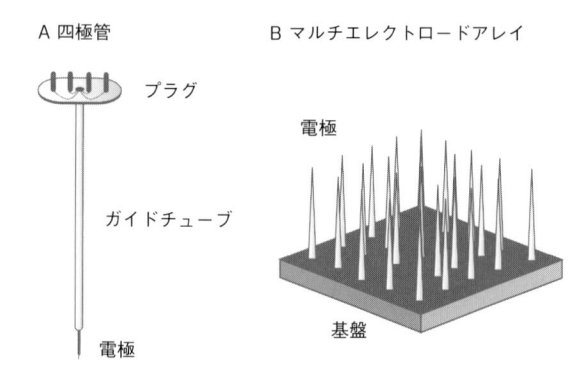

研究者が異なる周波数の音を異なる強さで与えた場合，スパイク数を示す色（濃淡）を使ってデータを表現できる（上図）．

図4.6　1個以上の電極による2種類のタイプの電極からの記録
（A）四極管は4本の微小電極のワイヤーを1個に巻き込んだ装置から構成されている．研究者は四極管を動物の脳に植え込み，トップのプラグを増幅器と接続されているケーブルにつなぐ．（B）微小電極アレイは25またはそれ以上（しばしば100本以上）の電極から構成され，脳表面のニューロンから記録する．微小電極アレイは in vitro スライス標本からの記録にも利用することができる．

である．マルチ電極の技術は長期にわたる記録目的のために，非ヒト霊長類でも利用されてきた．たとえば，MEAを使ってタスク実行中の運動野からの神経回路活動記録に関する研究は，神経義肢学の開発のために行われている．この「神経義肢学（neural prosthetics）」の発展によって，動物（ヒトを含む）は「人工補綴装置」を動作させることができるようになるであろう．【訳注：実際すでにそのような装置が開発されている．】

◆細胞内電位記録法

細胞外記録が活動電位を記録するのに対し，細胞内記録はシナプス現象による小さな局所的な膜のゆっくり変動する電位を検出する．細胞内記録法は細胞内電極先端と細胞外に設置された基準電極との間の電位差を測定するので，ニューロン内部や軸索中に微小電極を刺入する必要がある．

細胞外記録と細胞内記録では，活動電位の測定結果が互いに異なっていることに注意してほしい（図4.5）．細胞外記録の視点からみると，記録電極と設置電極の電位差ははじめは減少し，その後増大してベースラインへもどる．細胞内記録の視点では，電位差が最初増大し，その後ベースラインへもどる．また，この二つの技法における測定値の単位が互いに異なっていることに注意しよう．細胞内電極は電位差をmVで測り，細胞外電極はさらに小さい電位差を測定し，これはしばしば μV の単位で表現される．

電気生理学の歴史の初期において，細胞内記録は膜電位のイオン説を調べるために利用された．Alan HodgkinとAndrew Huxleyは，活動電位のイオン説を確立するために実際に細胞内電極を利用し，その結果によって1963年にノーベル賞を受賞した．しかし，パッチクランプ法のもつ高いS/N比やシングルチャネルの性質についての疑問に答えることが可能であるなどの理由により，以前は細胞内電極を利用していた多くの実験は，一般にパッチクランプ法を使って行われている．実際，Erwin NeherとBert Sakmannはパッチクランプ法を開発し，シングルチャネルの機能を研究するためにこの技術を利用したことに対して，1991年のノーベル賞を授与された．

◆パッチクランプ法

パッチクランプ法（patch clamp technique）では

ガラス微小パイペットの先端がニューロン膜の小さい領域，あるいはパッチ膜としっかりした接触面を形成する．このパイペットの後部をわずかに吸引すると，パイペット先端と膜間に強固なシールが形成され，パイペット先端と膜の接触面をイオンはもはや流れることができない．したがって，パッチ膜のイオンチャネルが開いたときに流れるすべてのイオンは，パイペット内に流れ込む．この電流は小さいが感度のよい増幅器で測定することが可能である．この計測における電極配置は，通常**セルアタッチモード**（cell-attached mode）とよばれる．パイペットと細胞膜の間のシール抵抗は非常に高く，記録される全電流はパイペットを通して流れ，膜の他の部分を通ってリークしない．セルアタッチパッチではシール抵抗値は実質的に1ギガオームを超え，しばしば「ギガシール」とよばれる．

このセルアタッチモードで，研究者はシングルチャネルの研究を行うことができる．また技術上さらに少し変形を加えることで，その他の記録法の可能性も生まれてくる．これらのパッチクランプ法の他の3種類の変形法は，ホールセル，インサイドアウト，アウトサイドアウト記録法である（図4.7）．

もしパイペット先端内の膜パッチに短時間で強い吸引が加えられると，パイペット内部は細胞の細胞質と連続的につながり，これにより細胞内の電位と細胞全体からの流入する電流を測定することが可能になる．これは**ホールセル記録**（whole-cell recording）**法**とよばれる．ホールセルコンフィグレーション（配置）はまた，パイペット内液と細胞質の拡散による交換を可能にし，パッチしている細胞内に物質を注入するための便利な方法となっている．

パッチクランプ法の他の二つの変形法は，以下の発見がその起源となっている．膜とガラスのパイペット間にしっかりとしたシールが一度形成されると，シー

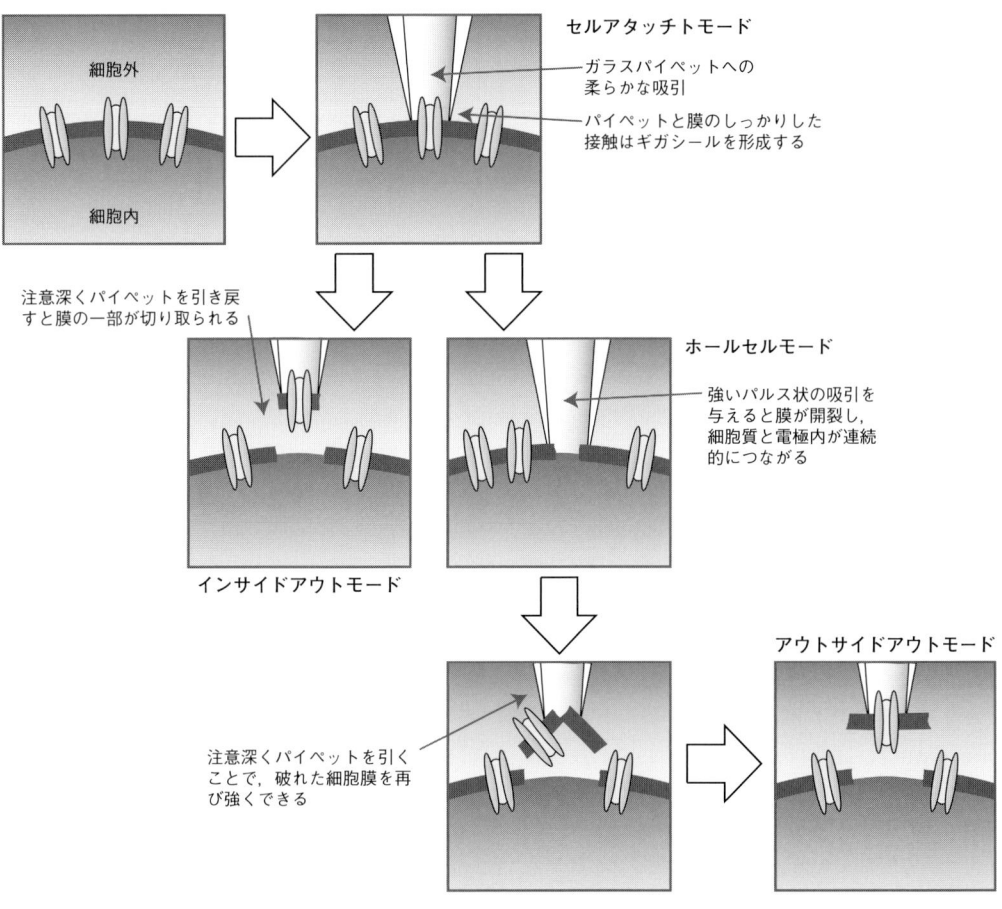

図4.7 パッチクランプ法
四つのパッチクランプ法は，セルアタッチモード，ホールセルモード，インサイドアウトモード，アウトサイドアウトモードを含んでいる．

表 4.2 異なるパッチクランプコンフィグレーションのもつ長所と短所

	長　所	短　所
セルアタッチト	●シングルイオンチャネルを記録することができ，チャネルの特性は変化しない ●細胞は損なわれていないので，生理学的状態が保たれている ●最も簡単にできるパッチクランプコンフィグレーション	●パッチ膜の正確な電位がわからない ●シングルイオンチャネルの環境を簡単には制御できない
ホールセル	●細胞質を薬理学的に操作することができる能力 ●比較的大きな値の電流を測定することができる	●細胞が穿孔されるので，細胞内容物が希釈されたり漏れ出る
切除パッチ	●独立した1個のイオンチャネルから記録ができる ●シングルイオンチャネルの細胞内および細胞外側の両方の環境をよく制御できる	●細胞の周りの環境が深刻に変わるので，チャネル特性が変化するリスクがある

ルを破壊することなく膜の小さな切片を細胞から引きちぎることができる．セルアタッチトコンフィグレーション（配置）状態にあるパイペットを後方へ引くと，パイペット先端に膜でできた小胞が付着してくる．この状態でパイペットの先端を空中にさらすと，この小さい膜のパッチが空気にさらされる．小さいパッチの細胞の内側に面している細胞膜表面があらわになる．この配置を**インサイドアウト記録**（inside-out recording）コンフィグレーション（配置）とよび，シングルチャネル電流記録ができる上，さらに膜の細胞内に面している溶液を変えることができるという長所をもっている．したがって，インサイドアウトの配置は，細胞内（細胞質）分子のイオンチャネルへの影響を研究する際にとくに役に立つ．

一方，ホールセルのコンフィグレーション（配置）でパイペットを後方へ引くと，バス溶液の方へ細胞外部の面をさらして再びシールを形成した膜のパッチが形成される．この配置は**アウトサイドアウト記録**（outside-out recording）コンフィグレーション（配置）とよばれ，バス溶液が記録の最中に簡単に操作できるので，神経伝達物質のような細胞外化学信号によってチャネルの活動がどのように影響を受けるかを研究するために最適である．

表 4.2 はパッチクランプ法の四つの変形法の相対的長所と欠点を比較している．電気生理学者はしばしば 5 番目の方法，すなわち**パーフォレイテッドパッチ**（perforated patch，穿孔パッチ）を使う．この技法の目的は，ホールセルモードのようにガラスパイペットと細胞内を連続的にするが，細胞質がパイペット内にリークしていくという短所がない．セルアタッチトモードからホールセルモードへ移行するのに必要な吸引をパイペット内に加えるかわりに，化学物質（しばしば，アンフォテリシン-B（amphothericin-B）やナイスタチンのような抗生物質）をパイペット内部から与え，その結果パイペット先端のパッチ膜に小さな穴をあける．したがって，パーフォレイテッドパッチ技法は，セルアタッチトモードやホールセルモードの中間のモードと理解できる．これによって細胞質がリークすることを防ぐことができるが，ホールセルモードより小さい信号が生成される．

4.4　電気生理学の組織標本

電気生理学実験は記録法のタイプに加えて，組織標本のタイプによって分類される．*in vitro* 生理学実験は次の三つの分類のうちのどれか一つにおさまる．すなわち，異種間発現系，初代細胞培養系と脳スライス標本である．*in vitro* 標本は制御可能な環境下で細胞の生理を調べることができる一方で，細胞の自然な状態の環境下の *in vivo* 条件とは異なっている可能性がある．麻酔下や覚醒し動いている動物での細胞外電位記録法を利用して，*in vivo* 実験（よりまれではあるが，細胞内およびパッチクランプ法）を実行することも可能である

◆ *in vitro* 記録

in vitro の培養標本では他に比較するものがないほど，各々の細胞への物理的および視覚的接近が可能であり，神経生理学に影響を与える分子やタンパク質の詳細な研究をすることができる．異種間発現系，分離初代培養，脳スライス標本において，各々のイオンチャネル，細胞内の機能的領域や小さい神経回路への接近が可能になる．

培養液とバス溶液とを通じて細胞の環境を制御することで，細胞および細胞の内部の生理学的現象を詳しく調べることが可能になる．神経の電気的特徴は，細

BOX 4.5　*in vitro* 電気生理学実験のリハーサル

あなたが新しく発見されたイオンチャネルの特性を調べることに興味をもっているとしよう．あなたの研究グループはすでにこのチャネルのクローニングを行い，発現系（9章）をつくり，そしてこのチャネルをアフリカツメガエルの卵母細胞（10章）へ発現するために導入がすでに完了している．以上の準備が整ったので，この注目しているチャネルの電気的特性に関する疑問に答えるために，このチャネルを発現している大きな（～1 mm）アフリカツメガエルの卵母細胞である異種由来の発現系を利用することが，今まさに可能になった．あなたは多くの特性に興味をもっているかもしれない．たとえば，このチャネルはどんなイオンを通過させるか．このチャネルはどのようにゲートされていて，どのような刺激によってこのチャネルを開きイオンを通過させるか．このチャネルのアミノ酸配列を他の既知のチャネルと比較して類似点を調べてみるかもしれない．このことで，「このチャネルが特定のイオンに対して選択性をもつか」や「どのような種類の化学物質がチャネルのゲーティング機構に影響するか」のようなチャネルの特性についての仮説を立てることが可能になる．また，シングルチャネル特性を調べるためには，パッチクランプ記録が最も適した技法となる．

研究室は実験ができるリグをすでに備えているとすると，実験を行うための第一ステップは，典型的な場合，適切な溶液をつくり新しいガラス微小パイペットを準備することである．バス溶液と微小パイペット内につめる溶液の組成は，イオンの濃度勾配が膜の電気的透過性に影響を及ぼすので重要である．溶液の浸透圧とpHは細胞膜への圧力に影響を与える．それは適切に調節されていないと細胞を萎ませたり，あるいは膨らませて破裂させるからである．ホールセル記録ではパイペットを満たしている溶液は細胞の内部と連続的につながっているので，この内液は細胞質とほぼ一致している必要がある．バス溶液に既知のチャネルの活性をブロックする薬理学的作用物質を含ませることができるので，今調べているチャネルの信号をさらに際立たせることができる．しかし，アフリカツメガエルの内在性イオンチャネル電流は，典型的な場合異種由来の発現されているチャネルの電流よりかなり小さい．したがって，必ずいつもバス溶液にブロックのための作用物質を加える必要はない．セルアタッチ記録のためには，バス溶液内のCa^{2+}濃度を低くしたり，EGTAのようなキレータを加えたり，Cl^-のかわりに膜非透過性のイオンを利用したり，あるいは薬理学的なブロッカーを加えたりすることによって，支配的な内在性Ca^{2+}-activated Cl^-チャネルの活性を抑えることができる．

パッチパイペットは，微小電極先端に埃などがつかないようにするために，製作した後にすぐに通常の場合使用される．埃がついていると細胞膜とパイペット間で形成されるシールが悪くなる．引いて製作したパイペットは先端を丸く滑らかにするために，ファイアーポリッシュ（熱による研磨）される必要がある．さてここでようやく，パイペット内溶液をつめて電極ホルダーに取り付ける準備ができた．顕微鏡とマイクロマニピュレーターを使って，電極先端を視野内の目的とする細胞までもっていく．このときチューブを通して電極内に少しポジティブ圧力をかけ，電極先端が汚れることを防ぐことができる．次に先端をバス溶液内に浸す．テスト電圧パルスをかけると，パッチ電極に電流が流れて電極の抵抗を測定することができる．テスト電圧に対する電流反応を観察すると，電極の位置を細胞へと導く際に役に立つ．先端が細胞に近づくと抵抗が上昇する．

優しく静かに細胞表面に電極先端をふれ，コンピュータのデータ出力をチェックすれば，抵抗値が増大するのが観察される．次に電極内のポジティブ圧力を開放する．すると先端が細胞に押しつけられるので，細胞表面に小さな窪みが観察される．細胞表面とパッチ電極先端が接触したことの確認として，（電極）抵抗と顕微鏡による電極と細胞に様子を観察しながら電極にわずかの吸引を加える．もしギガシールができれば，（電極）の電気抵抗が1 GΩまで上昇するのが見られる．ギガシールを形成することは，パッチクランプ技術で最も手際のいる部分であり，おそらくこの技術を一種の芸術にしている過程である．

この時点でセルアタッチモードになっており，増幅器を電位固定へと切り替えることができる．セルアタッチモードでシングルチャネル解析を行うことができ，チャネルの開状態と閉状態間の遷移を示す電流の特徴的なステップを観察できるかもしれ

ない．さてここで，電位の変化や仮説のリガンドがパッチ内のチャネル（あるいは複数のチャネル）を活性化できるかどうかをテストすることができる．これらの変化は，電圧ステップを印加したり，あるいは種々のアゴニストやアンタゴニストを微小パイペット（これはパッチされているチャネルの外部環境になるので）を満たしている溶液に加えることで行うことができる．

これらの実験上の操作による電流への効果をモニターすることによって，チャネルの「開口・閉口-時間」と「電流の振幅」を求めることができる．チャネルの伝導性とイオン選択性を決めるために，電流の振幅を解析することができる．I/V 曲線（電流-電圧曲線）（BOX 4.2）によって，電位依存性コンダクタンスの特徴を明らかにすることができる．

この曲線は，膜を横切って移動するイオンの流れがなくなる反転電位を含んでいる．チャネルを通過するイオンの種類を同定するために反転電位を利用することができる．

この異種由来の発現系で各チャネルを通る電流を解析すると，チャネルの多くの特性が明らかになる．タンパク質の特定の構造とチャネルの機能の間の因果関係を明らかにするために，チャネルの突然変異種（version）を利用して電気生理実験をさらに行うことができる．いま注目しているこのチャネルの切り出していないあるいは自然状態の標本（単離されたニューロンや脳スライス標本また動物の体全体）における寄与を研究するために，この突然変異種実験で得られた知識を利用することが可能である．

胞内外のイオンの濃度勾配に依存しているので，実験中に使用されている溶液の組成は決定的に重要である．バス溶液をどのような組成にするかを決定するときに指針となる原理は，電気活動やチャネル機能に関する生理学的観察ができる環境に，ニューロンを整え維持することである．パッチクランプ技術では，微小電極内部の溶液は細胞内部の溶液を模倣してつくるべきである．この溶液は典型的に塩とイオン性バッファー作用物質と pH バッファーで構成されている．この溶液は細胞や組織に in vivo に似た環境を提供するために，生物に適した温度に保たれる．特定のチャネルや受容体の電気信号への寄与を排除するために，CNQX（AMPA 型受容体をブロックするため）や D-AP5（NMDA 受容体をブロックするため）のような薬理学的作用物質をバス溶液に加える．in vitro 記録の最大の長所は，バス溶液を通して細胞を操作できる点である．

異種間発現系

各々のイオンチャネルの生理学的特徴を調べたり，イオンチャネルの構造が機能へ果たす役割を研究するために，研究者は**異種間発現系**（heterologous expression system）をしばしば利用する．異種間発現系は特定のイオンチャネルをコード化（暗号化）するような外来の遺伝子を簡単に形質移入できる一種の細胞培養である．遺伝子生成物（たとえば注目しているチャネル）は効率よく発現され，その機能はパッチクランプ法などの方法によって調べられる．チャネルの変異型を発現させることで，特定のアミノ酸による分子的変化がゲーティング機構に果たす役割と，その分子的変化がチャネルの電気的特性に及ぼす効果を観察することが可能である．細胞の全体的な生理機能を変化させてしまう可能性のある内在的チャネルが，異種間発現系には存在しないので，この系は各チャネルの役割を分離するのに役に立つ．

通常の発現系は，アフリカツメガエルの卵母細胞，チャイニーズハムスター卵巣（CHO），human embryonic kidney（HEK293T）細胞などである．これらの細胞は培養することが通常やさしく，容易に入手可能で，少数個の内在性チャネルしか存在せず，外来の DNA を簡単に取り込んで発現させることができる．単一細胞系でありながら分子生物学的および生理学的方法を組み合わせることが可能であることは，イオンチャネルの「構造-機能連関」を理解するための強力な実験道具となっている（BOX 4.5）．

初代培養

神経系の注目している領域から単離された初代細胞培養では，（膜の）各チャネルにアプローチすることや，それを制御することができるとともに in vivo 標本での特徴を知ることも可能である．たとえば，脊髄のニューロンの生理学的特徴に興味があれば，研究者はこれらのニューロンを電気生理学実験のために培養することができる．このような培養技術は，異なるグ

ループに属するニューロンの生理学的特徴を比較し，また異なるバス溶液の効果を比較するのに役に立つ．たとえば，外液の特定のイオン濃度や神経ペプチドの濃度を上下させた場合，どのようなことが起こるかを知りたいと思うことがある．また遺伝子的にノックアウトした動物での神経生理学上の変化を調べるために，この系では異なる動物グループ間でのニューロンの生理学的特徴を比較することが可能である．

スライス培養 (slice culture)

培養細胞条件下の制御された in vitro 環境は，本質的に in vivo 環境とは異なっている．スライス培養標本は，内在的な神経連絡は維持し，培養条件を通して細胞へ働きかけることができ，したがって，in vivo の環境によく似せることが可能である．in vivo と同じ条件を得るためにスライス標本を長い時間培養することが可能であるが（13章），スライス標本からのほとんどの電気生理学的記録は同日に切り出した急性標本から行われる．実験の最初に脳を取り出し，300〜500 μm の厚さにスライスする．生理学的反応は少し変化してしまっているかもしれないが，機械的ショックやスライスする際のダメージにもかかわらず，ほとんどのニューロンは生きている．ニューロンを生かしたままにしておくために，脳標本は適切な割合の無機イオン，栄養剤，ガスなどを含んでいる溶液で満たされたチェンバー内に入れられる．

どのような処置もしていない脳標本より，脳スライスからの記録には納得できる長所がいくつかある．第一に，組織が心臓の拍動からくる血流のパルス状変化を受けなければ，ニューロンから細胞内記録を行うことははるかに簡単である．第二に，もし興味の対象としている脳内の領域に到達するまで電極を数ミリメートルも突き進める必要がないならば，脳のこの注目している領域からのニューロンを研究することははるかに容易である．脳スライス標本内に存在するニューロンへ接近することは，脳内の内部構造に存在するニューロンへ接近するよりはるかにたやすく行うことができる．第三に，特定の薬や薬理学的作用物質を脳スライス標本に簡単に与えることができるので，既知シナプスの薬理学を研究することができる．さらに既知のシナプス回路における前および後ニューロンからそれぞれ記録可能なので，神経回路内の各ニューロンがもっている特定の役割を研究することができる．

◆ in vivo 記録

in vitro 記録は，標本の周りの環境を制御でき，また脳へ接近することを可能にするが，未処置の器官の神経活動を正確には反映していない．電気生理学実験は，細胞外記録法を利用して in vivo 標本で行われる．また in vivo でパッチクランプ実験を行うことも可能である．しかし，この場合，パッチを「めくら」で行わなければならず（顕微鏡や視覚による手がかりがない），また記録の対象となる細胞は脳表面に存在しなければならない．実際，in vivo で行われる実験は，ほとんど記録電極を脳内部に差し込んだ状態で行われる．細胞の周りを視覚化することが難しく，また細胞内およびパッチクランプ記録のための電極を正確な位置にもっていくことが困難なので，細胞外記録が行われる．

電気生理学実験は，齧歯類（しばしば記憶・学習実験のため）や鳥類（しばしば歌の学習実験のため）のような多様なモデル動物を利用して行われる．複雑な行動を実行できるようにトレーニングされ，またヒトと類似の特徴をもっているので，多くの電気生理学実験が非ヒト霊長類で行われる．

急性対慢性記録

ほとんどの in vitro 記録は単一のセッションで行われるが，in vivo 記録は急性と慢性で行われる．急性実験は動物を1回だけ利用する実験である．たとえば，動物標本には侵襲的処置をある程度加える必要がある．具体的には，呼吸作用が電気記録に影響を与えないように肺に穴をあけるなどの処置である（このとき酸素は外部のボンベによって供給される）．3章で説明したように動物の脳にカニューレや電極を外科的手術によって埋め込み，記録部位へ慢性的に接近することが可能になっている．埋め込まれた複数電極アレイから慢性記録を行うことで，長時間に及ぶ複雑な行動タスク，多様な異なる条件下と複数タスクを実行中の神経回路網からのモニタリングが可能になる．頭蓋骨に埋め込まれた密封チェンバーを利用して，齧歯類の場合は数カ月，また非ヒト霊長類の場合では，数年にわたって「新鮮な」電極を設置しておくことができる．

麻酔対覚醒動物

in vivo 電気生理学実験はしばしば動物を麻酔条件下で行うことがある．麻酔された動物は動かないの

で，受動的な刺激に対する神経性反応や単一ニューロンのチューニング特性を描きだすことができる．これら麻酔薬は，動物の正常な神経活動の興奮性や神経伝達に影響を及ぼす．「利用する麻酔薬」や，あるいは「焦点をあてているニューロン群」に応じて，それぞれに変化する効果がこの麻酔薬の影響を引き起こしている．したがって，得られたデータを研究者が適切に解釈するためには，使用している麻酔薬の特定の効果を知ることが大切である．ある実験では呼吸からくる運動を排除するために，動物を麻痺させる．このような例では，人工的に制御しているベンチレーションが行われる．

覚醒している動物の in vivo ニューロン研究で利用されている技術を使う電気生理学実験によって，特定の行動と各々の細胞の活動を結びつけることができる．動物は1個かそれ以上の特定のタスクができるようにトレーニングされる．ある程度のパフォーマンスができるようになった後，注目している脳領域上の頭蓋骨に1個の小さい穴をあけるための外科的手術が行われる．この領域にネジの付いたチェンバーを植え込むことで，この部位はシールされる（3章）．動物が麻酔から回復すると，重量の軽いマイクロドライブを取り付けた電極で電気生理学的記録が1日に1〜2回行われる．動物がトレーニングされたタスクを行っている間，単一あるいは複数回の記録を行って，種々の認知あるいは行動現象の神経基盤を研究者は調べることができる．機能レベルでの脳の複雑なプロセスを非常に高い時間・空間的な正確さで探求できる数少ない技術の一つである．

4.5 電気生理学実験中にニューロンを操作する方法

電気生理学の実験を行っている最中に「機能欠損（loss-of-function）」や「機能獲得（gain-of-function）」実験のために特定のニューロンを抑制したり，あるいは刺激したくなることがある．たとえば，研究者が「ニューロンAがニューロンBを刺激している」という仮説を立てたとすると，この仮説をテストする方法は，ニューロンBから記録を取りながらニューロンAを刺激することである．また，ある種のニューロン（たとえば，GABA作動性，コリン作動性，グリシン作動性）の生理的過程へ及ぼす影響を知りたいと思うことがある．この例では，注目しているニューロンの生理学的および行動学的特徴を調べながら，これらある種のニューロンのみを抑制することが可能である．

電気生理学の実験の最中に神経活動に「摂動（perturbation）」を加える複数の方法は，他の章で詳しく説明する．神経の活動と生理学に効果をもつ物理的，薬理学的，電気的操作に関しては3章で説明されている．ここでは，永久的な外科的切除や一時的な冷却技術によってある領域を機能的に取り除き，この領域が残りの他の組織の活動へ及ぼす効果を調べることができるということをすでに学習した．固有のチャネルの電気的関与を分離し，神経伝達物質放出へ及ぼす薬の効果を研究し，生化学的経路の神経活動への役割を決定するなどのような多様な目的のために，薬理学的アゴニストやアンタゴニストが電気生理学記録においてしばしば利用される．

通常の神経的操作のもう一つの方法として，電極を利用して生物組織に微小な電流を流す「微小刺激」を研究者は利用できる．さらにきちんとした神経活動への電気刺激の効果を調べるために，活動電位や細胞での脱分極である閾値下の電位変動を引き起こすことができる．7章では，生物学的に活性のある分子をアンケージング（uncaging）するのに，光を利用する光刺激技術や，また光活性をもつトランスジェニック・イオンチャネルを利用するオプトジェネティック技術のような方法を説明する．これらは神経活動を操作するための光学的方法である．

4章のまとめ

神経活動とこの活動を起こしている生理学的な特徴を分析するための技術として，研究者は依然として電気生理学を選択している．広い範囲の技術と標本を利用することで，培養ディッシュ，スライス標本，あるいは覚醒した動物や行動している動物のニューロン活動を記録することが可能になる．電気生理学者でない者も含めて，多数の神経科学者が電気生理学の技術は神経科学研究の背骨であると考えている．この技術は，ニューロンの活動を正確に調べることができる唯一の技術である．そして，この技術で記録されたニューロンの活動が，神経系の最終出力である認知と行動を生み出している．

·············· 文献紹介 ··············

▼書 籍

Boulton, A. A., Baker, G. B., Vanderwolf, C. H. (1990). *Neurophysiological Techniques : Applications to Neural Systems*. Humana Press, Clifton, NJ.

Hille, B. (2001). *Ion Channels of Excitable Membranes*, 3rd ed. Sinauer Associates, Sunderland, MA.

Molleman, A. (2003). *Patch Clamping : An Introductory Guide to Patch Clamp Electrophysiology*. Wiley, NY.

Nicholls, J. G., Wallace, B. G., Martin, A. R., Fuchs, P. A. (2001). *From Neuron to Brain*, 4th ed. Sinauer Associates, Sunderland, MA.

Nicolelis, M. A. L. (2008). *Methods for Neural Ensemble Recordings*, 2nd ed. CRC Press, Boca Raton, FL.

▼総 説

The Axon Guide : A Guide to Electrophysiology & Biophysics Laboratory Techniques, 3rd ed. (2008). Molecular Devices/MDS Analytical Technologies, Sunnyvale, CA.

Buzsaki, G. (2004). Large-scale recording of neuronal ensembles. *Nat Neurosci* **7**, 446-4451.

Miller, E. K. & Wilson, M. A. (2008). All my circuits : using multiple electrodes to understand functioning neural networks. *Neuron* **60**, 483-488.

Quian Quiroga, R. & Panzeri, S. (2009). Extracting information from neuronal populations : information theory and decoding approaches. *Nat Rev Neurosci* **10**, 173-185.

Super, H. & Roelfsema, P. R. (2005). Chronic multiunit recordings in behaving animals : advantages and limitations. *Prog Brain Res* **147**, 263-282.

Windels, F. (2006). Neuronal activity : from in vitro preparation to behaving animals. *Mol Neurobiol* **34**, 1-26.

▼原著論文：文献からの興味ある例

Bliss, T. V. & Lomo, T. (1973). Long-lasting potentiation of synaptic transmission in the dentate area of the anaesthetized rabbit following stimulation of the perforant path. *J Physiol* **232**, 331-356.

Evarts, E. V. (1960). Effects of sleep and waking on spontaneous and evoked discharge of single units in visual cortex. *Fed Proc* **19**, 828-837.

Evarts, E. V. (1968). A technique for recording activity of subcortical neurons in moving animals. *Electroencephalogr Clin Neurophysiol* **24**, 83-86.

Foster, D. J. & Wilson, M. A. (2006). Reverse replay of behavioural sequences in hippocampal place cells during the awake state. *Nature* **440**, 603-680.

Salzman, C. D., Britten, K. H. & Newsome, W. T. (1990). Cortical microstimulation influences perceptual judgements of motion direction. *Nature* **346**, 174-177.

Santhanam, G., Ryu, S. I., Yu, B. M., Afshar, A. & Shenoy, K. V. (2006). A high-performance brain-computer interface. *Nature* **442**, 195-198.

Stowers, L., Holy, T. E., Meister, M., Dulac, C. & Koentges, G. (2002). Loss of sex discrimination and male-male aggression in mice deficient for TRP2. *Science* **295**, 1493-1500.

Sugrue, L. P., Corrado, G. S. & Newsome, W. T. (2004). Matching behavior and the representation of value in the parietal cortex. *Science* **304**, 1782-1787.

Wilson, M. A. & McNaughton, B. L. (1993). Dynamics of the hippocampal ensemble code for space. *Science* **261**, 1055-1058.

▼プロトコール

Brown, A. L., Johnson, B. E. & Goodman, M. B. (2008). Patch clamp recording of ion channels expressed in Xenopus oocytes. JoVE. 20. http://www.jove.com/index/details.stp?id=936, doi : 10.3791/936.

Current Protocols in Neuroscience, Chapter 6 : Neurophysiology (2007). John Wiley & Sons, Inc.

Nicolelis, M. A., Dimitrov, D., Carmena, J. M., Crist, R., Lehew, G., Kralik, J. D. & Wise, S. P. (2003). Chronic, multisite, multielectrode recordings in macaque monkeys. *Proc Natl Acad Sci USA* **100**, 11041-11046.

Perkins, K. L. (2006). Cell-attached voltage-clamp and current-clamp recording and stimulation techniques in brain slices. *J Neurosci Methods* **154**, 1-18.

Tammaro, P., Shimomura, K. & Proks, P. (2008). Xenopus oocytes as a heterologous expression system for studying ion channels with the patch-clamp technique. *Methods Mol Biol* **491**, 127-139.

5 顕微鏡
Microscopy

5章のねらい
◎倍率と分解能，さらにこれらのパラメータを決める顕微鏡の構成要素を定義できる．
◎標準的な顕微鏡の基本的な構成要素と，それらが画像を拡大するためにどのように光を操作しているかを説明できる．
◎各種顕微鏡の共通形式間での相対的な長所と限界について比較できる．
◎画像データとその解析に関する内容を議論できる．

5章で紹介する研究方法
◎光学顕微鏡：明視野，位相コントラスト，暗視野，微分干渉型（DIC／ノマルスキー）
◎蛍光顕微鏡：落射蛍光，共焦点，2光子レーザー走査型顕微鏡，全内部反射型蛍光顕微鏡（TIRF）
◎電子顕微鏡：透過型電子顕微鏡（TEM），走査型電子顕微鏡（SEM），電子トモグラフィ（ET）
◎顕微鏡データ：イメージプロセッシングと解釈

最初の顕微鏡は，17世紀に細胞と単細胞生物の世界を明らかにするために初めて使われた．Robert HookeやAnton von Leeuwenhoekのような科学上のパイオニアは，しばしば「顕微鏡の父」とよばれ，多様な生きた生物における細胞の種類を研究するために手づくりの顕微鏡を用いた．19世紀後半から20世紀初めにかけてSantiago Ramon y Cajalは，神経構造の一連の非常に詳細な研究をするために組織学と組み合わせて顕微鏡を利用した．

顕微鏡は，今や神経科学において欠かすことができない道具である．器官，グリア細胞，ニューロン，そして神経細胞の集まりでさえも裸眼では見ることができないので，顕微鏡は細胞レベルで神経系を調べるのに非常に重要である．光学顕微鏡は，被写体の画像を1000倍以上に拡大し，細胞とその局所的な環境の構造に接近することができる．蛍光顕微鏡は，個々の細胞内構造に光をあてることができる非常にすぐれた能力をもっている．電子顕微鏡は，通常の100万倍の大きさへ画像を拡大することが理論上可能であり，シナプス，表面の受容体，また個々のタンパク質でさえも含む最も小さい神経構造を，他に比べるものがないほどの精度で観察できる．

本章の目的は，共通の形式の顕微鏡について基本的な記述を行うことである．最初に，光学顕微鏡の基本的なパラメータと構成要素を定義する．それから，異なる顕微鏡の形式と，なぜ研究者が他のものと違って特定の形式の顕微鏡を選ぶのか，その理由を概観する．最後に，顕微鏡データの処理と解釈に関連するこ

とがらについて調べる．本章での情報は，多くの他の章，とくに6章と7章の補足的な情報となる．

5.1 顕微鏡の基本原理

現代の顕微鏡は，2〜3世紀前に使われていた顕微鏡より確実に進歩しているが，顕微鏡の基本的構成要素とそれらが一緒になって働く背後にある理論は同じである．顕微鏡の異なる形式を概観する前に，標準的な顕微鏡の基本的なパラメータと構成要素について復習する．

◆顕微鏡の基本的なパラメータ

顕微鏡では考慮しなければならない二つの重要な値がある．倍率と分解能である．**倍率**（magnification）とは，標本がその実際のサイズからどれだけ大きく見えるようになるかを定義している．図5.1は，脳全体から個々の分子までの神経系の相対的なサイズの感覚（サイズ感）を表示している．裸眼ではサイズが0.2 mm以上の物体を認識できる．したがって，脳全体や大きな神経構造を見ることはできるが，個々のニューロンや軸索は，拡大しなければ見ることはできない．

分解能（resolution, resolving power）とは，2点が分離され，さらにこれらを二つの分かれた点として認識することが可能な最小の距離をいう．たとえば，建造物の何千というカラーのタイルでつくられたモザイク画像の壁面を見ていると想像しよう．もし，建造物から1ブロック離れたところに立っていれば，全体の画像を見ることができるが，分解能が非常に小さいので個々のレベルまで見ることはできない．したがって，個々のタイルそれ自体を見ることはできないであろう．もし，もう少し近づけば，分解能はよくなり，画像をつくり上げている個々のタイルを見ることができるであろう．同じように，顕微鏡でも二つの構造を互いに分離してみることは困難である可能性がある．分解能を上げることで標本の異なる点を識別することができるようになる．図5.1では，ふつうに研究されている神経構造の分解能を特徴づけてある．ここでは，裸眼で識別可能な物体と光学顕微鏡や電子顕微鏡で分解能を上昇させることで，識別可能になる物体の範囲を示している．

顕微鏡の分解能は対象を拡大する倍率に依存しているように思えるかもしれないが，そうではない．対象を拡大することでは必ずしも最終的な画像の鮮明度や分解能が改善されない．拡大された対象の分解能は，開口数と光源の光の波長という二つの要因に依存している．

開口数（numerical aperture：NA）は，顕微鏡の対物レンズが光を集光する能力の尺度である．対物レンズとは，標本からの光を集め収束させるレンズである．高いNAの対物レンズは，より多くの光線を集め，その結果よりよい分解能を実現する．対物レンズのNAは，対物レンズに入射する光線の角度と，対物レンズが作用している媒質の屈折率に依存している（図5.2）．**屈折率**（index of refraction, refractive index）とは，特定の媒質内を光が通過する際の速度変化である（空気では1.0，水では1.33，オイルでは1.55までになる）．屈折率が大きくなると，NA値も大きくなる．一つの媒質（たとえば空気）から別の高い屈折率の媒質（たとえばオイル）へと光が通過すると，光の角度が変わり，対物レンズはより多くの光を集めることができるようになる．これは，水の入った

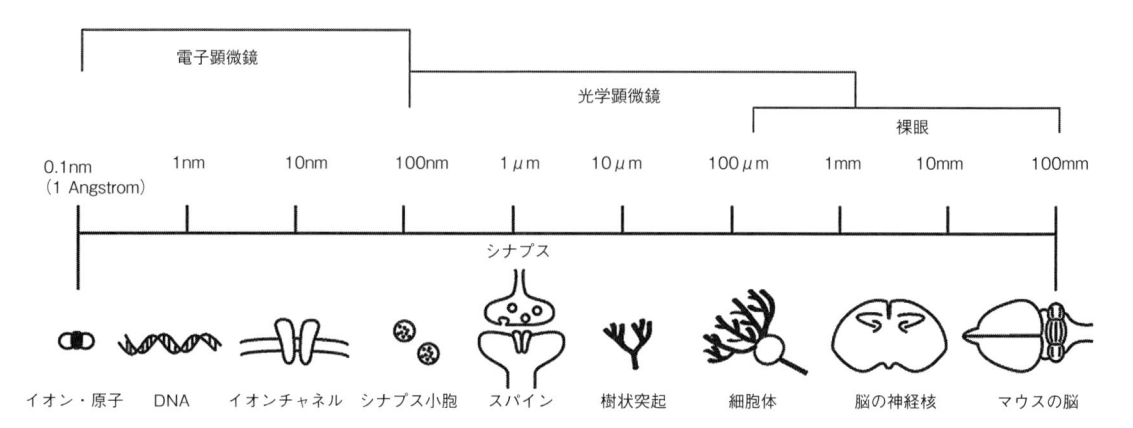

図5.1 顕微鏡の倍率と分解能：小さい動物の脳から個別（individual）の分子までのスケール【訳注：原著者の許可を得て，日本語版ではChloé Okunoにより改変】

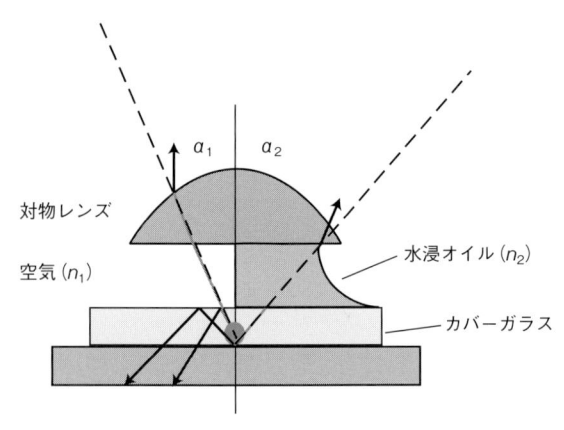

図 5.2 開口数と対物レンズに入射する光の角度
高い開口数（NA）をもつ対物レンズは，より多くの光を集め，高い分解能を示す．NA は光が対物レンズに入射する角度 α と媒質の屈折率 n に依存している．光はガラスと空気（n_1）との間のように大きく n の異なる物質間を通過すると，光はより屈折され，より小さい α 値を得る．水やオイル（n_2）のようなものに浸すと差異を減らし，より大きな α 値を得ることができる．

グラス内のストローが水面で曲がって見えるのと同じ原理によっている．オイルに浸された対物レンズは，空気中の対物レンズより高い NA 値をもっているので，油浸対物レンズはよりよい分解能をもっている．

対物レンズの分解能を決める他の要因は，標本を照射，あるいは標本からくる光の波長に依存している．これは，光学顕微鏡では，標本を照射する光の波長であり，蛍光顕微鏡では，標本から発せられる光の波長である．波長とは，光波の反復している二つのユニット間の距離である（図5.3A）．異なる波長の光線は，ヒトの目には異なった色として見える（図5.3B）．光の波長は，光の単一の点がどれだけ広がって見えるかに影響する．より短い波長の光（紫外線から緑まで）では，長い波長の光（赤から赤外まで）よりシャープに見える．この波長の長い光は，より広がって見え，分解能を低下させる．

したがって，顕微鏡で示すことができる最小の対象は，倍率と標本を画像化するために使われる分解能の関数になっている．おもしろいことに，対象を拡大する顕微鏡の能力には本質的に限界がないが，分解能は有限である．光学顕微鏡は，その倍率がどれだけであろうが，シナプスのサイズである約 0.2 μm より細かい標本の詳細を分解することはできない．この限界は，可視光の最小波長のためである．スペクトルの緑から UV より短い波長はヒトの目では見ることができない．このことは，どんな光学顕微鏡もその分解能には最大値があるということを意味している（BOX 5.1）．補助がなければヒトの目は，約 0.2 mm のサイズの細部しか見えないという限界がある．光学顕微鏡は，約 0.2 μm の細部しか分解できないので，これらの細部を 1000× 以上に拡大することは役にたたないことになる（1000×0.2 μm＝200 μm＝0.2 mm）．1000倍以上倍率を上げることは，固定されたサイズのデジタル画像を拡大するためにコンピュータのズーム機能を利用するのと同じようなことである．デジタルズームでは細かい詳細を得ることはできず，単にピクセルを拡大するだけである．しかしながら，標本の画像を得るために電子顕微鏡のような可視光を使わな

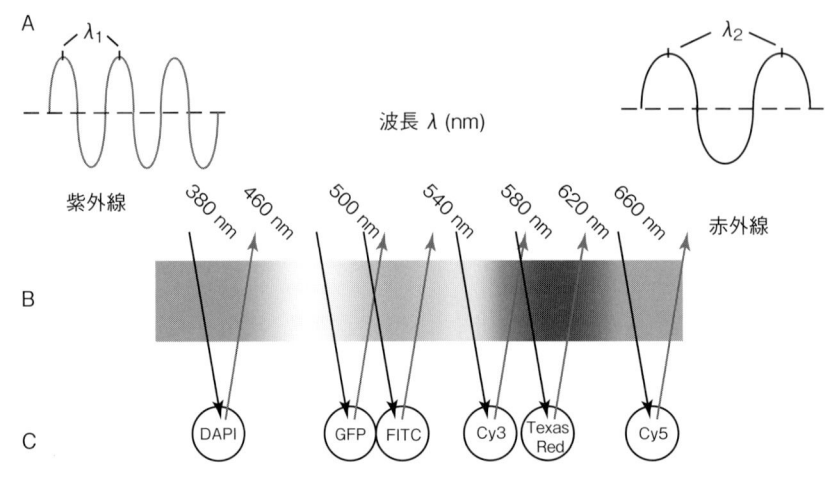

図5.3 光の波長と可視光スペクトル
（A）光の波長 λ は伝搬している光の二つの繰り返している単位間の距離．（B）異なる波長をもつ光はヒトの目には異なる色として見える．短い波長（λ_1）は青紫色に見え，長い波長（λ_2）はより赤く見える．（C）通常利用されるフルオロフォアの近似的な励起（黒）波長と放射（青）波長．

BOX 5.1　分解能の回折限界とその周辺

　可視光の波長は光学顕微鏡の分解能をなぜ最終的に決めてしまうのか．これは回折とよばれる現象のためである．回折とは波が伝搬していく途中で，広がったり障害物の周りで曲がったりする現象と考えられる．光は波のように振る舞い，水の「さざ波」(ripple) が川の岩 (boulder) のそばをちょうど通るときのように，障害物の周りで曲がる性質がある．光の1個の点が顕微鏡の対物レンズの出口を通過するとき，これは無限小の光の点とは見えない．これは，明るさが減少する同心円の明るいリングのように見え，有限の大きさをもっている．これは水たまり (puddle) に雨のしずくが落ちたときの「さざ波」の輪（リング）のように見える．この光の「さざ波」の輪（リング）はエアリーディスクとして知られている．光の各点はまさに光の「さざ波」の輪（リング）であるので，2点間の距離は「さざ波」が互いに相互作用をしないように十分大きい必要がある．光の点がこれら「さざ波」をつくる原因となっているのが回折である．光の2点間の距離がどのくらい近いか，また二つの光の点としてまだ見えるかどうかの限界を決める要因が「さざ波」である．これが分解能の回折限界として知られている．ヒトの目に対する可視光の最小波長（〜400 nm）がこの回折限界を決める．

　ナノスケールの分子相互作用を画像化するために，超分解能の新しい形式を導入することで，分解能の回折限界を超えようとする試みが行われている．誘導放出制御（stimulated emission depletion：STED），基底状態制御（ground-state depletion：GSD）と構造化飽和照明顕微鏡（saturation structured emission depletion microscopy：SSIM）は，フルオロフォア分子の状態間（たとえば，暗状態対明状態）の空間的および時間的遷移を制御することで「回折限界」を打ち破ることができる．これはエアリーディスクの大きさを効果的に縮ませるために，励起光のパターンを修正することで実現される．STEDは60 nmの分解能で生きている海馬のシナプス小胞をビデオレートで画像化するために利用されており，細胞および分子神経科学分野においてその重要性を示している．photoactivated localization microscopy（PALM），fluorescence photo-activation localization microscopy（FPALM）やstochastic optical reconstruction microscopy（STORM）は，単一分子の位置を検出することで回折限界を打ち破っている．【訳注：これらは原理が同じで蛍光プローブの位置をひとつずつ計測するもの．まとめて localization microscopy（局在化顕微鏡）と呼ぶ．】photo-switchable fluorescent probes を利用することで，超分解能画像を構成するために，重なり合っている各フルオロフォアが時間的に分解される．

い技術は，はるかに高い分解能を得ることができ，また光学顕微鏡よりはるかに小さな構造の画像を得ることができる．

　ここまで，倍率と分解能に関して論じてきたので，二つのタイプの顕微鏡の基本的な構成部位とデザインを調べていく．この二つのタイプの顕微鏡とは，コンパウンド顕微鏡とステレオ顕微鏡である．

◆コンパウンド顕微鏡のデザイン

　何世紀ものあいだ使われてきた最も単純な顕微鏡は，拡大鏡である．拡大鏡は，すぐ近くの対象を大きくする凸レンズである（図5.4）．これは，対象によって散乱された光をガラスの反対側の1点の焦点に反映させることがその作用原理である．見えるものは，レンズの後部のより大きな画像である．

　単一レンズの拡大率は限界がある．しかし，各レンズの倍率を倍増させるために，お互いのレンズの後方に別のレンズを配置させている．これが，**コンパウンド顕微鏡**（compound microscope）の基本である．コンパウンドという言葉は，対象を拡大するために2個以上のレンズを一緒に利用することを意味している．

　ほとんどの光学顕微鏡は，少なくとも2個のレンズを使用している．最初のレンズは**対物レンズ**（objective lens）と呼ばれ，標本のすぐ近傍に置かれている（BOX 5.2）．研究者は，求める倍率を得るために，複数の対物レンズから選択することができる．一般に4×，10×，20×，100× である．2番目のレンズはアイピースに配置され，**接眼レンズ**（ocular lens）と命名されている．このレンズは，しばしば10× に設定されている．顕微鏡の倍率は各レンズ倍率の積にな

5. 顕微鏡

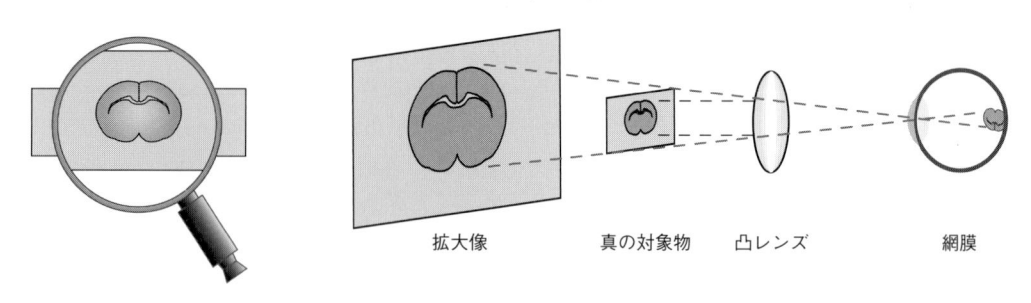

図 5.4　拡大鏡
拡大鏡は凸レンズであり，対象物がさらに大きく見えるように光を反射する．（Dr. Dino Leone の好意による）

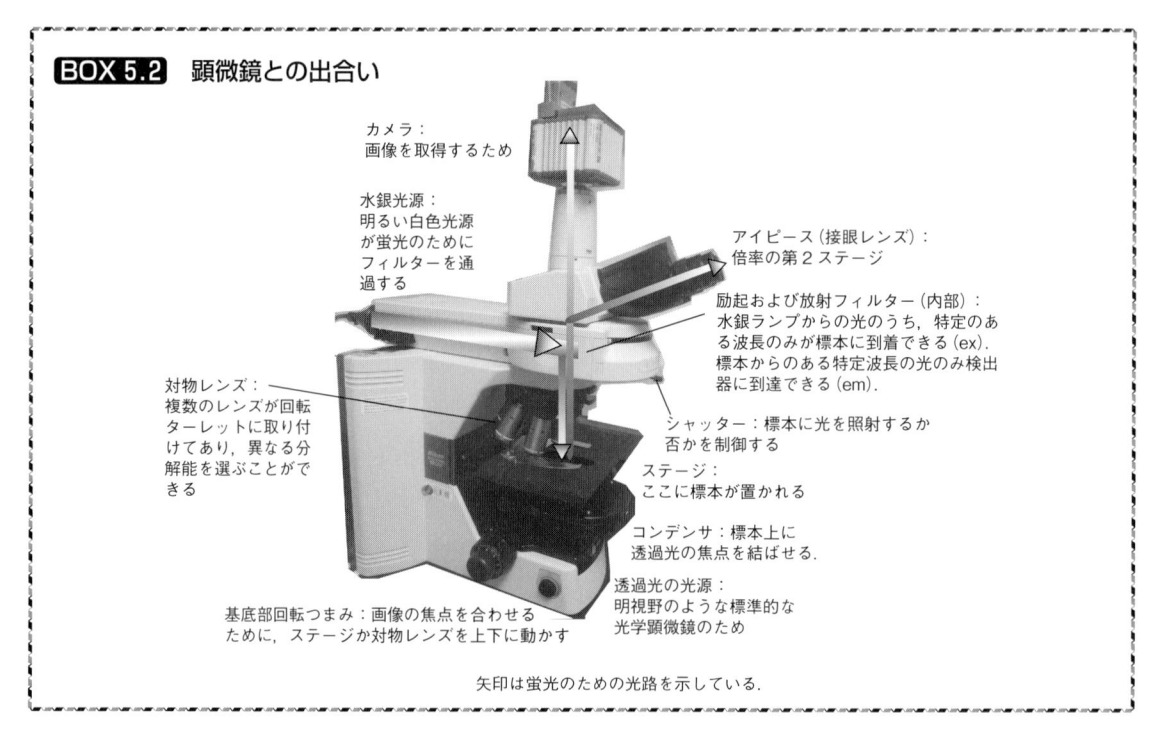

BOX 5.2　顕微鏡との出合い

- カメラ：画像を取得するため
- 水銀光源：明るい白色光源が蛍光のためにフィルターを通過する
- アイピース（接眼レンズ）：倍率の第2ステージ
- 励起および放射フィルター（内部）：水銀ランプからの光のうち，特定のある波長のみが標本に到着できる（ex）．標本からのある特定波長の光のみ検出器に到達できる（em）．
- 対物レンズ：複数のレンズが回転ターレットに取り付けてあり，異なる分解能を選ぶことができる
- シャッター：標本に光を照射するか否かを制御する
- ステージ：ここに標本が置かれる
- コンデンサ：標本上に透過光の焦点を結ばせる．
- 透過光の光源：明視野のような標準的な光学顕微鏡のため
- 基底部回転つまみ：画像の焦点を合わせるために，ステージか対物レンズを上下に動かす

矢印は蛍光のための光路を示している．

る．もし，対物レンズが 40× で，接眼レンズが 10× に設定されていると，全体の倍率は 400× に到達する．

　コンパウンド光学顕微鏡は，どれもそれぞれ独特であるが，標本を拡大するために同じ方法で光を操作する（図 5.5）．**コンデンサー**（condenser）は，光源からの光を標本上に焦点を結ばせる．標本を透過した光は，対物レンズで集光され拡大される．この拡大された画像は，接眼レンズ上に焦点を結ばせられる．この接眼レンズは，本質的に対物レンズからの画像をさらに拡大するための拡大レンズのように働く．各顕微鏡メーカーがそのメーカー独自の戦略で光学顕微鏡をデザインしているが，コンパウンド顕微鏡の基本的概念は同じである．

　コンパウンド顕微鏡は，正立か倒立のどちらかである．**正立顕微鏡**（upright microscope）では，標本は対物レンズのすぐ真下に置かれている（図 5.6A）．このタイプの顕微鏡は，スライドグラス上の標本を調べるのに最適である．しかしながら，標本と対物レンズの間にわずかの隙間しかないので，電気生理学のためにスライス標本を操作したり，厚い培養ディッシュ内の細胞を見たりするのは実際的でない．このような状況では，研究者は**倒立顕微鏡**（inverted microscope）を用いるのがよい．この顕微鏡では，対物レンズは標本の下方に置かれ，光源とコンデンサーは，標本のはるか上の方に配置してある（図 5.6B）．

　コンパウンド顕微鏡のそのほかの構成要素で，倍率，焦点，顕微鏡の光のレベルや標本の正確な場所などを調節することができる．

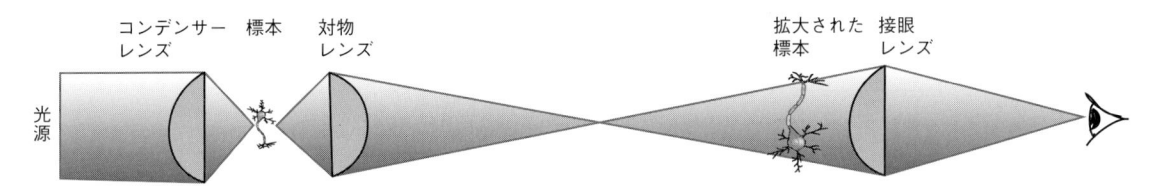

図5.5 複式（合成）顕微鏡は標本を拡大するために複数のレンズを用いる

コンデンサーレンズによって光は標本上に焦点を結ぶ．標本は光を対物レンズと接眼レンズへと透過させる（あるいは反射させる）．この接眼レンズは目に達する画像を拡大する．

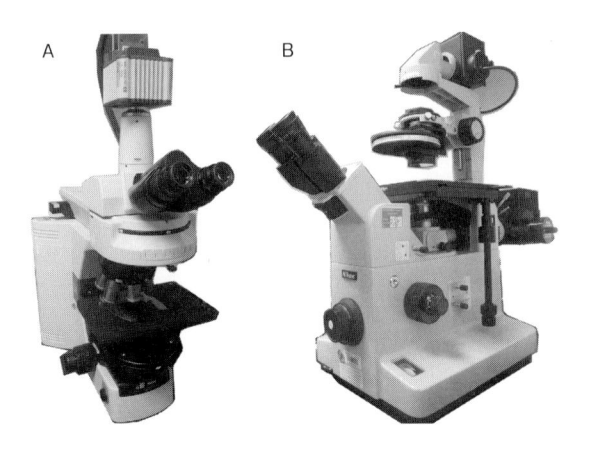

図5.6 正立対倒立顕微鏡
（A）正立顕微鏡では標本はちょうど対物レンズの真下におかれている．（B）倒立顕微鏡では標本は対物レンズのちょうど上におかれている．その結果，大きな細胞培養プレートや上部からの接近が可能になっている．

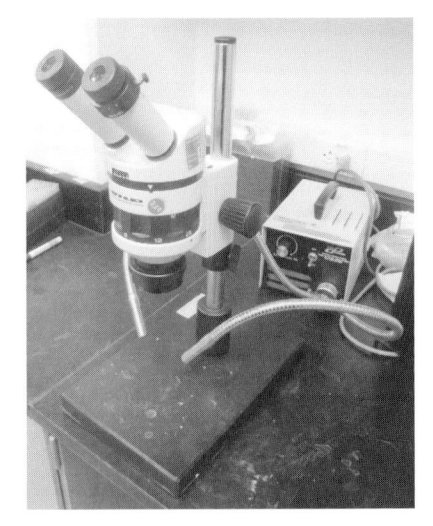

図5.7 標準的な実体顕微鏡

◆ステレオタイプの顕微鏡のデザイン

ステレオタイプの顕微鏡（stereomicroscope）は，**ダイセクティング（標本の手術用）顕微鏡**（dissecting microscope）とも呼ばれるが，コンパウンド顕微鏡とは異なる目的のために利用され，異なる様式ではたらく（図5.7）．ステレオタイプの顕微鏡のおもな目的は，脳表面，スライス組織，あるいは，大きな神経構造を調べることである．標本の切り出し，手術や，電極や植え込み装置などのような小さなものをつくる場合のように，細かい作業をするときとくに役に立つ．光を単一の対物レンズや接眼レンズシステムに通過させるのではなく，ステレオタイプ顕微鏡では二つの独立したレンズ系を光が通過する．コンパウンド顕微鏡では，単一の光の光路を両眼に向かわせるが，ステレオタイプの顕微鏡では，二つの独立の光路からそれぞれ別々の目へと向かわせる．標本の単一の点からの光は，独立に二つの光路を通ってそれぞれ別々の目に到達するので，標本は3次元で立体的に見える．

標本の見え方に加えて，ステレオタイプの顕微鏡とコンパウンド顕微鏡の間には，少なくとも二つのおもな違いがある．第一に，ステレオタイプの顕微鏡は標本から反射してくる光を典型的に利用するが，コンパウンド顕微鏡は，しばしば標本を透過してくる光を利用する．このことによって，標本が厚いと光が透過しないので，ステレオタイプの顕微鏡が役に立つ．したがって，ステレオタイプの顕微鏡は，手術中や動物の脳のある領域を切除してディッシュに入れたりする際に，動物を観察するのに利用される．第二に，ステレオタイプの顕微鏡の倍率は，コンパウンド顕微鏡のものより劣っている．ステレオタイプの顕微鏡の接眼レンズは10×に固定してあり，対物レンズはふつう0.1×から8×までの範囲である．したがって，ステレオタイプの顕微鏡は，おおまかな神経構造を調べるのに役に立つが，コンパウンド顕微鏡は，単一ニューロンや神経線維の走行などの微視的構造を調べるのにより役に立つ．

さて，ここまで顕微鏡の基本的な概念を調べてきたので，次に種々の顕微鏡を概観し，各々の顕微鏡が，

5.2 光学顕微鏡

　光学顕微鏡とは，標本を光で照射し，画像を得るために可視光を利用する種類の顕微鏡のことである．これは（可視光とは），あらゆる波長からなる白色光とさらに蛍光顕微鏡で使われる特定の波長の光をも含んでいる．ふつう光学顕微鏡といった場合，蛍光顕微鏡ではない顕微鏡を意味している．もちろん蛍光顕微鏡も光を利用しているのだが．

　最もふつうで一般的な光学顕微鏡の型は，**明視野顕微鏡**（brightfield microscopy）である．この顕微鏡では，光は標本を透過し，また標本によって反射される．ほとんどの細胞は，多量の水を含んでいるため透明である．自然に染色されていたり，人工的に染色していない限り，はっきりした構造を明視野顕微鏡で分別することは困難である．種々のタイプの顕微鏡においてコントラストを強調する目的で，標本を保存し染色したりするために多様な組織学的な手続きが発展してきた（6章）．しかし，標本を保存するためのこれら手続きのほとんどで細胞は死んでしまう．

　多くの実験において固定した標本で観察を行うことには，問題はない．しかし，培養細胞の場合のように，生きた固定していない細胞や組織を拡大したい場合，標本を殺さずにコントラストをつける必要がある．したがって，特定の染色剤を必要とせず，目で細部を見分ける目的で，コントラストを強くするために光を操作する方法が開発された．

　細胞内の異なる領域の密度の差異が，光の散乱のされ方にわずかな違いを引き起こす．すなわち，異なる細胞内の構造が，異なる屈折率を有している．**位相差顕微鏡**（phase-contrast microscopy）は，これらのわずかな差（違い）を利用し，それらを容易に見えるようにコントラストをさらに大きな強度の違いへと増幅している．この方法は，多くの細部を観察するために標本への特殊な処理を必要としない．したがって，位相差顕微鏡は培養細胞を調べるためにしばしば用いられる．**暗視野（暗背景）顕微鏡**（darkfield (or darkground) microscopy）は，側方から入射される斜めの照射光を利用しているので，標本で散乱された光のみが対物レンズに入射する．標本のほとんどの部分（たとえば）細胞質は，光を多く反射しないので暗

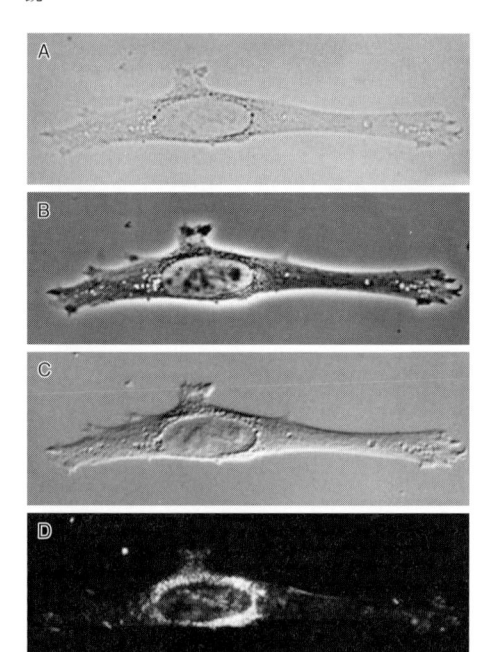

図5.8　同じ細胞を解析するのに利用される4タイプの光学顕微鏡　コントラストを増し染色していない組織標本の詳細を可視化するために利用される光学顕微鏡の種々の方法．（**A**）明視野顕微鏡，（**B**）位相差顕微鏡，（**C**）微分干渉型（DIC/Nomarski）顕微鏡，（**D**）暗視野顕微鏡．（Garland Science：New York の許可を得て *Molecular Biology of the Cell*, 4th edition（2002），B. Alberts, et al., Fig. 9-8 から転載）

く見えるが，一方，高反射率をもつ組織は，多量の光を反射するので明るく見える．**ノマルスキー顕微鏡**（Nomarski microscopy）として知られる**微分干渉型顕微鏡**（**DIC 顕微鏡**，differential interference contrast（DIC）microscopy）では，細胞構造の光散乱特性の変化を強調するために最適な補正を利用している．これによって3次元的な浮きあがったように見える明暗のエッジをつくり出している．図5.8は，これら種々の光学顕微鏡を使って同一細胞を観察した場合の個々の顕微鏡による細胞の見え方を示している．

5.3　蛍光顕微鏡

　蛍光顕微鏡は，**フルオロフォア**（fluorophore, 発蛍光団）と呼ばれる特殊な分子を利用する．この分子は，特定の波長の光を吸収し，異なる（一般により長い）波長の光を放射する特徴をもっている．青い光を吸収する蛍光分子は，緑の光を放射する．緑の光を吸収する蛍光分子は，赤い光を放射し，赤い光を吸収す

るものは，赤外線を放射する，などなど．特定の吸収（励起）波長と放射波長の特性をそなえ，よく利用されるフルオロフォアが多数市販されている．これらの分子は，特定のタンパク質あるいは器官に印をつけ，あるいは細胞内の特定構造に同じく印をつけるために利用される抗体やその他の分子に結合している．

蛍光顕微鏡のおもな利用は，これらの蛍光試薬でラベルされたり，あるいは遺伝的にコード化された蛍光タンパクを発現している標本を調べることである（第6章）．非常に明るい光源からの光は，対物レンズを通って特定波長の範囲の光のみを標本に照射させることができる**励起フィルター**（excitation filter）を通過する（図5.9A）．その光は標本内のフルオロフォアで吸収され，この励起されたフルオロフォアはさらに長い波長の光を放出する．この放射光は対物レンズを再度通過し，**エミッションフィルター**（emission filter）という2番目のフィルターを通過する．このエミッションフィルターは，標本を励起するのに使われた光を含む余分な波長の光をブロックする．しかし，このフィルターによって，放射光が検出器（たとえば，あなたの目やあるいはカメラ）へと入っていくことができる．光学フィルターは，フルオロフォアで標識した構造を，暗い背景のなかであたかもライトアップされたかのように見せる．背景は暗いので，わずかな明るさの蛍光試薬さえも可視化でき，蛍光顕微鏡を非常に感度の高い技術にしている．

従来型の顕微鏡に対する蛍光顕微鏡のおもな魅力は，広い範囲にわたる細胞内の構造やタンパク質を蛍光分子によってラベルすることができる点である．各フルオロフォアは，固有の励起と放射特性（吸収および放射される波長）をもっているので，同じ標本内での異なる構造を異なるフルオロフォアでそれぞれラベルすることで，その相対的な位置を調べることができる．たとえば，一つのタンパク質をラベルするためにスペクトルの一端の緑の光を放射し，他のタンパク質をラベルするためにはスペクトルの他の一端の赤い光を放射するフルオロフォアをそれぞれ利用することができる．緑と赤のフルオロフォアの吸収および放射スペクトルは，互いに重なり合っていないので，同一標本内に存在する異なったタンパク質の位置をそれぞれ標識することができる．この技術は，蛍光ラベルされた複数のタンパク質や分子のダイナミックな相互作用を，生きた標本で観察するために使用される．

蛍光顕微鏡は，その長所にもかかわらず，いくつか の欠点もある．一つの大きな限界は，蛍光試薬を無限の時間にわたって照射できない点である．フルオロフォアからの照射光の強度は，連続的に光にさらされているので（これを**光退色**（photobleaching, **ブリーチング**）とよぶ），時間がたつにつれて減少してしまう．このことは，蛍光識別された標本を光で照射する時間を限定して，蛍光が消えてしまう前に画像を取得する必要がある．また，生きた細胞イメージングの限界は，**光毒性**（phototoxicity）である．光照射によってフリーラジカルが生成され，フルオロフォアを発現している細胞を死に至らしめる．最後に，蛍光ラベルされた構造は，簡単に検出可能であるが，その一方で，バックグラウンドノイズが注目している本来のシグナルを，実際の場合，おおい隠してしまう可能性がある．バックグラウンドノイズとは，目的とする特定のシグナルを示さない非特定の蛍光である．バックグランドノイズの一つの典型は，自家蛍光，**自然蛍光**（autofluorescence）である．ここではある種の構造，化学物質や器官が，蛍光分子によってラベルしなくても自然に蛍光を発している．もし，この蛍光が，ラベルされた蛍光と同じ波長であるならば，どのシグナルが信号でどのシグナルがバックグラウンドノイズであるかを判断するのが困難になる可能性がある．

蛍光分子は，神経科学のあらゆる分野を発展させている．蛍光分子は，神経構造や機能を研究したり，細胞内でのタンパク質の空間的位置関係を同定したり，神経構造の微細な枝分かれを調べたり，化学物質や電気刺激に対する機能的な反応の詳しい時間経過を追う場合にブレークスルーを起こすことを可能にした．種々のタイプの蛍光顕微鏡が，蛍光試薬の長所を最大限に引き出し，またその欠点を最小限にしようとしている．いまここで，蛍光顕微鏡のおもな分類を概観する．

◆**落射蛍光顕微鏡**

最も基本的な蛍光顕微鏡は，**広視野蛍光顕微鏡**（wide-field fluorescent microscopy）として知られている**落射蛍光顕微鏡**（epifluorescent microscopy）である．落射蛍光顕微鏡は上記で説明したような動作をする．すなわち，蛍光プローブでラベルされた標本は，励起波長の光で照射される．標本は，次に励起波長に対しては光を透過しないが，より長い波長の光は透過させる2番目のフィルターを通して観察される．したがって，接眼レンズを通過する唯一の光は，標本から放射された光である．落射蛍光顕微鏡は，すぐれ

た道具ではあるが，一つの大きな欠点をもっている．すなわち，標本のすべての深さにわたって蛍光分子が光で励起される．したがって，蛍光信号（シグナル）は焦点面からだけではなく，この面の上下の領域からも同時に集められる．このようなバックグラウンド蛍光信号（シグナル）は，ぼやけた，焦点の合っていない，ぼんやりとコントラストに欠けるように見える画像にしてしまう．比較的厚い（>15〜30 μm）標本における落射蛍光値には，限界がある．蛍光顕微鏡の別のタイプは，よりシャープで明瞭な蛍光画像をつくり出すために，焦点外からの蛍光を限定しようと試みている．

◆共焦点顕微鏡

共焦点顕微鏡（confocal microscopy）は，標本の薄い（<1 μm）の領域からの光を選択的に集めることで，比較的厚い標本の内部構造の明瞭な画像をつくり出す．これは，無処置の脳スライス，ショウジョウバエ，ゼブラフィッシュの胚のような，標本内の蛍光染色されたニューロンを調べる目的で利用される道具である．

落射蛍光では，全標本が一度照射され，全フルオロフォアが同時に光を発する．これは，厚い標本の特定の焦点面からの信号を観察することを困難にしている．共焦点では，レーザー光源からの光を標本の特定の深さで光が焦点を結ぶように，ピンホールサイズの穴を通過させる（図5.9B）．このピンホールサイズの穴は，焦点に集められた光を一つの面に限定するが，そのほかの領域（違う深さの面）は，広がったより弱い光の照射を受け焦点がずれた蛍光を発する．しかしながら，放射されたすべての光は，検出器に到達する前に2番目のピンホールサイズの穴を通過する．共焦点顕微鏡のキーポイントとなる概念は，検出器の直前におかれたピンホールと光を照射するために，光源の前におかれたピンホールとが「共焦点」の位置関係にあることである．すなわち，検出器に到達する唯一の光は，標本内で照射光が焦点を結んでいる平面と同一平面から発して，検出器に到達している．このことによりバックグラウンドの蛍光信号（シグナル）を最小にし，単一平面でのシャープな焦点形成が維持されている．検出された光は，デジタル化され，スクリーン上に映し出され，記録（記憶）された後，その後の操作のためにコンピュータへと送られる．

2次元の画像をつくるために，焦点面の各々の点からのデータは，標本上のフィールドを順次照射レーザー光でスキャンされて集められる．共焦点顕微鏡は，複数の焦点面での光学的断面をつくりながら，レーザービームを標本の厚みの方向に対して正確な間隔でフォーカスさせ，複数の焦点位置へとずらすことが可能である．適切なコントラストと分解能で3次元の立方

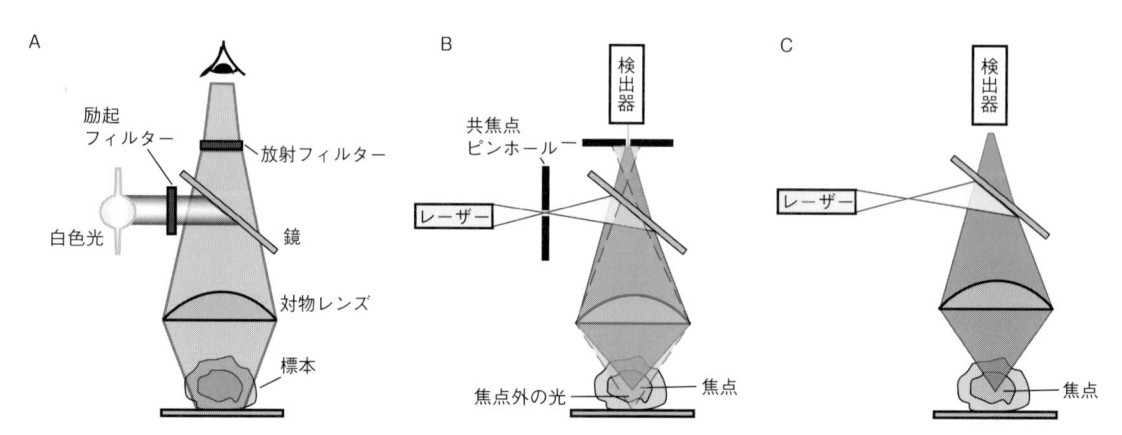

図5.9　異なる形式の蛍光顕微鏡：落射蛍光顕微鏡，共焦点顕微鏡，2光子顕微鏡
（A）蛍光顕微鏡の基本的な原理（戦略）．明るい光源から出た光は励起波長の光のみを標本へ通すフィルターを通過する．標本から出る光は励起波長の光に対しては不透明であるが，さらに長い波長の放射光は通すフィルターを通過する．（B）共焦点顕微鏡の基本的な原理（戦略）．光はピンホール状の開口部から標本上の1点に焦点を結ぶ．標本から出た蛍光は検出器に到達する前に2番目のピンホール状開口部を通過する．この二つの開口部は互いに共焦点の関係にあり，焦点上にない光は検出器のピンホールによってはじかれる．（C）2光子顕微鏡の基本的な原理（戦略）．励起波長の約2倍の長さの波長をもつ光のパルス状レーザーで標本が照射される．標本の特定の断面上に焦点を結んだとき，2個の光子がその面にあるフルオロフォアにほぼ同時に到達することができ，このフルオロフォアを励起するに十分なエネルギーを放出する．焦点の上下の面では光は蛍光励起をするにはエネルギーが低すぎ，焦点外の蛍光を消滅させる．

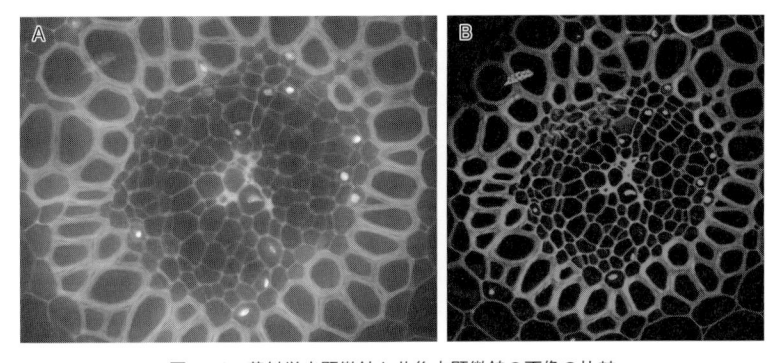

図5.10 落射蛍光顕微鏡と共焦点顕微鏡の画像の比較
（A）標準的な落射蛍光顕微鏡は，焦点からだけでなくすべての面からの光をとらえるので，ぼんやりした白いバックグラウンドになる．（B）共焦点顕微鏡による同じ標本の画像は，鮮明ではっきりしている．

体（volume）を再構成する目的で，コンピュータを利用してこれらの平面を積み重ねる．

標準の落射蛍光顕微鏡に対する共焦点顕微鏡のおもな利点は，バックグラウンドの蛍光信号（シグナル）なしに細胞と細胞内構造のシャープな画像を生み出せる能力である（図5.10）．しかし，これでもまだ限界がある．共焦点レーザー顕微鏡は，標本の完全な画像をつくるために点から点で標本をスキャンしていく．運の悪いことに，このことは共焦点顕微鏡において標本（サンプル）が，落射蛍光顕微鏡よりもさらに長い時間にわたってレーザーに照射される．その結果，光ブリーチ（光の退色）や光毒性（phototoxicity）がさらに問題となってくる．生きた細胞の非常に速い現象のイメージングでは，一つの画像を得るのに長い時間がかかるが，これは上記の理由で好ましくない．加えて，複数の光学的断面を積み重ねることで，3次元の再構成をすることができるという大きな長所はあるが，側方のX-Y分解能が，Z次元（深さ方向）の分解能よりすぐれている結果，3次元に再構成された画像は，歪んで見える可能性がある．これらの欠点にもかかわらず，とくに厚い脳標本の切片や小さい無脊椎生物を調べるためには，共焦点顕微鏡はイメージングにおけるゴールドスタンダードである．

◆ 2光子顕微鏡

2光子顕微鏡（two-photon microscopy，2光子レーザー顕微鏡（two-photon laser scanning microscopy：TPLSM）ともいう）は，それ自体が精密機械である蛍光顕微鏡のさらに精巧な顕微鏡である．落射蛍光あるいは共焦点顕微鏡では，光を放出させるために，特定波長の単一光子でフルオロフォアを励起する．2光子顕微鏡においては，二つの光子を効率よく同時に吸収させることで，フルオロフォアを励起する．この場合，各光子それ自身は，通常の励起波長の2倍の波長をもっている．その結果，1個の光子ごとに半分のエネルギー準位をもっている．1個のフルオロフォアが同時にエネルギーの低い2個の光子を吸収すると，（半分のエネルギーをもつ）各光子は，これと相互作用するのに必要なエネルギー量の半分の量を，このフルオロフォアに与える．このことは，あたかもより大きなエネルギーとより短い波長をもつ1個の光子が，フルオロフォアと衝突したかのように見える（図5.9C）．

この方法のおもな利点は，2個の光子のほぼ同時の到着は非常にまれにしか起こらない現象であり，その結果，蛍光励起は，標本の狭い焦点面に限られるという点である．このことが，比較的少ないフルオロフォアしかない場合でも従来の共焦点顕微鏡よりさらにはっきりした画像を生み出すことができる理由である．なぜなら光子は焦点面に位置している励起されたフルオロフォアから放出されるのみだからである．したがって，放出されたすべての光を集めることが可能である．バックグラウンドの蛍光を発するような，焦点面の上下に位置するフルオロフォアを励起するための十分なエネルギーが存在しないからである．

2光子顕微鏡は，利用する光の波長が通常の波長より2倍ほど長いので，共焦点や落射蛍光顕微鏡より組織のさらに深い（500μm〜1mm）内部を観察できる．より長い波長の光は散乱されにくく組織のさらに深いところまで侵入できる．励起が焦点面に限られているので，光退色（ブリーチ）や光毒性（phototoxicity）がより少なく，切り出していない細胞，動物の

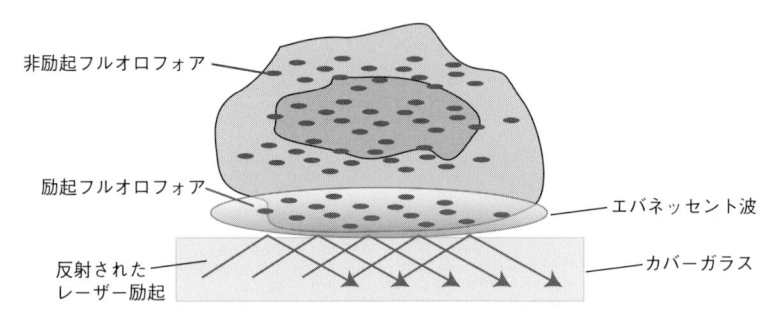

図 5.11 TIRF 顕微鏡の基本的な原理（戦略）
レーザーの反射光は標本とガラスカバースリップとの界面で励起のエバネッセンス波を誘起する．その光は 100 nm の深さにしか進入できず，すべての蛍光励起および放射は通常細胞膜である標本の表面のみでしか起こらない．

生きた脳組織や，あるいは脳スライス標本の微細なスケールの神経組織などへ応用できる．この応用の広い観察が可能であるという点が，2光子顕微鏡をとくに利用価値の高いものにしている．この方法の主要な限界は，2光子顕微鏡装置が高価で，特殊なレーザー光源と装置を必要としている点である．図 5.9 は，落射蛍光顕微鏡，共焦点顕微鏡，2光子顕微鏡の原理を比較している．

◆ **全反射照明蛍光（TIRF）顕微鏡**

全反射照明蛍光（total internal reflection fluorescence：**TIRF**）**顕微鏡**は，フルオロフォアの励起と検出を標本の薄い断面に限定することで，焦点外からくる蛍光によるぼんやりした画像を消去するために用いられるもう一つの方法である．TIRF 顕微鏡では，検出する薄い断面は，標本と標本を載せている（通常はガラスのカバースリップ）との間の界面（interface）に固定されている（図 5.11）．この方法は，分子や細胞の表面でおこる生化学反応現象を研究するのに役に立つ．

たとえば，フルオロフォアで標識した注目している分子は，細胞膜や細胞質に存在しているかもしれない（可能性がある）．落射蛍光顕微鏡を使うと膜から放射される蛍光は，細胞質内に多数存在する分子からくる蛍光に埋没してしまう可能性がある．TIRF 顕微鏡によって膜に結合しているこの分子を選択的に励起して，画像を得ることが可能になる．

TIRF 顕微鏡は，標本とそれに近接する表面との間の界面（interface）のフルオロフォアを選択的に励起する目的で，距離とともに指数関数で減衰する光のエバネッセント波を利用している．エバネッセント波は，サンプル内の約 100 nm の深さで減衰してしま

う．したがって，それは細胞膜（～7.5 nm の厚さ）とすぐ近傍の細胞質の領域を選択的に励起する．TIRF 顕微鏡は，高い分解能で生きている細胞の細胞膜でおこる過程を，選択的に可視化するのにしばしば利用される．

5.4 電子顕微鏡

光学顕微鏡の倍率には理論的な限界はないけれども，可視光の決まった最小波長のために分解能は約 200 nm という最大値をもっている．しかし，電子は光子よりはるかに短い波長をもっている．標本の画像化のために光子のビームではなく電子のビームをフォーカスすることで，**電子顕微鏡**（electron microscope：**EM**）はグルタミン酸の直径にほぼ等しい 1000 倍の 0.2 nm まで分解能を上げることができる．電子顕微鏡は，シナプスやシナプス小胞，そしてイオンチャネルのような小さい神経構造を調べるために不可欠である．

電子顕微鏡（EM）を利用する際のおもな限界は，標本が固定され，脱水され，化学的な処理を施されていなければならないという点である．したがって，電子顕微鏡（EM）は，生きた標本には利用できない．さらに，生きた細胞には存在しないアーチファクトが現れうる．これらのアーチファクトを減らすために，急速に標本を冷凍する．その結果，細胞内の水やその他の構成要素が自ら再配置したり，結晶をつくって氷になったりする時間がない．

電子顕微鏡はおもに二つのカテゴリーに分類される．透過型電子顕微鏡（TEM）と走査型電子顕微鏡（SEM）である．

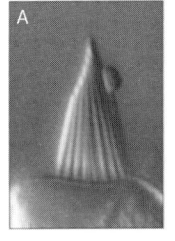

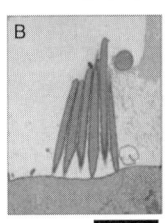

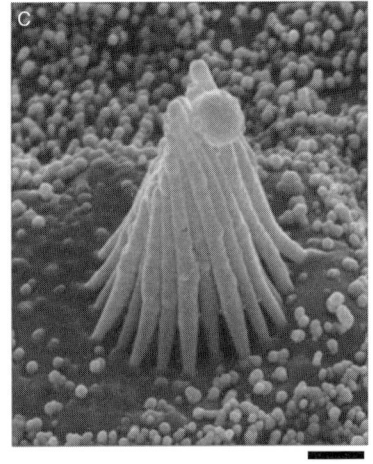

図5.12 異なる電子顕微鏡技術によって取得された画像の比較 (A) 内耳の有毛細胞から投射する不動繊毛 (stereocilia) の DIC 画像, (B) 透過型電子顕微鏡, (C) 走査型電子顕微鏡. (Dr. A. J. Hudspeth と Dr. R. Jacobs の好意による)

◆ 透過型電子顕微鏡（TEM）

透過型電子顕微鏡（transmission electron microscope：TEM）では，電子ビームがコントラストを強調するために，化学的に処理をした標本の薄い切片を通りぬけるように照射される．固定された組織の極端に薄い（＜100 nm）切片が重金属の原子で染色される．これらの金属原子は，ある種の細胞内の構成要素に対して親和性をもっている．この重金属染色域は電子密度が高く，その結果，電子ビームが標本内の重金属原子を衝突したとき，電子が吸収されたり散乱されたりして，電子密度の高い領域が画像内で暗く見える．電磁石が荷電している電子の軌跡を曲げることで，画像の焦点を合わせたり拡大したりする．電子を目でとらえることはできないので，電子強度の変化は，これらを特殊な検出器や電子ビームの量に相対的な強度で蛍光を出すスクリーン上に投射したりすることで，光子に変換される．透過型電子顕微鏡は，薄い組織切片の2次元的画像をつくり出す．この画像は，細胞内の構造を研究するのに役に立っている（図5.12B）．透過型電子顕微鏡（TEM）は，神経伝達物質の小胞を含むシナプス前膜に近接しているシナプス後肥厚（postsynaptic density：PSD）を，電子密度が高い領域として明確に描き出し，この理由によって，シナプスを明確に同定するためにしばしば用いられる．

◆ 走査型電子顕微鏡（SEM）

走査型電子顕微鏡（scanning electron microscope：SEM）は，標本の表面の詳細な研究の役に立つ．コントラストとS/N比を改善するために，金かプラチナの薄いフィルムで通常コーティングされた標本の表面を，高エネルギーの電子ビームがくまなくスキャンする．ビームが標本の表面をくまなくスキャンするので，標本と電子ビームの相互作用によって，標本の表面や近傍から異なるタイプの電子シグナルが放射する．これらの電子シグナルは，集められて処理され，

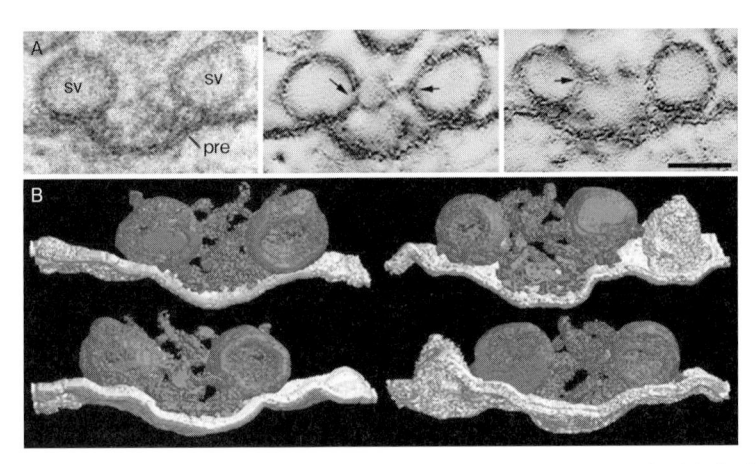

図5.13 電子断層撮影画像の例：神経筋接合部の放出部位にドッキングしているシナプス小胞 [口絵参照]
(A) カエルの神経筋接合部の活性帯（アクティブ・ゾーン）のETボリューム再構成で使われる2次元TEM画像．AZM（active zone material，活性帯の物質，矢印で表示してある）．sv：ドッキングしたシナプス小胞，pre：シナプス前膜．スケールバー：50 nm．(B) 表面を描いた3次元的AZM，「形状」と「サイズ」や「異なる構成成分」の連携がわかるドッキングした小胞とシナプス前膜．(Macmillan Publishers Ltd：Natureの許可を得てM. L. Harlow, et al.：The architecture of active zone material at the frog's neuromuscular junction, ©2001 から転載)

表5.1 顕微鏡の異なる形式の比較

	説明	長所	短所	神経科学での通常の使用
明視野顕微鏡	光は標本を透過する．コントラストは自然染色か染色剤を加えることでつくられる．	単純で安価．異なる色の染色剤が使用できる．	ほとんどの細胞や組織は透明であり，その結果観察が困難．構造を可視化するために染色剤を加え通常固定化と切片への切除が必要．	色のついた副産物を生成する検出用の試薬を使って，固定された標本が処理されている．
位相差顕微鏡	細胞小器官の密度の違いのために屈折率の変化で生み出されるコントラスト．	生きた細胞に利用できる．化学物質を加えたり組織を処理する必要がない．	焦点外からの信号．	組織培養細胞．
暗視野顕微鏡	標本は斜めの角度で横方向から照らされる．散乱された光だけが画像化される．	生きている細胞に利用可能．感度がよい．S/N 比がよい．化学物質を加える必要がない．	光を散乱させない構造は観察できない．	放射性 in situ hybridization のために標本は処理される．
微分干渉型顕微鏡 (DIC/ノマルスキー顕微鏡)	屈折率の変化を強調し，観察対象のエッジでコントラストを強調する光学的方法．3Dに見える．	生きた細胞に利用可能．薄い光学切片製作が可能．薄い光学切片から3Dの再構成が可能．	一度に1枚の薄い焦点面での画像しかできない．	組織培養細胞と組織．
落射蛍光顕微鏡	標本は励起波長の光で照射され，標本の厚み全体の励起されたフルオロフォアから光が放射される．	《すべての蛍光顕微鏡の長所》特別にラベルされた蛍光分子を検出することが可能．同じ標本で複数のフルオロフォアの画像化が可能．S/N 比がよい．感度がよい．《他の蛍光顕微鏡と比較して落射蛍光顕微鏡の長所》他の形式の蛍光顕微鏡（共焦点，2光子）より単純で速い画像取得方法．	焦点外からの蛍光が，構造を分解するのを困難にするぼんやりした画像の原因となる．	蛍光染色した組織や細胞物理的に薄い切片．
共焦点顕微鏡	ピンホール上の絞りを使用して焦点外からの光がブロックされるので，焦点から放射された光のみが集光される．	光学的切片切り出しがシャープで焦点が合った画像をつくる．	強いレーザー光による照射が光退色や光毒性を起こす．スキャン時間が長い．	厚い組織や小さい細胞器官（たとえば，ショウジョウバエ）の蛍光を検知する．厚い組織（たとえば培養スライス標本）や小さい細胞器官(たとえば，シナプス小胞)からの蛍光の時間変化．
2光子顕微鏡	薄い焦点面のフルオロフォアが2光子の一緒になったエネルギーを吸収して選択的に励起される．この2光子は，1個だけではフルオロフォアを励起することはできない．	より長い波長のレーザー光による照射は，さらに深いところにあるフルオロフォアを励起することができる．光退色や光毒性がより小さくなっている．	装置が高価．	処置をしていない生体の in vivo イメージングが可能．長時間の蛍光イメージング．
全反射照射蛍光 (TRIF) 顕微鏡	照射光のエバネッセンス波は細胞膜とそれに接している表面の間の界面を通過するとすぐに減衰する．	薄い光学切片を生み出す．表面から100 nm 以上からの焦点外の蛍光を消去する．高い分解能．	細胞膜表面とガラスのカバースリップ間の界面のフルオロフォアのみ照射される．細胞内の任意の領域はイメージングできない．	生きている細胞の生体膜で起こるタンパク質のダイナミックスをイメージングできる．
透過型電子顕微鏡 (TEM)	非常に薄い切片を電子ビームが通過する．	ナノメートルの分解能．	生きた細胞には利用できない．ざらざらした処理条件がアーチファクトを生じる．特別な装置が必要．	細胞の超微細構造．シナプス構造．
走査型電子顕微鏡 (SEM)	標本の表面から散乱される2次電子を検出する．	3D 組織分布情報を提供する．	生きた細胞には利用できない．ざらざらした処理条件がアーチファクトを生じる．特別な装置が必要．	細胞や組織の精密な形状描写．
電子断層撮影 (ET)	複数の視点からのTEM イメージを得るために標本を回転させる．	3D 組織分布情報を提供する．	生きた細胞には利用できない．TEM 画像を再構成するために集中的な計算が要求される．	3Dの細胞と組織の超微細構造．

最終的にモニターのピクセルに変換され，3次元として表現される標本の表面のトポグラフィー画像を形成する（図5.12C）．標本の表面で励起された低エネルギーの2次電子が，検出される最もふつうのシグナルである．高エネルギーの後方へ散乱された電子とX線が標本表面下から放射され，標本の成分についての情報を提供する．

◆電子断層撮影（ET）

電子断層撮影（electron tomography：ET）は，また**電子顕微鏡断層撮影**（electron microscope tomography）として知られているが，1章で記述したコンピュータによる断層撮影と類似している．CTスキャンにおいては，脳切片の異なる画像をつくり出すために，イメージング（画像）装置は患者の周りを回っている．電子断層撮影（ET）においては，多数の異なる視点からの電子断層撮影（TEM）画像を生み出し，3次元的な画像を再構成するために，標本が電子顕微鏡内で傾けられる．軸索末端のシナプス前部内部の小胞の組織構造を明らかにするために，この技術はとくに有益な情報を提供する（図5.13）．

5.5 顕微鏡データの準備と解釈

顕微鏡のデータは，おそらく神経科学とすべての生命科学の分野で，最も頻繁に示されるフォームである．さらに，これらは，解釈にあたって，最も主観が入ってくるフォームであろう．したがって，論文に発表されている結果からなにを見出せるかを知るために，データの準備とその提示に際して使われる標準的な技法を，理解していることが重要である．

◆イメージプロセッシング（画像処理）

顕微鏡で直接見える画像は，一般に文献に現れる画像とは正確には同じではない．生の画像は，顕微鏡付属のコンピュータソフトやAdobe PhotoshopやNIH ImageJなどの2次的なプログラムで処理される．多くの人は画像処理（イメージプロセッシング）を行うと，証拠を書きかえるように感じるかもしれないが，「定量的な測定や正確な解析をしやすくしたり」，「画像の意味のある局面に光をあてたり」，「また結果に影響を与えないときに画像がきれいに見えるように改善したり」するために，意味のある情報を抽出することは適切であり，しばしば重要である．ここでキー

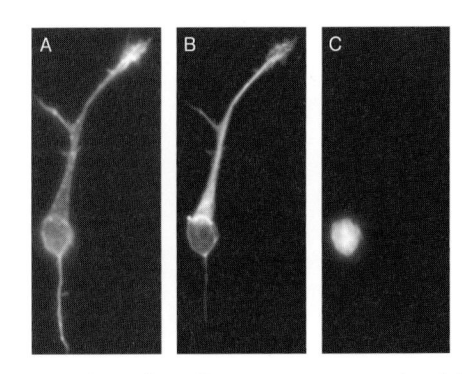

図5.14 1個の画像での異なるフルオロフォアの組み合わせ
1個の標本は，（A）赤（ローダミン），（B）緑（FITC），（C）UVチャネル（DAPI）の蛍光でそれぞれ観察されている．これらの蛍光色素のスペクトルは重ならないので，蛍光シグナルの空間的関係を比較するために各チャネルに特定の色を割り当て，これらの画像を重ね合わせることが可能である．

となるポイントは，再現可能な結果を忠実に示し，画像に含まれている本来の情報を変えないことである．

最もふつうのプロセッシング（加工）形式は，1枚の画像に重ねて表現するために，異なるチャネル（異なる放射波長）で取られた蛍光顕微鏡の画像を疑似カラーにすることである．ほとんどの顕微鏡のカメラは，光の強度をカラーではなく「グレイスケール」で取りこむ．もし単一の標本内の複数のフルオロフォアを画像化するとき，顕微鏡の励起および放射フィルターを変えることで，異なるチャネルを選択することができる．この操作によって異なるフルオロフォアを独立に画像化可能であるが，それらはすべて「グレイスケール」で見えてくる．そこで，研究者は，それぞれのフルオロフォアに対して異なる色を割り当てて，個々のフルオロフォアの別々の画像を一つにまとめて多色の単一の画像にすることができる．これにより個々の蛍光ラベルされた分子に対して相対的な強度差と空間的な関係を可視化することができるようになる（図5.14）．

その他の通常行われる画像処理形式には，デジタル的にコントラストを強調したり，バックグラウンドの蛍光を差し引いたりすることを含んでいる．この処理は，画像から役に立つ情報を明らかにする助けにはなるが，研究者が見たいと思うものを補助するために，偽の要素を画像に持ち込まないようにしなければならない．多くの学術雑誌は，許容される画像処理のタイプのガイドラインを提供し，同時にすべての（画像）処理法について文献内の「材料と方法」のセクションで報告するよう要求している．

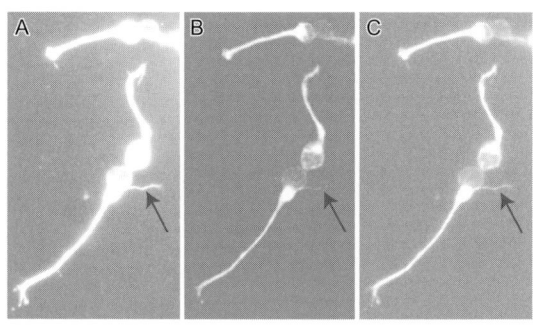

図5.15 露出過度および露出不足の画像
（A）ニューロンの露出過度画像，（B）同じ細胞の露出不足，（C）適切なレベルの露出．青い矢印は露出不足の場合，失われている突起を示している．この突起は適切なバランスの露出のときは観察するのが難しい．強くてかつ弱い蛍光構造を，同時に観察できるような適切な露出を見出すのは難しい．

一般に，顕微鏡の画像処理を行う際に従うべき重要な二つのガイドラインがある．(1) 一連の1組の画像のうちの1枚に適用されるどんな処理も，この組内のすべての画像に適用されるべきである．たとえば，1枚の画像からバックグラウンドの蛍光を取り除いたときは，残りのすべての画像でまったく同じデジタル的強調をすることが重要である．これはとくに複数のグループ間の画像を比較する際に重要である．(2) 実験者は，実験グループ（テスト群）とコントロールグループ（対照群）からのサンプル抽出をブラインドで行い，それらに対して画像の処理と解析を行うべきである．最大の注意を払っていたとしても，研究者は無意識のうちに解析の際に間違いを起こすし，無意識のバイアスをかけてしまう可能性がある．ほとんどのデータと同様に，顕微鏡のデータを扱うときには，ブラインドでの処理と点数化が，起こりうるバイアスを避けるために決定的に重要である．

◆画像の解釈

読者自身のあるいは論文で発表された顕微鏡画像を評価する際に，一般的なガイドラインが役に立つ．いくつかの重要な質問を投げかけることによって，1枚の画像を使って自分自身の信頼性を判定してみよう．

- それは正しく見えているか：　問題としている分野においても他の実験結果をよく知っていることで，標準的な画像に対する直観力と予想力をもつことができる．もし画像がニューロンであると考えられるならば，その構造はニューロンのように見えるか．その画像が脳の特定の領域を示していると考えるならば，示されている画像によってその領域を同定することが可能か．その画像は，判断するに適切な尺度（スケール）で取得されているか．論文の著者が遺伝子やタンパクの発現，あるいは組織などの切除が特定の構造に限局していると主張しているならば，その画像は，その構造が隣接領域との正しい関係を示しているか．

- 光の照射は一様であるか：　顕微鏡の軸が正しく合っていないと，信号強度の差異を引き起こし，適切でない結論を引き出す可能性がある．もし視野の全体が均等に照射されていないと，重要な情報や分解能が失われる可能性がある．

- S/N比は，データの適切な吟味のために十分か：　非特異的な染色は特定のシグナル（信号）を潜在的におおいかくしてしまう可能性がある．バックグラウンドとシグナル（信号）の間のコントラストは矛盾なく観察可能な結果を生みだすのに十分であるか．

- 露出と明るさは適切か：　露出過度の画像（図5.15A）は詳細をおおいかくしてしまい，非特定のバックグラウンドを増大させ，測定されたシグナル（信号）の不当に高い濃度を示唆する．露出不足の画像（図5.15B）は，測定されたシグナル（信号）が実際には存在していても，あたかもそれがないかのように見させる．研究者は，画像を取得中でも2次的な画像処理中でも，両方の処理の間に適切な露出を操作できる．顕微鏡のデータを処理・解析しているとき，不適切な露出条件と不適切な画像処理によっては，正しい結論は引き出せないことを肝に銘じておかなければならない．

- もし現在のものが最も信頼できる例であるならば，他のサンプルはどのように見えるだろうか：　当然のことながら，論文の著者は彼らの結論を最もよく示し，支持する画像を発表したがる傾向がある．通常，これら画像は，多くの個々のデータの一つを表現している．したがって，発表されているデータを批判的に検討することで，他のデータは文献に発表されている画像と同じかあるいは劣った品質でありうると推測すべきである．もし発表されているデータが最適とはいえなかったり，解釈するのが難しかったりするならば，文献に発表されていない画像から得られる結論の妥当性を疑問視するべきであろう．

- 画像データの定量的解析方法はあるか： 1枚の「絵」は多くの言葉に匹敵するけれども，データの主観的解釈は，客観的で定量的な結果に比べるとそれほど説得力がない．したがって，複数の画像から得られるそれぞれの結果が，よい再現性を示していることが必要である．すなわち，このよい再現性を補足的「データで」定量的に示すことが必要である．このことによって結論を支持する最も強力な証拠を示すことができる．二つまたはそれ以上の実験データ間での定量性は，いかなる意味のある結果を示すためにも必要である．画像から計算される通常のタイプの定量的情報は，相対的な観測数，サイズや形状の分布，相対的占有面積，計測された信号の相対的濃さを表している蛍光強度の変動，そして独立にラベルされたタンパク質の共存などである．
- 光退色や自家蛍光のように，蛍光画像が，導かれた結論や結果に影響を及ぼすような質の悪さを表している可能性はないか： 光退色によって信号がかすんでくると，研究者は標本から信号がこなくなったと信じる可能性がある．あるいは，標本内の自家蛍光物質によって信号が実際にはないところでも，信号があると研究者は信じやすい．すべての標本を同じ方法で処理し，また適切なポジティブおよびネガティブな対照実験を行うことで，研究者は光退色や自家蛍光によって引き出されうる不適切な結論を避けることができる．
- 蛍光画像が，異なった放射スペクトルのクロストークを表している可能性はないか： 研究者は，異なる波長をもつフルオロフォアからの信号は通常お互いに独立であると仮定している．しかし，いくつかのフルオロフォアどうしは，重なり合った励起あるいは放射スペクトルを通常もっており，予期せずこれらが検出される．1個のフルオロフォアからの信号（シグナル）を見ようと試みた際に，異なる他のフルオロフォアからの信号（シグナル）が現れてくるとき，**漏れ出し**（bleed-through），あるいは**クロストーク**（cross-talk）として知られていることが起こる．他のフルオロフォアのために設定されたフィルターから，別のフルオロフォアからの信号（シグナル）が漏れ出してくる．この状況を乗り越えるために，標本を単一のフルオロフォアでラベルし，信号を個々のチャネルで記録することが可能である．フルオロフォアの漏れ出しは，二つのタンパク質が共存するときなどのように，二つのシグナルが重なり合っていると研究者が主張しているときに，とくにあてはまる．共存がいかに強くても，二つの異なるフルオロフォアが同一であることはまれである．したがって，もし二つのチャネルが，異なる検出試薬を使用しているにもかかわらず，まったく同じように見えたならば，画像はアーチファクトである可能性を示している．

5章のまとめ

　光子を利用しようが，電子を利用しようが，顕微鏡は裸眼で見ることができる世界よりもはるかに小さい世界を探索できる能力をもっている．顕微鏡は，神経科学で最もよく利用される道具の一つであるが，多くの人は科学的に意味のある画像を生み出すのに必要な本質的な概念を理解していない．5章は，顕微鏡のイントロダクションと種々の技術を提供してきた．ほとんどの顕微鏡メーカー（Nikon, Leica, Zeiss）は，製品の適切な使用と理論に関する詳細な使用説明書を提供している．これらのガイドは，あなたの研究室で使われる特殊な顕微鏡についての，さらなる情報を提供してくれる．光学的方法は細胞内の個々の構造を明確にするためにコントラストを強調するのに使われるが，一方，組織学的標本は，特定の処置（process）や構造を調べるために使われる．6章と7章では，神経構造とその機能を可視化するために，標本を準備する方法を示す．これらは，「いい顕微鏡」と，同様に重要な，「顕微鏡を操作するいい技術」に依存している．

・・・・・・・・・・ 文献紹介 ・・・・・・・・・・

▼書　籍

Bradbury, S., Bracegirdle, B. & Royal Microscopical Society (Great Britain). (1998). *Introduction to Light Microscopy.* Bios Scientific Publishers, Springer, Oxford.

Chandler, D. E., Roberson, R. W. (2009). *Bioimaging: Current Concepts in Light and Electron Microscopy.* Jones and Bartlett Publishers, Sudbury, MA.

Herman, B. (1998). *Fluorescence Microscopy,* 2nd ed. Taylor & Francis in association with the Royal Microscopical Society, Abingdon, UK; New York.

Pawley, J. B. (2006). *Handbook of Biological Confocal Microscopy,* 3rd ed. Springer, NY.

▼総　説

Brown, C. M. (2007). Fluorescence microscopy—avoiding the pitfalls. *J Cell Sci* **120**, 1703-1705.

Kapitza, H. G. (1994). *Microscopy from the Very Beginning*, 2nd revised ed. Carl Zeiss, Oberkochen, Germany.

McEwen, B. F. & Marko, M. (2001). The emergence of electron tomography as an important tool for investigating cellular ultrastructure. *J Histochem Cytochem* **49**, 553-564.

Pearson, H. (2007). The good, the bad and the ugly. *Nature* **447**, 138-140.

Saibil, H. R. (2007). How to read papers on three-dimensional structure determination by electron microscopy. In *Evaluating Techniques in Biochemical Research*, Zuk, D., ed. Cell Press, Cambridge, MA, http://www.cellpress.com/misc/page?page5ETBR.

Schneckenburger, H. (2005). Total internal reflection fluorescence microscopy：technical innovations and novel applications. *Curr Opin Biotechnol* **16**, 13-18.

Waters, J. C. & Swedlow, J. R. (2007). Interpreting fluorescence microscopy images and measurements. In *Evaluating Techniques in Biochemical Research*, Zuk, D., ed. Cell Press, Cambridge, MA, http://www.cellpress.com/misc/page?page5ETBR.

▼原著論文：文献からの興味ある例

Harlow, M. L., Ress, D., Stoschek, A., Marshall, R. M. & McMahan, U. J. (2001). The architecture of active zone material at the frog's neuromuscular junction. *Nature* **409**, 479-484.

Jung, J. C., Mehta, A. D., Aksay, E., Stepnoski, R. & Schnitzer, M. J. (2004). In vivo mammalian brain imaging using one- and two-photon fluorescence microendoscopy. *J Neurophysiol* **92**, 3121-3133.

Westphal, V., Rizzoli, S. O., Lauterbach, M. A., Kamin, D., Jahn, R. & Hell, S. W. (2008). Video-rate far-field optical nanoscopy dissects synaptic vesicle movement. *Science* **320**, 246-249.

▼プロトコール

Coling, D. & Kachar, B. (2001). Theory and application of fluorescence microscopy. *Curr Protoc Neurosci*, Chapter 2, Unit 2.1.

Smith, C. L. (2008). Basic confocal microscopy. *Curr Protoc Mol Biol*, Chapter 14, Unit 14.11.

Spector, D. L., Goldman, R. D. (2006). *Basic Methods in Microscopy：Protocols and Concepts from Cells：A Laboratory Manual*. Cold Spring Harbor Laboratory Press, Cold Spring Harbor, NY.

▼ウェブサイト

Davidson, M.W., Molecular Expressions：http://micro.magnet.fsu.edu/.

Nikon Microscopy U：http://www.microscopyu.com. Olympus Microscopy Resource Center：http://www.olympusmicro.com/. Zeiss MicroImaging：http://www.zeiss.com/us/micro/home.nsf.

6

神経系構造の可視化
Visualizing Nervous System Structure

6章のねらい
◎標本に組織学的な処理をするために，この神経組織標本を準備する手順を説明できる．
◎全体的な細胞の形態を可視化するための方法を説明できる．
◎遺伝子とタンパク質発現を可視化するための方法を説明できる．
◎神経回路網と異なる脳領域間の線維連絡を可視化するための方法を説明できる．

6章で紹介する研究方法
◎組織標本：固定，包埋，切片切除
◎構造の可視化：基本的な組織学的方法（細胞核の染色，線維の染色），ゴルジ染色法，細胞内および近接細胞外ラベリング（染色法）
◎遺伝子とタンパク発現の可視化：*in situ* ハイブリダイゼーション，免疫組織化学，アレイトモグラフィー，酵素組織化学，受容体遺伝子
◎神経回路網の可視化：順行性トレーサー，逆行性トレーサー，経シナプストレーサー

　人は，複雑な系の構造を調べることで，この系について多くのことを学ぶことができる．たとえば，宇宙から都市を撮影した衛星写真を想像してみよう．このように遠く離れた優越したポジションから都市をちょっと調べただけで，その都市に住むということがどのようであるかを知ることができるだろうか．まず衛星写真画像を構成要素に分けることで，それを始めることができる．たとえば，道路と建造物を区別する．大きな建造物の集まりは，多様な活動の共同拠点を示し，一方，小さな建造物が点在していると，それは住宅の集まり（コミュニティ）を示している．あなたは，異なる種類の建造物を同定すること，すなわち学校，食料品店，ガソリンスタンドやショッピングセンターなどとして異なる構造を分類することで，より多くのことを知ることができる．主要なハイウェイやフリーウェイは，長距離旅行のための道路を示し，狭い道路は，ローカルな地域の移動路を示している．都市の構造を単純に調べることで，都市がどのように機能しているかを想像することができる．

　同様に，神経系の構造を知ることで多くのことを学ぶことができる．ちょうど都市における建造物と道路の違いを区別するように，細胞と線維走行の間の違いを区別することで，神経科学者は脳を調べることに取りかかることができる．建造物と同じように，種々の細胞は脳内で特定の役割をはたすタンパク質をそれぞれ発現している．このタンパク質はそれを発現する遺

伝子と唯一の組み合わせを形成している．したがって，各細胞は特定の遺伝子とそれによってコード化されたタンパク質によって，それぞれの特徴を示している．これら種々のタイプの細胞がもっている特徴によって，細胞を異なる構造と働きに分類することができる．太い白質の線維束は神経連絡の長距離路を示しており，小さい線維束はニューロン群間の局所的なコミュニケーションネットワークを示している．はっきりと同定できる脳領域の構造について知ることができれば，異なるニューロンの機能に関してや，またそれらがどのように神経回路網や行動に影響を及ぼしているかについて，知識や経験に基づいて仮説を立てることができる．実際，20世紀初頭に，Santiago Ramon y Cajal は，神経系の構造をシンプルに調べることによって，それらの機能に関する多くの仮説をたてた（それらの多くは，正しいことが明らかになった）．

本章の目的は，神経系の構造と神経連絡を研究するのに用いられる技術を概観することである．これらの技術を用いることで，細胞を，その位置，形態，遺伝子・タンパク質発現の様子やプロフィール，また他の細胞との連絡の様子などに基づいて分類することが可能である．これらの技術は，7章で述べられる技術と組み合わせて，神経機能を研究するために利用される．

6.1 組織標本

神経組織は，やわらかく，繊細でまた分解されやすい．したがって，正確に神経構造を研究するために，組織をできるだけ生きている状態に近い状態に保つことが最初の目的となる．研究者は，可視化の処理へ進む前に組織を，(1) 固定し，(2) 包埋し（embedding），(3) 切片に切る処理をしなければならない．固定と包埋は組織を現在の状態に保持するために安定化させることであり，一方，切片に切ることは，顕微鏡で組織の内部構造を調べることができる目的で，光が通るよう十分薄くすることである．

◆固　定

固定（fixation）とは，後の組織学的処置や顕微鏡解析のために，生物標本を保存し，固定して強化するために化学的な方法を利用するプロセス（手順）である．このプロセス（手順）は，分子の相互作用を強化し，内在性のタンパク分解酵素を無力化し，一方では標本を分解するかもしれない微小器官を無力化することで，細胞や組織を保存する．よって，固定は，タンパクをその所定の位置に"固定"，すなわちまだ死んでいない細胞を「殺し」，進行中の生化学反応を終わらせることである．

2種類の異なる化学的固定剤（fixative）のカテゴリーが存在する．クロスリンキング固定剤と脱水固定剤である．研究者がどちらの固定剤を選択するかは，次のステップで行われる組織学のタイプに依存している．**クロスリンキング固定剤**（cross-linking fixative）は，組織内のタンパク質間に共有結合性の化学結合を形成し，有機化合物をホルムアルデヒドやパラホルムアルデヒドやグルタルアルデヒドのようなアルデヒドグループに含めてしまう．これらの固定剤は，構造を保存するのにすぐれていて，細胞や組織を光学顕微鏡のために処理する際にしばしば利用される．他のクロスリンキング固定剤は，四酸化オスミウムで分子を酸化させ，またしばしば電子顕微鏡のための2次的な固定剤として用いられる．**脱水固定剤**（dehydrating fixative）は，脂質を破壊し，タンパク質分子の可溶性を低くし，これらを細胞質と細胞外溶液から沈殿させる．通常の脱水固定剤は，メタノールやアセトンを含んでいる．

研究者は，培養チェンバー内に化学的固定剤を加えることで培養細胞を固定させることができる．ホールブレインは溶液に浸して固定するか，あるいは灌流することによって固定することができる．**浸潤**（immersion）とは，小さな脳や，あるいは動物を丸ごと固定剤に浸すことを意味している．固定剤が脳内に浸透するために必要な時間は，脳のサイズによっていろいろな値をとる．ハエの脳を固定するには，ほんの数分でよいが，マウスの脳全体を固定するには，おそらく数日を必要とする．**灌流**（perfusion）は，固定剤を動物の心臓血管系にいきわたらせるプロセスである．動物を灌流するためには，動物を麻酔し，注意深く胸骨を開いて心臓を露出させてから，灌流用ポンプに接続した針を左心室に挿入する．左心室は，血液を体全体に送り出し，結果として固定剤を神経系全体へいきわたらせる．最初，静脈と動脈から血液を洗い出すためにバファー（緩衝）生理食塩水溶液をポンプで送り出し，次に体の全組織を固定するために（cross-linking）固定剤をポンプで送り出す．灌流固定は，適切に行われれば，くまなく，すばやく（動物によるが，5〜15分で行われる），そして脳内のすべ

6.1 組織標本

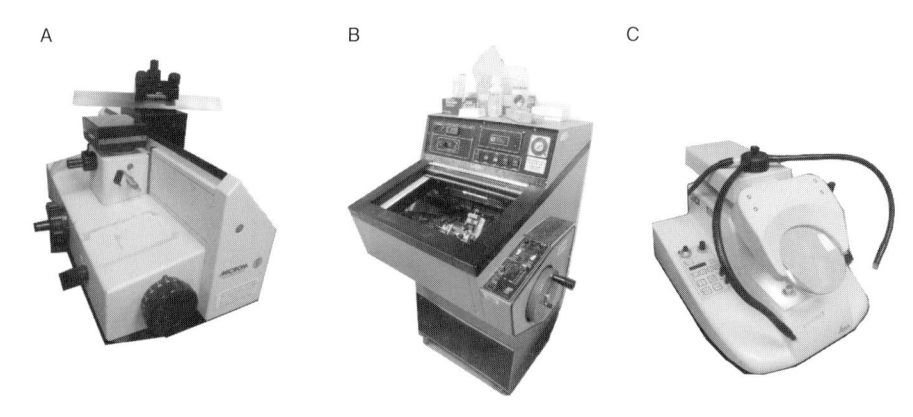

図6.1 組織切片を切るための装置
(A) ミクロトーム，(B) クライオスタット，(C) ビブラトーム．

ての細胞を十分に固定することができる．

いくつかの組織学的処置は，固定を必要としない，あるいは，むしろ固定されていない脳を必要としている．たとえば，神経伝達物質受容体の結合部位を突き止めるために，放射性元素でラベルされたリガンドを利用する．したがって，これらの部位がもとのまま残っていて，固定によってその構造が損なわれていないことが，この実験を成功させるために重要である．各固定方法によって，固定が必要であるかどうか，どの固定剤を使うか，そして，いつ固定のプロセスを行うべきかなどが決定される．

◆ 包 埋

包埋（embedding）とは，浸潤して組織の周りに固い殻を形成する物質で，脳や組織切片を包み込んでしまうプロセスである．これによって組織の構造を安定させ，切片に切断しやすくなる．標準的な包埋用の物質は，ゼラチン，パラフィンワックスやプラスチックを含んでいる．

◆ 切 除

切除（sectioning）とは，これに続く組織学的なプロセスや顕微鏡による観察のために，脳を薄い切片にスライス状に切断する過程である．この過程は，モデル脊椎動物の脳内のニューロンの構造を調べるためにほとんどつねに必要である．脳切片を切り出すことで，スライス標本内の細胞へ組織学的試薬が到達可能になり，また同様に顕微鏡で研究者が脳構造を観察できるようになる．組織を切除するために通常3種類の装置（機械）がある（図6.1，表6.1）．

表6.1 切片を切るための異なる方法の比較

	本質的な特徴	標準的な厚み
ミクロトーム	脳は冷凍される．クライオスタットより構造がよく保存されている．	中間：25〜100 μm
クライオスタット	脳は冷凍される．切片は冷却チェンバー内で切断される．	薄い：10〜50 μm
ビブラトーム	脳を冷凍する必要はない．組織を生きたまま切るために振動している刃を使う．	厚い：100〜400 μm

- **ミクロトーム**（microtome：micro ＝ 小さい，tome ＝ 切る）は，スチール，ガラスやダイアモンドのナイフを使って切片を切るのに利用される装置である．**冷却ミクロトーム**（freezing microtome）とよばれる特殊なミクロトームは，通常冷凍した組織を切片に切るために使われる．切る前に組織をスクロース溶液に浸して，凍結保護を行わなければならない．これによって，冷凍によるアーチファクトを最小に抑えることができる．冷却ミクロトームを利用して，研究者は，次の段階の組織学的プロセスのために，薄いナイフで20〜100 μm の厚さのスライス切片を切り出すことができる．これらの切片標本は使用されるまで，バッファーの（緩衝）生理食塩水中に保存される．他のタイプのミクロトームは，パラフィンで包埋した組織を切ったり，電子顕微鏡の標本のための超薄片をつくったりするために使われる．

- **クライオスタット**（cryostat）は，基本的に −20℃ 〜−30℃ の温度で切り出しが行えるように，ミクロ

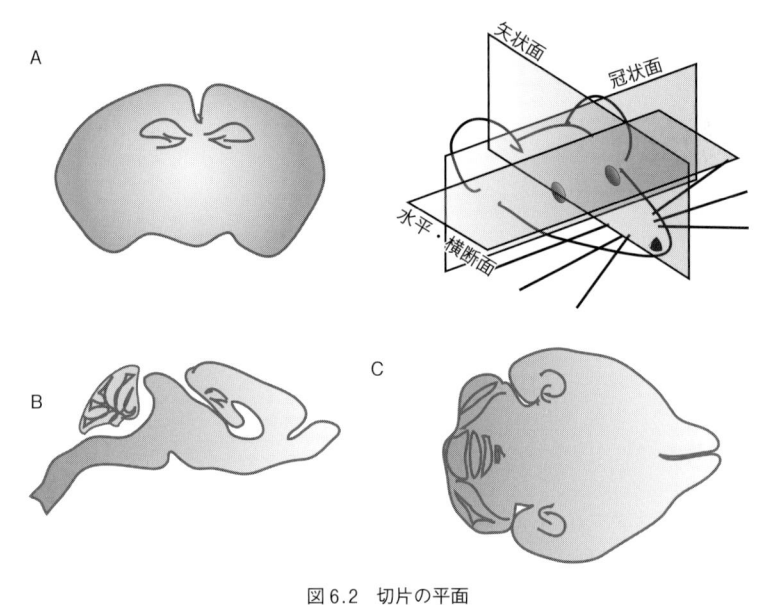

図6.2 切片の平面
脳の組織切片の標準的な方向．（A）冠状面，（B）矢状面，（C）水平・横断面．

トームを冷却チェンバー内に収めたものである．組織と刃を低い温度に保つことで，固定していない凍結した組織を切ることができる．クライオスタットは，10〜50 μm の厚さの薄いスライス切片を切り出すことができる．研究者は，実験に使用するまでクラオスタット内のスライド上に切片をのせておいたり，バッファー（緩衝）生理食塩水内に貯蔵したりできる．

● **ビブラトーム**（vibratome）は，電気振動歯ブラシと似たような振動するナイフで組織を切る．ビブラトームのおもな機能は，冷却していない組織をスライス切片に切ることである．【訳注：急性スライス標本などの場合，ある程度まで冷却して切ることもある．】ナイフが，非常に速く左右にスライドして動いているので，柔らかい脳を 100〜400 μm の切片に切ることが可能である．したがって，アーチファクトを避けたり，形態学の変化や冷却による生化学反応の中断などを避けることができる．また，ビブラトームは，組織培養や電気生理学実験のような脳組織標本を生きたままにしておかなければならない実験にとって必要である．

脳が切片に切り出されたら，切片をスライドガラスの上に直接おくこともできるし，次の組織学的解析のためにバッファー（緩衝）食塩水に浮かべてキープしておくこともできる．

脳は，ふつう3種類の標準的な方向のうち一つの方向で切り出される．すなわち，冠状面，矢状面，水平・横断面である（図6.2）．**冠状面**（コロナル面，coronal plane）は，脳を前部と後部に分け，脳のトップからボトム，左から右（耳から耳まで）までの完全な断面を示している．**矢状面**（サジタル面，sagittal plane）は，脳の完全なトップからボトムの断面を示し，脳を左右二つの部分に分ける．**半分の矢状切断**（midsagittal）は，脳を完全に左右の半球に分ける断面での切り方である．**水平・横断面**（horizontal plane）は，左から右と前部と後部の完全な脳領域になるように，脳を上部と下部の断面に分ける．

脳を切片に切除する必要のない標本が存在する．たとえば，何ら処置を施していない全脳，あるいはまるごと動物全体の**全固定標本**（whole-mount preparations）を調べたいと思うことが，実験の目的によってはあるかもしれない．また，ショウジョウバエやその他の無脊椎動物の脳は非常に小さいので，共焦点や2光子レーザー顕微鏡によって，神経構造内の個々のニューロンのよい画像を得ることができる．

組織学的な分析のために神経組織標本を準備する通常の方法をここまで議論してきたので，脳の形態学的な可視化の基本的な方法について説明する．

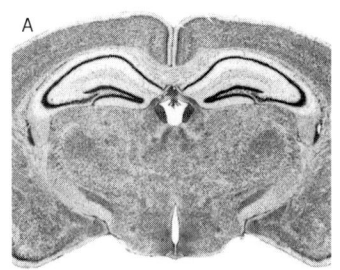

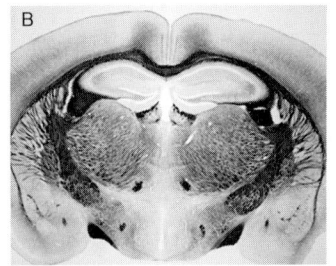

図 6.3 塩基性と線維染色の比較
(A) マウスの冠状平面のクレシルバイオレットニッスル染色. (B) ミエリンの冠状染色.
(A：Rosen, G. D., et al. (2000). The Mouse Brain Library @ www. mbl. org. Int Mouse Genome Conference 14: 166. www.mbl.org から許可を得て転載. B：Dr. Pushker Joshi の好意による)

6.2 形態の可視化

神経組織の構造や耐久性は，脂質，タンパク質，炭水化物やその他の有機化合物分子によって与えられているが，脳重量の3分の1以上は水である．脳の構造研究に興味をもっている研究者は，脳のこの構造によって，処置をしていない脳切片はほぼ完全に透明であることをほぼはっきりと認識している．組織化学的な処理がなされていなければ，神経系の構造は見ることはできず，スライドガラス状のゼラチンの薄い切片のように見える．脳の切片を種々の染色剤で処理すると，脳内のそれぞれ異なる構造間にコントラストをつけることができ，神経系内の細胞，線維や他の特徴的構造を見ることができるようになる．ここで説明する方法は，それぞれ脳内の特定の構造にコントラストをつけるので，その結果，それらの構造を神経組織の他の水性の組織からはっきりと区別することができる．

◆細胞体の染色

塩基性染色（basophilic stain）は，細胞体を可視化するために用いられる．basophilic という言葉は，「塩基」という意味の"baso"と"親和"という意味の"philic"に分けられ，これらの染色剤が塩基性（pH>8）で，酸性分子を染色するために適しているということを示している．DNA と RNA 分子は酸性であるので，細胞核やリボソームのような核酸に富む構造をラベルできる．研究者は，高倍率で個々のニューロンの細胞構造を調べたり，あるいは大脳皮質の層構造や視床下核の区画のような，はっきりと同定できる脳領域の巨視的な構造を調べるために，これらの染色剤を使用することができる（図6.3A）．

明視野顕微鏡で使用される通常の塩基性染色剤は，クレシルバイオレット，ヘマトキシリン，チオニンを含んでいる．**ニッスル染色剤**（Nissl stain）とよばれる塩基性染色剤の特定のカテゴリーは，特異的に細胞内の RNA をラベルし，ニューロン内に豊富に存在するリボソームと粗面小胞体を際立たせる．クレシルバイオレットは最もよく使われるニッスル染色剤の一つである．損傷したり，再生しているニューロンでは，ニッスル染色された構造の再配置がおこっており，ニッスル染色によってニューロンの生理学的状態を明らかにすることができる．

蛍光顕微鏡においては，細胞核の通常のマーカーは DAPI，ヘキスト（bis-ベンザミド）やヨウ化プロピジウム（PI）が含まれる．これらの染色剤は，細胞核の DNA のヘリックスらせん構造中に入り込む．DAPI もヘキストも紫外線で励起されると青い光を放射する．一方，PI は，緑の光で励起されると赤い光を放射する．PI は膜を透過できない，すなわち死んでいるが健康な細胞はラベルしないので，細胞死をアッセイするのに役に立つ．

◆線維染色

線維染色（fiber stain）は，ミエリンを染めることで白質投射路をラベルする．**ミエリン**（myelin）は，軸索を絶縁して電気抵抗を与える脂質物質である．これらの染色剤は脳全体にわたるおもな線維投射路を可視化するために役に立つ（図6.3B）．しかしながら，ほとんどの脳領域における高密度の線維は，細胞体からシナプスへの個々の軸索を追跡することが不可能である．隣接する組織切片の塩基性染色とこの線維染色を組み合わせて用いることで，研究者はこれら二つの染色法が個別に使われるときよりも，解剖学的な構造

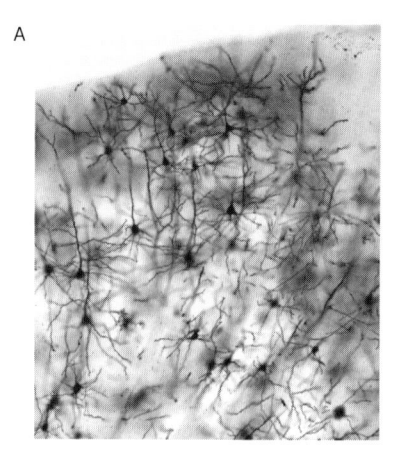

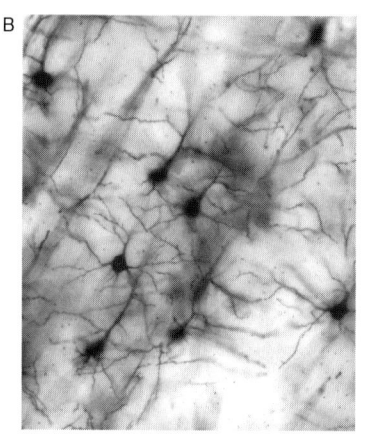

図 6.4　ゴルジ染色は神経の微細な構造まで明らかにする
ゴルジ染色したマウスの皮質の 100× のこの画像（A）では，ニューロンが無差別に選択されて染色されている．（B）さらに接近して見た画像．（Dr. Jocelyn Krey の好意による）

BOX 6.1　ゴルジ染色の歴史的な利用

ゴルジ染色は神経科学の歴史では重要な位置を占めている．19 世紀後半と 20 世紀初めにおいて，Santiago Ramon y Cajal は，神経系の細胞形態学の一連の研究でこの方法を利用した．彼の多くの業績の一つが，ニューロンがシナプスを通してコミュニケーションしている 1 個の確固たる独立した細胞であるという発見である．彼の業績は，ニューロンドクトリンが受け入れられるのに大きな貢献をした．このニューロンドクトリン（neuron doctrine）は，ニューロンが神経系の基本的な構造および機能的な単位であるという仮説である．Cajal は，またニューロンの形態学的多様性を明らかにするためにゴルジ染色法を利用し，網膜，海馬，小脳やその他の脳領域の神経回路を追跡した．1906 年に神経系の構造を明らかにした業績で，ゴルジ染色法を発明した Golgi とともに Cajal はノーベル賞を受賞した．

をさらに良好に同定できる．表 6.3 は通常使われる細胞と線維染色剤のリストである．

ミエリンをダークブルーや黒く染めるバイゲルト（Weigert）法や，ワイル（Weil）法のようなミエリンを染色するための種々の方法がある．研究者は疎水性蛍光染色剤を利用してミエリンを染めることができる．

◆ゴルジ染色

ゴルジ染色（Golgi stain）は，個々のニューロンとその突起（樹状突起と軸索）を完全にラベルするために使われる古典的な技術である（BOX 6.1）．ゴルジ染色を使うことには二つのおもな利点がある．(1) ニューロンの，細胞体，突起や樹状突起のスパインのような微細な構造でさえも染色できる．(2) 全細胞のわずか 5～10% の細胞が染色されるのみである．したがって，多数の染色されていない細胞の背景に，個々のニューロンが浮かび上がってくる（図 6.4）．研究者は，組織切片のなかのどのニューロンをラベルするかを制御できないが，より新しい技術は，遺伝学的に決められたニューロンのグループにおいて，ゴルジ染色と同じこの効果を再現することができる（11 章）．しかし，この方法は，いまでもまだニューロンの形態を決めてトレースするために，とくに神経変性の研究において用いられている．

◆細胞内と近接細胞外ラベリング

先に紹介した方法は，脳が固定されて切片に切除された後に細胞体や軸索を染色していた．実験後の組織学的解析のために，実験中に個々のニューロンを染色することが可能である．その結果，ニューロンの活動や機能をニューロンの構造と脳内の位置とに関連づけることが可能である．電気生理学の実験中に注目しているニューロンを，ガラスの電極を使って化学物質で満たすことができる．この化学物質は，組織学的な方法で実験後に可視化することが可能である．この化学

BOX 6.2 プローブのラベリング方法（プローブにタグをつける方法）

　免疫組織化学（IHC）や *in situ* ハイブリダイゼーションにおけるアンチセンスのようなプローブは，それ自身では見えない．可視化するためには，プローブは，それ自身で見える「ラベル」と，あるいは，見える生成物をつくりだす他の化学物質と反応する「ラベル」と結合していなければならない．特定のラベルの使用は，必要とされている温度，他の方法が一緒に使われるか否か，そしてどのタイプの顕微鏡が使えるかを含む多くの要因に依存している．

　表6.2は，いくつかの通常のタイプのラベル（蛍光，発光性，放射性やコロイド状金）と，それらがどのようにして検出されるかの一覧表である．

蛍光ラベル（fluorescent label）

　蛍光分子は，生物研究においては至る所に出てくる．緑色蛍光タンパク質（green fluorescent protein：GFP）は，遺伝的に暗号化することができ，レポータータンパク質として利用できる．他のタンパク質でない**フルオロフォア**（fluorophore, 発蛍光団）は多様な分子プローブと結合している．これらの蛍光プローブは，異なる励起と放射スペクトルをもっているので（5章），神経標本内の個々の区別可能な遺伝子，タンパク質や構造を可視化する目的で，複数の蛍光プローブを利用することができる．

　プローブにタグをつけるための多様なフルオロフォアがある．通常使われる蛍光ラベルは，市販されていてしばしば抗体をラベルするのに利用される有機シアニン（organic cyanine）とアレクサ蛍光染色剤（Alexa fluor dye）を含んでいる．**量子ドット**（quantum dot）は最近開発されたタイプの蛍光体である．これらは，非常に明るくて光退色しにくい，その結果長時間にわたる生きた細胞標本のイメージングにとくに役に立つ．

　結合しているフルオロフォアは，暗いバックグランドで光を発するので，蛍光発光は，感受性の高い検出方法である．複数のフルオロフォアが結合しているプローブは，検出しやすくするためにシグナルを増幅する．しかし，複数の蛍光分子が1個のプローブに結合しているので，この方法は，プローブが結合している物質の発現レベルを正確に定量するために精巧な技巧が必要である．すなわち，これは，放射性プローブのような他の方法と異なり，ラベル

表6.2　検出用の通常のラベル

ラベルタイプ	コメント	可視化の方法
蛍光色素	緑色色素：FITC，Alexa 488，Cy2 赤色色素：ローダミン，テキサスレッド，Alexa 594，Cy3 赤外色素：Cy5	蛍光顕微鏡
量子ドット	サイズによるスペクトルの選択性	蛍光顕微鏡
アルカリホスファターゼ	NBT/BCIP 基質は青やパープルの生産物を産生する．	蛍光基質を得ることができるけれども，通常光学顕微鏡
西洋ワサビペルオキシダーゼ（HRP）	DABはブラウンや黒の生産物を産生する．	カラー化DAB産物の光学および電子顕微鏡
βガラクトシダーゼ（*lacZ* 遺伝子でコード化される）	X-ゲルや IPTG 基質は青やパープルの生産物を産生する．	蛍光基質を得られるが，通常光学顕微鏡
ビオチン	ビオチン化抗体やタンパク質は，他のすでに説明されているラベルと結合しているアビジンを利用して検出される（蛍光，色素生成，金）	アビジンに結合しているラベルのタイプによるが，光学，蛍光，電子顕微鏡
ジゴキシゲニン	ISHプローブをラベルするために利用され，他のラベル（しばしばAP）と結合しているアンチ・ジゴキシゲニンプローブで検出される．	ラベルのための基質によるが，光学，蛍光顕微鏡
放射性同位元素（^{35}S, ^{33}P, ^{3}H, ^{125}I）	ISHプローブ：^{35}S, ^{33}P, ^{3}H タンパク質：^{3}H, ^{125}I	光学顕微鏡
金		電子顕微鏡

対プローブ物質の1対1マッピングではない．

蛍光的にラベルされた構造は，**光変換**（photo-conversion）というプロセスによって光学および電子顕微鏡で見ることができるようになる．フルオロフォアは，化学試薬 DAB（ペルオキシターゼ発光基質（diaminobenzidine））を光転換することができる．この DAB は色素生成酵素の基質として通常使われている．DAB 存在下において，あるフルオロフォアを適切な波長の光で励起すると暗い色の沈殿物を形成する．

色素生成・比色生成ラベル

色素生成（chromogenic），または**比色生成**（colorimetric）ラベルは，酵素であり，この酵素は，蛍光顕微鏡で可視化できる色のついた生成物をつくる基質と反応する．最もよく用いられる組み合わせは，たとえば，アルカリ性フォスファターゼ（alkaline phosphate：AP）と青やパープルの光を出す基質であるニトロブルーテトラゾリウム 5-ブロモ-4-クロロ-3-インドリルリン酸（NBT/BCIP），西洋ワサビペルオキシターゼ（HRP）とブラウンから黒までの染色をつくり出す基質 DAB，β ガラクトシターゼ（遺伝的に lacZ でコードされる）と青や紫の染色をつくり出す X-gal や IPTG などである．このような比色基質の方がより頻繁に利用されるけれども，色のついた生成物を産生するよりはむしろ蛍光を放射する基質も市販されているので，手に入れることができる．

それ自身は色素生成ラベル（chromogenic label）ではないが，**ビオチン**（biotin）は通常，抗体と結合したり，または ISH オリゴヌクレオチドプローブに組み込まれる．ビオチン化プローブは，ビオチン特異的な結合パートナーであるアビジン/ストレプトアビジン（avidin/streptavidin）【訳注：アビジン：ビオチンと強力に結合する卵白タンパク，ストレプトアビジン（streptavidin）：ストレプトマイセスの一種 Streptomyces avidinii によりつくられるタンパク質であり，性質はアビジンとよく似ている】を利用して検出される．このアビジン/ストレプトアビジンは，AP あるいは HRP のような色素生成ラベルに結合している．アビジンとビオチンは大きな複合体を形成し，その結果プローブのみを利用することに比べると，信号を強く増幅することができる．**ジゴキシゲニン**（digoxigenin）は，放射性活性をもつプローブのかわりとして ISH プローブに組み込まれるもう一つの一般的な分子である．色素生成酵素に結合したアンチジゴキシゲニン（antidigoxigenin）抗体は，*dig-labeled* プローブの存在を検出するために利用される．

放射性ラベル（radioactive label）

放射性アイソトープあるいはラジオアイソトープは，ランダムに崩壊して別の原子に生まれ変わる不安定な原子核である．崩壊の過程で，これらのアイソトープは，電子のようなエネルギーをもつ原子を構成する粒子あるいはガンマ線のような放射線を放出する．1個かそれ以上の放射性原子を糖やアミノ酸あるいは神経伝達物質のような注目している小さい分子に組み込むための化学合成を利用して，任意の化学反応の最中のその注目している分子の運命を追跡することができる．

ラジオアイソトープは，**オートラジオグラフィー**（autoradiography）によって追跡可能である．試料は，感光乳剤でコーティングされた後，ラジオアイソトープが崩壊している間暗所に置かれている．各崩壊事象は銀粒子を乳剤のなかに沈殿させるので，放射性プローブの場所が現像された銀粒子の場所によって示される．これは，直接的な化学反応であるので，個々の銀粒子が一つの崩壊現象を表している．したがって，放射性ラベルは，生物学的プローブの定量的な研究を可能にしている．

ISH オリゴヌクレオチドをラベルするのに優先的に使われる ^{35}S や ^{33}P は，プローブ配列内に組み込まれたラジオアイソトープであり，低レベル発現の遺伝子でさえ検出できる感度がある（微弱な検出を可能にしている）．しかし，適切な S/N 比を得るために乳剤を感光させる時間をキャリブレーションするのは，巧妙な手立てが必要である．シグナルを見るためには，感光には，数週間から数カ月を必要とする可能性がある．

受容体の局在，分化やタンパク質のトラフィッキングのような多くの過程を研究するために，^{3}H や ^{125}I は，タンパク質や核酸をラベルする目的で利用されているラジオアイソトープである．放射性アイソトープでラベルされたリガンドを試料に加えると，活性状態の受容体に結合し，これら受容体の存

在をオートラジオグラフィーで検出できる．分化とタンパク質のトラフィッキングを追跡するオートラジオグラフィーの記述については7章を参照．

金ラベル（gold labels）
　コロイド状金ラベルは，電子顕微鏡でのプローブ検出のために抗体に組み込まれている（5章）．金は電子顕微鏡画像で暗いスポットとして可視化できる電子密度の高い物質の存在部位を示している．異なる大きさの金粒子は，同一サンプル内の複数の標的を検出するために利用することができる．

物質は，ビオシチン（biocytin）やニューロビオチン（neurobiotin）のような，通常**ビオチン**（biotin）とよばれる分子の変異体（variant）である．これは組織学において役に立つ特徴をもっている（BOX 6.2）．細胞外記録実験中，近接細胞染色（juxtacellular）のためにニューロンの膜に向かい合って電極を配置させることができる．この染色法はニューロンの樹状突起と軸索の分枝状態を完全に可視化することができる．

6.3　遺伝子とタンパク質発現の可視化

　研究者は，細胞をその形態学，脳内での場所，遺伝子やタンパク質発現の様子から分類することができる．ニューロンに発現している遺伝子から，それが興奮性であるか抑制性であるか，どのような神経伝達物質を放出しまた反応するかなど，その生理学的特徴や多くの他の機能的な特徴を判断することができる．したがって，細胞に発現している遺伝子やタンパク質を決定することで，それらの脳内での役割について生き生きした手がかりを得ることができる．逆に，研究者は，興味ある遺伝子やタンパク質を同定することがで

きるので，その結果脳のどこにそれらが発現しているかを知りたいと考える．次に述べる方法で，神経系内に発現している遺伝子やタンパク質を可視化するために利用する道具を得ることができる．

◆ in situ ハイブリダイゼーション（ISH）

　in situ ハイブリダイゼーション（*in situ* hybridization：ISH）は，核酸，通常はmRNAの発現を可視化するために用いられる．また，これによって，研究者はいつどこで特定の遺伝子が神経系の中で発現されるかを決めることが可能である．この技術は，神経系内でどの遺伝子が発現されているかを同定するのにはよいが，細胞内のどこに機能的なタンパク質が発現しているかを明らかにすることはできない．

　in situ ハイブリダイゼーション実験を行うために，研究するべきmRNAの遺伝的配列を同定しなければならない．次に，研究者は相補的な対塩基配列をもつ単一鎖の核酸プローブを作製する．このプローブは，検出ができる放射性の核酸や他の分子でタグ（目印）がつけられる（BOX 6.2）．この相補鎖がプローブ－mRNAの二本鎖を形成するので，その結果目的とし

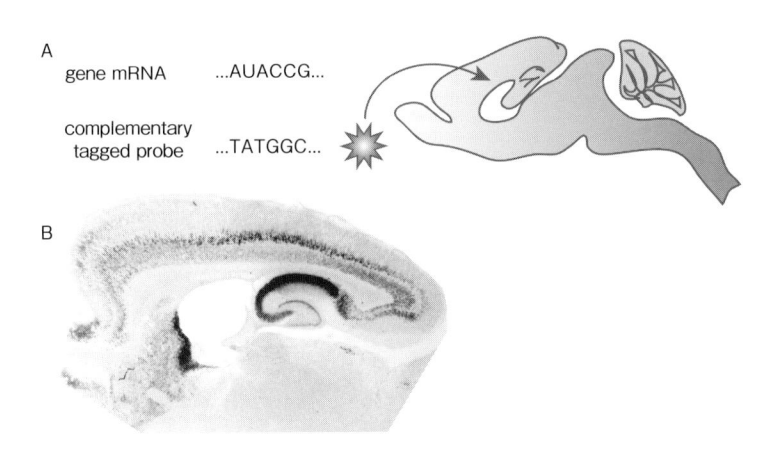

図6.5　遺伝子がどこで転写されたかを示す *in situ* ハイブリダイゼーション
（A）注目している遺伝子の相補的配列で合成された標識化オリゴヌクレオチド．それらをmRNAと結合して脳の切片に作用させる．
（B）特定の酵素のmRNAを発現している特定グループのニューロンの細胞体を示すISHの例．このプローブをジゴキシゲニンと結合して比色反応で可視化している．（Dr. Pushkar Joshiの好意による）

ているmRNA配列を生成しているニューロンの場所がわかる．このため，組織標本をタグをつけたこのプローブにさらす（図6.5）．培養細胞や切片にしていない全脳標本や動物でも *in situ* ハイブリダイゼーションはできるが，組織標本ではほとんどつねに脳切片である．

in situ ハイブリダイゼーションは，特定の対照実験を必要とする．研究者は，プローブとしてmRNAの相補鎖（アンチセンス）を利用するので，通常のネガティブ対照は，注目している遺伝子と同じ配列（センス）をもつプローブである．この対照プローブは，ハイブリダイゼーションが起こらないので，どのようなシグナルも生み出さない．mRNAのアンチセンス鎖が注目している遺伝子に特異的であることを保証するための他の対照は，同じmRNAの異なる領域とハイブリッドを形成する他のアンチセンス鎖で付加的な実験を行うことである．

in situ ハイブリダイゼーションのプローブにラベルをつけるために蛍光分子を利用することは可能であるが，蛍光 *in situ* ハイブリダイゼーション（fluorescent *in situ* hybridization：FISH）は，組織よりも染色体内のDNAの場所を決めるのに用いられる特定の技術であると一般に理解されている．研究者は，ミッシング（missing），遺伝的断片の突然変異（mutated）や配置間違い（dislocated genetic segments）のような染色体異常を可視化するための方法として，これを利用することができる．

◆免疫組織化学（染色）

免疫組織化学（染色）（immunohistochemistry：IHC；histo = "tissue"）は，タンパク質や他の生化学的分子の発現を可視化するために利用される．細胞へ応用されるIHCは，しばしば**免疫細胞化学（染色）**（immunocytochemistry：ICC；cyto = "cells"）とよばれ，蛍光試薬を使うIHCは，**免疫蛍光（染色）**（immunofluorescence：IF）とよばれる．immunoという言葉の語源は，これらの技術が特定のタンパク質（抗原）を認識して結合する抗体に依存しているということからきている．マウス，ヒツジ，ウサギやヤギのような他の動物の免疫系を探索することで，研究者や業者は，多数のタンパク質に対する広範囲な抗体を作製してきた．表6.3は，一般的に神経科学で用いら

表6.3 神経解剖学のための組織化学染色（剤）

染色（剤）	使用	見え方	コメント
クレシルバイオレット	細胞核，ニッスル染色	青からパープル	細胞構造を調べるのに役に立つ；各タイプのニューロンをそれぞれ少し異なるように染色する
ヘマトキシリン	細胞核	青からブルーブラック	エオジンと一緒に利用される；H&Eとして知られている
エオジンY	細胞質	ピンクから赤	ヘマトキシリンを共役染色；好酸性染色
チオニン	細胞核，ニッスル染色	青からパープル	
メチレンブルー	細胞核	青	固定の前に脳全体を灌流可能
トルイジンブルー	細胞核	核は青に染色され，細胞質はライトブルーに染色される	冷凍した標本をしばしば染色
DAPI	細胞核	蛍光青	蛍光DNAの挿入剤；UVの照射で励起される
ヘキスト（bis-ベンザアミド）	細胞核	蛍光青	蛍光DNAの挿入剤；UVの照射で励起される
ヨウ化プロピジウム（PI）	細胞核	蛍光赤	蛍光DNAの挿入剤；緑色の光照射で励起される
バイゲルト	ミエリン	正常のミエリンはディープブルーに染色され，変性しているミエリンはライトイエローに染色される	ヘマトキシリンとミエリンを選択的に染色する他の化学物質とを組み合わせる
ワイル	ミエリン	黒	ヘマトキシリンとミエリンを選択的に染色する他の化学物質とを組み合わせる
ルクソルファーストブルー	ミエリン	青	
ゴルジ染色	ニューロン全体，細胞体と構造物	黒	個々のニューロンをランダムに染色

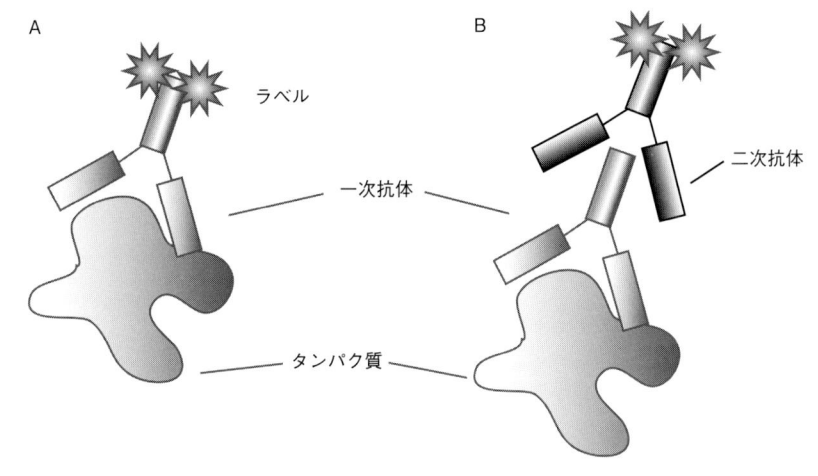

図6.6 免疫組織化学
(A) 直接的 IHC は，可視化できるラベルを直接結合させた一次抗体を結合している．
(B) 間接的 IHC は，一次抗体を認識するラベル化された二次抗体を利用している．

れる多数の抗体のうちいくつかをリストアップしたものである．抗体の生成についての詳細は 14 章を参照すること．

IHC 実験を行うために，研究者は特定の抗原を認識する抗体と一緒に試料をインキュベートする．この**一次抗体**（primary antibody），すなわちタンパク質に結合する抗体は蛍光分子や色素生成酵素（chromogenic enzyme）を直接結合させることができる．この操作は，**直接 IHC**（direct IHC）（図 6.6A）として知られている．一方，**間接 IHC**（indirect IHC）では，研究者は一次抗体を認識する**二次抗体**（secondary antibody）を付け加える（図 6.6B）．複数の二次抗体が一次抗体に結合することができるので，信号が増幅される．一次抗体を産生した動物種がもっている正しい「免疫グロブリン分子」から，二次抗体が誘導されているならば，二次抗体は，一次抗体とのみ反

表6.4 神経性を標識する通常の抗体

細胞のタイプ	抗体
前駆体・放射状グリア	ネスチン，Pax6，RC2，ビタミン，NF（ニューロフィラメント）
若いニューロン	ダブルコルチン（DCX），ニューロ D
ニューロン	Tuj1（ニューロスペシフィック β チューブリン），NeuN
樹状突起	MAP2
軸索	Tau-1，L1，Tag-1
シナプス	PSD95，シナプシン
ニューロンのタイプ	GAD（GABA 作動性ニューロン），vGLUT（グルタミン酸作動性），TH（ドーパミン作動性），5-HT（セロトニン作動性），AChE（コリン作動性）
グリア	DFAP（アストロサイト），MBP（オリゴデンドロサイト，ミエリン），PLP
オリゴデンドロサイト前駆体細胞（OPC）	NG2，A2B5，O4（後期前駆体）

BOX 6.3 整列断層撮影

整列断層撮影（array tomography）は，非常に薄い連続切片に免疫組織化学染色を行う比較的新しい技術である．これによって空間分解能が改善され，イメージング最中の焦点外からくる蛍光を消去できる．この方法によって，神経系内のタンパク質発現の非常に詳細な 3 次元画像をつくり出すことができる．

ウルトラミクロトームを使って顕微鏡のスライドガラス上に超薄片（50〜200nm）の連続切片を切って並べておくことができる．抗原の存在を検出するために免疫組織化学を行うことができるが，さらに抗体を洗い流せば，別の IHC 反応を行うことも可能である．同じ標本で 10 回ほどの反応を行うことができる！ 切片が薄いので，抗体が切片内の抗原に簡単に達することができる．これらのタンパク質の高い分解能の空間的 3 次元位置情報を，この連続切片で得ることができる．さらにこの切片は電子顕微鏡にも利用することができ，強力な倍率と分解能をこの技術と一緒に組み合わせることで，タンパク質の発現に関する前例のない研究を可能にしている．

応するであろう．たとえば，もし一次抗体がウサギからつくられていれば，二次抗体はアンチ-ウサギである異なる種の動物からつくられるべきである．研究者がタンパク質発現を可視化できるように，二次抗体に蛍光分子や色素酵素を結合している．

　IHC の実験結果が注目しているタンパク質に対して特異的であるかどうかを研究者が判断することが重要である．注目している抗原を含んでいることがわかっている試料である「ポジティブ対照群」と，注目している抗原を含んでいないことがわかっている試料である「ネガティブ対照群」の両方を利用することは，抗体が正しく働いているか否かを判断するのに役に立つ．もう一つの一次抗体の特異性を判断するためのよい対照群実験は，その抗原を含む既知の溶液と一次抗体を前もってインキュベートしておくことである．すなわち，このプロセスは抗原・抗体複合体を形成させ，その結果，試料に結合できるフリーの抗原が存在しない．間接 IHC においては，試料を一次抗体ではなく二次抗体とインキュベーションすることは，ラベルされた二次抗体の非特異的結合性をテストするために重要である．

　IHC は，理論的には単純でわかりやすいが，IHC を実際に使うためには多くの最適化しなければならないステップがある．よい結果を得るために，研究者は固定化の方法，抗体の濃度，組織内と抗原とインキュベートさせる時間の長さや抗原の得やすさ（アクセシビリティ）を調節する必要がある．抗体が同じ抗原に対するものであっても個々の抗体はそれぞれ異なる．したがって，研究者は，複数の試料での IHC 実験を行う前に個々の新しい抗体に対する実験条件の最適化を行わなければならない．

◆ 酵素的組織化学

　酵素とは，生物学的反応の触媒作用をもつ分子である．酵素は，しばしば免疫組織化学を使って検出される．酵素を検出するためのもう一つの方法は，酵素的組織化学を使うことである．すなわち可視化できる反応生成物をつくるために酵素の内在的活性を利用するプロセスである．研究者は，酵素の基質としてはたらくことができる色素生成化学物質（chromogenic chemical）を含んだ溶液と脳切片をインキュベートさせる．色のついた副生成物（by-product）が，酵素の存在を示す．たとえば，内在的アセチルコリンエステラーゼ（アセチルコリンを分解する酵素）は，しばし

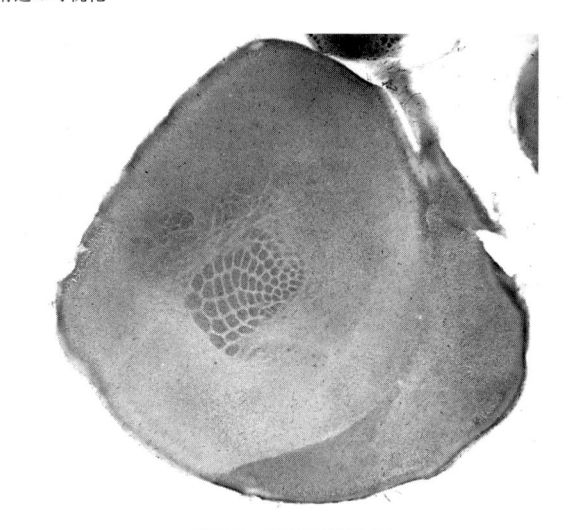

図 6.7　酵素的組織化学
齧歯類のウィスカーバレルはチトクローム酸化酵素が豊富であるので，基質（チトクローム c）と比色指示薬（たとえば DAB）とを一緒にインキュベートすると，ウィスカーバレルは可視化できる（Dr. Pushkar Joshi の好意による）．

ば脳切片内のアセチルコリンのマーカーとして利用される．他の通常よく検出される酵素は，チトクローム酸化酵素である．これは，齧歯類感覚野のウィスカーバレル（whisker barrel）などに存在する代謝的に活性化されるニューロンを可視化するのに役に立つ（図 6.7）．

◆ レポーター遺伝子

　レポーター遺伝子（reporter gene）は，注目している遺伝子とは別の遺伝子のプロモーターによって制御されている酵素や蛍光タンパク質をコード化する非内在性の遺伝子である．したがって，レポーターの発現を測定することで注目している遺伝子の空間的・時間的発現を調べることができる．たとえば，いま研究者が，遺伝子 X の発現パターンの研究に興味をもっているとしよう．彼は「レポーター複合体（遺伝子）」をつくり出すことができる．この複合体では，遺伝子 X のプロモーターで制御できるようにレポーター遺伝子が配置されている．あるいは，研究者は，レポーターの DNA 配列と遺伝子 X の DNA 配列を融合させ，両方を遺伝子 X のプロモータ制御下に置くことができる．どちらの場合も，レポーターの発現を測定することで，遺伝子 X の空間的・時間的発現を研究することができるようになる（図 6.8）．

　一般的なレポーターとして GFP（green fluorescent protein）とその誘導体，*lacZ*（酵素 β ガラクト

6.4 神経回路の可視化

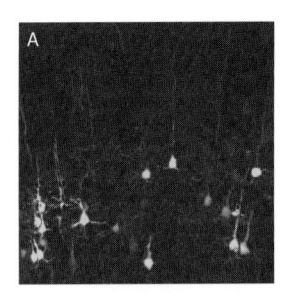

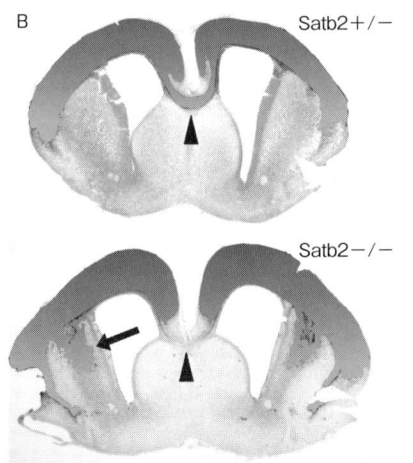

図6.8 発現パターンを調べるためのレポーター遺伝子の使用
(A) このBACトランスジェニックマウスの系列では(11章参照)，ニューロテンシンのプロモーターがGFPのレポーター遺伝子発現を駆動するために使われている．これによってニューロテンシンを正常に発現している特定のニューロンが可視化できる．(B) ノックアウトマウスをつくるとき，遺伝子をおきかえるのにレポーター遺伝子を利用することが可能である(12章参照)．ここでは LacZ 遺伝子発現 (β ガラクトシダーゼ染色によって示されている) が Satb2 遺伝子をおきかえている．Satb2 は正常に発現している．ミュータントマウスでは軸索投射が変化している(矢印の部分)．(A：The Gene Expression Nervous System Atlas (GENSAT) Project, NINDS Contracts N01NS02331 & HHSN271200723701C to The Rockefeller University (New York, NY) から許可を得て転載；B：Elsevier の許可を得て Alcamo E. A., et al. (2008). Satb2 regulates callosal projection neuron identity in the developing cerebral cortex, Neuron **57**(3)：364-377 から転載)

シターゼをコードする) やルシフェラーゼ (蛍のタンパク) が含まれている．レポーター遺伝子の発現パターンは，複数のレベル (ニューロン内の細胞内局在から動物個体全体での組織のパターンに至るまで) での遺伝子についての情報を明らかにすることができる．

6.4 神経回路の可視化

ここまで本章では，形態，場所そして遺伝子・タンパク質の発現の様子に基づいて細胞を研究するための方法を概観してきた．もちろん，ニューロンはそれだけでは独立で機能しない．すなわち，脳内でのその役割は，ユニークな入出力の組み合わせとそのニューロンが属している神経回路に支配されている．したがって，研究者は，注目しているニューロンへシナプスを送っている脳内の特定の細胞や，他のニューロンから線維投射を受けている特定の細胞について知りたいとしばしば考える．ちょうど本章のはじめに述べたように，ゴルジ染色法はニューロンによって形成される神経連絡についての初期の知見を与えることができるが，この方法は細胞のランダムな染色パターンによる限界がある．他の方法によって，研究者は神経系内の1個のニューロンと他のニューロンとの直接的および間接的神経連絡について，さらに明確に研究することが可能である．

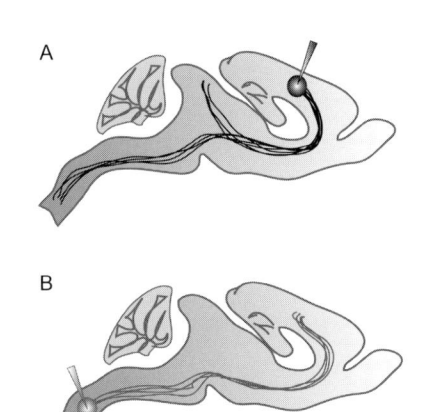

◆順行性トレーサーと逆行性トレーサー

神経のトレーサー (tracer) は，神経系内での連絡を描き出すために軸索走行 (axon path) をラベルするための科学的プローブである．トレーサーは，軸索内を移動する方向によって分類される．順行性 (anterograde) は，細胞体から軸索を通ってシナプス前末端への輸送を意味している．また，逆行性 (retrograde) は，反対方向をたどって，すなわちシナプス末端から細胞体へ帰ってくる輸送を意味している (図6.9)．トレーサーは，順行性か逆行性のどちらか

図6.9 順行性トレーサーと逆行性トレーサー
(A) 順行性トレーサーは遠心性投射を示し，染色した領域の細胞から投射を受けている領域を明らかにしている．(B) 一方，逆行性トレーサーは求心性投射を示し，染色した領域へ投射をしている領域を明らかにしている．

表6.5 通常のトレーサー

トレーサー	方向性	コメント
西洋ワサビペルオキシダーゼ（HRP）	逆向性	ハイドロゲンペルオキシダーゼとDAB（ジアミノベンダイジン）と反応したのち，褐色の沈殿物を生じる
蛍光マイクロ球体	逆向性	多数の異なった色が得られる；毒性はない
フルオロゴールド	逆向性	広く使われ，ラベリングが早い
ジアミジノイエロー	逆向性	イエローの蛍光を発する
ファーストブルー	逆向性	安定ですばやいラベリング；青い蛍光を発する
コレラトキシン，サブユニットB（CTB）	逆向性	順行性にも染まる可能性がある
DiI，DiO	順行性，逆向性	脂肪親和（疎水）性色素結晶
ビオチン化デキストランアミン	順行性，逆向性	広く利用される；分子量とpHによる輸送方向；EMによって可視化される
インゲンマメレクチン	順行性	植物性レクチン；EMによって可視化される
放射性ヒドロキシアミノ酸（ヒドロキシプロリン，ヒドロキシロイシン）	経シナプス性（順行性）	オートラジオグラフィー使用で検出される
コムギ胚芽凝集素（WGA）	経シナプス性	植物性レクチン；順行性と逆行性輸送が可能；検出のためにHRPと結合させる；遺伝的に決定された神経回路を標識化するためにWGAをコード化する導入遺伝子が使われる
テタヌストキシン・フラグメントC（TTC）	経シナプス性（逆向性）	遺伝的に決定された神経回路を標識化するためにTTCをコード化する導入遺伝子が使われる；毒性のない断片
狂犬病ウイルス（PRV）	経シナプス性	ヒトを含む霊長類には感染しない；トレーシング研究のためにバーサ染色（bartha stain）が最もよく使われる；毒性が少なく，順行性輸送のみ
単純疱疹ウイルス（HSV）	経シナプス性	ヒトを含む広い寄主

の方向のみに輸送することができる．通常のトレーサーは，西洋ワサビペルオキシダーゼ，ビオチン化デキストランアミン（BDA），ジアミジノイエロー，フルオロゴールドやファーストブルーである（表6.5）．これらのトレーサーは，蛍光発光性であったり，光学顕微鏡で観察できる比色生成物（カーラリメトリック生成物）を産生することができる（BOX 6.2）．

順行性トレーサーや逆行性トレーサーの技術を使うために，研究者はほとんどいつも生きた動物の脳にトレーサーを注入しなければならない．ある一定の待ち時間（1～7日）の後に脳を取り出し処理して，トレーサーの存在を調べるための検査を行う．順行性トレーサーはニューロンの細胞体とシナプス前部に存在するはずであり，注入されたニューロンの投射先の領域をとくに際立たせる．逆行性トレーサーは，注入部位へと投射しているニューロンの細胞体に存在するはずである．

トレーシング実験はしばしば電気生理学や免疫組織化学のようなほかの技術と組み合わせて使われる．たとえば，in vivoの電気生理記録の直後で，注目しているニューロンに対してどの細胞がシナプス入力を送り出しているかを知りたくなる．研究者は，西洋ワサビペルオキシダーゼのような逆行性トレーサーを注入し，輸送が起こるまで3～7日ほど待ち，それから動物を灌流する．組織学を行いラベルした細胞を見つけるために脳切片をサーベイすることで，研究者は記録部位の細胞へどの細胞が投射しているかを同定することができる．

◆経シナプス性ラベリング

伝統的な順行性や逆行性トレーシング実験は神経回路の直接的な結合のみをラベルする．しかしながら，機能的な脳の神経回路は単純な直接の1対1の結合で成り立っているのではなく，二次的や三次的なニューロンを含む複雑な経路を含んでいる．これら複数のシナプスからなる神経回路を研究したい研究者は，シナプスを超えることができ，神経回路内の複数のニューロンをラベルすることが可能な多様な**経シナプス性トレーサー**（transsynaptic tracer）を使うことができる（図6.10）．

放射性アミノ酸

放射性ヒドロキシプロリン（^{3}H-proline）や放射性ヒドロキシロイシン（^{3}H-leucine）「^{3}Hは'tritiated'

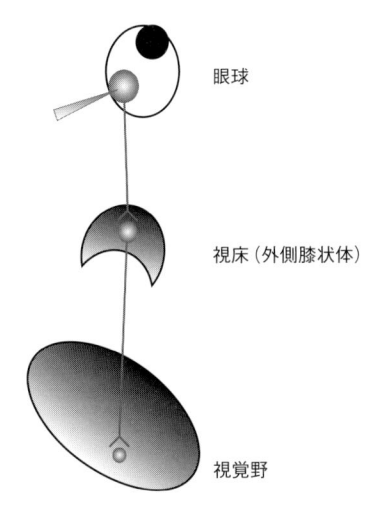

図6.10 経シナプス性ラベリングは神経回路を強調する
経シナプストレーサーは，機能的に互いに結合している細胞をラベルすることができる．たとえば，視覚神経回路で網膜神経節細胞は視床の外側膝状体へ線維投射し，ここからさらに一次視覚野へ投射している．眼球に注入された放射性アミノ酸は，視覚野での眼優位性カラムの存在を明らかにするために利用される．

と発音する」のような放射性アミノ酸は，順行性経シナプス性ラベリングに利用することができる．アミノ酸を一次ニューロンの局所的な近傍に注入すると，アミノ酸トランスポーターを介して細胞内に取り込まれる．一旦細胞内に取り込まれると，それらはタンパク質内に組み込まれる．これらタンパク質は内在性の順行性輸送により軸索にそって先へと送られる．これらのタンパク質のうちあるものがシナプス末端から分泌されると，二次的ニューロンによって受け取られる．この過程が繰り返しておこり，その結果三次的ニューロンがラベルされる．ラベルされた軌跡は，オートラジオグラフィーによって検出できる（BOX 6.2）．

植物レクチン

レクチン（lectin）は特定の糖に対して極端に高い結合親和性を示すタンパク質である．ある種の植物レクチンは神経細胞膜の特定の糖タンパク質に親和性をもっている．これに結合した後，レクチンは内部移行し，ニューロン内部で輸送される．シナプスを越えて輸送されうる植物レクチンの例としては，コムギ胚芽凝集素（WGA）とテタヌストキシンのC断片（TTC）である．これらレクチンは，レクチン自体の抗体を利用したり，色素生成酵素と結合させたりすることで検出できる（BOX 6.2参照）．注目している領域にトレーサーを注入する標準的な方法に加えて，細胞タイプに特異的な神経回路を調べるために，経ニューロンレクチントレーサーを発現させるトランスジェニック動物を研究者はつくり出すことができる．この経ニューロンレクチントレーサーは，そのタイプのニューロンに特異的なプロモータの制御下で発現する（11章）．

ウイルス

ウイルス（とくに神経組織に自発的に感染するウイルス）がニューロン内に侵入して感染性の子孫をつくる能力を活用して，ウイルスを経シナプストレーサーとして利用している．ある種の系統のウイルスは，シナプス接合部を超える．その結果，神経回路の下流にあるニューロンに感染する．ウイルスは，自己増殖的トレーサーとして作用し，感染すると神経回路内のニューロンを徐々にラベルしていく．経神経回路をラベルするために利用される最もふつうのウイルスは，狂犬病ウイルス（PRV）と単純ヘルペスウイルス（HSV）である．

経シナプストレーサーとしてウイルスを使うことの限界は，これらのウイルスがニューロンを殺してしまい動物個体全体への感染に至ってしまうことである．動物がウイルスに感染している時間が長ければ長いほど，神経回路内の高次のニューロンがラベルされやすくなるが，感染が進行するにつれて一次や二次のニューロンが死ぬ確率が高くなる．

6章のまとめ

神経系の組織と構造は，機能と細胞の特定の構造やグループがどのように行動を引き起こしているかについての手がかりを提供してくれる．本章では，細胞の形態学，発現パターンや神経連絡を研究する方法を概観した．7章では，ニューロン内での電気的および生化学的活動を可視化する方法を概観する．

文献紹介

▼書　籍

Chandler, D. E., Roberson, R. W. (2009). *Bioimaging: Current Concepts in Light and Electron Microscopy.* Jones and Bartlett Publishers, Sudbury, MA.

Kiernan, J. A. (2008). *Histological and Histochemical Methods: Theory and Practice,* 4th ed.. Cold Spring Harbor Laboratory

Press, Cold Spring Harbor, NY.
Polak, J. M., Van Noorden, S. (2003). *Introduction to Immunocytochemistry,* 3rd ed.. BIOS Scientific Publishers, Oxford.
Yuste, R., Konnerth, A. (2005). *Imaging in Neuroscience and Development : A Laboratory Manual.* Cold Spring Harbor Laboratory Press, Cold Spring Harbor, NY.
Yuste, R., Lanni, F., Konnerth, A. (2000). *Imaging Neurons.* Cold Spring Harbor Laboratory Press, Cold Spring Harbor, NY.

▼ 総　説

Enquist, L. W. & Card, J. P. (2003). Recent advances in the use of neurotropic viruses for circuit analysis. *Curr Opin Neurobiol* **13**, 603-606.
Jones, E. G. (2007). Neuroanatomy: Cajal and after Cajal. *Brain Res Rev* **55**, 248-255.
Kobbert, C., Apps, R., Bechmann, I., Lanciego, J. L., Mey, J. & Thanos, S. (2000). Current concepts in neuroanatomical tracing. *Prog Neurobiol* **62**, 327-351.
Massoud, T. F., Singh, A. & Gambhir, S. S. (2008). Noninvasive molecular neuroimaging using reporter genes: part I, principles revisited. *AJNR Am J Neuroradiol* **29**, 229-234.

▼ 原著論文：文献からの興味ある例

Alcamo, E. A., Chirivella, L., Dautzenberg, M., Dobreva, G., Farinas, I., Grosschedl, R. & McConnell, S. K. (2008). Satb2 regulates callosal projection neuron identity in the developing cerebral cortex. *Neuron* **57**, 364-377.
Braz, J. M. & Basbaum, A. I. (2008). Genetically expressed transneuronal tracer reveals direct and indirect serotonergic descending control circuits. *J Comp Neurol* **507**, 1990-2003.
Chen, B., Schaevitz, L. R. & McConnell, S. K. (2005). Fezl regulates the differentiation and axon targeting of layer 5 subcortical projection neurons in cerebral cortex. *Proc Natl Acad Sci USA* **102**, 17184-17189.
Micheva, K. D. & Smith, S. J. (2007). Array tomography: a new tool for imaging the molecular architecture and ultrastructure of neural circuits. *Neuron* **55**, 25-36.
Takeuchi, A., Hamasaki, T., Litwack, E. D. & O'Leary, D. D. (2007). Novel IgCAM, MDGA1, expressed in unique cortical area- and layer-specific patterns and transiently by distinct forebrain populations of Cajal-Retzius neurons. *Cereb Cortex* **17**, 1531-1541.

▼ プロトコール

Card, J. P. & Enquist, L. W. (2001). Transneuronal circuit analysis with pseudorabies viruses. *Curr Protoc Neurosci*, Chapter 1, Unit 1.5.
Gerfen, C. R. (2003). Basic neuroanatomical methods. *Curr Protoc Neurosci*, Chapter 1, Unit 1.1.
Volpicelli-Daley, L. A. & Levey, A. (2004). Immunohistochemical localization of proteins in the nervous system. *Curr Protoc Neurosci*, Chapter 1, Unit 1.2.
Wilson, C. J. & Sachdev, R. N. (2004). Intracellular and juxtacellular staining with biocytin. *Curr Protoc Neurosci*, Chapter 1, Unit 1.12.

▼ ウェブサイト

IHC World http://www.ihcworld.com/The Antibody Resource Page http://www.antibodyresource.com

7

神経系機能の可視化
Visualizing Nervous System Function

7章のねらい
◎固定化された標本での神経活動と機能を可視化するための技法を説明できる.
◎神経活動を可視化し操作するための非電気生理学的方法を説明できる.
◎タンパク質を可視化し操作するための技術を説明できる.

7章で紹介する研究方法
◎**活動と機能の静的な測定**:前初期遺伝子,チミジンの類似体による細胞増殖の測定,瞬間標識追跡実験によるタンパク質トラフィッキングの測定
◎**神経活動の可視化**:電位センサー(電位感受性色素,遺伝的にコード化された電位センサー),カルシウム指示薬(カルシウム指示染色剤,遺伝的にコード化された電位センサー),シナプス伝達センサー(FM染色剤,シナプト・フルオリン)
◎**神経活動の光操作**:分子アンケージング,光活性化チャネル
◎**タンパク質機能の可視化**:レポーター遺伝子,蛍光共鳴エネルギー転移(FRET),蛍光タンパク質再構成法(BiFC),光退色後回復(FRAP),光活性化・光転換
◎**タンパク質の光学的操作**:分子アンケージング,CALI(レーザー分子不活性化法)

　教科書や他の印刷物に掲載されている写真で,静止している小さいシミ(組織内で静止している細胞質スープ内の細胞内小器官の微視的な集合)のような印象を各細胞についてもつことがあり,これらの各々のスナップショットは非常に誤解を招きやすい.生きている細胞はダイナミックに動きまわっている.それらは複雑で精巧な機械であって,研究者は裸眼で見ることはできず,1枚の単一な写真ではとくにない.1個のニューロンは,他の細胞の活動に依存しながら定常的・相動的リズムや一過性のバースト状態でインパルスを発している.遺伝子は,細胞の核から運び出されるmRNAによって定常的に転写され,リボソームではただちに遺伝的配列が機能的なタンパク質へと翻訳されている.多数のタンパク質が,自らが出合う「他のタンパク質」および細胞膜で変換された「細胞シグナル」に依存して,その機能や活性を変化させながら細胞の周辺で激しく動き回っている.

　6章で説明したように,細胞やタンパク質の構造と局在を可視化する方法は,ニューロンの内部でおこっている活動を研究するためのよいきっかけとなる.し

かし，これらの方法では，細胞内で見られるダイナミックな電気的および生化学的活動を完全に把握することはできない．比喩として，読者がいまサッカー（アメリカ合衆国以外ではフットボール）についてなにも知識をもっていないと仮定しよう．そのスポーツについてさらに理解するために，サッカーをしている場面を映した写真を何枚か見つけたとする．しかし，これらの写真のほとんどは，サッカー場の鳥瞰図の写真であったとする．この写真は間違いなくサッカーというゲームのある側面を教えてくれるかもしれない．しかしながら，試合のルールを判断し，各プレイヤーがどのように動き，そのプレイヤーがチームとしてどうはたらいているかを理解するためのよい方法は，ゲームの映像（動画）を見ることである．生物系についても同じことがいえる．すなわち，写真は細胞やタンパク質の構造や局在を，ある時間のスナップショットとして示している．一方，細胞内で起こっているダイナミックなできごとを観察することによって，はるかに多くのことを理解することが可能である．

本章の最終目的は，ニューロン内の電気的および生化学的活動を可視化するのに利用される方法を概観することである．固定化された組織内の機能的なプロセスをどのようにして可視化するかを説明するところからはじめよう．そして，光学的方法によってニューロンの電気理学的特徴を可視化し操作するおもな方法を概観しよう．最後に，生化学的ダイナミクスを可視化し操作するのに利用されている，現在成長過程にある方法を概観しよう．これらの方法の多くは，蛍光色素やタンパク質の利用をその基礎に据えている．そしてこれらを応用することで生きている細胞の特定の構成要素を顕微鏡下で観察することが可能になる．

7.1 活動の静的マーカー

神経活動をその活動状態のまま測定するのが理想であるが，それは必ずしも可能ではなくまた実際的でもない．脳のほとんどの構造は内部の深い位置に存在するので，現在の方法では in vivo の標本を可視化することはできない．また，現代のダイナミック・プローブは静的画像以上の情報は明らかにできないので，ある種特定の活動を観察することは，単純に考えても実際的には不可能である．しかし，ある種の細胞機能は，固定した組織学的脳切片で活性をもつマーカーを利用して調べることが可能である．すでに起こってしまっている神経活動をその後に調べるための基本的な二つのアプローチが存在する．すなわち，(1) 活動しているニューロンで起こっている特定のプロセスの最中に，蓄積してくる副産物を測定することで，間接的に活性の存在を探す．(2) ある種の細胞機能が実行されている最中に，その細胞内にマーカーを組み込む．このマーカーは後で行われる組織学的検査で活性の存在を示すことができる．この両方の方法で，活動のスナップショット，すなわちダイナミックなプロセスが固定された一瞬の表現を研究者は調べている．

◆固定化した標本での神経活動のアッセイ

神経活動に伴い，**前初期遺伝子**（immediate early gene：IEG）として知られている遺伝子のグループの一過性（transient）の速い（数分以内）転写が行われる．これらの遺伝子は，神経の可塑性に重要な役割を果たしている多様な範囲のタンパク質のコード化を行っている．このタンパク質には転写因子（c-Fos, c-myc, c-jun），細胞骨格作用タンパク質（Arc）や成長因子（BDNF）が含まれている．

これらのマーカーを染色する方法を利用して，脳が固定化される直前にはどの領域が活動していたかを判断できる（図7.1）．研究者はIEGの発現を示すために in situ ハイブリダイゼーションを，またこれらによるタンパク質生成物を示すために免疫組織化学（immunohistochemistry）を利用することが可能である（6章）．

IEGの発現パターンとレベルは制御できない多くの要因に依存しているので，神経活動の唯一の独立な指標としてIEGを調べることを，研究者は一般的に行わない．IEG発現を実験グループの動物と対照グループの動物で比較することで，最も信頼できる根拠を得ることができる．たとえば，特定のニューロン群で，「ある刺激を受けなかった対照群の動物」に対して「その刺激を受けたテスト群の動物」の方が，より高いIEG発現での有意差を示せば，それが根拠となる．またIEGパターンは特定の行動と関連して活動するニューロンをスクリーニングするためにも利用される．たとえば，脳内の睡眠状態を推進すると考えられている脳領域は，固定化する前の眠っていた状態の動物のIEGを調べることによって発見された．これらの種類の実験では，IEGはある脳領域の機能について最初の手がかりのみを提供するが，意味ある結果を得るためには，さらに信頼性のある方法で神経活動を測

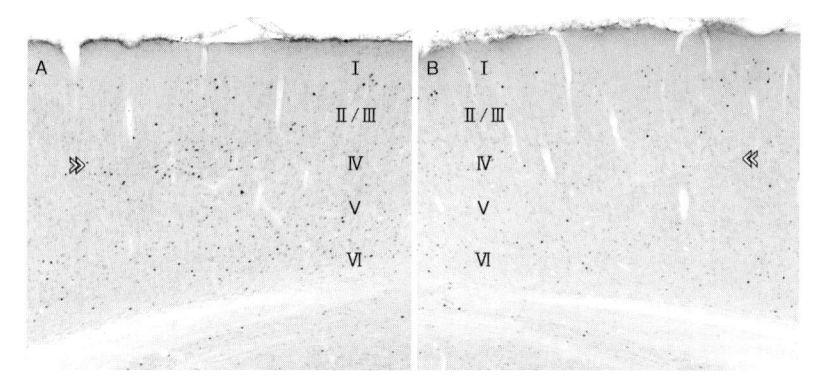

図7.1　固定化した脳標本での活動の測定
免疫組織化学でIEGのラベリングを行うことや in situ ハイブリダイゼーション技術によって固定化された組織で全体的な活動レベルが検出される．ここで，パターン化した視覚刺激を加えた眼球に対する反対側の視覚野（A）の方が，この眼球の同側の視覚野（B）より，c-Fosの免疫反応の活性が高いことを示している．(Elsevierの許可を得て，Dotigny, F., et al. (2008). Neuromodulatory role of acetylcholine in visually-induced cortical activation：Behavioral and neuroanatomical correlate. *Neuroscience* **154**(4)：1607-1618 から転載)

定し，これらの研究をフォローする必要がある．

◆固定化した標本での細胞機能のアッセイ

ある機能プロセスを固定化された組織で測定するために，そのプロセスが進行している間に生きている組織にあるマーカーを導入する．その後の組織学的実験を行い，このマーカーを検出することで機能プロセスを知ることができる．これらの方法でアッセイされる二つの生物学的機能があり，それは細胞分化とタンパク質のトラフィッキングである．

チミジン類似体による細胞分化のアッセイ

1個の細胞が分裂すると，細胞サイクルの異なるステージへと進んでいく．有糸分裂（mitosis）をしていてDNA合成相にある細胞は，タグがつけられた「DNA塩基の対類似体」（DNA base pair analog）にさらすことで「印」をつけることができる．DNA塩基のチミジンの合成類似体であるBrdU（ブロモデオキシウリジン）や放射性トリチウム化チミジン（^{3}H-thymidine）を，動物に注入したり，培養メディウム内の細胞や組織に導入することができる．DNAを合成している細胞は，その新しく合成したDNA内で本来チミジン分子が結合する部位にBrdUや放射性トリチウム化チミジンを取り込む．その後の組織学的実験で，BrdUはIHCを利用して検出でき，放射性トリチウム化チミジンはオートラジオグラフィーによって検出できる（BOX 6.2）．

BrdUや放射性トリチウム化チミジンの存在が確かめられると，これらの注入のときに細胞が分裂していたということが示される．しかし，これらのマーカーでは，細胞が引き続き分化を続けているのか，あるいは機能的な分化した細胞になるために分裂を停止しているのかどうかはわからない．研究者はこれらの疑問に答えるために，細胞サイクルの特定のステージにのみ存在するタンパク質か，あるいはある種の細胞に存在するタンパク質を検出する目的で，追加のIHC実験を行う．たとえば，Ki67とPCNAは，活動している細胞サイクルの分化ステージ最中に存在し，静止ステージのときには存在しない．したがって，Ki67のような他のマーカーに対するIHCとBrdU/^{3}H-thymidineに短い時間をさらすパルス法とを組み合わせることで，「分化して有糸分裂後期細胞になった増殖性細胞の数」と「分裂を続けている増殖性細胞の数」を比較することができる（図7.2）．

瞬間標識追跡実験によるタンパク質トラフィッキングの測定

瞬間標識追跡ラベル法（pulse-chase labeling）は，生化学的あるいは細胞学的な経路を通る物質の動きを観察するために利用される．ラベルされたプローブが動物に注入されたり，あるいはパルス状に短い間培養細胞に加えられる．その後洗い流されラベルされていない分子（追跡）におきかえられる．細胞内部の異なるコンパートメント内にあるマーカー局在を時間の変化に伴って追跡することで，タンパク質のトラフィッキング経路を観察することができる．たとえば，放射

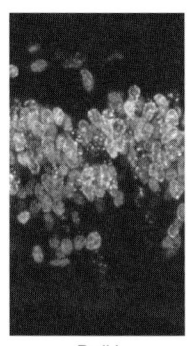

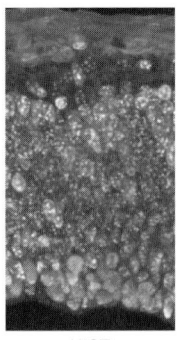

図 7.2　固定化した脳標本での細胞分裂の測定
BrdU を生きた動物に注入したとき，この BrdU を取り込んだ細胞を BrdU に対する免疫組織化学法を利用して検出することができる．BrdU + 細胞は Ki67 タンパク質に対してポジティブ反応を示す細胞と比較することができる．Ki67 タンパク質は，細胞がまだ分裂の最中であることを示している．（Dr. Sandra Wilson の好意による）

性元素でマークされたアミノ酸をパルス状に短時間加えることで，複数のタンパク質を一度に追跡できる．導入したラベルの局在変化を観察する目的のために，異なる時刻で固定化した標本でオートラジオグラフィを行い，一定の時間間隔でラベルしたプローブの場所を決定することができる．パルス追跡実験は代謝や神経伝達物質放出を含む多くの生化学的経路を明らかにするのに重要な実験である．

7.2　神経活動の可視化

1 章でミリメートルの空間分解能（約 10 万個のニューロン）と数秒の時間分解能で全脳の活動を可視化する方法について論議した．4 章では単一ニューロンの空間分解能（電極のタイプと神経組織内でのその位置に依存している）とミリ秒の時間分解能で神経活動を記録できる電気生理学的方法を議論した．ここで説明する神経活動を可視化する方法は，全脳イメージングと電気生理学との間の折衷案（中間的なもの）と考えることができる．すなわち，単一ニューロンの分解能での活動や一度に数千のニューロンの活動を可視化でき，同時にこれらのニューロンの空間的な関係を調べることも可能である．典型的な時間分解能は，実験で採用される特定の技術に依存しており，ミリ秒から秒のオーダーである．これらの方法は，神経活動を可視化するために，分離培養細胞，培養溶液中の組織スライス，そして生きている生物の脳においてさえも利用される．

神経活動を可視化する場合，その実験は，膜電位変化，カルシウム濃度，あるいはシナプス小胞融合におけるこれらの変化を指示する特殊化した蛍光色素に依存している．これらのプローブは，実験を行う前に神経系に加える有機染色剤のプローブであったり，トランスジェニック動物に安定に発現する遺伝的にコード化された蛍光タンパク質のプローブであったりする．色素は，タンパク質より良好な時間特性や S/N 比を示す傾向をもっている．しかし，遺伝的にコード化されたタンパク質は脳内の特定の細胞をターゲットにすることができ，分子的レベル（視点）で同定・定義された神経回路の活性を観察することを可能にしている．

◆電位のイメージング

膜電位変化を可視化する技術は，短い時間分解能で神経細胞膜の電位変化を示すので，電気生理学的記録法に最も近い技法である．**電位感受性色素イメージング**（voltage-sensitive dye imaging：VSDI）は，電位変化を可視化するための現時点での一番よい方法である．しかし，遺伝的にコード化されたすぐれた電位センサーの活発な開発が，今後さらに行われる可能性がある．

電位感受性色素

電位感受性色素（voltage-sensitive dye）は膜電位に応じてその吸収と放射蛍光波長をシフトさせるので，1 個のニューロンの全体的な電気的状態を測ることができる．細胞外の電気生理学的技法と異なり，これはスパイク活動に加えて閾値以下のシナプス電位を検出することができる．これらの色素は，ニューロンの大きなグループの活動を一度に測定できる．電気生理学実験でこのような実験を行うとすれば，その実験は大きな電極アレイを必要とするあまり，実際的でない実験になるであろう．

信号の持続期間，強度，S/N 比や毒性の異なる多様な電位感受性色素がある．ほとんどの色素（dye）は小さな信号変化を示す．たとえば，**強度変化率**（fractional intensity change，$\Delta I/I$ あるいは $\Delta F/F$，I：強度，F：蛍光）は $10^{-4} \sim 10^{-3}$（0.1％）である．しかし，ある種の色素は 100 mV の電位の大きな変化に対して 6% にも達する．したがって，信頼できるシグナルを検出するためには，ノイズが非常に小さい必

7.2 神経活動の可視化

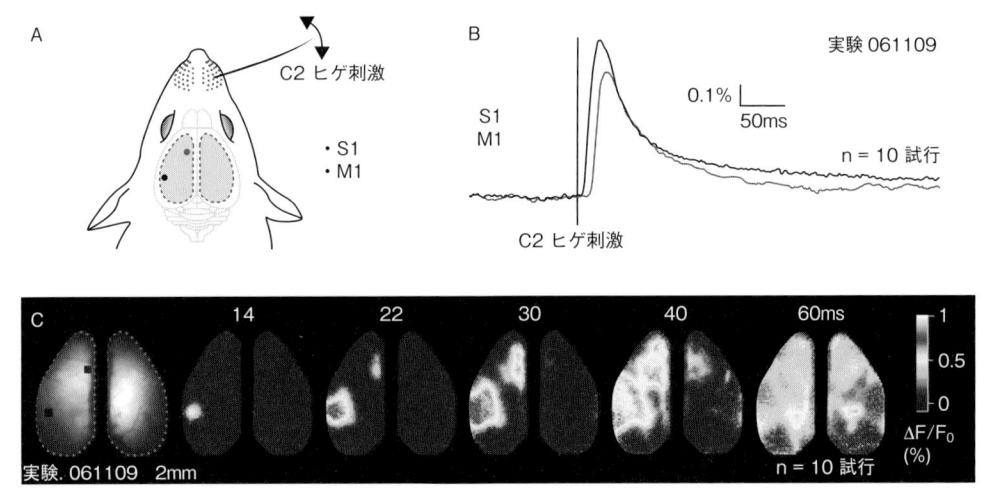

図7.3 電位感受性色素のイメージング例［口絵参照］
（A）麻酔下のマウスの体性感覚野（S1）と運動野（M1）を開頭し，電位感受性色素RH1691で染色した．（B）C2のヒゲを動かすと最初にS1（黒），次にM1（青）において蛍光の一過性の上昇が引き起こされる．（C）C2のヒゲを曲げると，脳全体にわたる電位変化の時空間ダイナミクスが観察される．（Elsevierの許可を得てFerezou, I., et al.（2007）. Spatiotemporal dynamics of cortical sensorimotor integration in behaving mice. *Neuron* **56**（5）：907-923から転載）

要がある．【訳注：この目的でLarry Cohenらによって高感度のフォトダイオードアレイなどが開発されている．】さらに，活動依存性の脳の内在的な光の吸収と反射特性自身が，電位感受性色素測定と相互作用を起こす可能性がある．

電位感受性色素のイメージングの結果は電気生理学のデータと似た傾向がある．ある時間間隔の膜電位変化を表すために，同じ時間間隔での$\Delta I/I$の変化を表示している．【訳注：時間分解能は細胞内電位記録と同程度以上が得られる．】この情報は，標本の上に重ねた疑似カラーで電位変化の大きさを表すことができるように，コード化され，その結果（膜電位に関する）信号の空間的な情報を提供することができる（図7.3）．

遺伝的にコード化された電位センサー

分子的レベル（視点）で同定・定義されたニューロン群を調べるために，遺伝的にコード化された電位センサーを利用することができる．しかし，これらのプローブは，とくにVSDIと比較すると，ほとんどの研究では現在のところ適切でない．ここ10年間に，膜電位変化に対するセンサーとしてタンパク質を機能させるために，蛍光タンパク質（たとえばGFP）と電位依存性イオンチャネルとを融合させて遺伝的にコード化されたセンサーを開発する試みが，多くの研究室で行われてきた．最初に遺伝的にコード化された電位センサーFlaSh（この蛍光ShakerをFlAsHと混同しないように，このFlAsHは光不活性化を起こす方法として後に論じられる）は，GFPとショウジョウバエのカリウムチャネルShakerとを融合してつくられた．脱分極性の膜電位で，このプローブFlaShの蛍光強度は減少する．不運なことに，このプローブは膜に対する指向性が劣る点と高いバックグラウンド蛍光のため，哺乳類の系ではうまく働かない．しかし，多くの研究グループがさらにすぐれた蛍光タンパク電位センサーをデザインしようと活発に研究を行っており，よい結果を得ている．

◆カルシウムイメージング

細胞内カルシウムは，神経伝達物質，イオンチャネル・ゲーティングそしてセカンドメッセンジャー経路を含む多くの生理学的な過程で中心的な役割を果たしている．ニューロンではカルシウムダイナミクスは電気的活動や生化学的な事象とリンクしている．したがって，カルシウム濃度の変化は電気的活動の変化を間接的に示している．電位感受性プローブと同じようにFluo-4やFura-2，そしてエクオリン（aequorin）やGFPの変異体のような蛍光カルシウム指示薬が存在する．

カルシウムイメージングのデータは，蛍光強度や蛍光強度比（初期の蛍光レベル（F_0）へ正規化されている）の時間変化を通常示している．これらの（変化

を示す) トレースはカルシウム濃度変化の空間的な情報を示す目的で, 疑似カラーマップを制作するのに利用される. ここではホットカラー (黄色-赤) は大きなカルシウム濃度変化を, クールカラー (青-紫) は小さい濃度変化を示している. VSDIと比較して, カルシウムイメージングではさらに大きな著しい信号変化 ($\Delta F/F=1\sim20\%$) が観察されるが, 時間分解能はより低い (マイクロ秒よりむしろミリ秒).

カルシウム指示薬

カルシウム指示薬は, Ca^{2+}と結合するとそのスペクトル性質を変化させる有機分子であり, レシオメトリック指示薬とノンレシオメトリック指示薬に分類される. **レシオメトリック指示薬** (ratiometric dye) は, Ca^{2+}と結合していないときはCa^{2+}と結合しているときと比較して少し異なる波長の光で励起され, また異なる波長の光を放出する. したがって, 互いに区別できる波長での蛍光強度比の変化を通じて, この色素はCa^{2+}濃度変化を示すことができる. よくあるレシオメトリック指示薬はFura-2であり, 510 nmの光を放出するが, カルシウム結合に反応して340 nmから380 nmへと励起波長を変化させる. したがって, 340 nmで励起したFura-2によって放出される蛍光強度と, 380 nmで励起した場合の蛍光強度の比をモニターすると, カルシウム濃度変化を知ることができる (図7.4). レシオメトリック指示薬によって, 「光退色と関連したアーチファクト」や「照射強度の変動」, あるいは「色素の異なる濃度」などに起因するカルシウムダイナミクスとは無関係なバックグラウンドの蛍光変化を修正することができる. ノンレシオメトリック指示薬と比較してレシオメトリック指示薬を使うおもな欠点は, データ取得と計測がより複雑な点である.

ノンレシオメトリック指示薬 (nonratiometric dye) を利用すると, 励起蛍光強度あるいは放射蛍光強度のどちらかの変化によって, 直接にCa^{2+}濃度変化を知ることができる. よく利用されるノンレシオメトリック指示薬のFluo-3とFluo-4は, カルシウム濃度が上昇すると放射蛍光強度の予測可能な程度の上昇を示す. カルシウム濃度と蛍光強度に直接の関係があるので, カルシウム結合による (蛍光) 変化を敏感に検出できるが, この測定法は, 色素の濃度や実験に特異的な条件に基づく変化を検出してしまう傾向がある. しかし, ノンレシオメトリック指示薬は, 扱いと

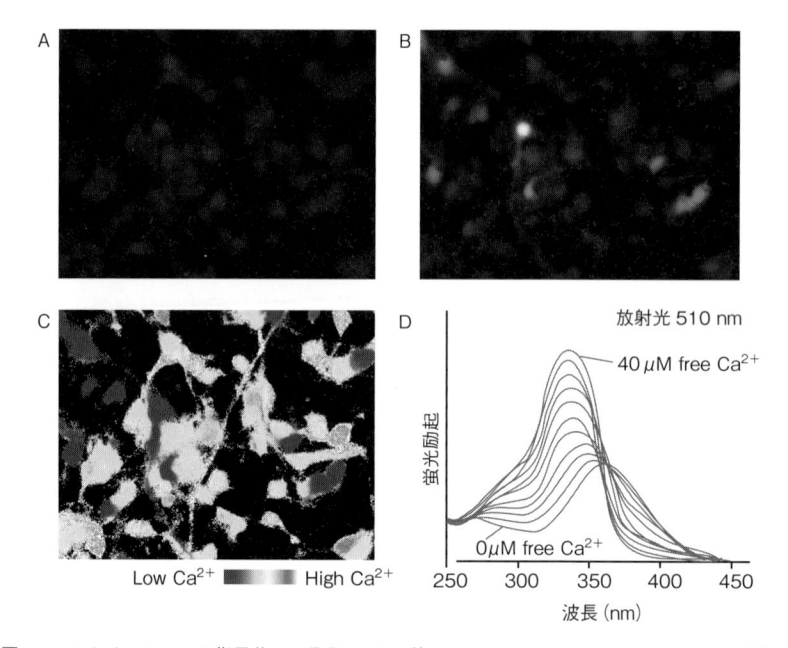

図7.4 レシオメトリック指示薬であるFura-2を使ったカルシウムダイナミクスのイメージング
Fura-2は, カルシウムと結合すると, その放射スペクトラムを変化させる. Fura-2を負荷した細胞を340 nm (A) で励起して画像を取得するとカルシウム濃度が静止レベルでは暗い画像である. 380 nm (B) で励起すると, カルシウム濃度が静止レベルでもより明るい. これらはいずれの場合も510 nmの放射光を取得した. 340/380の比は, カルシウム濃度が高い (明るい) か, あるいは低い (暗い) ことを示している (C). この比率は, フリーカルシウム水準の既知の濃度に変換することが可能である (D). (Dr. Jocely Kreyの好意による)

定量化が簡単である．

色素-指示薬は，Ca^{2+}と結合するので，細胞内のCa^{2+}のバッファー（緩衝）に影響を与え，Ca^{2+}のホメオスタシスを変化させる可能性がある．したがって，Ca^{2+}-シグナリングの定量的測定には指示薬の特性，実験条件や相互作用して結合しうる他のパートナー（たとえば，Mg^{2+}）の存在を十分に理解しておく必要がある．

遺伝的にコード化されたカルシウムセンサー

オワンクラゲ（*Aequorea victoria*）の生体発光は，GFPと化学発光タンパク質の**エクオリン**（aequorin）がその原因である．GFPは非常に注目されており，生物学研究の至る所で見ることができる．一方，エクオリンは1960年代後半からカルシウムイメージングに利用されてきた．このタンパク質は，励起のための光照射を必要とせず，カルシウムに結合すると光を発する．残念ながら測定できるシグナルは極端に弱く増幅する必要がある．したがって，これは蛍光色素やより強力な遺伝的にコード化されたカルシウムセンサーによって，ほとんど取ってかわられてしまっている．

ある種の内在性カルシウム結合タンパク質がカルシウムと結合すると，このタンパク質内部でコンフォメーション変化が起こる．遺伝的にコード化されたカルシウムセンサーは，このコンフォメーション変化を利用している．カメレオン（Cameleon）は，最初に遺伝的にコード化されたCa^{2+}-指示薬である．これは，FRET（8章を参照）の原理を利用していて，カルシウムと結合すると，放射スペクトルの変化を引き起こす．非結合CFP（シアン蛍光タンパク）の放射波長の蛍光強度と，結合YFP（黄色蛍光タンパク）の放射波長の蛍光強度を比較することで，カメレオンはレシオメトリック指示薬として利用することができる．カンガルー（Camgaroo），G-CaMPや，ペリカム（Pericam）のようなその他の遺伝的にコード化されたカルシウムセンサーは，フルオロフォアのカルシウム感受性構造変化によって引き起こされる蛍光強度の直接の変化を通して，ノンレシオメトリックに利用される．カメレオン，カンガルー，G-CaMPや，ペリカムはすべてカルシウム結合タンパク質カルモデュリン（calmodulin）を利用しているが，TN-L15や他のFRET基本のカルシウムセンサーはトロポニンC（troponin C）を利用している（図7.5）．カルシウム色素と同様に，遺伝的にコード化されたセンサーもまた細胞内Ca^{2+}濃度レベルのバッファーリング（緩衝）に影響している．

◆シナプス伝達のイメージング

小胞からシナプス結合部への神経伝達物質の放出は，神経活動を決める重要な生理学的過程である．電

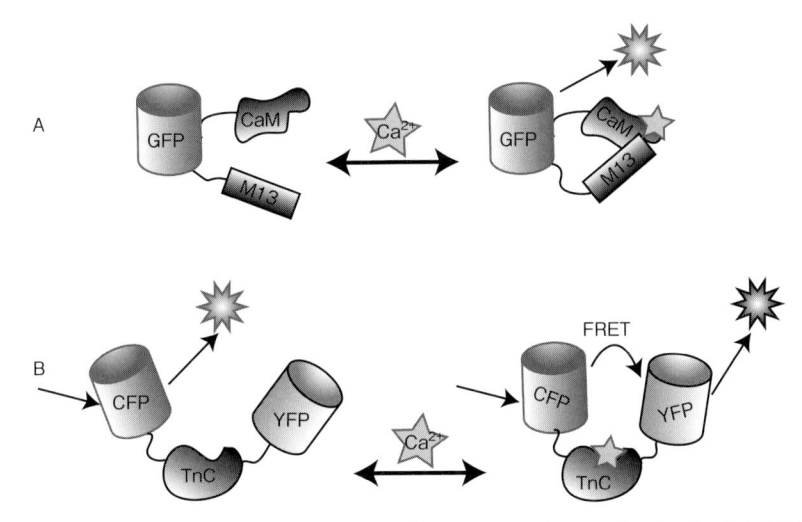

図7.5 蛍光タンパク放射に影響を与えるために，遺伝的にコード化されたカルシウムセンサーは，カルシウム依存性にコンフォメーション変化をおこすタンパク質を利用している
（A）たとえばペリカム（Pericam）のようなセンサーは，カルシウムがカルモデュリン（CaM）認識要素に結合すると蛍光強度を増大させるGFPの一つの変異体を利用している．Ca^{2+}-依存性のコンフォメーション変化はM13ペプチドへの結合によって増幅される．（B）たとえばTN-L15のような他のセンサーは，FRETを誘起するためにトロポニンC（TnC）におけるコンフォメーション変化を利用している．

気生理学は，最初に「小胞の融合」と「再取り込み」が明らかにしたが，シナプス小胞の活動を示す蛍光色素とタンパク質のイメージングは，シナプス伝達のダイナミックな過程の詳細を明らかにした．

FM色素

FM色素（FM dye）は膜に結合すると発光する疎水性スチリル色素である．これらはシナプス小胞リサイクリング中の開口放出（exocytosis）や細胞内取り込み（endocytosis）の様子を示すのに役に立ち，活動依存性に神経終末を染色することができる．培養した細胞で典型的に行われ，膜表面をラベルするためにこの色素が培養液内に加えられる．活動依存的に標識するためにニューロンを刺激すると，シナプス小胞は，染色されている膜と開口放出および細胞内取り込みを起こす．染色された膜は細胞内取り込みの際に内部への転移（internalization）がおこる．残りの色素は洗い流され，染色されリサイクルされたシナプス小胞がシナプス前部内でクラスター状になってあとに残される．したがって，さらに開口放出が起こると染色された小胞は色素を放出し，それに伴って色素の退色を観察することができる．FM色素は，神経伝達物質放出のメカニズムを描き出し，小胞リサイクルのカイネティクスを測定し，また小胞の移動を観察するために利用されている．

pH感受性蛍光タンパク質

神経伝達物質の放出は，遺伝的にコード化されたシナプス伝達レポーターであるシナプトフルオリン（synapto-pHluorin）を利用してさらに調べることができる．これは，pH感受性をもつGFPの変異種を利用している．シナプス小胞内部はpHの値が約5.7になるように酸性化している．この環境ではフルオリンはオフの状態である．小胞が開口放出で細胞膜と融合するとpHが細胞外水準へと上がり，フルオリンのスイッチが入ることで蛍光を発するようになる（図7.6）．シナプトフルオリンを利用する際の利点は，小胞の放出とリサイクリングの複数の繰り返しによってシグナルが再生する点である．これによって，シナプス伝達に加えて小胞のリサイクリングも画像化できる．

表7.1は神経活動を可視化する種々の方法を比較している．

7.3 神経活動を光学的に操作する

光学的方法で神経活動を観察することに加えて，同じ光学的方法で神経活動を刺激したり抑制したりすることが可能である．光学的に操作する方法は電気生理学的方法より多くの長所をもっている．すなわち光学的プローブは脳内の特定のタイプの細胞を遺伝的方法で標的にすることができ，大きなニューロン群を同時に制御でき，隣接する脳の領域からの目標外効果（off-target effects）をさけることが簡単である．

◆分子をアンケージングすることによる刺激

光で刺激すると切断できる別のグループの化学物質を付加することで，多様な種々の化学物質がもっている活性化作用を「かごに閉じ込める，ケージ化する」

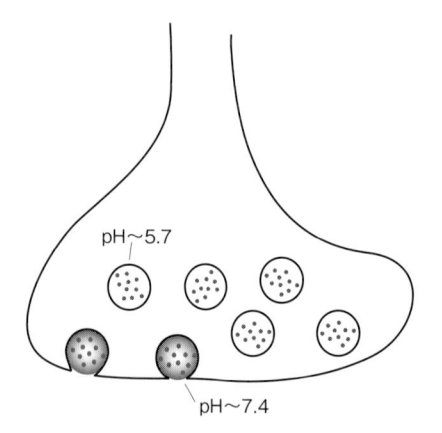

図7.6 シナプトフルオリンはシナプス伝達のダイナミックスを示す
シナプトフルオリンは酸性化（pH〜5.7）されているシナプス小胞内にあるときは蛍光を発しないが，小胞が開口放出し，レポーターが生理的pH（pH〜7.4）にさらされると蛍光を発する．

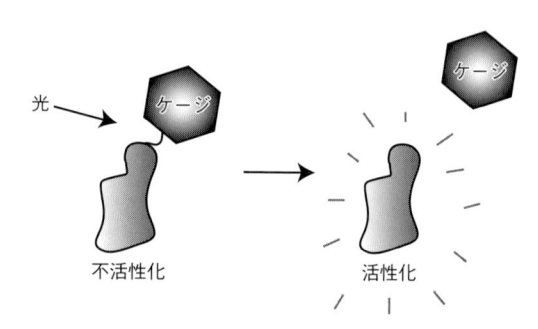

図7.7 分子のアンケージング
光で照射されるまで活性をブロックするために，保護の化学物質（"ケージ"）が，1個の分子に結合している．これが特定の波長の光で照射されると"ケージ"を切断し，活性化した分子を光が当てられた領域に放出する．

表7.1 通常使用される活性なセンサー

分類	例	長所	短所
電位感受性色素	Di-8-ANEPPS, RH414	●高い時間分解能（マイクロ秒の反応時間）	●低い信号強度変化（0.1%のオーダー） ●無差別な染色
遺伝的にコード化された電位センサー	FlaSh（蛍光性 Shaker K^+ チャネル），SPARC（Na^+ チャネル）	●ターゲット特異性	●色素より低い時間分解能（ミリ秒のオーダー） ●高いバックグラウンド ●哺乳類の系では有用でない
ノンレシオメトリックカルシウム指示薬	Fluo-3, Fluo-4, カルシウムグリーン-2	●[Ca^{2+}]と関連した直接的な蛍光強度変化	●負荷する濃度，光退色や他の実験特異的な条件によってアーチファクトを生じやすい ●校正できない ●高濃度で存在していると，細胞内カルシウムをバッファーしてシグナル伝達経路を変化させる可能性がある
レシオメトリックカルシウム指示薬	Fura-2, Indo-1	●大きい信号変化（10%） ●負荷する濃度や光退色のような実験特異的なアーチファクトに抵抗性がある ●キャリブレーション可能	●データ取得と測定がノンレシオメトリック色素よりさらに複雑 ●高濃度で存在していると，細胞内カルシウムをバッファーしてシグナル伝達経路を変化させる可能性がある
遺伝的にコード化されたカルシウムセンサー	FRETベース：カメレオン，TN-L15 その他：カンガルー，G-CaMP/ペリカム	●ターゲット特異性	●長い信号減衰時間を持ちうるので時間分解能が悪い ●高濃度で存在していると，細胞内カルシウムをバッファーしてシグナル伝達経路を変化させる可能性がある
色素ベースのシナプス小胞マーカー	FM色素（FM1-43, AM4-64）	●ラベルされる小胞の数を制御するために，刺激の強さを変化させて色素への露出を変えることができる	●すべての膜表面をラベルするのでバックグラウンドが高くなりえる，また脳スライス標本では洗い流すのが困難
pH感受性蛍光タンパク質	シナプトフルオリン	●シナプス前部からの神経伝達物質放出の研究ができる	●多数の活性化された放出部位は，特定のシナプスでのイメージングを困難にしている ●開口放出のために融合している小胞が可視化され，エンドサイトーシス後は見ることはできない

ことができる．ケージ化された分子を光照射することで保護している化合物を取り除き，活性化した分子を光照射している標本部位に放出させることができる（図7.7）．この「アンケージング」は，すばやくおこる（マイクロ秒から1ミリ秒）．この方法を利用すると，いつどこで分子を光照射するかという点と光照射する部位の大きさの両者を制御することで，活性化分子を放出させるタイミングと場所を制御できる．神経活動を引き起こすために，カルシウムやグルタミン酸のような神経伝達物質がアンケージング実験でよく使用される．【訳注：照射する光に2光子レーザーを使うことで，非常に小さい領域をターゲットとすることができる．】

◆光活性化チャネル

自然の時間スケールで神経活性をコントロールすることができることは，活性化がどのようにニューロンの機能的な出力と関連しているかを決定する際に重要な役割を果たす．電気的な微小刺激と光感受性のイオンチャネルの光による刺激の両方で，すばやい時間スケールで神経活動を制御することが可能である．しかし，光刺激は電気的な微小刺激よりいくつかの長所をもっている．光を使ってのニューロンの刺激では，電気刺激によるアーチファクトが出ない．また光感受性のチャネルは遺伝的にコード化されているので，選択的に特定の細胞を標的とすることができる．したがって，特定グループのニューロン群に由来する神経活性化への寄与を区別することがさらに容易になる．

SPARK（合成光異性化アゾベンゼン制御 K^+，synaptic photoisomerizable azobenzene-regulated K^+）チャネルは，チャネルの孔をふさぐことが可能なイオンを含む「分子的繋留」に K^+ チャネルを融合させたものである（図7.8C）．この「分子的繋留」にあてられる光の波長によって，そのコンフォメーショ

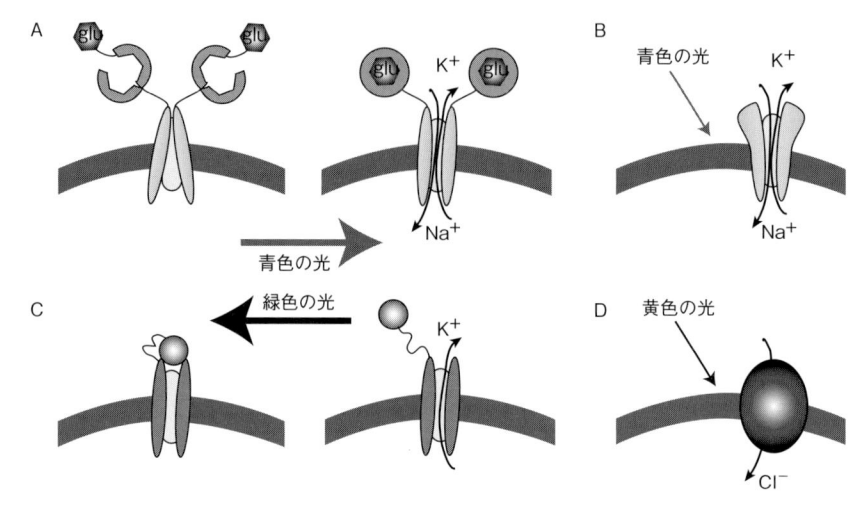

図7.8　神経活動の光による制御
青色の光（380 nm）を（A）LiGluRや，（B）CR2チャネルを発現している細胞に当てると細胞は脱分極し，（C）SPARKチャネルを発現している細胞に当てると過分極する．緑色の光（500 nm）はリガンド依存性のLiGluRやSPARKチャネルを反対方向に遷移（reverse）させる．（D）黄色の光はNpHRを発現している細胞を過分極させるのに利用される．

ンを変える．すなわち，長い波長の光（500 nm，緑）はチャネルの孔をブロックすることができ，チャネルをオフの状態にする．短い波長の光（380 nm，青）は「繋留」を短くし，イオンブロッカーがチャネルにとどかないようにして細胞内からイオンが流れ出るのを可能にする．したがって，短い（青）波長の光で照らすとニューロンは過分極し，その活動は静かになる．

光依存性グルタミン酸受容体はSPARKチャネルを補足し，短い波長の光がグルタミン酸受容体を活性化し，その結果細胞が脱分極する（図7.8A）．LiGuRはSPARKと同じように働くが，ブロックするように機能するイオンであるよりは，むしろアゴニストのリガンドをもつ．これは「繋留」に結合していて，このリガンドが受容体に結合すると受容体の活性化を引き起こす．

コンフォメーション変化や外部のリガンドに依存せずに，光学的に制御されているチャネルロドプシン-2（ChR2）やハロロドプシン（NpHR）分子は，それぞれ速い神経の活性化や不活性によって，正確な活動状態をコントロールすることができる（図7.8B, D）．ChR2は，~470 nmの青色の光で照射されると細胞内にナトリウムイオンを流入させることができる陽イオンチャネルであり，またNpHRは，~580 nmの黄色の光で照射されると活性化するクロライドポンプである．両者は，適切な波長の光で照射されるとすばやく活性化し，適切な照射が終わるとすぐに脱活性化される構造物である．この理由により刺激が十分に可逆的で，時間的に正確に行える．

7.4　タンパク質機能の可視化

研究者は，細胞内の特定のタンパク質活性を可視化するために，蛍光プローブを利用することができる．これらの方法を利用すれば，タンパク質の細胞内での局在を追跡することができ，また2個かそれ以上のタンパク質の相互作用を検出することができる．新しい道具がタンパク質の運動とダイナミックな相互作用を明らかにするために開発されつつある．

◆レポーター遺伝子の経時的イメージング法

レポーター遺伝子はタンパク質発現の局在化を示すための役に立つマーカーとして6章で説明した．GFPやその変種のような蛍光レポーター遺伝子と注目しているタンパク質を融合させることで，生きた細胞や組織内でこのタンパク質の存在場所やトラフィッキングを観察することができる（図7.9）．ほとんどの場合，GFP融合タンパク質はオリジナルのタンパク質と同じようにふるまう．GFP融合タンパク質戦略は，生きた細胞内での注目している多数のタンパク質の配置とダイナミックスを決定する標準的な方法となってきている．たとえば，GFPと融合した転写因子は，成

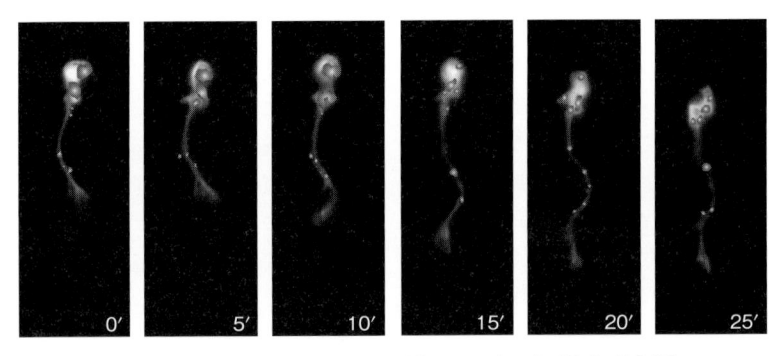

図7.9 レポータータンパク質の経時的イメージングの例［口絵参照］
この移動中のニューロンは異なる励起と放射スペクトルをもつ二つの異なるレポータータンパク質を発現している．細胞質蛍光タンパク質は細胞の解剖学的形状（白）を可視化し，GFP融合タンパク質は初期のエンドソーム（青）を可視化している．エンドソームの時間変化は細胞内のトラフィッキングダイナミックスを明らかにすることができる．

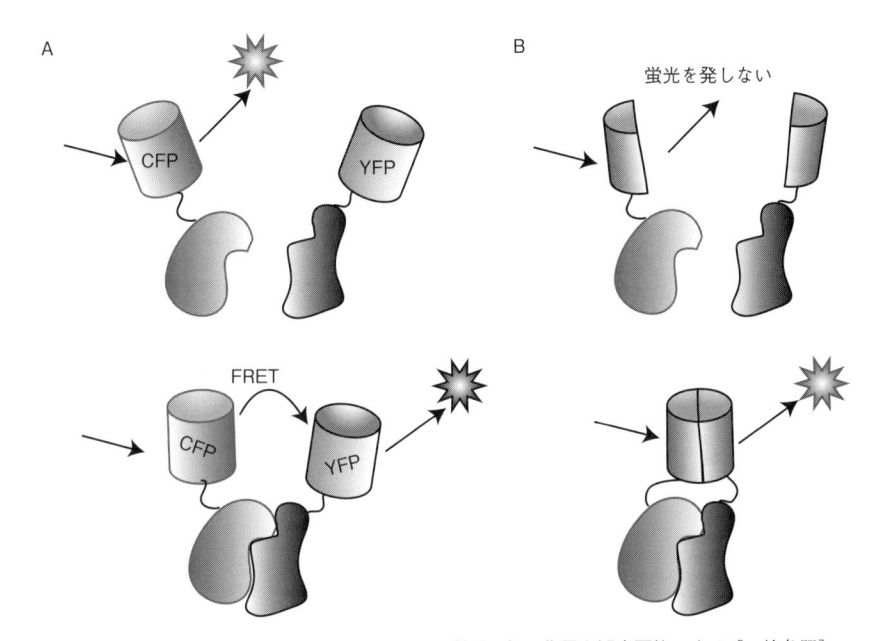

図7.10 FRETとBiFCはタンパク質-タンパク質間の相互作用を観察可能にする［口絵参照］
（A）FRETの対の2個のタンパク質（青色のタンパク質FRETドナーと灰色のタンパク質FRETアクセプター）がドナー（CFP）を励起できる波長で励起されている．もしタンパク質が相互作用をしていないならば，ドナー（CFP）の蛍光が放射されるが，しかし二つのタンパク質が近くで相互作用すると，FRETが起こりアクセプター（YFP）蛍光が放射される．（B）BiFCは同様であるが，1個のフルオロフォアの2個の半分が互いに結合したタンパク質を利用している．この二つのタンパク質が相互作用をしていないときは，蛍光は観察されない．もし2個のタンパク質が相互作用をすると，フルオロフォアは折りたたまれ，蛍光を発する．

長因子に反応して細胞質から核内へと移動し，その位置の変化を示すことが可能である．

◆蛍光共鳴エネルギー転移（FRET）

蛍光共鳴エネルギー転移（フェルスター共鳴エネルギー転移, fluorescence (or Förster) resonance energy transfer：FRET）は，タンパク質間の相互作用を観察するために利用される（図7.10A）．注目している2個の分子が異なるフルオロフォアでそれぞれラベルされる．これらのフルオロフォアは，一つのフルオロフォア（ドナー）の放射スペクトルが，もう一つのフルオロフォア（アクセプター）の吸収スペクトルと重なっている．もしこの二つのタンパク質が結合し，このフルオロフォアが互いに接近すると（約2nm以内に），吸収されたエネルギーはドナーからアクセプターへと直接転送される．したがって，この複

合体が最初のフルオロフォアの励起波長で照射されると，2番目のフルオロフォアの放射波長で光が放射される．FRETは，アクセプターの蛍光強度に対するドナーの蛍光強度の比として測定される．受容体とそのシグナル分子の相互作用のような過程を観察するために，フルオロフォアとして異なる二つのGFP変異体とともに，この方法は利用することができる．FRETは，分離している二つのタンパク質間や1個の巨大分子内の異なる部位間の距離や向きを評価するのに，伝統的に利用されてきた．この技術は，コンフォメーション変化を誘導し，結果的にドナーとアクセプターの相互作用を引き起こすような基質への調節を観察・報告するためにも利用することができる．

◆蛍光タンパク質再構成法（BiFC）

蛍光タンパク質再構成法（bimolecular fluorescence complementation：BiFC）は，視覚的変化を生じさせるという目的で利用し，2個のタンパク質や1個のタンパク質内の異なる部分の相互作用と距離が近いという点で，FRETの原理と同じである．2個の分離したタンパク質であるより，むしろ1個のフルオロフォア（たとえばGFP）が，2個の半分の断片に分けられている．このフルオロフォアの各半分の断片が一つのタンパク質に融合しただけでは蛍光を発しない．この二つのタンパク質が十分に近い距離にあるとき，フルオロフォアの二つの断片は互いに折りたたまれ，機能的なフルオロフォアを形成する（図7.10B）．

◆蛍光退色後回復測定（FRAP）

フルオロフォアを利用する際の一つの限界は，光退色の現象と蛍光強度が時間とともに減少することである．しかし，研究者はタンパク質のターンオーバーの割合やトラフィッキングを調べるために，この現象を役立てることができる．**蛍光退色後回復測定**（fluorescence recovery after photobleaching：FRAP）は，標本の特定の領域内の蛍光分子をブリーチ（退色）させるために，強いレーザー光でこの部位を照射する．その後，このブリーチされた領域へ蛍光が戻ってくる時間経過を測定する．これによって，蛍光標識されたタンパク質の拡散，結合あるいは解離，さらに退色された領域への能動的輸送のカイネティクスを明らかにすることができる（図7.11）．

◆光活性化と光変換

蛍光タンパク質は，遺伝子工学的処理を受けているので，その結果，フルオロフォアを**光活性化**（photoactivation）できる特定の波長の光（しばしば紫外線（UV））で照射されるまでは，蛍光を発しない（図7.12A）．光活性化可能なタンパク質を別のタンパク質と結合させ，後で活性化させる．これによって選ばれたタンパク質のグループがラベルされ，その細胞のまわりでの動きを追跡することが可能になる．十分に蛍光を発するタンパク質が多数ある中で，追跡するのが困難な豊富にあるタンパク質の行動とダイナミクスを観察する目的に，この方法はとくに役に立つ．洗練された光活性化可能なタンパク質では，その蛍光発光を正確に制御することが可能である．たとえば，光活性化可能なタンパク質であるドロンパ（Dronpa）は，可逆的に光活性化される．すなわち，紫外線（UV）は蛍光強度を増大させ，一方，青い光は蛍光を消失させる．

光変換（photoconversion）は光活性化と同じよう

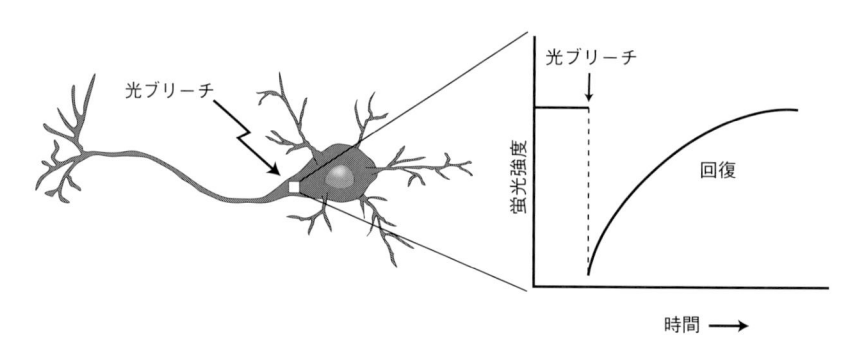

図7.11 FRATはレポータータンパク質のカイネティクスに関する情報を明らかにする
蛍光を発するレポータータンパク質を発現している細胞の小さい領域を強い照射でブリーチすると，この光でブリーチされた領域が観察される．ブリーチされた領域に蛍光が戻ってくるダイナミクスを観察することで，タンパク質のカイネティクスとターンオーバーを測定することができる．

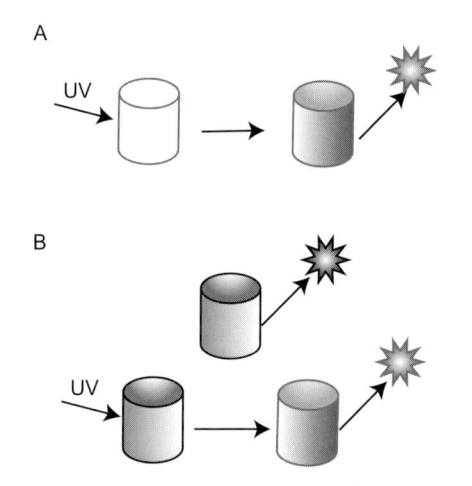

図7.12 光活性化・光変換［口絵参照］
（A）フルオロフォアは紫外線のフラッシュ光で活性化されるまで光を発しない．（B）光転換では，一つの波長（灰色）で放射するフルオロフォアが，紫外線刺激を受けると異なる波長（青色）の光を発するように変換されうる．

な目的で利用される．しかし，前述の非蛍光分子を活性化することより，むしろパルス状の光によってフルオロフォアがその光放射スペクトルを一つの色から別の色へと変化させる（図7.12B）．これは，タンパク質の挙動のタイミングを調べるために利用することができる．カエデ（Kaede）は，光変換蛍光タンパク質の例である．これは最初緑の光を発するが，しかし紫外線で照射されると赤い光を発する．

7.5 タンパク質の機能を光で操作する

光でタンパク質や生化学の過程を研究者が観察できる光学的道具に加えて，その他の道具でタンパク質活性を操作することができる．「可視化」と「機能操作」の両方が一度にできる道具の開発は，急速に拡大しつつある分野である．

◆光活性化・光アンケージング（photoactivation/photo-uncaging）

神経活動を引き起こすために，カルシウムや神経伝達物質のような分子をアンケージングするプロセスについて，本章の最初で記述した．神経活動と同様に生化学的活性を制御するために，多数の分子を光でコントロールする目的で，この技術はさらに一般的に利用される可能性がある（図7.7）．たとえば，リガンドでゲートされる受容体の機能は，光アンケージングリガンド分子によって調べることができる．また，シグナルカスケード内の分子の機能は，セカンドメッセンジャーを通して調べることができる．さらに，多数のタンパク質の機能は，アゴニストやアンタゴニストを通じて調べることが可能である．

◆光不活性化（CALI）

レーザー分子不活性化法（chromophore-assisted laser inactivation：CALI）とは，細胞内の正確な場所で特定のタンパク質の活性を抑制するために利用される方法である．ある色素分子は反応性の（活性の高い）酸素を生成しタンパク質を破壊する．目的とする色素分子を活性化するために，レーザーを利用して特定のタンパク質が機能しないようにすることができる（図7.13A）．特定のタンパク質を目標としてねらうために，このタンパク質に特異的な抗体を光毒性のある色素と結合させたり，このタンパク質上の遺伝的にコード化されているタグ部位を認識する色素を利用したりする．

膜透過性の二ヒ素色素（biarsenical）である緑のFlAsHと赤のReAsH（以前説明した電位感受性色素であるFlaShと混同しないように）は，遺伝的にコード化できるテトラシステインタグをもつタンパク質と結合する．結合したFlAsHやReAsHに高い強度の光照射を行うと活性の高い酸素類を生成し，これがタグがつけられているタンパク質を不活性化する．この場合，注目しているタンパク質にテトラシステイン

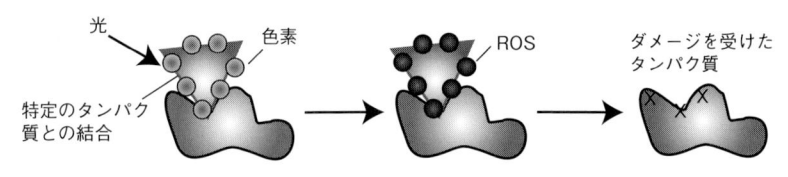

図7.13 CALIはタンパク質の機能を破壊するために利用される
活性の高い酸素類（ROS）を生成する色素（chromophore）が，特定のタンパク質と結合する分子（三角形，たとえば抗体）と接合して対を成している．光照射されると，色素はROSを生成し，結合しているタンパク質にダメージを与え，機能をなくさせる．

表 7.2 タンパク質の機能を光学的に調べるための技術の比較

レポーター遺伝子：
タンパク質や器官が蛍光でタグをつけられ，その時間変化を観察することができる．タグがつけられているタンパク質の行動，局在や運動を観察することが可能である．

蛍光共鳴エネルギー転移（フェルスター共鳴エネルギー転移）：
「ドナーフルオロフォア」と「アクセプターフルオロフォア」が互いに十分接近しているとき，「アクセプターフルオロフォアの励起スペクトル」と重なっている「放射スペクトルをもつドナーフルオロフォア」が，エネルギーをアクセプターへ転移させる．
アクセプターの放射強度に対するドナーの放射強度の比におけるずれを測定する．
二つのタグがつけられているタンパク質の間や，1個のタンパク質の二つの部分の間の相互作用を観察するのに役に立つ．

BiFC（bimolecular fluorescence complementation）：蛍光タンパク質再構成法：
1個のフルオロフォアの半分ずつが2個の異なるタンパク質に結合して印をつけている．このふたつの半分ずつが十分に接近している場合のみフルオロフォアは蛍光を発し，二つのタグがつけられているタンパク質の近接相互作用を示す．
二つのタンパク質が互いに近いかどうかを示すために蛍光強度の変化を測定する．

FRAP（fluorescence recovery after photobleaching）：蛍光退色後回復測定
蛍光を発する領域を光退色させるために高いエネルギーの光が利用される．
光退色した領域に蛍光強度が回復するカイネティクスを測定する．
蛍光で印をつけられたタンパク質のトラフィッキング，拡散，あるいは結合・解離を観察するのに役に立つ．

光活性化・光変換：
光活性化は，特殊なフルオロフォアを光刺激すると，蛍光強度の劇的な増大を引き起こす．
PA-GFP（光活性化可能な GFP）は紫外線（UV）で刺激されると，蛍光を発するようになる．
光変換はフルオロフォアの光放射スペクトルを変化させるのに光を利用する．
カエデ（Kaede）は，通常緑色の蛍光を発するが，紫外線（UV）で照射されると不可逆的に赤い光放射に変わる．
細胞の小さい集まり，各々の細胞，器官やタンパク質の局在変化を追跡するために利用される．

光活性化・光アンケージング：
光が，"ケージ化"された化学物質から抑制をかけている別の化学物質のグループを取り除き，新しい活性化した分子を放出させる．
空間的および時間的な化合物の放出を実験者が制御することで速い活性化ができる．
多数の異なる化学物質がケージ化できる．
グルタミン酸やカルシウムのアンケージングを行うことで，神経活動を引き起こすための光学的な制御ができる．

CALI（chromophore-assisted light inactivation）：レーザー分子不活性化法
ターゲットのタンパク質を破壊する反応性の酸素類を産生するために光で色素（chromophore）を刺激する．
抗体や遺伝的タグの使用を通じてタンパク質に印をつけることが可能である．
FlAsH や ReAsH は，ターゲットとされているタンパク質に結合しているテトラシステインに結合して，反応性の酸素類を産生する．この反応性酸素類は，光を照射するとターゲットのタンパク質を不活性化する．

タグを付加できるので，分子的レベルでターゲットを絞った操作を行うことができる．また，レーザー照射を正確に制御でき，また FlAsH と ReAsH を時間と部位を決めて付加できるので，標本上での時間的・空間的な意味でのターゲット特異的な正確な制御操作を行うことができる．タンパク質の機能を調べるのに利用される技術について，表 7.2 にまとめてある．

7章のまとめ

神経活動やタンパク質の機能を観察し操作できる蛍光プローブが開発されたので，研究者は生きた細胞，器官，そして動物全体で起こっているダイナミックな過程を見ることができるようになった．まとめると，構造を可視化する方法（6章），ニューロンから記録を取る方法（4章），細胞内シグナリング・カスケードを追求する方法（14章）とともに，これらの技術は，どのようにしてタンパク質がニューロンの特性を決めたり，またどのようにしてニューロンが神経回路と（個体の）行動の特徴を決めたりするのかを目的とする研究方法の魅力的な宝庫となっている．

·························· 文献紹介 ··························

▼書　籍

Yuste, R. & Konnerth, A. (2005). *Imaging in Neuroscience and Development : A Laboratory Manual*. Cold Spring Harbor Laboratory Press, Cold Spring Harbor, New York.

Yuste, R., Lanni, F. & Konnerth, A. (2000). *Imaging Neurons*. Cold Spring Harbor Laboratory Press, Cold Spring Harbor, New York.

▼総　説

Airan, R. D., Hu, E. S., Vijaykumar, R., Roy, M., Meltzer, L. A. & Deisseroth, K. (2007). Integration of light-controlled neuronal firing and fast circuit imaging. *Curr Opin Neurobiol* **17**,

587-592.

Barth, A. L. (2007). Visualizing circuits and systems using transgenic reporters of neural activity. *Curr Opin Neurobiol* **17**, 567-571.

Ellis-Davies, G. C. (2007). Caged compounds: photorelease technology for control of cellular chemistry and physiology. *Nat Methods* **4**, 619-628.

Giepmans, B. N., Adams, S. R., Ellisman, M. H. & Tsien, R. Y. (2006). The fluorescent toolbox for assessing protein location and function. *Science* **312**, 217-224.

Guzowski, J. F., Timlin, J. A., Roysam, B., McNaughton, B. L., Worley, P. F. & Barnes, C. A. (2005). Mapping behaviorally relevant neural circuits with immediate-early gene expression. *Curr Opin Neurobiol* **15**, 599-606.

Lippincott-Schwartz, J., Altan-Bonnet, N. & Patterson, G. H. (2003). Photobleaching and photoactivation: following protein dynamics in living cells. *Nat Cell Biol* Suppl, S7-S14.

Miesenbock, G. & Kevrekidis, I. G. (2005). Optical imaging and control of genetically designated neurons in functioning circuits. *Annu Rev Neurosci* **28**, 533-563.

Zhang, F., Aravanis, A. M., Adamantidis, A., de Lecea, L. & Deisseroth, K. (2007). Circuit-breakers: optical technologies for probing neural signals and systems. *Nat Rev Neurosci* **8**, 577-581.

Zhang, J., Campbell, R. E., Ting, A. Y. & Tsien, R. Y. (2002). Creating new fluorescent probes for cell biology. *Nat Rev Mol Cell Biol* **3**, 906-918.

▼原著論文：文献からの興味ある例

Airan, R. D., Meltzer, L. A., Roy, M., Gong, Y., Chen, H. & Deisseroth, K. (2007). High-speed imaging reveals neurophysiological links to behavior in an animal model of depression. *Science* **317**, 819-823.

Airan, R. D., Thompson, K. R., Fenno, L. E., Bernstein, H. & Deisseroth, K. (2009). Temporally precise in vivo control of intracellular signalling. *Nature* **458**, 1025-1029.

Angevine, J. B., Jr. & Sidman, R. L. (1961). Autoradiographic study of cell migration during histogenesis of cerebral cortex in the mouse. *Nature* **192**, 766-768.

Chenn, A. & Walsh, C. A. (2002). Regulation of cerebral cortical size by control of cell cycle exit in neural precursors. *Science* **297**, 365-369.

Dulla, C., Tani, H., Okumoto, S., Frommer, W. B., Reimer, R. J. & Huguenard, J. R. (2008). Imaging of glutamate in brain slices using FRET sensors. *J Neurosci Methods* **168**, 306-319.

Marek, K. W. & Davis, G. W. (2002). Transgenically encoded protein photoinactivation (FlAsH-FALI): acute inactivation of synaptotagmin I. *Neuron* **36**, 805-813.

Matsuzaki, M., Honkura, N., Ellis-Davies, G. C. & Kasai, H. (2004). Structural basis of long-term potentiation in single dendritic spines. *Nature* **429**, 761-766.

Murphy, L. O., Smith, S., Chen, R. H., Fingar, D. C. & Blenis, J. (2002). Molecular interpretation of ERK signal duration by immediate early gene products. *Nat Cell Biol* **4**, 556-564.

Ohki, K., Chung, S., Ch'ng, Y. H., Kara, P. & Reid, R. C. (2005). Functional imaging with cellular resolution reveals precise micro-architecture in visual cortex. *Nature* **433**, 597-603.

Outeiro, T. F., Putcha, P., Tetzlaff, J. E., Spoelgen, R., Koker, M., Carvalho, F., Hyman, B. T. & McLean, P. J. (2008). Formation of toxic oligomeric alpha-synuclein species in living cells. *PLoS ONE* **3**, e1867.

Patterson, G. H. & Lippincott-Schwartz, J. (2002). A photoactivatable GFP for selective photolabeling of proteins and cells. *Science* **297**, 1873-1877.

Plath, N., Ohana, O., Dammermann, B., Errington, M. L., Schmitz, D., Gross, C., Mao, X., Engelsberg, A., Mahlke, C., Welzl, H., Kobalz, U., Stawrakakis, A., Fernandez, E., Waltereit, R., Bick-Sander, A., Therstappen, E., Cooke, S. F., Blanquet, V., Wurst, W., Salmen, B., Bosl, M. R., Lipp, H. P., Grant, S. G., Bliss, T. V., Wolfer, D. P. & Kuhl, D. (2006). Arc/Arg3.1 is essential for the consolidation of synaptic plasticity and memories. *Neuron* **52**, 437-444.

Reiff, D. F., Ihring, A., Guerrero, G., Isacoff, E. Y., Joesch, M., Nakai, J. & Borst, A. (2005). *In vivo* performance of genetically encoded indicators of neural activity in flies. *J Neurosci* **25**, 4766-4778.

Reijmers, L. G., Perkins, B. L., Matsuo, N. & Mayford, M. (2007). Localization of a stable neural correlate of associative memory. *Science* **317**, 1230-1233.

Schroder-Lang, S., Schwarzel, M., Seifert, R., Strunker, T., Kateriya, S., Looser, J., Watanabe, M., Kaupp, U. B., Hegemann, P. & Nagel, G. (2007). Fast manipulation of cellular cAMP level by light *in vivo*. *Nat Methods* **4**, 39-42.

Teather, L. A., Packard, M. G., Smith, D. E., Ellis-Behnke, R. G. & Bazan, N. G. (2005). Differential induction of c-Jun and Fos-like proteins in rat hippocampus and dorsal striatum after training in two water maze tasks. *Neurobiol Learn Mem* **84**, 75-84.

Wang, J. W., Wong, A. M., Flores, J., Vosshall, L. B. & Axel, R. (2003). Two-photon calcium imaging reveals an odor-evoked map of activity in the fly brain. *Cell* **112**, 271-282.

▼プロトコール

Barreto-Chang, O. L. & Dolmetsch, R. E. (2009). Calcium imaging of cortical neurons using Fura-2 AM. JoVE 23. http://www.jove.com/index/details.stp?id51067, doi: 10.3791/1067

Carlson, G. C. & Coulter, D. A. (2008). In vitro functional imaging in brain slices using fast voltage-sensitive dye imaging combined with whole-cell patch recording. *Nat Protoc* **3**, 249-255.

Fuger, P., Behrends, L. B., Mertel, S., Sigrist, S. J. & Rasse, T. M. (2007). Live imaging of synapse development and measuring protein dynamics using two-color fluorescence recovery after photo-bleaching at *Drosophila* synapses. *Nat Protoc* **2**, 3285-3298.

Gaffield, M. A. & Betz, W. J. (2007). Imaging synaptic vesicle exocytosis and endocytosis with FM dyes. *Nat. Protocols*, **1**, 2916-2921.

Hatta, K., Tsujii, H. & Omura, T. (2006). Cell tracking using a photoconvertible fluorescent protein. *Nat Protoc* **1**, 960-967.

Royle, S. J., Granseth, B., Odermatt, B., Derevier, A. & Lagnado, L. (2008). Imaging phluorin-based probes at hippocampal synapses. *Methods Mol Biol* **457**, 293-303.

8

対象遺伝子とタンパク質の同定
Identifying Genes and Proteins of Interest

8章のねらい
◎転写や翻訳など遺伝学の基礎概念の理解
◎遺伝学のモデル生物の長所・短所の比較
◎生物の表現系に重要な遺伝子やタンパク質を同定する遺伝学的スクリーニング・in silico スクリーニング・分子スクリーニング技術などの手法

8章で紹介する研究方法
◎遺伝学的スクリーニング：順遺伝学的スクリーニング，逆遺伝学的スクリーニング
◎ *in silico* スクリーニング：BLAST, Ensembl
◎分子スクリーニング：cDNA マイクロアレイスクリーニング，RNAi スクリーニング

　私たちのからだを構成するほぼすべての細胞には，私たちの**ゲノム**の完全なコピーが含まれている．ゲノムは DNA に埋め込まれた遺伝情報の完全なセットで，発達や可塑性，環境への適応，代謝や通常の生理機能に不可欠なものである．ゲノムの機能的単位が**遺伝子**（gene）である．遺伝子は DNA の一部分であり，実際にはたらくタンパク質を間接的にコードしている．**タンパク質**（protein）はいわば分子機械であり，構造から機能にわたる細胞の性質ほぼすべてを担っている．脳のはたらきを理解しようとするなら，神経細胞の解剖学（構造）と生理学（機能）を理解しなければならない．そのためには，構造的性質・機能的性質のみなもとである遺伝子とタンパク質に対する理解が必要である．

　動物の**遺伝型**（genotype, 遺伝的な構成要素）がどのようにして動物の**表現型**（phenotype, 観察可能な形質）を決定しているかは，神経科学が解明したい一つの大きな疑問である．神経細胞の軸索が標的へ向かって正確に伸展したり，動物が刺激に対して適切な行動反応を示したりする形質は，どのような遺伝子のはたらきによるのだろうか．新しい研究結果，たとえば，新しい遺伝子を発見して動物の表現型に対する重要性を明らかにしたり，既知の遺伝子がまったく別の表現型にも役立っていることを示したり，といった報告は毎月のように発表されている．では研究者たちはどのようにして，その遺伝子を同定するのだろうか．どのようにして，発達や生理行動を決定する遺伝的・分子的なしくみを見出すのだろうか．

　本章では，生物の表現型に重要な遺伝子やタンパク質を発見し，同定する方法について述べる．その方法は通常，神経細胞の生物現象に関与している数千もの遺伝子の中から，少数の遺伝子を見出すスクリーニング（選抜）の過程であるといえる．7章までは，脳全体や動物の行動，細胞の活動を研究する方法について

述べてきた．8章以降は，遺伝学的・分子的神経科学の研究にとりかかり，発達や生理機能・行動に対する遺伝子や分子のはたらきを明らかにしていく．本章の前半では，遺伝子・タンパク質研究と，研究モデル生物の概略にふれる．後半では，遺伝学的スクリーニングや in silico スクリーニング，分子スクリーニングといった技術によって，研究対象となる遺伝子やタンパク質を同定する方法について述べる．いったんこれらの遺伝子が同定されれば，研究者たちは以降の章で述べるような実験を行って，表現型に対する遺伝子のはたらきをさらに追究していくのである．

8.1 遺伝子とタンパク質についての序論

文献で用いられているいろいろな遺伝学的・分子的な技術は，遺伝学や分子生物学のバックグラウンドのないものには取り付きにくいかもしれない．しかし幸いなことに，このような技術とそれが用いられる理由を理解するのに必要な基礎知識は複雑ではなく，細胞内における情報の流れ（フロー）としてまとめることができる．細胞内の情報フローついての詳細は他の専門書を参照していただくとして，本書の以下の章では，遺伝的・分子的神経科学を理解するために知っておくべき重要な知識に限定して述べる．

◆分子生物学のセントラルドグマ

分子生物学のセントラルドグマ（central dogma of molecular biology）は，細胞内の情報フローについてのモデルである．このモデルは1958年にFrancis Crickによって提唱され，特定のDNA・RNA塩基がコードしている核酸の情報は他の核酸やタンパク質へと転写されるが，逆に特定のアミノ酸がコードするタンパク質の情報は他のタンパク質や核酸に逆転写されないことを示している．読者の多くは，単純なセントラルドグマ，つまりDNA配列がRNA分子をコードし，RNA分子がタンパク質をコードする（図8.1）という情報の一方向的な流れを理解されているだろう．このモデルは分子生物学研究の基本であり，過去40年にわたり詳細に研究されてきた．そして単純なセントラルドグマには一致しないマイクロRNAや他の遺伝子調節法などの複雑な事象も発見された．しかし大枠としてセントラルドグマは有効であり続け，この原理に基づいて，分子神経生物学の研究者は実験を計画し実施している．

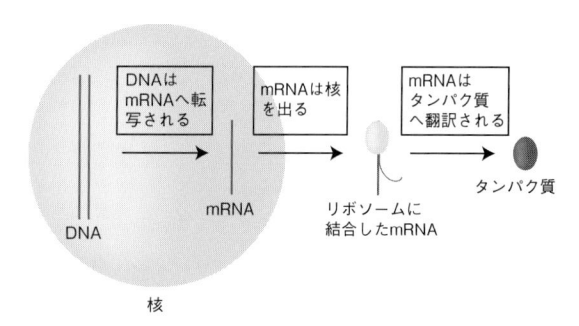

図 8.1　細胞内の情報フロー
DNAは核内に存在し，比較的短い配列のmRNAをコードしている．mRNAは核を離れ，リボソームでタンパク質へ翻訳される．このように分子の情報の流れは，核酸に始まりアミノ酸で終わる．

◆DNA

DNAは細胞内のすべての遺伝情報のみなもとである．細胞核の中にあるDNA分子は，**ヌクレオチド**（nucleotide）という構造単位の繰り返しからなる長い重合体である（図8.2）．ヌクレオチドは，リン酸基，糖分子（2-デオキシリボース，DNAという名は

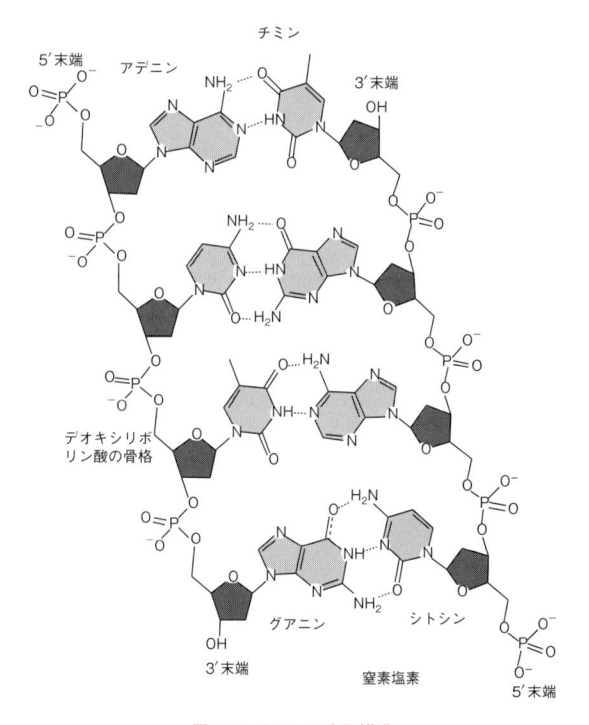

図 8.2　DNAの分子構造
DNAは外側の糖-リン酸骨格と内側の窒素塩基によって構成されている．4種の窒素塩基がDNA分子の内側で水素結合を形成し，2本の相補的な鎖が保持されている．2本鎖は互いに逆向きとなるよう配置され，1本は5′→3′方向を，もう1本は3′→5′方向を向いている．

これに由来する）と窒素塩基から構成される．リン酸基と糖分子はDNA重合体の主鎖を形成する．DNAでは，アデニン（A）・チミン（T）・グアニン（G）・シトシン（C）の4種の窒素塩基が見つかっており，これらが核酸の性質を決定する．

真核生物では，DNAは2本の長い鎖が堅固に結合した状態で存在している．2本の鎖はらせん階段の2本の手すりのようによじれあい，**二重らせん**（double helix）を形成している．この二本鎖は窒素塩基どうしの水素結合によって安定化している．一方の鎖上の窒素塩基は，反対の鎖上のたった一種の窒素塩基とのみ（AはTとのみ，CはGとのみ）水素結合する．二重らせんで互いに向かい合って結合する二つの塩基の配置を**塩基対**（base pair）という．多数の塩基間で対を形成しているDNA鎖を**相補鎖**（complementary strand）という．共有結合とは異なって，水素結合は弱く壊れやすい反面，再結合も比較的容易である．このようなDNAの性質によって，複製や遺伝子翻訳の際に，他の酵素がDNAをときほぐすことが可能となっている．

相補的であることに加え，DNAの二本鎖はそれぞれの鎖が逆向きの配向をもつ逆平行でもある．DNA鎖の方向性は，単量体ヌクレオチドの内部でもう一つのリン酸分子と結合している2-デオキシリボースの炭素原子によって定義される．一方の鎖は$5' \rightarrow 3'$を，他方は$3' \rightarrow 5'$を指向している（図8.2）．DNAの合成は$5' \rightarrow 3'$方向にのみ可能なため，この方向性はDNA合成に重要である．方向性はRNA合成にも重要である．RNAも同様に，$5' \rightarrow 3'$方向にのみ合成される．

◆ 転 写

転写（transcription）はDNAを鋳型としてmRNA分子が合成される過程である．RNA分子がDNA分子と大きく異なるのは，（1）2-デオキシリボースのかわりに糖リボースが用いられている，（2）一重らせんである，（3）窒素塩基にチミンではなくウラシルが用いられている，という3点である．

転写では，DNA二重らせんのうち，鋳型鎖だけが転写される．コード鎖というもう一方の鎖は，新規合成されるRNA転写産物と同一の配列である（ただしUはTに置換されている）．**RNA ポリメラーゼ**（RNA polymerase）という酵素が，鋳型鎖を$3' \rightarrow 5'$方向に読み，$5' \rightarrow 3'$方向に新規mRNAを合成する

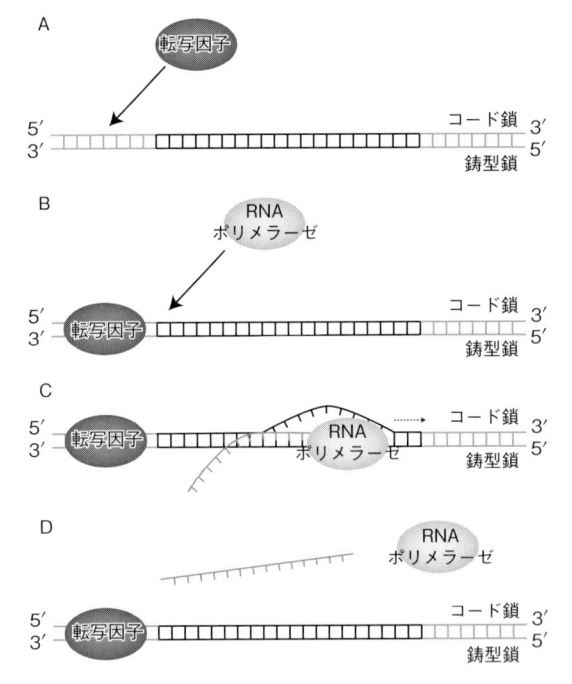

図 8.3 DNA の RNA への転写
（A）転写は転写因子がゲノムのプロモーター配列に作用して開始される．転写因子はRNAポリメラーゼの誘引に必要な他のタンパク質も動員する．（B）RNAポリメラーゼが転写因子－DNA複合体に結合する．結合するとポリメラーゼは2本鎖DNAを引き離し始める．（C）RNAポリメラーゼはDNAにそって前進すると同時にDNAを解きほぐし，伸長中のRNA分子の$3'$末端に核酸を付加する．（D）転写が終了するとRNAポリメラーゼはDNAから解離し，2本のDNA鎖は二重らせんを再形成する．新規に合成されたmRNAはDNAの鋳型鎖の相補体である．

（図8.3）．

転写は，**転写因子**（transcription factor）というさまざまなタンパク質が，ゲノム上の**プロモーター**（promoter）領域に作用して始まる．プロモーターはDNA上の特定の配列で，特定の遺伝子の転写を促進する．プロモーターは調節対象としている遺伝子のコード鎖の$5'$領域側上流付近に位置していることが多い．転写因子がプロモーターに結合すると，複数のタンパク質が転写の過程へ動員される．

転写終了後，新しく形成されたRNA分子は核を離れる前に**RNA スプライシング**（RNA splicing）という修飾をうける．転写直後の時点ではRNAはエクソンとイントロンからなり，両端を非転写領域によって保護されている（図8.4）．**エクソン**（exon）はスプライシングの後まで残るRNA鎖の部分である一方，**イントロン**（intron）は失われる．$5'$末端と$3'$末端の

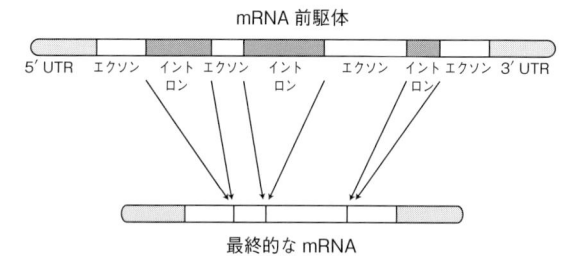

図 8.4 RNA スプライシング

mRNA が核を離れる前に，スプライソソームという巨大分子複合体が，非コード領域のイントロンを除去し，エクソン配列をつなぎ合わせる．ただし 5′ 末端と 3′ 末端の非コード領域は残される．

非転写領域は RNA 分子をキャップしている配列で，アミノ酸へは翻訳されない．RNA スプライシングは**スプライソソーム**（spliceosome）という巨大分子によって触媒される．スプライソソームはエクソン配列とイントロン配列を切り離し，エクソンどうしを接続して再び一本鎖をつくる．RNA スプライシングをうけて完成した mRNA 分子は，核から細胞質へ移動しタンパク質へ翻訳される．

◆ 翻 訳

翻訳（translation）では mRNA 分子を鋳型としてタンパク質がつくられる．この過程は**リボソーム**（ribosome）という細胞質内の巨大分子によって行われる．リボソームは mRNA を 5′ → 3′ 方向に読み，これを鋳型としてアミノ酸鎖を合成しタンパク質を形成する．**アミノ酸**（amino acid）はすべてのタンパク質の構成単位で，ヌクレオチドが核酸分子中で長い鎖として組み立てられていたように，長い鎖へと組み立てられる．一つのアミノ酸は mRNA 分子のヌクレオチド 3 個によってコードされている．3 個のヌクレオチドはひとまとまりで**コドン**（codon）を形成し，遺伝子情報を 1 個のアミノ酸分子へ翻訳する．コドンをアミノ酸に転換するために，1 コドンが 1 アミノ酸に対応した精密な遺伝子コードが存在している（図 8.5）．たとえばコドン AUG はアミノ酸のメチオニンをコードしており，これはあらゆるタンパク質配列の始まりでもある．別のコドン（UAA, UAG, UGA）は停止コドンとしてはたらき，翻訳を終了させる．翻訳終了後，新しくできたポリペプチド鎖は折りたたまれる．さらに小胞体のような他の細胞内小器官で処理されたり，他のタンパク質によって**翻訳後修飾**

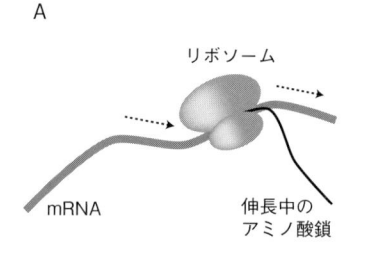

図 8.5 mRNA のタンパク質への翻訳

（A）リボソームは mRNA のゲノム情報をアミノ酸配列に翻訳し，ポリペプチド鎖を形成する．mRNA 配列は 5′ → 3′ 方向に読み取られる．コドンという核酸 3 個の 1 単位が，1 個のアミノ酸へと翻訳される．（B）コドンをアミノ酸へ変換するための遺伝コード．各々のコドンが固有のアミノ酸へと翻訳される（Phe がフェニルアラニンの省略形であるように，アミノ酸はアルファベット 3 文字で表される）．コドン数はアミノ酸よりも多いため，UUU と UUC のようにいくつかのコドンは同じアミノ酸へ翻訳される．AUG はメチオニンへ翻訳されるが，これはまた翻訳の開始シグナルでもある．UAA, UAG と UGA はアミノ酸へは翻訳されず，停止シグナルとしてはたらいて翻訳を終了させる．

（post-translational modification：PTM）を受けたりして，タンパク質本来の立体配置をとるようになる．

ここで述べた DNA，転写，翻訳についての概略は，遺伝学や基礎生物学の教科書にある詳細な記述には遠く及ばない．しかし，この情報こそがほとんどすべての分子神経科学技術にとっての基礎なのである．

8.2 遺伝学的スクリーニング

遺伝学的スクリーニングは，順遺伝学的スクリーニングと逆遺伝学的スクリーニングに大別される．**順遺伝学的スクリーニング**（forward genetic screen）は，生物の表現型に重要な遺伝子を同定する方法で，興味深い表現型を選び，その表現型の表出に必要な遺伝子

BOX 8.1　遺伝学のモデル生物

　査読付きの専門誌には，遺伝学的方法を用いた神経系の研究が1週間に数百報も発表される．興味深いことにその研究のほぼすべてが，5種類の決まったモデル生物，すなわち線虫，ショウジョウバエ，ゼブラフィッシュ，マウス，ヒトでなされている．カエルやアメフラシといった例外もたまには見かけるが，このような種は発表論文全体の1％にも満たない．神経科学の究極の目標は私たち自身の種の理解であるので，研究者がヒトの遺伝子について知りたいのは明らかである．しかしそれでは，なぜ他の4種は遺伝学研究でこうまでも多く扱われるようになったのか．なぜ扁形動物やハチ，キンギョやアレチネズミ（gerbil）でなく，線形動物でありショウジョウバエなのだろうか．繁殖期間の短さや多数の子孫という研究上のメリットは多くの生物種にあり，それ以外の要因も他の生物を魅力的なモデルとしうるかもしれないのに．

　その解は歴史の一語に集約される．研究者たちがアレチネズミのかわりにマウスを使い始めた合理的な理由は見あたらない．しかし，いくつかの研究室がこの動物で遺伝学の実験を始めてしまうと，他の研究室もそれに従うのが道理である．複数の研究室が同じ種を研究する方が便利であるし，数十〜百もの研究室が同じ生物で競争するようになるとコミュニティが発展し，研究者たちは実験結果や試薬や遺伝学的ルールをいっそう共有できるようになる．

　遺伝学のモデル生物コミュニティとしては，ショウジョウバエの研究者たちがよい例だろう．Thomas Hunt Morganが1910年に遺伝学研究のモデル生物としてハエを採用して以来，ハエを実験で使用するための理想的な条件や手順を身につけた研究者は増加の一途をたどった．ハエの維持繁殖についての知識が増すにつれ，ハエの遺伝学研究のための遺伝学的ツールの数も増えた．1960年代の後半，Seymour Benzerは遺伝子と行動の相関の研究にハエを用いた．1980〜1990年代，研究者たちはハエの遺伝的サーキットを詳細に調べる多くの分子遺伝学的技術を開発し，2000年には，ハエは真核生物としては2番目にゲノム配列の解読が終了した．

　線虫についても同様の歴史が刻まれている．モデル生物として線虫を使い始めたのは，傑出した科学者Sydney Brennerである．数年にわたる研究の後，研究者たちは302個の神経細胞すべてに名前をつけ，全7000カ所のシナプスを同定した．活気のあるハエのコミュニティと同様にエネルギッシュな線虫のコミュニティが存在し，線虫の遺伝学的系統を維持操作する多くの方法も確立されている．

　表8.1にこれらのモデル生物の特徴や利点をまとめた．論文に頻出するからという理由だけではなく，実際上ほぼすべての新規遺伝子やタンパク質がこれらの種で発見されたことには触れておかねばならない．機能的遺伝子の同定は，生物学でのこれらモデル生物の数十年にもわたる発展に依存しているといって過言でない．

表8.1　遺伝学研究で用いられる生物の長所・短所

種	長所	短所
線虫 (Caenorhabditis elegans)	単純な多細胞生物 全ゲノム解読 短い寿命 遺伝子操作や変異誘発による遺伝子のスクリーニングが比較的容易 凍結保存可能 全神経細胞とその接続が解明	無脊椎動物 単純な神経系
ショウジョウバエ (Drosophila melanogaster)	複雑な多細胞生物 全ゲノム解読 短い寿命，速い繁殖速度 遺伝子操作が比較的容易 多数の変異系統を利用可能	無脊椎動物 単純な神経系
ゼブラフィッシュ (Danio rerio)	脊椎動物 Gal4/UASなど非脊椎動物で強力な実験システムの適用が可能 卵が透明なため，発達を追ったイメージング研究に適する 子孫数が多い	哺乳動物ではない
マウス (Mus musculus)	複雑で，高次の生物 全ゲノム解読 個体全体や組織特異的な遺伝子操作が可能 ヒトと相同性のある神経系	比較的長い寿命と繁殖速度 遺伝子操作に時間とコストを要する 無脊椎動物に比べて遺伝子の重複が多い
ヒト (Homo sapiens)	複雑で，高次の生物 全ゲノム解読 自然発生による遺伝子突然変異や多型の観察が可能	長い寿命 実験的な遺伝子操作を行えない

を明らかにする．**逆遺伝学的スクリーニング**（reverse genetic screen）は逆のアプローチを取り，興味深い遺伝子を選び，その遺伝子が欠損した場合にできる表現型を調べる．順遺伝学スクリーニングは釣りにたとえられる．研究者は，数千にもおよぶ遺伝子を同時にテストし，その中からどの遺伝子を探り当てるか予想がつかないためである．逆遺伝学的スクリーニングはギャンブルにたとえられる．研究者はただ一つの遺伝子をテストし，その遺伝子こそが興味深い表現型の原因であるという希望にすべてをかけるためである．順遺伝学的スクリーニングは，表現型に重要であるかもしれない複数の候補遺伝子が出てくるので仮説生成的といえよう．一方，逆遺伝学的スクリーニングは，ある表現型に対する遺伝子の役割を確かめることができるので仮説検証的といえる．本節ではこのような遺伝学的スクリーニングの手順について述べる．

◆順遺伝学的スクリーニング

順遺伝学的スクリーニングでは動物に突然変異を誘発させ，単一遺伝子に変異が生じているかもしれない多数の系統を作製する．そして，表現型異常の生じた動物がないか，系統をひとつひとつ調べる．このようなスクリーニングはまれにマウスでも行われるが，通常はショウジョウバエか線虫で行われる（BOX 8.1）．順遺伝学的スクリーニングの手順はおもに六つの段階からなる．

● **表現型測定法のデザイン**： 表現型に重要な遺伝子を見分けるために最初にとりかかるステップは，異常表現型を野生型の個体から識別するための定量的測定法の考案である．異常表現型を示す個体を見出すには，野生型の表現型を熟知し，測定可能な指標を設定しておかねばならない．たとえば，軸索の誘導に重要な遺伝子を順遺伝学的スクリーニングで同定するとしよう．まず研究者は，特定の軸索に着目し正常状態での発達成長を観察する．こうすれば，各試料をスクリーニングしたときに，脳の中で誤って正しくない部位へ投射した軸索を発見できるかもしれない．そのためには研究者は数千もの試料で毎度同じ軸索を同定し観察しなければならない．かわりに行動上の表現型を選ぶこともできる．ある刺激に対しておこる通常の行動反応の特徴を理解した上で，異常な行動を示す個体がないかを調べる．もし異常行動があれば，行動の個体間の通常のばらつきとは異なった統計的に有意な差として検出できるだろう．

● **卵または幼生への変異誘発**： 生物の変異系統作製には3通りの方法がとられる．**化学的変異誘発**（chemical mutagenesis）では多くの卵や幼生にエチルメタンスルホン酸（EMS）や N-エチル-N-ニトロソウレア（ENU）などの突然変異誘発物質を投与し，ゲノム上の単一遺伝子に変異のある動物を確率的につくり出す．**照射変異誘発**（irradiation mutagenesis）では強力な紫外線照射によって同様の目的を達成する．紫外線は一定の割合で DNA を損傷するので，動物ゲノム上の単一遺伝子に変異を確率的に誘発する．**挿入変異**（insertional mutagenesis）では**トランスポゾン**（transposon）という転位性の遺伝因子をいろいろな手段で子孫のゲノムに挿入する．トランスポゾンはゲノム上でランダムな場所に入り込むので，結果として内在性の遺伝子を偶然に破壊することがある．この方法も多数の動物を対象として行われ，単一遺伝子の機能が損なわれている可能性がある動物をつくり出す．

● **異常表現型のスクリーニング**： 数百～数千の変異系統が得られたら，各系統の表現型を一つずつ調べる．順遺伝学的スクリーニングはこの過程にもっとも時間を要する．何らかの異常表現型が見つかった変異系統はきたるべき実験のために維持繁殖される．異常表現型が認められなかった変異系統は，他の遺伝的スクリーニングへまわされるか廃棄されることになる．

● **相補性検定の実行**： 遺伝的変異体が分離されたら次に**相補性検定**（complementation test）を行い，新しく得られた変異体が本当に新規であり，既知のものでないかを確認する．変異が既知のものであると判明した場合にも，この検定は有効である．新しい変異系統と既知系統の2系統は，同一遺伝子の変異によるものかもしれないし，二つの別々の遺伝子の変異によるものかもしれない．その区別には，2種の系統をかけ合わせて子孫の表現型を鑑定すればよい．もし子孫の表現型が野生型となった場合は二つの変異は別の遺伝子に由来すると結論できるし，野生型ではなく変異型であった場合，二つの変異は同一の遺伝子で起きていると結論づけられる．

● **遺伝子マッピング**： 表現型が変化した変異体を発見しても，その遺伝子の分子実体を明らかにしたことにはならない．その遺伝子の分子配列とゲノム上

での位置を決定できる唯一の方法は遺伝子マッピングである．化学変異誘発や照射変異誘発による突然変異の場合，遺伝子マッピングは通常**連鎖解析**（linkage analysis）によって行う．連鎖解析は既知の遺伝子に対する新規遺伝子の相対的な位置決めにも用いられる．マッピングには，まず変異体を別の変異表現型の動物と交配し，子孫で二つの変異が一緒に遺伝している割合を調べる．二つの形質が近接して関連していれば，子孫で二つの形質の共出現は頻繁にみられ，同一染色体上で近接している可能性が高い．多くのゲノム配列はすでに明らかにされているので，染色体上での変異位置を予測できる．挿入変異誘発法による変異誘発では，変異遺伝子の分子同定はいっそう容易である．トランスポゾンの遺伝子配列をDNA配列決定のためのプライマーとして用い，トランスポゾンの両側のDNA配列を読むと，ゲノム上でトランスポゾンが挿入された位置を同定できる．

- **遺伝子のクローニング：** 表現型の新規遺伝子を同定する最終ステップは，遺伝子をコードするDNAのクローニングである．これにより研究者は，*in vivo* や *in vitro* での遺伝子操作を伴う将来の実験を行えるようになる．遺伝子クローニングの方法は9章で論じる．

◆ 逆遺伝学的スクリーニング

逆遺伝学的スクリーニングではまず対象の遺伝子を定め，その遺伝子に小さい撹乱を与えて（perturb）表現型におけるその役割を決定する．たとえば，ある遺伝子がマウスの神経筋接合部の正常な形成に必要であるという仮説をたてたとしよう．研究者はゲノムからその遺伝子を除去してノックアウトマウスを作製することで，末梢神経と運動器の間に正常なシナプスが形成されるかを検証できる．このような実験の実際については11，12章で述べる．

8.3　*in silico* スクリーニング

バイオインフォマティクスや遺伝子データベースを用いて，遺伝子やタンパク質を同定することも可能である．このような ***in silico* スクリーニング**（*in silico* screen）はコンピュータによる方法で，複数の生物種の似通ったDNAやタンパク質の配列を比較同定して行う．たとえば，ある研究者が，膜貫通受容体をコードする新しい遺伝子を発見したとしよう．この研究者はゲノム上で似た配列を探して，さらに他の受容体を発見するかもしれない．あるいは遺伝子がある生物種で発見されたならば，バイオインフォマティクスを駆使して同様の配列を他の種でも同定できる．それらの遺伝子は同じ機能かもしれないし，まったく異なる機能をもっているかもしれない．誰もが利用できる二つの遺伝子データベースの例が，以下に紹介するBLASTとEnsemblである．

◆ BLAST

Basic Local Alignment Search Tool（BLAST，ブラスト）は，DNAのヌクレオチド配列やタンパク質のアミノ酸配列を比較するツールである．BLASTでは，生物種で既知のDNA配列，タンパク質配列のライブラリーを比較できる．ユーザーは二つの配列の同一性度合に対して，任意の閾値を設定できる．もし対象の遺伝子と高い相同性のある遺伝子を同定したければ，配列相同性の高い遺伝子，つまり似たような機能をもつかもしれない遺伝子を同定できる．現在までにマウスゲノムの多くの遺伝子，とくに神経ペプチドやイオンチャネルが，構造の類似性をもとに同定されている．BLASTを学ぶには，以下のサイトから実際に使用してみるのがよいだろう．

http://blast.ncbi.nlm.nih.gov/Blast.cgi

◆ Ensembl

Ensemblはバイオインフォマティクス用のブラウザで，BLASTのようにも機能するが，ゲノム情報の分析により重点がおかれている．このツールは非常に広範なモデル動物種の実際のゲノム配列情報を提供しており，ゲノムの比較検索が実行できる．加えて配列アライメントにも使用でき，遺伝子の相同性を調べ，実験に必要なゲノム配列を知ることもできる．Ensemblはゲノムの完全またはおおまかなドラフトを備えており，それは標準的なモデル生物のみならずガラゴ（bush baby）やコウモリ，カモノハシといったかなりめずらしい種までカバーしている．この遺伝学ツールを学ぶためにも，実際に使用してみることをお勧めする．

http://www.emsembl.org/index.html

8.4 分子スクリーニング

　分子スクリーニングは，分子生物学的手法を用いて，ある生物学的過程に重要な遺伝子を明らかにする方法である．標準的な遺伝学的スクリーニングとは異なり，分子スクリーニングでは表現型に対応した分子を同定するのに，ハイスループットな方法と多くの核酸プローブを用いる．

◆ cDNAマイクロアレイスクリーニング

　マイクロアレイ（microarray）は生物試料の遺伝子発現を測定比較する装置である．この装置を用いると単一試料の遺伝子発現を分析したり，異なった2種の試料間での遺伝子発現を比較したりできる．遺伝子発現は厳密に制御されており，遺伝子は有用な機能を果たせるときにのみ発現する．したがって，長時間の経過に伴う遺伝子発現の変化や，刺激や環境状態に反応する遺伝子発現の変化に基づいて，研究者は対象遺伝子を同定できる．手のひらに収まるような小さな装置でゲノム上の全遺伝子を一斉に分析できるのが，マイクロアレイの威力である．

　装置には微小なスポットが多数並んでおり，各スポットにはDNA配列（通常は遺伝子の一部分）がセットされている（図8.6）．まず生物試料からRNAを抽出し，**逆転写酵素**（reverse transcriptase）という特別な酵素でRNA鎖から相補的DNA（cDNA）を作製する．cDNAを標識し，DNAアレイの上で反応（インキュベート）させる．その後，コンピュータですべてのアレイをスキャンし，試料のcDNAがアレイのスポット上でハイブリッド形成したかどうかを検出する．コンピュータにはアレイの各スポットのデータベースが入力されているので，どの遺伝子が試料に含まれていて，どの遺伝子が検出されなかったのかを知ることができる．

　マイクロアレイは神経の表現型をつかさどる新規遺伝子の発見にも用いられる．たとえば，明暗サイクルに反応する遺伝子を同定するとしよう．視交差上核のようなサーカディアンリズムの調整をつかさどる脳部位のサンプルを，日中と夜間それぞれの時間帯で集める．遺伝子発現に昼夜の差があれば，二つの時間帯で異なった発現を示す遺伝子のリストができるだろう．このリストには非常に多くの遺伝子が含まれるかもしれないが，このリストに基づいて研究者は引き続く実

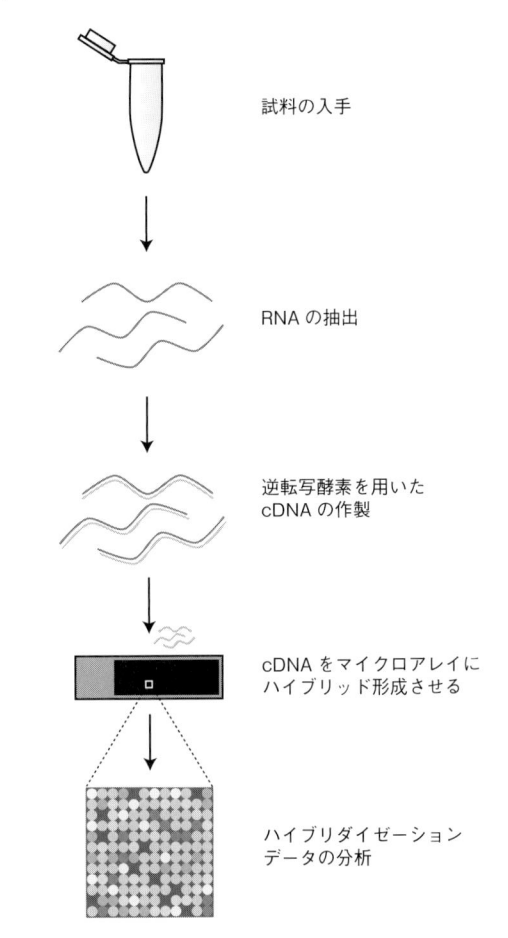

図8.6　cDNAマイクロアレイ

マイクロアレイは生物試料の遺伝子発現を解析し，他の試料との発現比較に用いる．試料からmRNAを抽出し，逆転写によってcDNAを得る．cDNAを標識後，相補的であるかもしれない多数のDNA鎖がセットされたマイクロアレイとハイブリッド形成させる．それぞれの配列のシグナルはコンピュータによって検出する．このようにしてマイクロアレイは，もとの試料に発現しているmRNA配列を検出するのに用いられる．

験において研究対象となる多数の候補遺伝子を得られるのである．

◆ RNAiスクリーニング

　RNAi（RNA interference, RNA干渉）はmRNA分子の発現をノックダウンする技術で，詳細は12章で述べる．RNAiスクリーニングでは多数のRNAi分子を用い，線虫や培養細胞で個々の遺伝子機能を阻害する．たとえば，マルチウェルを用いたRNAiスクリーニングでは，384ウェルプレートの底に一つずつ異なるRNAi分子を加える．さらに細胞をウェルに

加え，細胞の形態や増殖，細胞死の割合などの指標の変化を観察する．このようにして，どのRNAi分子，つまりどの遺伝子が，そこでおきている細胞の生物現象に必要であるかを決定する．

8章のまとめ

本章では，新規遺伝子とそのタンパク質産物を同定する最初のステップについて述べた．これらの技術は，生物学的過程や表現型における遺伝子の役割を発見するとりかかりとなる．他の技術は遺伝子発現を撹乱して，それが表現型にとっての必要条件か十分条件かを明らかにするようなもので，遺伝子の発見を評価するのに必要である．9章以降では，新しく発見された遺伝子の *in vitro* または *in vivo* での役割について調べるための，分子的・遺伝学的方法について述べる．

.... 文献紹介 ....

▼書　籍

Griffiths, A. J. F. (2008). *Introduction to Genetic Analysis*, 9th ed. Freeman, NY.

Lewin, B. (2008). *Genes IX*, 9th ed. Jones and Bartlett, Sudbury, MA.

▼総　説

Gahtan, E. & Baier, H. (2004). Of lasers, mutants, and see-through brains: functional neuroanatomy in zebrafish. *J Neurobiol* 59, 147-161.

Goldowitz, D., Frankel, W. N., Takahashi, J. S. *et al.*(2004). Large-scale mutagenesis of the mouse to understand the genetic bases of nervous system structure and function. *Brain Res Mol Brain Res* 132, 105-115.

Paddison, P. J., Silva, J. M., Conklin, D. S. *et al.* (2004). A resource for large-scale RNA-interference-based screens in mammals. *Nature* 428, 427-431.

Ryder, E. & Russell, S. (2003). Transposable elements as tools for genomics and genetics in *Drosophila*. *Brief Funct Genomic Proteomic* 2, 57-71.

Wu, S., Ying, G., Wu, Q. & Capecchi, M. R. (2007). Toward simpler and faster genome-wide mutagenesis in mice. *Nat Genet* 39, 922-930.

▼原著論文：文献からの興味ある例

Crick, F. H. (1958). On protein synthesis. *Symp Soc Exp Biol* 12, 138-163.

Crick, F. H. (1970). Central dogma of molecular biology. *Nature* 227, 561-563.

Schuldiner, O., Berdnik, D., Levy, J. M. *et al.*(2008). piggyBac-based mosaic screen identifies a postmitotic function for cohesin in regulating developmental axon pruning. *Dev Cell* 14, 227-238.

Tracey, W. D., Jr., Wilson, R. I., Laurent, G. & Benzer, S. (2003). Painless, a *Drosophila* gene essential for nociception. *Cell* 113, 261-273.

Ule, J., Ule, A., Spencer, J. *et al.* (2005). Nova regulates brain-specific splicing to shape the synapse. *Nat Genet* 37, 844-852.

Walsh, T., McClellan, J. M., McCarthy, S. E. *et al.* (2008). Rare structural variants disrupt multiple genes in neurodevelopmental pathways in schizophrenia. *Science* 320, 539-543.

Zarbalis, K., May, S. R., Shen, Y., Ekker, M., Rubenstein, J. L. & Peterson, A. S. (2004). A focused and efficient genetic screening strategy in the mouse: identification of mutations that disrupt cortical development. *PLoS Biol* 2, E219.

▼プロトコール

Bökel, C. (2008). EMS screens: from mutagenesis to screening and mapping. *Methods Mol Biol* 420, 119-138.

Lehner, B., Tischler, J. & Fraser, A. G. (2006). RNAi screens in Caenorhabditis elegans in a 96-well liquid format and their application to the systematic identification of genetic interactions. *Nat. Protocols* 1, 1617-1620.

Nolan, P. M., Kapfhamer, D. & Bucan, M. (1997). Random mutagenesis screen for dominant behavioral mutations in mice. *Methods* 13, 379-395.

Ramadan, N., Flockhart, I., Booker, M., Perrimon, N. & Mathey-Prevot, B. (2007). Design and implementation of high-throughput RNAi screens in cultured *Drosophila* cells. *Nat. Protocols* 2, 2245-2264.

9

分子クローニングと組換え DNA 技術
Molecular Cloning and Recombinant DNA Technology

9章のねらい
◎ DNA の操作に用いるツール
◎ 新規 DNA コンストラクト作製のステップ

9章で紹介する研究方法
◎ DNA 断片の分離：制限酵素，PCR，DNA 合成
◎ DNA のクローニング：ベクター，連結反応，DNA ライブラリー，相同組換えによるクローニング，形質転換
◎ DNA の生成：ゲル電気泳動，mini-/midi-/maxiprep 法
◎ DNA の同定：DNA 配列決定，核酸ハイブリッド形成（in situ ハイブリダイゼーション，サザンブロット法，ノーザンブロット法）

Watson と Crick による DNA 構造の解明は，遺伝の物質的な基盤を理解する道筋をひらいた．以来，遺伝子工学の急速な進歩によってさまざまな重要な発見がもたらされ，DNA 分子の機能的性質を操作できるようになった．遺伝子工学の手法によって，研究者たちは神経系の構造や機能と生体分子の関連を調べ，ヌクレオチド1個の違いのような DNA の小さな差異が，どのようにして生物の行動に大きな変化をもたらすのかを知ることができる．

現代の分子生物学者は，あたかも一昔前の映画製作者が映画を編集するように，DNA を操作する．一巻きのリールからあるシーンを抜き出して別のリールに加えたいと考えたとき，映画製作者は，実際のフィルムを切り出して新しいフィルムリールに重ね継ぎ，フィルムを実際にまわして正しい順番につなげたかを確かめる．分子生物学者もまた，ベクターという特別な DNA 保存システムからある DNA 配列を切り出し，それを新しいベクターにつなげようと考えたときには，はさみやテープの役割をする特殊な分子ツールと配列同定システムを駆使して，映画製作者と同じようなことができる．

ゲノムから DNA の一部を切り出して同定することを，**分子クローニング**（molecular cloning）という．クローニングをすると，DNA 配列の単離や増幅が可能となる．この DNA 配列を組換え DNA 技術によって操作すると，新しい配列を作ったり，内在性の遺伝子に変異を起こしたり，レポーター配列を標識したりできる．研究者は，現代の分子技術によって DNA を思いのまま操作できるのである．

DNA の操作能力に革命をもたらしたとくに二つの分子クローニングの技術，(1) in vitro で DNA を切断・改変・連結する技術，(2) 組換え DNA を複製し大量生産する宿主ベクター，が組換え DNA 技術の基礎となっている．

本章の目的は，この二つの方法についての説明，および DNA コンストラクトのクローニングと操作，またその応用の説明である．まず，ゲノムから DNA 断片を単離する技術の発見とその進歩について述べよ

う．続いて分子クローニングについて，DNA 断片から新しい組換え DNA コンストラクトをつくる方法，DNA 断片や組換えコンストラクトを精製する方法について述べる．最後に，DNA 配列の相同性の検証方法について述べる．新しい DNA コンストラクトを作製すると，これをさまざまな細胞へ導入したり（10章），トランスジェニック動物やノックアウト動物の作製に利用したり（11，12章）できるようになる．

9.1　DNA 断片の分離

8章では，神経の表現型に重要な DNA の範囲の同定について述べた．配列の同定の後，引き続く実験にはその DNA 配列の単離断片が不可欠である．まずは，その DNA 断片をゲノム DNA から精製しよう．DNA 断片の作製は，(1) 制限酵素による断片化，(2) 対象領域のみを増幅するポリメラーゼ連鎖反応（PCR），という二つのステップからなる．

◆制限酵素

特定の DNA 配列を認識して切断する**制限酵素**（restriction enzyme，制限エンドヌクレアーゼ（restriction endonuclease））の発見は，生物学におけるもっとも重要な進歩の一つで，DNA の組換え技術を可能にした．制限酵素は標的特異的な分子ばさみのようなもので，DNA 二重らせんを**制限部位**（restriction site，認識部位（recognition site））という特定の塩基対で切断する．この酵素は自然界では細菌中に存在している．細菌はこの酵素によって環境に存在する外来 DNA を分解している．さまざまな細菌からこれまでに数百種類もの制限酵素が発見・精製されており，今やこの酵素は多くの企業から簡単に入手できる．

制限酵素は，約4〜8塩基対の特定の配列を認識し，これらの認識部位内の決まった場所で切断する．その切断面は，平滑かぎざぎざかで異なっている．ある制限酵素による切断では**平滑末端**（blunt end）ができる（図 9.1A）．一方，DNA の切断面が少しずれて断片の端から短い1本鎖がはみ出した形の**付着末端**（sticky end，**粘着末端**（cohesive end））を形成する制限酵素もある（図 9.1B）．それぞれの付着末端は，同じ酵素が切断した反対側の断面と相補鎖を形成できるので，同じ制限酵素でつくられた（あるいは別の酵素による断面でも同じ付着末端どうしであれば）いろいろな組み合わせの二つの DNA 断片どうしは容易に結合できる．これらのいろいろな末端はジグソーパズルのピースのようなもので，その形状は制限酵素の種類によって決まる．二つの異なった DNA 断片を同じ酵素を用いて切断すると，結合の組み合わせは，切断される前の元通りの組み合わせと，異なった DNA 断片に由来する末端どうしの2通りが可能である．

短い DNA 断片を作製するほかにも，**制限酵素切断**（restriction digest）による断片化によって，詳細な配列がわからない DNA 断片についての構造情報を細分化できる．**制限地図**（restriction mapping）は，さまざまな認識部位の制限酵素の切断位置を示す地図で，制限酵素処理した DNA 断片をゲル電気泳動（章の後半で述べる）で分類して作成する．このような地図は，クローニング計画の立案に有用で，実際の配列がわからない DNA 断片を比較することもできる．またこの方法は，組換え DNA 産物の正確性の簡単な確認法としても便利である．

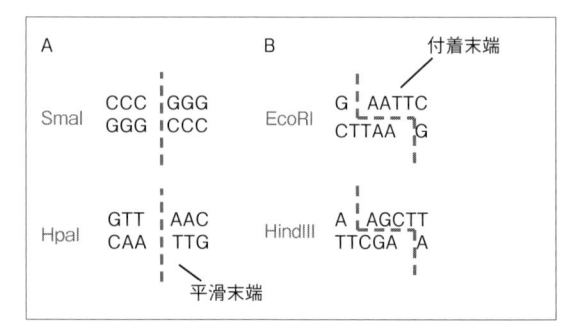

◆ PCR（ポリメラーゼ連鎖反応）

PCR（polymerase chain reaction，**ポリメラーゼ連鎖反応**）は，設定した温度で加熱冷却を繰り返し行う生化学的反応で，DNA 合成酵素によって小さな DNA 断片を指数関数的に増幅する．この反応は鋳型としては微量の DNA しか必要としないが，DNA の選択領域は10億倍にも増加し，鋳型 DNA をもとに DNA 断片を効率的に精製できる．

プライマー（primer）という短い一重らせんの核酸（核酸約20〜30個分の長さ）が PCR には不可欠な材料である．増幅対象となる部分は，プライマーが鋳型 DNA 配列の両側の領域に結合することで決定され

図 9.1　制限酵素
分子ばさみのようにはたらく制限酵素は，特定の配列を認識し，その配列中の特定の部位で切断する．酵素 SmaI や HpaI による切断では平滑末端ができ（A），酵素 EcoRI や HindIII のような酵素は不均一な断端を残し，付着末端を形成する（B）．

BOX 9.1　DNA ライブラリー

DNA ライブラリー（DNA library）は，細胞や組織，生物に由来するクローニングされた DNA 断片の網羅的なコレクションである．DNA ライブラリーには，一般的にはその対象遺伝子をもつ断片が少なくとも一つは含まれているので，DNA ライブラリーを用いると対象の遺伝子を分離できる．ライブラリーは様々な種類のベクター（プラスミド，ファージ，コスミド，人工染色体）で構築され，通常は細菌の集団の中に収納されている．

プラスミド DNA ライブラリーは，発現ベクターを用いて遺伝子をクローニングするのと同じ方法でつくられる（図 9.4）．プラスミドと細胞の DNA を制限酵素で切断した後，それぞれの付着末端でアニーリングを行い，組換え DNA コンストラクトを作製する．外来の挿入断片を含む組換え DNA 分子を，DNA リガーゼで共有結合し，その組換え DNA プラスミドで大腸菌を形質転換する．最初に形質転換した各大腸菌は，異なる外来 DNA をもっており，それらは大腸菌のコロニーの全クローンで複製される．

1〜30 キロ塩基対の DNA 断片のクローニングには，長年プラスミドが用いられてきたが，より大きな DNA 断片は，取り扱いが難しいためクローニングも難しかった．そこで研究者は，**酵母人工染色体**（yeast artificial chromosome：YAC）というより大きな DNA ベクターを使い始めた．これによって非常に大きな DNA 断片（100〜2000 キロ塩基対）を扱えるようになった．現在では，細菌に自然発生する F プラスミドに基づいた新しいプラスミドベクターを用いて，150〜350 キロ塩基対の DNA 断片をクローニングする．小さなプラスミドベクターとは異なり，F プラスミドやその類縁体の**バクテリア人工染色体**（bacterial artificial chromosome：BAC）は細菌 1 個につきたった 1〜2 コピーしか存在しない．バクテリア人工染色体が細菌細胞の中でそのようなわずかな数しか存在しないという事実は，クローニングされた大きな DNA 配列が安定して維持されることに関係しているのかもしれない．バクテリア人工染色体は数個しか存在しないため，クローニングされた DNA 断片どうしが，組換えによってプラスミドの他のコピー配列と交雑することも起きにくい．その安定性，大きな挿入 DNA の受容性，扱いやすさゆえ，バクテリア人工染色体は今やヒトやマウスゲノムに代表される複雑な生物の DNA ライブラリーの構築にもっともふさわしいベクターとなっている．

ゲノム DNA ライブラリー

制限酵素による細胞の全ゲノムの切断と，それぞれの断片のクローニングは，しばしば遺伝子クローニングの「ショットガン」法といわれる．この方法によって多数の DNA 断片ができ，それらは数百万ものいろいろな形質転換をしたバクテリアのコロニーとなる．各コロニーは一つの祖先細胞に由来する細胞のクローンから形成され，断片化されたゲノムの特定領域の多くのコピーを有している．このようなプラスミドは，ゲノム DNA のクローンを含んでおり，これらのプラスミドのコレクション全体を**ゲノム DNA ライブラリー**（genomic DNA library）という．しかし，ゲノム DNA はランダムに断片化されているため，遺伝子を含むのは一部の断片にすぎない．高度な真核生物細胞の DNA から得たゲノム DNA クローンの多くは非コード DNA しか含んでおらず，実際にゲノムに存在する DNA のほとんどは，このような非コード DNA によって占められている．したがって，ゲノム DNA クローンは多くの DNA 配列を含むが，それらは対象の細胞にとって実際に意味のあるものではないかもしれない．しかし，mRNA を用いると，転写されない DNA を回避して，対象の細胞や部位にとって有用で活性のある DNA 配列を含む cDNA ライブラリーをつくることができる．

cDNA ライブラリー

ゲノム DNA ではなく mRNA から始めることで，タンパク質をコードする遺伝子に対応した DNA 配列だけをクローニングできる．細胞から mRNA を抽出し，RT-PCR によって存在している mRNA 分子それぞれの cDNA（相補 DNA）のコピーをつくり，この cDNA をベクターに挿入する．このようにしてできた各クローンは cDNA クローンといわれ，一つの mRNA 標本に由来するクローンのコレクション全体で **cDNA ライブラリー**（cDNA library）を構成する．ゲノム DNA クローンと cDNA

クローンの間には重要な違いがある．ゲノムクローンは生物の全DNA配列のランダムな試料で，まれに例外はあるが，それを調製するのに用いた細胞の種類によらず同一である．一方，cDNAクローンにはmRNAへ転写されたゲノム領域のみが含まれる．種々の組織の細胞ではmRNA分子のセットは異なるため，ライブラリーを調製するのに用いた細胞の種類ごとに別のcDNAライブラリーが構築される．

cDNAライブラリーを利用した遺伝子クローニングには，さまざまな利点がある．特定の種類の細胞に重要なタンパク質をコードしているDNAは，その細胞の種類に由来するcDNAライブラリーに豊富に含まれるであろう．これは，別の細胞に発現している遺伝子やタンパク質との比較を可能にする．cDNAクローンが断然有利な点は，中断されていない遺伝子のコード配列，つまりタンパク質をコードしているエクソンのみを含むことで，非コード領域のイントロンを回避できることにもある．クローニングの目的がDNA配列からタンパク質のアミノ酸配列を推定したり，大腸菌や酵母にクローニングした遺伝子を発現させて多量のタンパク質を作製したりする場合には，cDNAから始めることが好ましい．しかし一方，ゲノムDNAライブラリーも非コード領域の調節配列を調べるのには役に立つ．

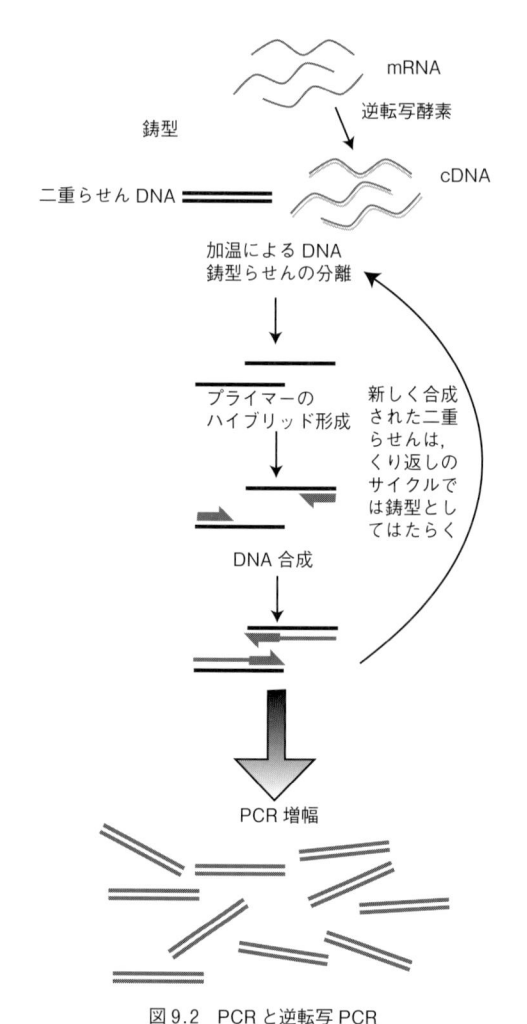

図9.2 PCRと逆転写PCR
PCRは，通常の二重らせんDNAの鋳型から開始するか，逆転写酵素を使いmRNAからつくったcDNAを鋳型として開始する．

る（図9.2）．プライマーは，DNA配列の修正と増幅にも用いられる．では，プライマーはどこから入手するのだろうか．実はプライマーは，固相合成法という方法で in vitro で合成される．この方法は，不溶性の支持体につながったDNA鎖へ，活性化したオリゴヌクレオチド単量体を付加して短いDNA鎖を合成するもので，100塩基程度のDNAの合成が可能である．このような化学的DNA合成は，核酸ハイブリッド形成で用いられる標識オリゴヌクレオチドの作製にも利用されている．PCRは，制限部位をDNA断片の末端に付加したり，DNA断片の機能を明らかにする目的で変異を導入したり，DNA配列を修飾することもできる．研究室で自前でDNA断片の化学的合成を行うことはめずらしく，通常研究者はオリゴヌクレオチド合成を専門にしている企業に必要な配列情報を送る．このような企業では，特別な標識をつけたり，合成されたDNAの変異体をつくったりすることもできる．

標準のPCR法

通常のPCRは，ゲノムやcDNAライブラリー（BOX 9.1）から得た鋳型DNAから始め，対象となるDNA断片を選択的に増幅するために，特定のDNA部位を標的とするよう設計されたプライマーを用いる．PCRの増幅溶液には，(1) 増幅する標的配列を含む鋳型の核酸，(2) 標的DNAの両側の配列に結合する一対のオリゴヌクレオチドプライマー，(3) 4種のデオキシリボヌクレオシド三リン酸（dNTPs-A, T, G, C），(4) 形成中のDNA鎖の末端に

ヌクレオチドを付加する熱安定性 DNA ポリメラーゼ，が含まれる．

PCR のサイクルは次の3段階からなる（図9.2）．(1) 鎖分離： 95℃に15秒間加熱．鋳型 DNA 分子の二本鎖が分離し，それぞれの鎖が鋳型の役割を果たせるようになる．(2) プライマーのハイブリッド形成： 50～55℃まで急冷．プライマーが DNA 鎖に結合する．プライマーの一つは片方の鎖の標的領域 3′ 末端にハイブリッド形成し，もう一方のプライマーは相補鎖の 3′ 末端にハイブリッド形成するので，プライマーを起点に DNA は互いに逆方向へ伸長する．こうしてプライマーに挟まれた領域が増幅されることになる．(3) DNA 合成： *Taq* DNA ポリメラーゼの活動に最適な70～75℃まで加温．この熱安定性 DNA ポリメラーゼは，熱泉に生息する好熱性バクテリアに由来する．DNA 合成は 5′→3′ 方向へ向かって起こるので，ポリメラーゼは成長するプライマーの 3′ 末端に新しいデオキシリボヌクレオシド三リン酸を付加して，プライマーを標的配列の方向へ伸長する．DNA 合成は両方の鎖で行われ，標的配列の範囲を超えて伸長する．

以上の3段階（鎖分離，プライマーのハイブリッド形成，DNA 合成）が，PCR 増幅の1サイクルである．このサイクルは，反応溶液の温度を単に変化させることによって何度も繰り返される．PCR の威力はサイクルが繰り返された後で明らかになる．DNA 合成の最初のサイクルではわずかな量しかできないが，各サイクルで合成される DNA の量は，前回の倍になる．新しく合成された断片は，次回の DNA 合成では鋳型の役割を果たすので，数サイクルのうちにおもな生産物は，もともとのプライマー間の距離に等しい長さの DNA 断片1種類のみとなる．有効な DNA 増幅には，実際には20～30サイクルの反応が必要である．しかし，1サイクルの所要はわずか5分なので，PCR サイクルのそれぞれのステップの至適な温度を制御できるサーモサイクラーという PCR 装置を用いれば，全過程の自動化も容易である．

逆転写 PCR（RT-PCR）

逆転写 PCR（reverse transcription PCR：RT-PCR）は，反応開始時の鋳型に DNA ではなく RNA を用い，**相補 DNA**（complementary DNA：**cDNA**）を増幅する．まず，**逆転写酵素**（reverse transcriptase）が鋳型 RNA から DNA 鎖を合成する．DNA ポ

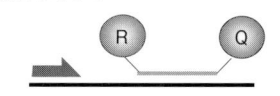

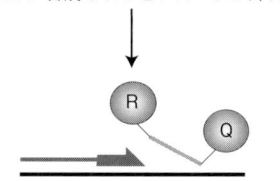

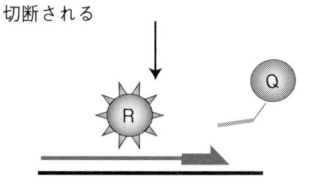

図 9.3 定量的リアルタイム PCR（qRT-PCR）
蛍光の受容器（R）を含むプローブは，特定の配列と結合しているが，はじめ発光を抑制されている（Q）．PCR の過程で，このプローブは切断され発光抑制部分が除去されるので，蛍光が増幅のそれぞれのサイクルごとに増加する．この蛍光から，標本に含まれていた核酸の鋳型の量を測定し定量化する．

リメラーゼが一重らせん DNA 分子を二重らせん DNA へと転換させ，これをさらに鋳型として使う（図9.2）．PCR 反応を行って DNA 断片を増幅すると，もとの生物試料中に存在した mRNA を間接的に検出できる．mRNA の存在の確認や，将来の実験のために cDNA 分子をクローニングする目的で，鋳型 mRNA をもとにして cDNA 配列を増幅できるのが，RT-PCR の利点である．

定量的リアルタイム PCR（qRT-PCR，qPCR）

標準の PCR 法は，DNA の一部を実験用に増幅するだけでなく，少々手を加えると試料中の DNA 量や RNA 量を定量的に比較できる．高感度で，微量の鋳型 DNA または RNA しか必要としないこの**定量的リアルタイム PCR**（quantitative real time PCR：qRT-PCR）の原理は，増幅の過程で生じる PCR 産物の蛍光強度の検出に基づく（図9.3）．蛍光標識プローブを増幅対象となる配列に結合させるが，このプローブの一端には蛍光性のレポータータグが，もう一端には消光剤が配置されている．増幅の各サイクルで，DNA ポリメラーゼは蛍光プローブを切断して消光剤の部分を除去するので，レポーターが発光するよ

うになる．蛍光はDNA増幅の指数関数的な局面に比例して増加する．この蛍光変化を高感度カメラで観察し，異なった試料間で比較する．試料中のDNAやRNAの定量的な比較には，サザンブロット（DNA）やノーザンブロット（RNA）のような核酸ハイブリッド形成法も利用される．

PCRによるDNA配列の修飾

PCRのおもな目的は，DNA配列の正確な複製であるが，PCRはまた配列の修飾や修飾配列の複製にも用いられる．これは，修飾配列を含むプライマーをつくるか，制限酵素認識部位の末端に特定の塩基対を付加するか，塩基対のうち1カ所を点突然変異によって変更して行われる．最初の数回のPCRサイクルのあいだは，プライマーは強固に結合しないかもしれないが，サイクルが進むにつれてプライマー内の追加配列や変異配列が複製され，増幅されたPCR産物に組み入れられる．

9.2　DNAのクローニング

分子クローニングの核心は，DNA断片の多数のコピーの作製である（BOX 9.2）．制限酵素による断片化やPCRによって単離したDNA断片をクローニングするには，DNA断片を複製可能な形式にしておかねばならない．対象DNAの大量生産には，細菌性の宿主細胞が用いられる．「分子クローニング」という名の由来は，同一の細菌クローンからなるコロニーである．対象DNAを細菌に大量生産させるには，DNAは複製可能でかつ分裂した細胞へ渡しうる形式でなければならない．したがって，分離DNA断片は貯蔵用の装置，つまりベクターに格納しなければならない．もしDNA断片が別のベクターに由来する場合，新しいベクターに配列を移転する**サブクローニング**（subcloning）という作業を行う．BOX 9.5では，サブクローニングの実験例を示し，以下に述べる全ステップを実行している．

◆ベクター

DNAベクター（DNA vector）は，単離したDNA配列を保持する器である．ベクターに不可欠な性質は，適切な宿主の中で自動的に複製されること，他の生物種のDNAと結合できることである．挿入DNA断片が，ベクターDNAとは別の生物のものであることはめずらしくなく，このような融合体を組換えDNAコンストラクトという．ベクターとしてよく用いられるのは，細菌中で補助染色体として独立してはたらく天然の環状DNA **プラスミド**（plasmid）と，大腸菌に遺伝物質を導入できるウイルスの**バクテリオファージ**（bacteriophage，**ファージ**（phage）ともいう）の2種類である．多くのプラスミドやバクテリオファージが巧妙に改良され，組換えDNA分子の大腸菌への導入が容易になった．また，これらのベクターを保持するバクテリアの選択も手軽になった．

プラスミドやファージベクターへ安定して挿入できる塩基対の数には限界がある（通常1〜25 kb）．そこで，多量のDNAを保存可能なコスミドや人工染色体という他のベクターも使われている．**コスミド**（cosmid）は，ファージ配列を含む組み合わせプラスミドである．ファージ配列のおかげで，コスミドはファージベクターのようにパッケージングし，細菌へ感染させられる．コスミドは通常のプラスミドより安定で，

BOX 9.2　クローンという語の定義

クローンという言葉には多くの定義があり，分子生物学における用語に少々混乱を生じている．一般的には「コピーを作製する」という意味であるが，関連するトピックに応じていろいろな意味をもつ．動物や細胞のクローンも，クローンというが，これはゲノムDNAの複製を共有するためである．順遺伝学的スクリーニング（8章）によって発見された遺伝子位置のマッピングを**ポジショナルクローニング**（positional cloning）というが，これは同定されていない遺伝子の染色体上での位置を決定する分子クローニング技術に由来する．そして，研究者が「遺伝子をクローニングする」というときは，分子クローニングの技術を用いて未知の遺伝子を定義するDNAを分離・同定しようとしている．

分子クローニング（molecular cloning）は，文字通りDNA分子の同一コピーを多数つくることをいう．クローニングという語は，特定のDNA配列のコピーを目的に作製された一つの宿主細胞から増殖したコロニー（いわゆるクローン）に由来する．

より大きな挿入断片（30〜50 kb）を保存できる．テロメアと動原体の領域を含む**人工染色体**（artificial chromosome）には，さらに大きな挿入 DNA が保存可能である．コスミドと人工染色体は大きな挿入 DNA を安定して保存できるので，DNA ライブラリーの構築にもよく用いられる（BOX 9.1）．

通常のベクターの性質

使いやすいベクターは，複製起点，制限部位，選択可能なマーカー，という三つの性質を備えている．複製起点は，DNA の複製が始まる特殊な DNA 配列であり，ベクターの複製に必要である．制限部位は，対象の DNA 配列をベクター中に配置するのに必要である．ベクターは挿入 DNA 断片を保存するように設計されており，通常は**マルチプルクローニングサイト**（multiple cloning site：MCS）をもつ．複数の制限酵素部位を備えることによっていろいろな組み合わせの断片化を可能とし，DNA 断片の挿入を容易にするのである．単離 DNA 断片とベクターとが同じ制限酵素で切断されると，DNA 断片の付着末端はベクターの付着末端と組み合わさる．その後，二つの分子を DNA リガーゼ（後述）で連結する．ベクターと DNA 断片からなる組換え DNA 分子を，**コンストラクト**（construct）という．

コンストラクトを含む宿主細胞を識別するための選択マーカーも，ベクターの重要な性質である．自然発生したプラスミドは抗生物質耐性を獲得できるので，抗生物質耐性はコンストラクトを含む宿主細胞の選択によく利用される．抗生物質耐性をもつベクターを含む細胞だけが，抗生物質を含む環境下で生存できる．

ベクターの種類

クローニングベクター（cloning vector）は，複製される挿入 DNA のための基本的な容器であり，上述したベクターに共通の性質を備えている．しかし，クローニングベクターはクローニングにのみ有用で，タンパク質産物の発現には役立たない．クローニングベクターの挿入 DNA は複製されるが，機能的なタンパク質産物への翻訳はなされない．

遺伝子からタンパク質産物をつくるには，宿主細胞がタンパク質をつくるために必要な部位をもつ**発現ベクター**（expression vector）を用いる．哺乳動物発現ベクターは，複製起点，マルチプルクローニングサイト，選択的マーカーのすべてを備えているが，哺乳動物細胞ではさらに，遺伝子発現を駆動するプロモーターが必要である．発現ベクターが転写翻訳されるには，mRNA を保護安定化のするためのポリアデニル酸化した尾部（転写された mRNA 前駆体の尾部で見られる），翻訳されない余分な DNA を減らすため非翻訳領域の最小化，さらには翻訳のためにリボソームを誘引する配列が必要である（BOX 9.3）．

◆連結反応

DNA 断片のベクターへの挿入には，分子ばさみとしての制限酵素と，糊として断端を貼りあわせる DNA リガーゼが必要である．DNA リガーゼは通常細胞では DNA の修復に使われている（図 9.4）．挿入 DNA とベクターを同じ制限酵素で切断すると，互いに接着できる付着末端ができる．二つの異なる制限酵素を用いて挿入 DNA とベクターの 5′ と 3′ 末端に異なった付着末端をつくることによって，挿入 DNA

BOX 9.3　リボソーム内部進入部位（IRES）

リボソーム内部進入部位（internal ribosome entry site：IRES）という特別な性質を備えた発現ベクターがある．IRES は，リボソームによって認識される配列で，一つの mRNA から二つの異なったタンパク質を翻訳させるのに使われる．これが利用される局面は，GFP や β ガラクトシダーゼのようなレポーター遺伝子の発現である．対象遺伝子とレポーター遺伝子の両者は，IRES によって同一のプロモーターによって制御されるようになり，単一の mRNA として転写される．したがって，レポーターは，対象遺伝子の発現パターンを高い信頼性で再現する．これは融合タンパク作製の代替法となる．別の付加タンパク質を融合すると対象遺伝子の通常の機能を妨げてしまうような場合，IRES をレポーター遺伝子の前に付け加える．これは，単一の mRNA 転写物を作製することを意味するが，IRES は別のリボソームを必要とするので，二つのタンパク質は同じ場所で同時につくられ，同じプロモーターのもとで，二つの異なった遺伝子が同時に発現することになる．

の作製は難しい．このような場合には，相同組換えを利用する（BOX 9.4）．

◆形質転換

形質転換（transformation，細菌に対して），またはより一般的に使われる形質移入（transfection）では，コンストラクトを**コンピテント細胞**（competent cell）へ導入する．コンピテントとは，宿主細胞がDNAを透過しやすくなった一過性の状態をいう．コンストラクトを神経細胞や他の哺乳動物細胞へ導入する方法については10章で述べる．コンピテント細胞は，大腸菌でよく用いられる．大腸菌は，1種類の組換えDNAの大量生産によく使われる．大腸菌の宿主細胞は生育分裂して30分ごとに倍増するので，組換えプラスミドもまた複製され，外来DNAを含むDNA環の無数のコピーがつくられる（図9.4）．挿入DNAは大腸菌の全子孫に相続されるが，子孫の細胞は集合して培養ディッシュ上で小さなコロニー（クローン）を形成する．特別に大きなDNA断片をクローン化する必要がある場合には，酵母も用いられる．

9.3 DNAの精製

制限酵素切断とPCR増幅を経て作製されたDNA断片は，対象ではない他のDNA断片から精製分離しなくてはならない．これには，分子生物学でもっとも普遍的な方法であるゲル電気泳動を用いる．また，宿主細胞のゲノムDNAやタンパク質からベクターDNAを分離するために使われるDNA精製標本という方法もある．

◆ゲル電気泳動によるDNA断片の分離と特徴解析

ゲル電気泳動（gel electrophoresis）を用いると，多くの異なる条件や，クローニングのいろいろな段階においてDNA断片を分離，同定，その特徴を解析できる．通電するように設計された装置にセットしたゲルの一端にある穴（ウェル）に，少量のDNAを注入する．DNAは負に帯電しているので，DNAは陰極（負電荷）から遠ざかり，陽極（正電荷）の方向へ移動する．多くのゲルで，電場におけるDNA断片の移動性は，（ある限界までは）塩基対の数の対数に反比例する．つまり，小さなDNA断片ほど大きな断片よりも移動が速く，このようにしてゲル電気泳動は，大きさごとにDNA断片を分離できる．DNAラダー

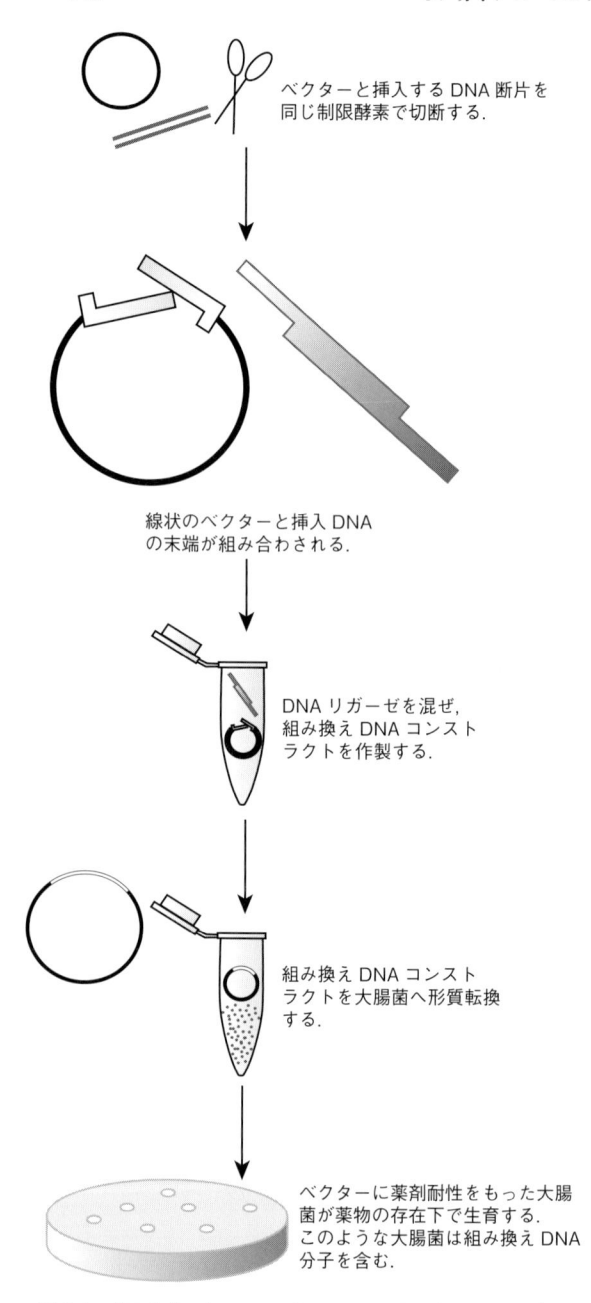

図9.4 どのようにしてDNAをベクターに組み込むか：組換えDNAの作製

組換えDNA分子の作製にもっともよく用いられる方法を示している．

ベクターと挿入するDNA断片を同じ制限酵素で切断する．

線状のベクターと挿入DNAの末端が組み合わされる．

DNAリガーゼを混ぜ，組み換えDNAコンストラクトを作製する．

組み換えDNAコンストラクトを大腸菌へ形質転換する．

ベクターに薬剤耐性をもった大腸菌が薬物の存在下で生育する．このような大腸菌は組み換えDNA分子を含む．

を正しい向きに接着できる．複数の挿入DNAがある場合，平滑末端は，DNAが正しくない方向に挿入されたり，ベクター自身が挿入DNAを含まないで閉じたりといった問題の原因となる．バクテリア人工染色体のようなベクターは非常に大きいため，制限酵素とDNAリガーゼを用いた組換えDNAコンストラクト

BOX 9.4　相同組換えによるクローニング

制限酵素と DNA リガーゼを用いずに，**相同組換え**（recombineering）を利用して，コンストラクトを手早く作製する新しい方法がある．この方法は，バクテリオファージの相同組換えタンパクを用いて，大腸菌中の DNA を直接修飾するもので，クローニングベクターとゲノム DNA の両方で，ユニークで適切な制限酵素切断部位を見つけたり作製したりする必要がないので，多くの複雑なコンストラクトを作製する時間を節約でき，非常に有効である．この方法による *in vivo* クローニングでは，組換え相同体の短い領域（40〜50塩基対）を利用して，ベクターへ対象の DNA 配列を挿入する．

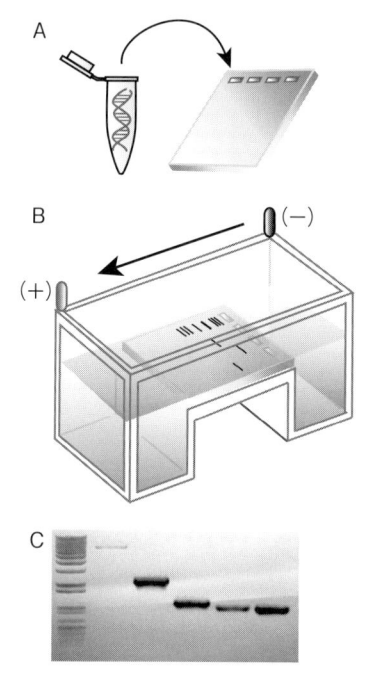

図9.5　ゲル電気泳動

(A) DNA 試料を，アガロースゲルにあけた各穴へ注入する．
(B) 電流がゲルを通過すると，負に帯電した DNA は，陰極（−）から陽極（+）へ DNA の大きさに依存して移動する．
(C) 試料断片の大きさを知るために，試料の隣で，既知のサイズの DNA 断片のラダー（左端）を流す．

(DNA ladder，制限酵素切断によって作製された既知のサイズの DNA 断片）を，未知の DNA 標本の隣に流すことによって，未知の標本のサイズを決定できる．

もとの DNA を断片化してできたこれらの小さな DNA 断片の長さと精製度は，ゲル電気泳動を用いて決定できる（図9.5）．標本中の精製 DNA 断片は，ゲル中の DNA のバンドの配列によって示される．たとえば，試料中には二つの DNA 断片しか含まれていないと想定していたが，電気泳動の後，実際には 3 本以上のバンドが見つかった場合，その試料が他の DNA によって汚染されていたことがわかる．

ゲル電気泳動で分析できる DNA 断片の長さは，ゲルの種類によって異なる．ポリアクリルアミドゲルでは約 1000 塩基対の DNA 断片を分類できるのに対し，より多孔性のアガロースゲルは 20 キロ塩基対までのより大きな断片の解析に使われる．パルスフィールドゲル電気泳動というテクニックでは，数百万塩基対にも及ぶ染色体全体の分類も可能である．

アガロースやポリアクリルアミドゲル上の DNA のバンドは，DNA を何らかの方法で標識したり染色したりしないと見ることができない．高感度の DNA 染色の方法として，臭化エチジウムがある．臭化エチジウムは挿入剤で，DNA と結合すると紫外光照射によって蛍光を発する．ゲル上の放射性標識 DNA を，オートラジオグラフィーによっても可視化できる（BOX 6.2）．DNA バンドの強度は断片の大きさと量によって決まるので，既知の量のラダーと対象のバンドの強度と比較すると DNA の量も推定できる．

◆宿主細胞からの DNA の精製

大腸菌の宿主細胞を形質転換して大量の DNA のコピーをつくったら，宿主細胞の DNA やタンパク質から組換え DNA プラスミドを精製する必要がある．そのためには，より多くの大腸菌のクローンの複製を育て，溶解し，目的の DNA を化学的に精製する．生育した大腸菌の量に応じて，マイクログラムからグラム単位の量を精製できる．現在では，大腸菌の DNA やタンパク質からプラスミド DNA を分離するための，miniprep（少量用），midiprep，maxiprep（大量用）といった様々なキットが入手可能である．このようにして，他の DNA やタンパク質から対象の DNA を分離できた．次の段階では DNA の塩基配列を決定して，その DNA が無傷で正しいことを確認する．

BOX 9.5　サブクローニング実験の実際

　神経の発達過程で減少する遺伝子をスクリーニングして，マイクロアレイ解析（8章）によって興味深い遺伝子Xを同定したと想定しよう．この遺伝子の配列を決定し，神経系に高度に発現していることもわかった．そこで，経時的イメージングで，この遺伝子の細胞内でのふるまいを検討したいと考え，レポーターコンストラクト（7章）として遺伝子XのGFP融合発現コンストラクトをつくることにした．この発現コンストラクトができれば，10章で述べる遺伝子導入法を用いて，GFP-遺伝子Xを細胞や動物に導入できる．

　まず，適切なベクターと制限酵素を見つけなければならない．GFP融合コンストラクトを作製するのであれば，pEGFP-N1というGFPを含む市販のプラスミドベクターが使える．このベクターは，遺伝子発現を継続的に駆動するプロモーター（CMV），EGFP（天然のGFPの蛍光強度を増強したもの）のコード配列，カナマイシン耐性とマルチクローニングサイト（MCS）を環状プラスミド中に含んでいる．MCSはEGFPコード領域の直前に位置しており，これは遺伝子Xをコードする配列がEGFPのN末側につながることを意味する（これがベクター名のN1の意味するものである）．

　マルチプルクローニングサイトには多くの制限部位が含まれているので，競合的な制限酵素をベクターと挿入DNAの双方に用いることができる．適切な制限酵素を選ぶときにまず考慮することは，その制限部位がユニークであるかどうかである．対象DNAを，予期しない望ましくない領域で切断してしまうのは避けたい．挿入DNAの末端をつくるのに使う制限酵素は，ベクターを切り開くのにも使われるので，ベクターと挿入DNA双方の配列を考えなければならない．対象DNAのどこに各種の制限部位が存在しているかを教えてくれるソフトを用い，最終的にEcoR1とBamIHを選んだとしよう．遺伝子Xのコード配列にこれらの制限部位は含まれないからである．

　続くステップでは，適切な制限部位のある遺伝子Xの断片を作製して，ベクターへ挿入する用意をする．遺伝子Xに相当する小さなDNA断片の作製にはさまざまな方法がある．もしすでに遺伝子Xの一部を含むベクターがあれば，そのベクターを切断し，新しいベクターへ貼りつけることができるかもしれない．あるいは，鋳型cDNAの適切な断片をPCRで増幅し，遺伝子X断片の末端へEcoRIとBamHIの認識配列を付加することもできる．

　ベクターの選択と挿入DNAの準備が済んだら，同じ制限酵素を用いて切断してベクターと挿入DNAを互換可能にする．遺伝子Xの断片をEGFPと同じリーディングフレームに正しい向きで挿入し，単一のタンパク質を形成する必要がある．そのためには，付着末端を作る二つの異なった制限酵素（RcoRIとBamHI）を用いる．切断後には，遺伝子XのPCR産物がベクター中でEGFPコード配列と同じフレームにあることを確認する．

　ベクターと挿入DNAの切断産物は，アガロースゲルに流して分離する．適切なバンドは，そのサイズから同定できる．ゲル中の適切なDNAのバンドを切り出して，ゲルを溶解して，切断されたベクターと挿入DNAを抽出する．

　精製産物にDNAリガーゼを加えると，リガーゼは互いの制限部位を認識し結合する．EcoRIが切断した遺伝子X挿入DNAの5'末端は，同じくEcoRIが切断したプラスミドの3'末端と組み合わさり，BamHIが切断した遺伝子X挿入DNAの3'末端は，BamHIが切断したプラスミドの5'末端と組み合わさる．このようにして，遺伝子Xの配列はプラスミドに正しい向きで挿入される．

　コンピテント細胞に核酸連結された産物を混ぜ，細胞の生育を助ける養分の入った培地に播く．培地にはカナマイシンも加えるが，コンストラクトにはこの抗生物質に対する耐性が含まれているはずである．

　翌朝には，プレート上に大腸菌の単一コロニーが見られるだろう．コロニーを形成している細胞はコンストラクトのコピーを含んでいるが，このような個々のコロニーを選び，大容量の培地でより多くのクローンを育てる．

　成長したそれぞれのクローンからプラスミドDNAを精製するには，miniprepキットを用いる．まず大腸菌を溶解し，溶解した大腸菌からDNAを

抽出，大腸菌 DNA からプラスミド DNA を精製する．複数の方法によって，精製した DNA に正しいコンストラクトを含んでいることを確認できる．

精製したプラスミド DNA は，制限酵素分析で調べる．実際に挿入 DNA を含んでいるか，挿入 DNA が正しい向きに連結されているかどうか，二つ以上の挿入 DNA が存在していないかどうかを，制限酵素で切断して確認する．これには適切な制限酵素を選ぶ必要があるが，この制限酵素は挿入 DNA とベクターの連結に用いたものと同じである必要はない．最後に，完成したコンストラクトの配列が，遺伝子 X の DNA 配列と完全に一致し，誤りが導入されていないか，DNA シーケンシング（図 9.6）で確かめておきたい．

こうしてついに，GFP-遺伝子 X コンストラクトの発現ベクターを得ることができた．10 章で述べる技術を用いれば，これを細胞へ導入することができる．

9.4 DNA の同定

ある長さの DNA がコードしている情報の解析を行う際の最重要ステップは，その情報を表しているヌクレオチドの特定である．DNA の操作や増幅の作業は，また DNA や RNA の存在や場所・量を明らかにするためのハイブリッド形成の技術は，正確な配列情報があってこそ可能である．

◆ DNA の配列決定

DNA の配列決定（シーケンシング）によって，対象となる DNA 領域を構成している一連のヌクレオチドを同定できる．遺伝子を同定するために既知のゲノム配列との比較や，操作後で組換え DNA 産物が正しいことの確認など，DNA を同定する様々な局面で配列決定は使われる．

サンガー法（Sanger dideoxy chain-termination method）は，あらゆる精製 DNA 標本のヌクレオチド配列を決定でき，連続した 200〜500 塩基対を高い信頼性で明らかにする．サンガー法では，標識された鎖停止デオキシヌクレオチドの存在下で，*in vitro* 合成によって DNA の短い断片を合成する．この標識された鎖停止ヌクレオチドを，通常のヌクレオチドと混ぜて使用する．鎖停止ヌクレオチドへは，それ以上の塩基を付加できないので，合成反応では鎖停止ヌクレオチドのランダムな付加によって合成が停止した，いろいろな長さの多数の DNA 断片がつくられる．これらの異なった長さの数千の断片をゲル電気泳動にかける．この方法の開発当初とその後数年間は，鎖停止ヌクレオチドは放射性標識されていた．したがって当時は，別々の反応を 4 回行い（各ヌクレオチドごとに 1 回），それぞれの反応をゲルの別々の列に流さなければならなかった．現在では，それぞれの鎖停止ヌクレオチドは，別々の色の蛍光色素で標識されているので，各鎖終了ヌクレオチドを含む反応を 1 回行えばよいだけでなく，自動化された蛍光検出器が高速でゲルを読み，その場所にある最後の鎖停止ヌクレオチドを同定する．こうした方法で核酸塩基の順番が決定される（図 9.6）．現在では分子生物学の研究室は，配列決定反応をもはや自前では実行しない．DNA の断片を配列決定専用の施設に送った方がたいていの場合，安価で速く結果を得られるからである．

◆核酸ハイブリッド形成の技術

核酸ハイブリッド形成という語は，二つの相補的な核酸の鎖が互いに結合する過程をいう．すでに塩基配列のわかっている DNA 断片は，放射性標識や，蛍光や色シグナルと反応する生化学的な標識をつけた相補 DNA の塩基配列のプローブ鎖によって検出できる（BOX 6.2）．これらの相補的標識は，DNA 合成や PCR 増幅によってつくられる．

***in situ* ハイブリダイゼーション**（*in situ* hybridization：ISH）

6 章で述べたように，*in situ* ハイブリダイゼーションは，組織中に存在している mRNA の配列とハイブリッド形成する相補鎖を用いて，特定の遺伝子の発現の空間的情報を明らかにする．

サザンブロット法

Edwin Southern によって考案された**サザンブロット法**（Southern blot）は，特定のプローブを用いて，他の DNA 断片の多量の混合物の中に既知の DNA 配列が存在しているかどうかを調べられる．サザンブロット法では，対象 DNA（通常は抽出されたゲノム

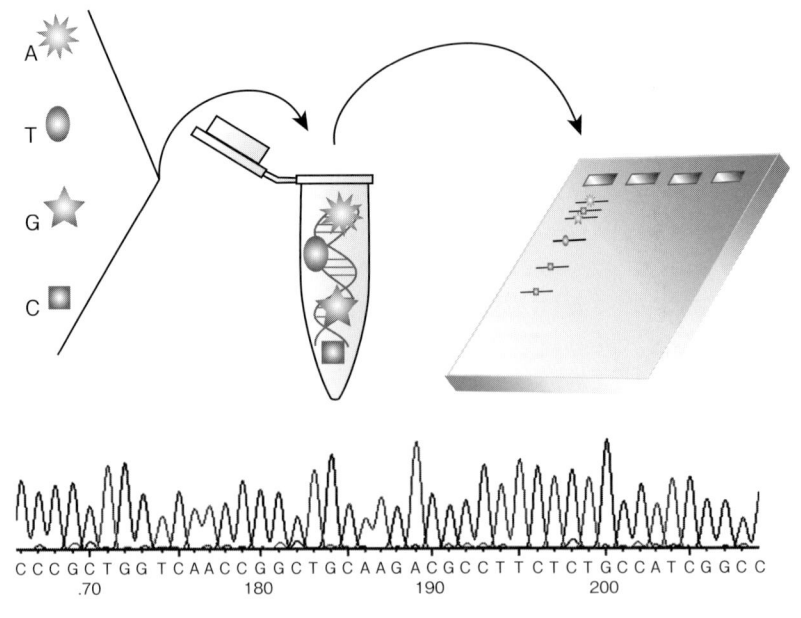

図 9.6　DNA シーケンシング

鎖停止ヌクレオチドは異なったプローブで標識されている．このようなヌクレオチドを末尾に有する DNA 断片が多数合成される．鎖停止ヌクレオチドは，配列の各部位で組み込まれる．合成された DNA 断片のすべてをゲル電気泳動で分離すると，DNA 断片は大きさの順に並ぶ．高感度カメラが蛍光強度をもとに，自動的にそれぞれの場所がどのラベルで標識されているかを検出する（下）．

DNA）を制限酵素で断片化し，できた断片の混合物をゲル電気泳動で分類した上で，1 本鎖 DNA をつくるために変性させ，それをニトロセルロース膜上に転写する（図 9.7）．ゲル上の DNA 断片の場所は，ニトロセルロース膜上でも保存され，そこで DNA 断片は ^{32}P で標識された 1 本鎖 DNA プローブに曝露される．プローブは相補配列のある DNA とハイブリッド形成し，その後オートラジオグラフィーで制限断片とプローブの 2 本鎖の場所を明らかにする．この方法では，磁石を用いて干し草の山の中から針を見つけ出すように，特定の断片を数百万もの断片の中から同定できる．遺伝子のノックアウト領域に対応するプローブを用いたサザンブロットは，しばしば遺伝子ノックアウトの成功を示すのに利用される．PCR は，DNA 断片を同定するより高速高感度の代替法であるが，サザンブロットと PCR は結果を確認するために併用されることが多い．

ノーザンブロット法

同様に RNA を解析する方法は，サザンブロットにちなんで**ノーザンブロット法**（northern blot）と名づけられた．ノーザンブロット法は，同じブロット上に存在するいろいろな標本どうしの mRNA の量を直接比較できるので，転写物の大きさ（ゲル上の場所によって示される）を見つけるのに最適な方法であるのみならず，選択的スプライシング産物の検出にも有用である．自然状態の mRNA 分子を，電気泳動で大きさ順に分類し，サザンブロットと同様の手順にかける（図 9.7）．一部だけが相同性をもつ配列であってもプローブとして使用できるので，異なった種に由来する相同 mRNA や，イントロンを含むかもしれないゲノム DNA の断片も用いられる．RNase（RNA 分解酵素）は環境にあまねく存在し，RNA は DNA に比べると安定性に欠けるので，RNA を取り扱う実験ではより注意深く標本を保護する必要がある．もっともトラブルが起きやすくかつ重要なステップは，RNA の分離であろう．mRNA の量を検討する代替方法には，RT-PCR や RNase プロテクションアッセイ，マイクロアレイがある．ノーザンブロットは，RT-PCR に比べ感度は低く時間もかかるが，様々な種類のプローブが使用できることや，高い選択性によって，いまだによく使われる技術である．抗体を用いてタンパク質を検出する類似方法に，**ウェスタンブロット**がある（14 章）．

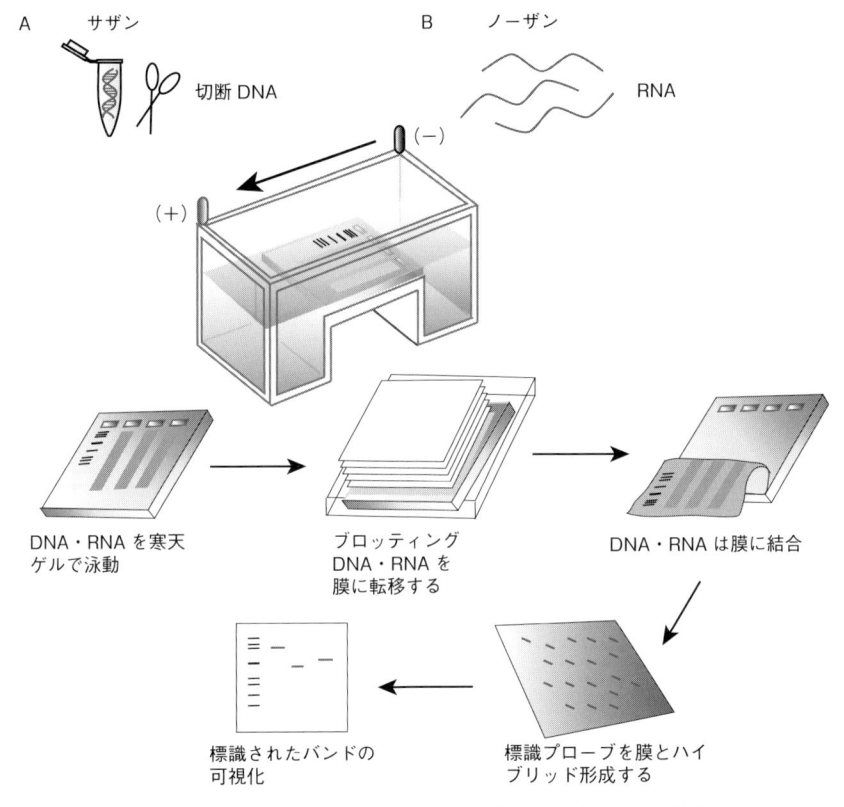

図9.7 サザンブロット法とノーザンブロット法は特定の核酸配列を検出する
(A) サザンブロット法ではDNAを断片化するために制限酵素を用い，(B) ノーザンブロット法ではRNA分子を直接用いる．どちらの方法も，核酸をゲル電気泳動によって分類してから，膜に転移させる．この膜を標識プローブと反応させると，特定の配列の核酸の存在や量を検出できる．

9章のまとめ

組換えDNA技術によって，遺伝子と遺伝子がコードするタンパク質を操作できるようになった．これらの技術を駆使して，私たちはDNAの配列を改変し，切り貼りし，多くのコピーをつくるべく増幅し，配列決定を行ってその実体を確かめる．組換えDNA技術の威力は，新しいDNAコンストラクトの細胞への導入や，トランスジェニック生物や変異生物の作製でも発揮されるが，これについては10章で述べる．

.... 文献紹介 ....

▼書 籍

Drlica, K. (2004). *Understanding DNA and Gene Cloning : A Guide for the Curious*, 4th ed. Wiley, Hoboken, NJ.

Griffiths, A. J. F. (2008). *Introduction to Genetic Analysis*, 9th ed. Freeman, NY.

Nicholl, D. S. T. (2002). *An Introduction to Genetic Engineering*, 2nd ed. Cambridge University Press, Cambridge.

▼総 説

Campbell, T. N. & Choy, F. Y. (2002). Approaches to library screening. *J Mol Microbiol Biotechnol* **4**, 551-554.

Copeland, N. G., Jenkins, N. A. & Court, D. L. (2001). Recombineering : a powerful new tool for mouse functional genomics. *Nat Rev Genet* **2**, 769-779.

Marziali, A. & Akeson, M. (2001). New DNA sequencing methods. *Annu Rev Biomed Eng* **3**, 195-223.

▼原著論文：文献からの興味ある例

Agate, R. J., Choe, M. & Arnold, A. P. (2004). Sex differences in structure and expression of the sex chromosome genes CHD1Z and CHD1W in zebra finches. *Mol Biol Evol* **21**, 384-396.

Bacon, A., Kerr, N. C., Holmes, F. E., Gaston, K. & Wynick, D. (2007). Characterization of an enhancer region of the galanin gene that directs expression to the dorsal root ganglion and confers responsiveness to axotomy. *J Neurosci* **27**, 6573-6580.

Brenner, S., Williams, S. R., Vermaas, E. H., Storck, T. *et al.* (2000). *In vitro* cloning of complex mixtures of DNA on microbeads: physical separation of differentially expressed cDNAs. *Proc Natl Acad Sci USA* **97**, 1665-1670.

Hsu, S. Y., Kaipia, A., McGee, E., Lomeli, M. & Hsueh, A. J. (1997). Bok is a pro-apoptotic Bcl-2 protein with restricted expression in reproductive tissues and heterodimerizes with selective anti-apoptotic Bcl-2 family members. *Proc Natl Acad Sci USA* **94**, 12401-12406.

Paisan-Ruiz, C., Jain, S., Evans, E. W., Gilks, W. P. *et al.* (2004). Cloning of the gene containing mutations that cause PARK8-linked Parkinson's disease. *Neuron* **44**, 595-600.

Valenzuela, D. M., Murphy, A. J., Frendewey, D. & Gale, *et al.* (2003). High-throughput engineering of the mouse genome coupled with high-resolution expression analysis. *Nat Biotechnol* **21**, 652-659.

▼プロトコール

Choi, S. & Kim, U. J. (2001). Construction of a bacterial artificial chromosome library. *Methods Mol Biol* **175**, 57-68.

Lee, S. C., Wang, W. & Liu, P. (2009). Construction of gene-targeting vectors by recombineering. *Methods Mol Biol* **530**, 15-27.

Sambrook, J., Russell, D. W. (2001). *Molecular Cloning: A Laboratory Manual*, 3rd ed. Cold Spring Harbor Laboratory Press, Cold Spring Harbor, NY.

▼ウェブサイト

New England BioLabs catalog http://www.neb.com/nebecomm/tech_reference

Primer-BLAST: primer designing tool http://www.ncbi.nlm.nih.gov/tools/primer-blast/

10

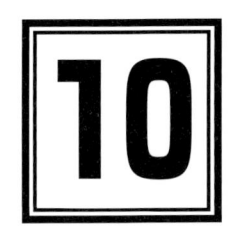

遺伝子導入の方略
Gene Delivery Strategies

10章のねらい
◎組換え DNA を細胞へ導入する方法
◎ *in vitro* と *in vivo* で DNA を細胞へ導入する効率的な方法の比較

10章で紹介する研究方法
◎**物理的遺伝子導入法**：マイクロインジェクション，エレクトロポレーション，遺伝子銃法
◎**化学的遺伝子導入法**：リン酸カルシウム法，脂質トランスフェクション
◎**ウイルスによる遺伝子導入法**：アデノウイルス，アデノ随伴ウイルス，レンチウイルス，単純ヘルペスウイルス（HSV）

9章では，組換え DNA 技術によって，DNA コンストラクトを作製し操作する方法について述べた．しかし，その最終的な目的は，操作した配列を生きている細胞へと導入し，その配列を細胞に内在する機構によって機能的なタンパク質へ転写翻訳できるようにすることである．培養細胞の集団や脳スライス，生きている動物の脳へ，DNA 配列を導入するにはどうすればよいのだろうか．この章では，このような各種条件の下で，組換え DNA を導入する方法について述べる．

DNA の導入は，物理的方法，化学的方法，ウイルスによる方法の3種に大別される．ウイルスを使わず，物理的・化学的な方法による細胞への DNA 導入を，**形質移入**（transfection）という．一方，ウイルスによる DNA の導入方法は**感染**（infection）といい，ウイルスが細胞に取り付いて DNA を注入する．それぞれの方法には長短があり，いろいろな実験条件で DNA の導入が可能である（表10.1）．導入方法は，細胞の環境，細胞の種類，実験の目的によって決まる．さらに方法によって，DNA 導入操作の影響が及ぶ細胞の数や遺伝子発現の程度，遺伝子発現の期間も異なる．

表10.1 遺伝子導入法の分類

方　法	長　　所	短　　所
物理的	高効率の遺伝子導入 コンストラクトの大きさが無制限 細胞の種類によらない	低スループット 特殊な装置が必要 物理的に細胞に有害
化学的	*in vitro* では高効率 コンストラクトの大きさが無制限 実行が比較的容易 速い 高スループット 免疫原性が低い	*in vivo* への適用は限られる 一定の組成の溶液の調整が困難 効率は細胞の種類による 細胞に有害かもしれない 一過性の発現
ウイルス	高効率の遺伝子導入 細胞特異的な標的が可能 長期の発現 *in vitro*, *in vivo* で使用が可能	複雑なクローニングが必要 形質移入法より高価 ヒトに感染するウイルスの作製は安全面での懸念がある 免疫反応を惹起するかもしれない 準備に膨大な仕事量が必要 コンストラクトの大きさに制限がある

10.1 物理的遺伝子導入法

物理的遺伝子導入法（physical gene delivery）は，力をかけて物理的に細胞膜を貫通して，細胞にDNAを導入する方法である．この方法は，非常に導入効率がよく（形質移入された細胞は導入遺伝子を高レベルで発現する），どの細胞にも適用できる．しかし一方で，細胞膜を傷めることで細胞を傷つけ，細胞を死に追いやることがある．したがって，DNAを細胞に導入するためにかける力は，注意深く調節しなければならない．おもな物理的導入法は，マイクロインジェクション，エレクトロポレーション，遺伝子銃法である．

◆マイクロインジェクション

微小なガラス針で細胞膜に穴を開け，細胞の中へDNAを注入する圧を加えると，細胞へ微量のDNAを注入できる（図10.1）．非常に細い針を用い，かつその針を慎重に引き抜けば，細胞膜はおおよそもとの状態に保たれる．こうして，注入されたDNAはゲノムへ組み込まれる機会をえる．この操作には，生きている細胞を観察できる顕微鏡と，細胞膜の真近で針を正確に操作する精密なマイクロマニピュレーターが必要である．**マイクロインジェクション**（microinjection, **微量注入法**）は，細胞に一つ一つ注入しなければならないので，骨の折れる仕事で能率は低い（一度に多くの細胞にDNAを導入できる他の方法とは対照的である）．技術にも熟練を要するので，トレーニングを受けた技術員か，この技術を普段から行っている研究者によって行われる．

DNAマイクロインジェクションは，トランスジェニック動物の作製にも用いられる．トランスジェニックマウスの作製過程では，遺伝子導入コンストラクトを新しく受精した卵へ注入する作業がある．遺伝子が注入された受精卵の一部では，組換え遺伝子が偶然にマウスゲノムに入り込むが，そうした細胞を雌マウスへ注入して妊娠させる．トランスジェニックマウス，トランスジェニック動物の作製については，11章で詳述する．

DNAコンストラクト以外に，タンパク質や抗体，核酸の注入にもマイクロインジェクションが用いられる．神経科学では，神経細胞に形質移入するためにマイクロインジェクションはあまり用いられない．その小さな形状や刺激反応性のため，神経細胞へのインジェクションは他の細胞よりはるかに難しいからである．この技術は，培養系で多数の細胞に形質移入を行うには非常に能率が悪いが，たった一つの神経細胞だけに形質移入を行いたいような状況では便利かもしれない．

◆エレクトロポレーション

エレクトロポレーション（electroporation, **電気穿孔法**）は，DNAを細胞に形質移入するために電気パルスを用いる方法である（図10.2）．細胞に電場をかけると細胞膜には一過性に穴があくと考えられている．この穴を通して，細胞はDNA配列を取り込むことができる．またDNA鎖は負に帯電しており，電場に従って陰極から陽極へと移動するので，電気パルスによってDNAの一部は細胞中へ取り込まれる．電場のスイッチが切られた後，細胞膜の穴が塞がると，エレクトロポレーションされたDNAの一部は細胞の中にとどまることになる．

エレクトロポレーションを用いると，*in vivo*, *in vitro* どちらの状況でもDNAを細胞に効率よく導入できる．分散細胞でも脳スライスでも，電気的に接続された特別なコンテナ中でエレクトロポレーションができる．*ex in vivo* エレクトロポレーションという方法では，動物から脳を摘出し，脳にエレクトロポレーションをかけた後，脳切片を作製しスライス培養を行う．

神経科学研究では，エレクトロポレーションは子宮内（*in utero*）標本できわめて有用である（図10.3）．*in utero* エレクトロポレーションの手術では，まず齧歯類の妊娠動物から胎児を露出させる．DNAを胎児の脳室へ注入した後，注入したDNAコンストラクトをパドル電極を用いて陰極から陽極の方向へと駆動し

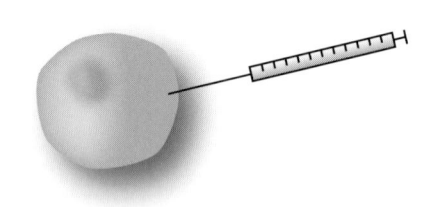

図10.1　DNAマイクロインジェクション
非常に細いガラスの針を細胞膜に貫通させると，DNAを細胞に注入できる．

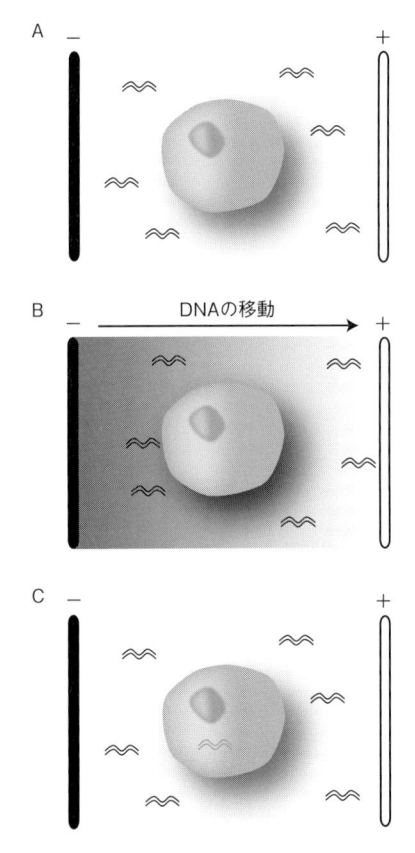

10.1 物理的遺伝子導入法

て取り込ませる．胎児を母親の体内へ戻し，傷口を縫合して回復を待つ．数日後，胎児は摘出されるか出産されるが，このとき胎児の神経細胞には導入されたDNAコンストラクトが発現している．同様の方法が，ニワトリでは *in ovo* エレクトロポレーションとして行われている．これらの方法では，DNAの溶液を脳室に注入するので，液体で満ちている脳室に隣接する脳領域に遺伝子を導入するのに便利な方法である．この方法は，おもにトリの脊髄か齧歯類の大脳皮質で行われてきた．電極の位置やエレクトロポレーションの適用時期を調節することで，空間的時間的に導入の特異性を調節できる．たとえば，エレクトロポレーションを胎児の特定の時期に行うと，哺乳動物の大脳皮質の異なった層へ対象遺伝子を導入できる．

エレクトロポレーションは非常に有用な方法で，*in vivo* と *in vitro* のいろいろな環境で，細胞に遺伝子導入できる．さらに，電場の強さやパターンを変えることで，導入遺伝子の発現レベルを変えることもできる．

◆遺伝子銃法

遺伝子銃法（biolistics）は**遺伝子銃**（gene gun）という装置を用いて細胞にDNA断片を直接打ち込む方法である．

遺伝子銃の使用には，まずDNAコンストラクトを重金属，通常はタングステンか金の粒子と混合する．これらの微小粒子は負に帯電しているDNAを固着する．DNAの固着した金属粒子を，プラスチック製の弾丸の片側に装填する（図10.4）．加圧ガス（通常はヘリウム）が銃の駆動力となる．破裂板（ラプチャーディスク）が割れるまでガスの圧力を高め，プラスチックの弾丸を銃身内で駆動させると，プラスチックの弾丸は銃身の端で止まるが，DNA-金属粒子は高速で強い力を保ったまま銃から発射される．銃が生物組織を標的としていれば，金属粒子の一部は細胞膜を貫通しDNAコンストラクトを細胞に導入できる．

遺伝子銃の技術を用いると，神経細胞に効率的に遺伝子発現させることができる．この技術はゴルジ染色のようにまばらな遺伝子導入パターンをつくれるので，遺伝子導入されていない細胞を背景としてその中に，外来DNAを受け取った少数の細胞ひとつひとつを観察できる．遺伝子銃には，スライス培養のような比較的厚みのある組織を貫通してDNAを導入できる利点もある．この方法では，*in vivo* の哺乳類神経細

図10.2　エレクトロポレーション
（A）細胞を，形質移入するDNAを含む溶液とともに，特殊なチェンバーに入れる．（B）電場をかけると，負に帯電しているDNAは陰極から陽極へ向かって移動する．また電場によって細胞膜に微小な穴があく．（C）電場のスイッチが切れると，細胞膜は再び封じられ，DNAの一部は細胞内に残る．

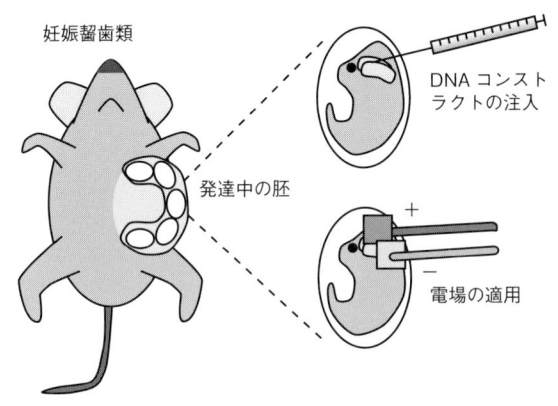

図10.3　*in utero* エレクトロポレーション
妊娠しているメスを手術し，胎児を露出させる．胎児の脳室へDNAを注入し，パドルから電場を生じて，脳室にそって並んだ細胞へDNAを導入する．

高圧ガス　弾丸　DNAコートされた金属粒子

破裂板　フィルタースクリーン

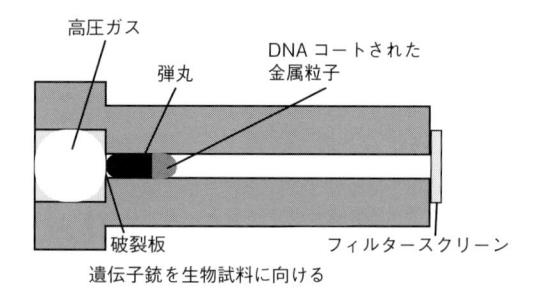

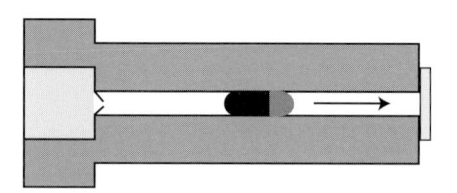

遺伝子銃を生物試料に向ける

高圧ガスが破裂板を破り，銃身内で弾丸を駆動する

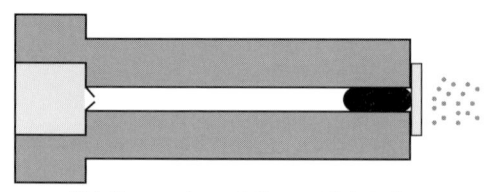

弾丸はフィルタースクリーンで止まるが，DNAコートされた金属粒子は発射される

図10.4　遺伝子銃

DNAでコートされた金属粒子を，弾丸の前側に配置する．高い圧力のガスが弾丸を銃身にそって駆動する．銃身の端で弾丸は止まるが，DNAでコートされた粒子は，高速かつ強力に発射される．

胞への形質移入はまだ成功していないが，他の遺伝子導入方法では難しいスライス中の細胞へならば形質移入が可能である．一方，この技術のおもな欠点は，細胞を物理的に損傷する可能性である．発射の力によって生じる組織損傷を抑制するには，実験条件の最適化が必要である．

10.2　化学的遺伝子導入法

化学的遺伝子導入法（chemical gene delivery）は，細胞へのDNA導入に化学反応を利用する方法である．負に帯電しているDNAは，正に帯電した化学物質と巨大分子複合体を形成する．この複合体は，細胞膜と反応し，エンドサイトーシスや膜融合による取り込みを促進する．この方法は便利で，信じられないほどハイスループットでかつ簡単に実施できる．しかし

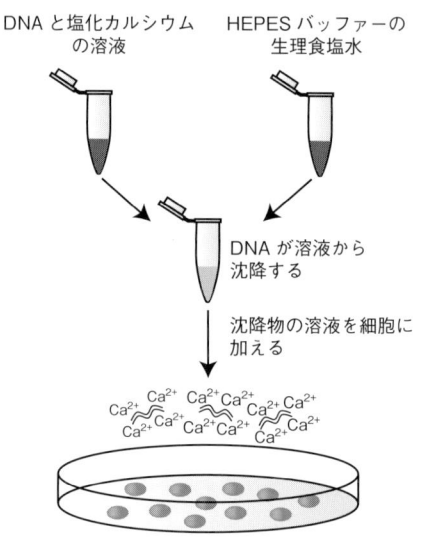

DNAと塩化カルシウムの溶液　HEPESバッファーの生理食塩水

DNAが溶液から沈降する

沈降物の溶液を細胞に加える

Ca^{2+}

図10.5　リン酸カルシウム法

DNA，塩化カルシウムをHEPESバッファーを含む生理食塩水に混ぜる．化学反応によってリン酸カルシウムの沈殿が形成され，培養細胞の上にDNAがふりかかる．

この方法は一般的には in vivo での導入には有効でなく，おもに培養細胞の実験で用いられる．標的遺伝子の発現は，細胞の種類にもよるが，数日から数週間と一過的である．化学的遺伝子導入の通常の方法は，リン酸カルシウム法と脂質トランスフェクションである．

◆リン酸カルシウム法

リン酸カルシウム法（calcium phosphate method）によるDNAの形質移入は，もっとも容易で安価な化学的遺伝子導入である（図10.5）．この方法には，カルシウムイオンの供給源となる塩化カルシウムと，リン酸イオンの供給源となるHEPESバッファー溶液の2種類の溶液が必要である．まず，形質移入するDNAを塩化カルシウム溶液と混合し，そこへHEPESバッファー溶液を加える．二つの溶液が混ざると，正電荷のカルシウムイオンと負電荷のリン酸イオンが微小な凝固体を形成する．カルシウムイオンによってDNAも同時に溶液から沈降する．数分後，沈降物を含む溶液を，培養細胞へ直接投与すると，細胞は沈降物の一部を取り込み，同時にDNAも取り込まれる．この取り込み機構は明らかでない．DNA沈降物はエンドサイトーシスによって細胞に取り込まれるとも考えられているが，正確な仕組みは謎のままである．この方法は，単層の細胞に対してもっとも有効

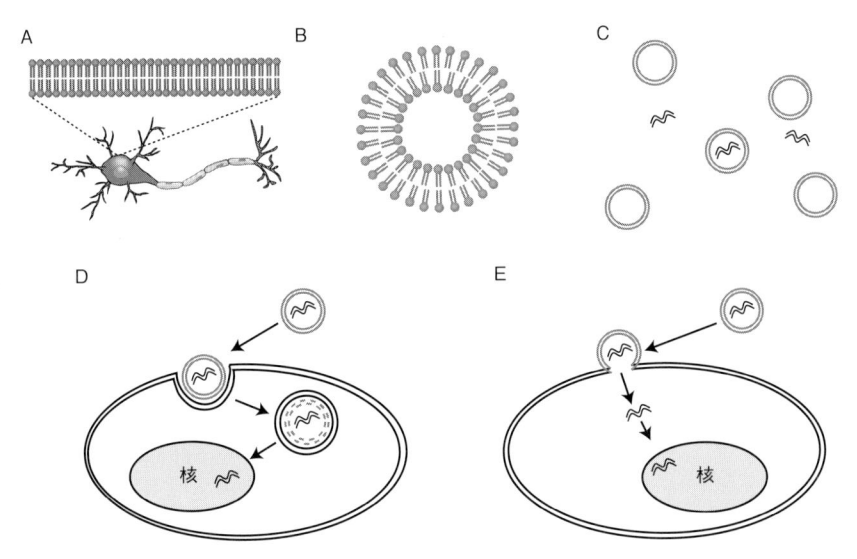

図10.6 リポフェクション
(A) 細胞膜は脂質二重層からなり，内部は疎水性，外側は親水性である．(B) リポソームもまた脂質二重層から構成され，球状をしている．(C) 短時間反応させると，DNAを取り囲んだリポソームが形成される．(D) 培養中の細胞が，リポソームをエンドサイトーシスして小胞を消化するとDNAが放出される．(E) かわりにリポソームが細胞膜に融合し，細胞内に直接DNAを放出することもある．

で，どの細胞もDNA沈降物に均等におおわれる．

リン酸カルシウム法の利点は，比較的容易で信頼性が高く，かつ安価なことである．一過性発現の誘導や，不死化細胞で安定発現細胞を作製する場合には便利である（13章）．一方，おもな欠点は，神経細胞では形質転換効率が低く（1〜3％），天然の組織中の神経細胞への形質移入にはまったく役立たないことである．HEK 293T細胞や，HeLa細胞など一部の不死化細胞株では，高い形質移入効率（20〜100％）を示す．生命科学全般でこのような細胞がよく使われるのは，この高い形質移入効率が理由の一つである．

◆リポフェクション

リポソームによる形質移入法として知られる**リポフェクション**（lipofection）では，脂質複合体を用いて細胞へDNAを導入する．脂質とは，脂肪や油や蝋といった多種多様な可溶性脂肪の生体分子である．動物細胞の細胞膜はリン脂質二重層からなり，親水性の面が細胞質と細胞外を向いている（図10.6A）．リポフェクションでは，細胞膜と同じ組成からなる**リポソーム**（liposome）という小胞を用いる（図10.6B）．形質移入するDNAの周囲にリポソームを形成させる簡単な反応を行う（図10.6C）．細胞とリポソームの種類に応じて，リポソームはエンドサイトーシスされるか（図10.6D），細胞膜に直接融合して，DNAコンストラクトを細胞内へ放出する（図10.6E）．

リポフェクションの利点は，培養神経細胞を含む多くの細胞で有効であることである．市販のキットを用いれば，30分もかからずに形質移入反応を実行でき，数時間のうちに遺伝子の発現を分析できる．しかし，リン酸カルシウム法と同様，リポフェクションはもっぱら培養細胞での実験で用いられる．

10.3　ウイルスによる遺伝子導入法

ウイルスによる遺伝子導入法（viral gene delivery）では，多くのウイルス性ベクターの中から適当な一つを利用して，*in vitro*, *in vivo* の細胞へDNAを導入する．ウイルスは，究極的には細胞にとりついて遺伝物質を注入する小さな分子機械と考えられる．自然界では，この遺伝物質はより多くのウイルスを作製するためのタンパク質をコードしており，ウイルスが感染した細胞は実質的にウイルス工場となる．実験室では，多くのウイルスは操作され，もはや宿主細胞中でウイルス自身を複製しないようになっている．さらにウイルスのコード領域は，対象遺伝子と置換されており，新たなウイルス粒子をつくらせることなしに，細胞へ発現コンストラクトを導入できるようになっている．外来DNAを複製能のないウイルスベクターを使って細胞へ導入する方法を，**形質導入**（transduc-

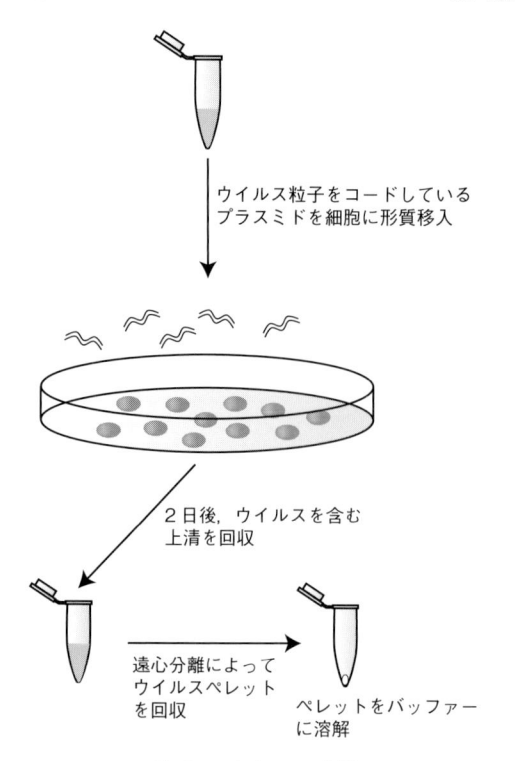

図10.7 ウイルスの作製

培養細胞に，ウイルスをつくるために必要なタンパク質をコードする DNA を形質移入する．細胞は 2～3 日でウイルスを生産し，培養液へ放出する．培養液を回収し，遠心分離してウイルスを含むペレットを回収する．沈殿をバッファーで懸濁し，使用まで凍結保存する．

表10.2　神経科学で用いられるウイルスベクター

ベクター	挿入 DNA のサイズ	特徴
アデノウイルス	7.5～30 kb	分裂期・非分裂期の細胞に感染 一過性の発現：ゲノムへは統合されない 高い翻訳効率 数日で発現開始 免疫反応を誘発
アデノ随伴ウイルス	<5 kb	自然の複製能力が欠損：安全 分裂期・非分裂期の細胞に感染 安定発現：ゲノムへ統合される 高い翻訳効率 数週間で発現開始 低い毒性 生産に多量の労働が必要
レンチウイルス	8 kb	分裂期の細胞に加えて，非分裂期の細胞に感染するレトロウイルスを形成 安定発現：ゲノムへ統合される 安全性に懸念
単純ヘルペスウイルス	>30 kb	神経細胞特異的 安定した長期の発現：ゲノムへは統合されない 低い翻訳効率 安全性に懸念 生産過程が複雑 数時間で発現開始

tion）という．

ウイルスを研究室で自前でつくることもできるが，外注もできる（図10.7）．はじめに，組換え DNA 技術を用いて，研究対象の DNA 配列を必要な配列を含むプラスミドの中へ入れて，ウイルス粒子に組み込む．このプラスミドには，ウイルスをつくるのに必要な他のタンパク質の配列は含まれておらず，ウイルス粒子へ対象 DNA を組み込むのに必要な配列のみが含まれる．ウイルスの作製には培養細胞を用い，これにすべてのウイルスの部品をつくらせる．この培養細胞へは組換えプラスミドだけでなく，必要なウイルスタンパク質をコードする DNA 配列も形質移入する．ウイルス DNA はそれ自身ではウイルスを複製できないよう改変されているので，機能的で感染力のあるウイルス粒子の生産にはこれらのウイルスタンパク質が必要である．HEK293T 細胞のような不死化細胞株は，生育が速く形質移入が比較的容易で，さらに大量のウイルスを生産できるため，ウイルスのパッケージングに最適の細胞である．形質移入の 1～2 日後，**パッケ**ージング細胞（packaging cell）は多くのウイルス粒子を生産し，ウイルス粒子を細胞外の溶液へと放出する．ウイルス生産の最終段階では，溶液を回収し，細胞の残骸を濾過し，溶液を遠心分離してウイルスのペレットを回収する．ペレットはバッファーに溶解し，必要性に応じて，すぐに標的細胞に感染させるか，使用するまで凍結保存する．

ウイルス感染は強力かつ高効率で，長期間の発現を誘導できる．ウイルスは，培養細胞，脳スライス，移植組織や in vivo の脳領域への遺伝子導入に用いられてきた．他のほとんどの遺伝子導入法が in vivo では有効でないので，ウイルスは生きている動物の脳へ遺伝子を導入できる特別なツールである．しかし，ウイルス遺伝子導入にも，欠点や限界は存在する．ウイルスに感染した細胞，とくに in vivo の細胞では，導入遺伝子の発現には，ウイルスへの暴露から 7～14 日間はかかる．またウイルスベクターのサイズによっては，導入可能な DNA コンストラクトの大きさに制限がある．最後に，ウイルスは事故によって実験者自身にも感染する恐れがあるため，使用にあたっては安全に細心の注意を払わねばならない．

今や数多くの便利なウイルスベクターが利用でき

る．感染効率，発現レベル，発現の期間，発現開始までの時間，宿主細胞への毒性や宿主細胞への適性によって，用いるべきウイルスの種類は異なる．各ウイルスベクターの特徴を表10.2にまとめた．

◆アデノウイルス

アデノウイルス（adenovirus）は，非常に広範な動物や細胞の種類の分裂期または有糸分裂後の細胞へ感染できる．アデノウイルスは7.5〜30 kb（キロベース）のDNAコンストラクトを運搬できる．DNAはゲノムへ統合されないので，発現は数週から数カ月間と一過性である．神経細胞での高いレベルでの一過性発現には便利であるが，しばしば免疫反応や細胞死を引き起こす．

◆アデノ随伴ウイルス

アデノ随伴ウイルス（adeno-associated virus：AAV）は，自然界でも複製能力を欠失しており，その複製にはヘルパーウイルスを必要とするので，他のウイルス系統よりは安全である．AAVも分裂前と有糸分裂後の細胞へ感染できるが，アデノウイルスとは異なり，宿主のゲノムへ統合されるので，長期の遺伝子発現が可能である．AAVはまた，アデノウイルスよりも神経細胞に対する毒性が低いように見える．しかし，AAVの生産には多くの労力が必要で，運搬能力も約5 kbとアデノウイルスより劣る．

◆レンチウイルス

レンチウイルス（lentivirus）は，レトロウイルス（retrovirus）の一種で，DNAではなくRNAのゲノムをもっている．機能的な遺伝子産物をつくるために，このウイルスはRNAの鋳型からcDNAをつくる逆転写酵素をもっている（9章）．細胞がエンドサイトーシスでレンチウイルス粒子を取り込むとRNAが放出され，逆転写酵素がcDNAをつくる．DNAは核へ移行し，そこで宿主ゲノムと統合される．

レトロウイルスのほとんどは，分裂中の細胞にだけ感染するため，神経発達の研究や細胞運命の研究には便利である．しかしレンチウイルスは，分裂期の細胞のみならず，神経細胞のような有糸分裂後の細胞にも感染できるので，神経科学の実験に幅広く使用されている．レンチウイルスは，HIVウイルスに基づいており，8 kbの遺伝子を運ぶことができる．DNAはゲノムへ統合されるので，レンチウイルスによる導入も長期の発現を誘導できる．

◆単純ヘルペスウイルス

単純ヘルペスウイルス（herpes simplex virus：HSV）は，向神経性のウイルスで，自然界でも宿主細胞として神経細胞を標的とする．他のウイルスに比べて非常に大きなゲノムを有するので（100〜200 kb），長いDNA配列の導入が可能である．DNAは宿主ゲノムには統合しないが，DNAは細胞内に安定して留まるので，長期（月〜年）の発現をもたらす．HSVの欠点は，大きなサイズゆえに操作が難しいこと，細胞に対し毒性があることである．また感染力が高いので安全性に対する懸念もある．

10章のまとめ

本章では，DNA配列を細胞へ導入する方法について概説した．細胞の種類や細胞の環境といったさまざまな条件，実験の目的によって，いろいろな方法が選ばれる（表10.3）．培養細胞の実験には，化学的導入法，エレクトロポレーション，ウイルスによる方法すべてが適用できる．成熟した動物への in vivo でのDNA導入には，ウイルスによる導入法が最も効率的である．ここまでDNAの導入方法について理解したので，11，12章では，生物のゲノムを操作する方法に焦点をあてていく．

表10.3 遺伝子導入法の選択

環境	考慮事項	通常用いられる遺伝子導入法
生きている動物の神経系細胞	脳の細胞は，ほとんどの形質移入法に耐性があることで知られている．	エレクトロポレーション，ウイルス
脳スライスの細胞	遺伝子導入は速く効率的でなくてはならない．また厚い組織を貫通する必要がある．	エレクトロポレーション，遺伝子銃法
分散培養の細胞	数千数万の細胞へ形質移入・形質導入するには，遺伝子導入法は高効率かつハイスループットでなければならない．	エレクトロポレーション，遺伝子銃法，化学的形質移入，ウイルス
単一の細胞	細胞は，胚から抽出したものや新しく受精した卵のように希少である．細胞一つ一つに効率的にDNAを導入するために注意が払われる．	マイクロインジェクション，エレクトロポレーション

·········· 文献紹介 ··········

▼書　籍

Twyman, R. M. (2005). *Gene Transfer to Animal Cells*. Garland Science/BIOS Scientific Publishers, Abingdon, Oxon, UK.

▼総　説

Bonetta, L. (2005). The inside scoop-evaluating gene delivery methods. *Nat Meth* **2**, 875-883.

Luo, L., Callaway, E. M. & Svoboda, K. (2008). Genetic dissection of neural circuits. *Neuron* **57**, 634-660.

Washbourne, P. & McAllister, A. K. (2002). Techniques for gene transfer into neurons. *Curr Opin Neurobiol* **12**, 566-573.

▼原著論文：文献からの興味ある例

Kitamura, T., Feng, Y., Kitamura, Y. I., Chua, S. C., Jr., Xu, A. W., Barsh, G. S., Rossetti, L. & Accili, D. (2006). Forkhead protein FoxO1 mediates Agrp-dependent effects of leptin on food intake. *Nat Med* **12**, 534-540.

Kohara, K., Kitamura, A., Morishima, M. & Tsumoto, T. (2001). Activity-dependent transfer of brain-derived neurotrophic factor to postsynaptic neurons. *Science* **291**, 2419-2423.

Pekarik, V., Bourikas, D., Miglino, N., Joset, P., Preiswerk, S. & Stoeckli, E. T. (2003). Screening for gene function in chicken embryo using RNAi and electroporation. *Nat Biotechnol* **21**, 93-96.

Tabata, H. & Nakajima, K. (2001). Efficient in utero gene transfer system to the developing mouse brain using electroporation：visualization of neuronal migration in the developing cortex. *Neuroscience* **103**, 865-872.

Wilson, S. P., Yeomans, D. C., Bender, M. A., Lu, Y., Goins, W. F. & Glorioso, J. C. (1999). Antihyperalgesic effects of infection with a preproenkephalin-encoding herpes virus. *Proc Natl Acad Sci USA* **96**, 3211-3216.

▼プロトコール

Lappe-Siefke, C., Maas, C. & Kneussel, M. (2008). Microinjection into cultured hippocampal neurons：a straightforward approach for controlled cellular delivery of nucleic acids, peptides and antibodies. *J Neurosci Methods* **175**, 88-95.

O'Brien, J. & Lummis, S. C. (2004). Biolistic and diolistic transfection：using the gene gun to deliver DNA and lipophilic dyes into mammalian cells. *Methods* **33**, 121-125.

Walantus, W., Castaneda, D., Elias, L. & Kriegstein, A. (2007). In utero intraventricular injection and electroporation of E15 mouse embryos. JoVE. 6. http://www.jove.com/index/details.stp?id=239, doi：10.3791/239

11

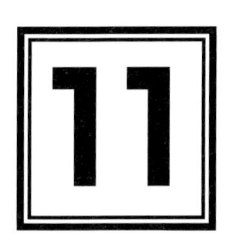

トランスジェニック生物の作製と使用
Making and Using Transgenic Organisms

11章のねらい
◎使用する導入遺伝子の説明と分類
◎遺伝子導入DNAコンストラクトに必要な要素
◎バイナリー遺伝子導入発現システムの利点と使用
◎トランスジェニック生物作製の手順

11章で紹介する研究方法
◎神経科学分野における一般的な導入遺伝子：レポーター遺伝子，神経細胞の除去に用いられる遺伝子，神経活動の測定に用いられる遺伝子，神経活動の操作に用いられる遺伝子，内在性遺伝子の機能阻害に用いられる遺伝子
◎バイナリー遺伝子導入システム：Gal4/UAS, Cre/lox, Flp/Frt, Tet-off/Tet-on
◎トランスジェニック生物の作製：マウス，ショウジョウバエ，線虫

現代の驚異的な遺伝子工学の技術を駆使すると，ある生物種の遺伝子を他の生物種のゲノムの中へ組み込むことができる．地球上の生物多様性はきわめて多くの遺伝子をもたらしているが，遺伝子の多様性は，生物が地球上のユニークな生態的地位で生存できるようにしているだけではなく，研究者が神経系の機能や構造を研究するのにも役に立っている．たとえば，オワンクラゲは遺伝子の進化によって生物発光の能力を獲得したが，**緑色蛍光タンパク質**（green fluorescent protein：GFP）として知られるこの遺伝子は，神経系の機能や構造を調べる数多くの研究で用いられている．いろいろな種で進化した遺伝子，たとえば，ホタルの**ルシフェラーゼ**（luciferase），単細胞藻の**チャネルロドプシン2**（channelrhodopsin-2），大腸菌の*lacZ*，昆虫の**アラトスタチン受容体**（allatostatin receptor）は神経系の可視化や機能操作に役立っている．このような遺伝子を生物の一生のうち特定の時期に特定の細胞へ発現させることが，遺伝子工学技術によって可能になった．こうして遺伝的にコードされた安定発現ツールを用いて，特定の神経細胞や神経回路を詳細に研究することができる．

通常はその遺伝子をもたない動物に，発現させた遺伝子を**導入遺伝子**（transgene）といい，この外来DNAをもつことになった動物を**トランスジェニック生物**（transgenic organism，**遺伝子導入生物**）という．本章では，最新の神経科学研究で用いられる一般的な導入遺伝子について概述し，このような遺伝子を特定の時期に特定の細胞に限定して発現させる方法について解説する．さらに，マウス，ショウジョウバエ，線虫などのモデル生物でトランスジェニック生物を作製する方法についても述べたい．ゲノムから遺伝子を除去するのに用いる遺伝子ターゲッティング法に

11.1 導入遺伝子

今や数百にも及ぶ導入遺伝子が，さまざまな実験的な疑問に答えるために使用されている．導入遺伝子を胚や受精卵へ注入し，動物のトランスジェニック系統を作製すると，その導入遺伝子は子孫の世代へと受け継がれる．導入遺伝子は，脳の領域や細胞へ直接導入することもできる（10章）．すべてを網羅してはいないが，おもな導入遺伝子を表11.1にまとめた．

◆レポーター遺伝子

タンパク質産物によって，特定のタンパク質，細胞の種類や回路の場所を知ることのできる遺伝子を**レポーター遺伝子**（reporter gene）という．これを単独で用いた場合，特定の遺伝子の発現パターンを示すことができる．他の導入遺伝子と組み合わせて用いると，別の導入遺伝子の発現が成功したことを示したり，両方のコンストラクトを発現している細胞を標識できたりする．

レポーター遺伝子として最も広く用いられているのは，GFPおよびその類縁体である．ある細胞に特異的なプロモーターの制御下にGFPを配置すると，GFPはその細胞を標識するので，引き続く実験（電気生理，共局在実験，培養での細胞の同定など）が容易になる．GFP以外に，赤色蛍光タンパク（RFP），青色蛍光タンパク（CFP），黄色蛍光タンパク（YFP）といったいろいろなスペクトル特性の蛍光タンパクが存在している．

蛍光タンパク質を操作すると，細胞内タンパク質や細胞内小器官を標識できる．たとえば，対象のタンパク質をコードする遺伝子にGFPを取り付けると，そのタンパク質の場所や発現，移動を*in vitro*で研究できる．蛍光タンパク質に特定の配列を付加すれば，細胞膜のような細胞の一部分に局在させることもできる．このような膜に結合する蛍光レポーターは，軸索や樹状突起をトレースするのに便利である．

表11.1 一般に用いられる導入遺伝子の例

	導入遺伝子の種類	有用性	例
レポーター遺伝子	蛍光タンパク質	細胞や細胞内構造，組織の場所の標識	緑色蛍光タンパク質（GFP）と他色の類縁体
	神経結合を追跡するための蛍光タンパク質	蛍光タンパク質に膜移行タグを付加することで，蛍光タンパク質が膜へ結合する	ファルネシル化GFP，ミリストイル化GFP
	生物発光タンパク質	生化学反応の副産物として光を発するタンパク質	ルシフェラーゼ
	非発光性タンパク質	解剖学的な処理後に，発現した神経細胞を標識するためのタンパク質	lacZ，アルカリフォスファターゼ
細胞死を引き起こす遺伝子	毒素	発現したすべての神経細胞を殺す	アタキシン
	毒素受容体	脳に毒素が投与されたときに，受容体を発現した細胞だけが死ぬ	ジフテリア毒素受容体
神経活動を測定するための遺伝子	カルシウム指示	異なる濃度のCaイオンに反応して，蛍光を変えるセンサー	ペリカム，カメレオン，カンガルー，TN-L15
	電位センサー	膜電位の変化に反応して蛍光を変えるセンサー	FlaSh，Flare，VSFP1，VSFP2，SPARC
	シナプス活動センサー	シナプス小胞膜融合の変化に反応して蛍光を変えるセンサー	シナプトフルオリン（Synapto-pHluorion）
神経活動の活性化を誘導するための遺伝子	光遺伝学	光によって刺激されたとき，細胞を脱分極させる膜結合型チャネル	チャネロドプシン2（ChR2）
	リガンド結合型受容体	リガンド投与時に細胞を脱分極させるリガンド開閉型イオンチャネル	カプサイシン受容体（TRPV1）
神経活動の抑制を誘導するための遺伝子	光遺伝学	光刺激時に細胞を過分極させる膜結合型のポンプ	ハロロドプシン（NpHR）
	リガンド結合型受容体	リガンド投与時に細胞を過分極させるリガンド開閉型イオンチャネル	アラトスタチン受容体（Alstr）
	シビレ変異体	ある温度でシナプス伝達を阻害するショウジョウバエのシビレ遺伝子（ダイナミン）の温度感受性変異体	Shi^{ts}

lacZ も，多くの研究者が用いているレポーター遺伝子である．*lacZ* は，βガラクトシダーゼをコードする細菌遺伝子である．この酵素は，基質であるX-galと反応して濃紺の産物をつくり出す．したがってX-galで組織学的に処理した標本で，*lacZ* は遺伝子発現の信頼できるレポーターとなる．

◆**神経細胞の除去に用いる遺伝子**

歴史的に神経科学の中心にあったのは損傷研究で，ある脳機能や行動に対する特定の神経細胞の集団や脳領域の必要性を調べたり，特定の神経サブタイプの死を伴うヒトの病気（たとえばパーキンソン病）のモデルを立てたりしてきた．しかし物理的・薬理的方法による神経の破壊除去は，損傷の特異性や脳の統合性に対する懸念を拭い去ることができない．しかし今や遺伝子導入技術によって，遺伝的に定義された特定の神経サブタイプを標的とした傷害が可能となった．遺伝的な除去は，**アタキシン**導入遺伝子を用いて行うことができる．アタキシン遺伝子はそれを発現した神経細胞をすべて殺す毒素をコードしている．ジフテリア毒素受容体のように，毒素の受容体をコードする導入遺伝子を用いることもできる．ジフテリア受容体は，脳にジフテリア毒素が注入されたときのみ神経細胞にとって有害である．受容体を発現しない神経細胞はジフテリア毒素に対する感受性がない．毒素そのものをコードする遺伝子のかわりに毒素受容体をコードする遺伝子を用い，毒素注入によって除去のタイミングを制御することで，動物の一生のあらゆるタイミングで神経細胞を除去できる．

◆**神経活動の測定に用いる遺伝子**

カルシウム動態や膜電位のイメージングによる神経活動の測定方法については7章で述べた．導入遺伝子がコードするペリカムやカメレオンといったカルシウム指示タンパク質，FlaSH のような膜電位指示タンパク質によって，特定の種類の細胞の神経活動に標的を絞った観察が可能となった．この特異性こそが，領域内のすべての神経細胞を標識してしまう染色色素を上回る有利な点である．

◆**神経活動の操作に用いる遺伝子**

神経活動は，電気刺激や薬理学的な阻害など，遺伝的な方法以外でも操作できる．しかしそのような方法は，望んだ種類の細胞を効率的に刺激できなかったり，すべてを抑制してしまったり，また望まない種類へも影響を及ぼすことがある．一方，神経活動の活性化や抑制を起こす導入遺伝子は，遺伝的に細胞をねらい撃ちにし，導入遺伝子を発現しない細胞には影響しないので，このような問題を解決できる．これらの導入遺伝子は，光制御性かリガンド依存性のチャネルであり，神経活動を選択的に刺激または抑制できる．

神経活動を操作するための，光制御性の導入遺伝子については7章で述べた．単細胞藻類に由来する**チャネロドプシン2**（channelrhodopsin-2：ChR2）は陽イオンチャネルで，青い光刺激に反応して神経細胞を脱分極させる．ChR2 は細胞特異的なプロモーターの下流に配置できるので，いろいろな種類の神経細胞のまじった集団に青い光を照射すると，その中の特定の種類の細胞だけを刺激できる．遺伝的にコードされた膜結合型塩化物イオンポンプの**ハロロドプシン**（halorhodopsin：NpHR）は，黄色い光刺激に反応して神経細胞を過分極させる．この導入遺伝子を用いると，単一の活動電位や持続した神経発火を抑制することができる．

遺伝的にコードされた導入遺伝子を用いて神経活動を操作する他の方法として，本来発現しない動物の脳領域にリガンド依存性チャネルを発現させることもある．たとえば，**カプサイシン受容体**（capsaicin receptor）はカプサイシンへの曝露に反応して神経細胞を脱分極させる．このチャネルはハエや他の無脊椎動物には発現していないので，カプサイシンへの曝露はこの受容体を発現した細胞だけを脱分極させる．同様の方法によって，リガンドの存在下で神経細胞の活動を抑制したり過分極させたりすることもできる．昆虫のアラトスタチン受容体は哺乳動物には発現していないので，この受容体を哺乳動物の脳に発現させ，アラトスタチンを投与すると，遺伝的に標的とされた神経細胞の集団は不活性化される．アラトスタチンの作用は可逆的で，リガンドが実験系から除去されると消失する．

◆**内在性遺伝子の機能阻害に用いる遺伝子**

マウスでは遺伝子ターゲッティングの手法で，遺伝子をゲノムからノックアウトできる（12章）．この技術はマウスでのみ可能であり，現在のところ他のモデル生物には適用できない．しかし，内在性遺伝子やタンパク質の機能の阻害は，導入遺伝子技術を用いた他の二つの方法で可能である．**ドミナントネガティブ**

（dominant negative，優性阻害）の導入遺伝子産物を過剰発現させると，タンパク質の機能を直接阻害できる．一方，**RNA 干渉**（RNA interference：RNAi）では，タンパク質へ翻訳される前の mRNA を標的として遺伝子発現を阻害できる．ドミナントネガティブと RNAi については 12 章で述べるが，トランスジェニック生物に関連して理解しておくことは有意義である．なぜなら，他の遺伝子のはたらきを阻害するこれらの導入遺伝子の発現は，トランスジェニック技術によって可能となるからである．現在ノックアウトマウス作製と同様の方法で「ノックアウトショウジョウバエ」をつくることはできないが，かわりにドミナントネガティブコンストラクトや RNAi コンストラクトの発現によって対象遺伝子を効果的に阻害して，タンパク質の機能を阻害したトランスジェニックハエをつくることができる．

◆内在性遺伝子の過剰発現と異所性発現

研究室によっては，内在性遺伝子を過剰発現させたトランスジェニックマウスや，通常は発現していない細胞に遺伝子を発現させたトランスジェニックマウスを作製している．たとえば，対象遺伝子を通常よりも高いレベルで発現させる機能獲得実験を想定しよう．このためには，バックグラウンドとなるノックアウト系統に遺伝子を過剰発現させ，遺伝子機能が回復することを示せばよい．かわりに，遺伝子の発現によって普段は存在しない特別な機能が誘導できることを示してもよい．たとえば，細胞表面の受容体をコードする遺伝子が，別の脳領域からの軸索の誘導に重要であるという仮説を検証するとしよう．本来の標的ではない細胞にこの受容体が存在すると軸索が間違った領域へ誘導されるかどうかは，いろいろな種類の細胞に受容体を発現したマウス系統を用いて，確かめることができる．

ここまでは，一般的な導入遺伝子について概略した．続いて，導入遺伝子コンストラクトを作製し，動物のゲノムへ外来性 DNA を組み込む方法について見ていこう．

11.2 導入遺伝子コンストラクト

トランスジェニック生物作製の第一段階は，組換え DNA 技術（9 章）を用いた導入遺伝子コンストラクトの作製である．このコンストラクトには，導入遺伝子をコードする DNA 配列と，遺伝子発現に必要な**プロモーター**（promoter）配列が含まれていなければならない（図 11.1）．ゲノムに遺伝子を挿入するだけでは，発現はおこらない．DNA が mRNA に翻訳されるには，内在性の細胞機構によってプロモーターが認識されなければならない．

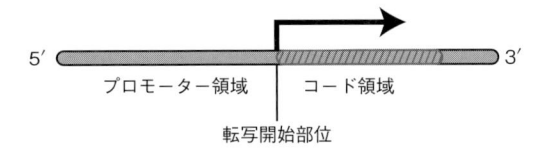

図 11.1 一般的な導入遺伝子コンストラクト
コンストラクトは，導入遺伝子（コード領域）とプロモーター領域から構成される．

遺伝子発現は，特定の細胞や組織に，また特定の時期に限定されるようプロモーターによって制御されている．たとえば，ヒトの体のすべての細胞はチロシン水酸化酵素（TH）をコードする遺伝子をもっている．しかし，この遺伝子の発現は，脳の一部の神経細胞に限られている．TH 遺伝子のプロモーターは，**転写因子**（transcription factor）と，その神経細胞だけにある TH の転写に必要な調節タンパクを必要とするからである．したがって，TH 遺伝子の発現に必要なプロモーター領域を含む導入遺伝子コンストラクトを用いると，普段から TH を発現している細胞集団に特異的にその導入遺伝子を発現させることができる．脳細胞すべてに発現している内在性遺伝子のプロモーターは，導入遺伝子をすべての脳細胞に発現させるのに使用できる．特定の細胞の種類に発現している遺伝子のプロモーターは，導入遺伝子をその細胞だけに発現させるのに使うことができるのである．

プロモーター配列は，制御している遺伝子のすぐ上流に存在するように描かれることが多い（図 11.1）．しかし，とくに哺乳類ではこの通りではない．対象遺伝子の駆動に必要なプロモーター領域は，遺伝子の数千塩基対，あるいは数十万塩基対上流に位置することがある．遺伝子のコード領域に挟まれた**イントロン**（intron）中に存在しているかもしれないし，さらには遺伝子のコード配列の下流にさえ位置しうる．こうした事実は，導入遺伝子の発現を駆動するためのプロモーターに制約を課す．一方，無脊椎動物のモデル生物では，プロモーターは多くの場合，制御している遺伝子の上流に位置しているため，特定の種類の細胞を標的としたプロモーターの使用が容易である．

哺乳動物のプロモーターは単離して導入遺伝子コンストラクトの中に配置するのが難しいため，研究室によってはトランスジェニックマウス作製にはBACコンストラクト（BAC construct）を使用する．BACとはバクテリア人工染色体（bacterial artificial chromosome）を意味し，遺伝子ライブラリーや哺乳類DNA配列のクローン化に使われる150〜200 kbの大きなベクターである（9章）．BAC内には，ゲノムのいかなる遺伝子をも，両側に50〜100 kbのゲノム配列がつながった状態で配列させることができる．導入遺伝子コンストラクトは，BAC中の内在性遺伝子の**転写開始部位**（transcriptional start site）に導入遺伝子を挿入するか，内在性遺伝子と置換するかして作製できる．導入遺伝子は，BAC内でプロモーターに対して内在性遺伝子が存在したのと同じ場所に配置されることになる．この技術の制約は，通常は3〜10 kbの長さの他の発現ベクターに比べてBACは大きいため，BACでの組換えDNAが難しいことである．

小さな発現ベクターとBACのどちらでも，DNAコンストラクトは環状DNAベクター内に作製される．しかしトランスジェニック動物を作製する細胞に導入遺伝子を注入する際には，DNAは制限酵素で線状にし，ベクターからプロモーター-導入遺伝子領域を切り離す．これはプロモーター-導入遺伝子領域が線状の断片としてゲノムへ統合されるのを助けるとともに，ベクターに存在するかもしれない抗生物質抵抗遺伝子のような不必要なコード配列を破棄するのにも役立つ．

導入遺伝子は通常ゲノム中のランダムな場所に統合される．統合の活性度合を見ると「ホットスポット」のように見えるあるゲノム領域が存在するが，12章で述べる遺伝子ターゲッティング法を使わない限り，通常はどこに導入遺伝子が統合されるかを制御できない．このようなランダムな統合な結果として，**位置効果**（position effect）が生じ，導入遺伝子の発現パターンに影響する．導入遺伝子がゲノム上で着地した場所に依存して，近傍の遺伝子や調節配列の発現レベルや発現パターンが変わるかもしれない．ゲノムへ統合される導入遺伝子のコピー数も，導入遺伝子発現のパターンとレベルを変える要因となる．したがってトランスジェニック生物では，導入遺伝子が望んだ種類の細胞に発現しているかを注意深く評価しなければならない．導入遺伝子の発現を駆動するのに，特定のプロモーターを使うだけでは，導入遺伝子が望んだ種類の細胞に発現している保証は得られない．

11.3 バイナリー遺伝子導入システム

トランスジェニック動物をつくるもっとも単純な方法は，ここまでで述べたような単一DNAコンストラクトの使用であり，この場合プロモーターが直接導入遺伝子の発現を調節する．それにかわる方法が**バイナリー遺伝子導入システム**（binary expression system）で，複数のコンストラクトを用いることで，導入遺伝子の空間的時間的な発現をいっそう細かく制御できる（図11.2と表11.2）．このためには，2種類のトランスジェニック動物の系統をつくる．各系統は必要なコンストラクトの片方を発現しており，これらの系統を掛け合わせて，両方のコンストラクトを発現する子孫を得る．このようなより柔軟な発現システムには，多くの利点がある．最大の利点は，導入遺伝子発現の時期や場所を制御できるようになることである．また，導入遺伝子の組み合わせや混合で，新規導入遺伝子コンストラクト作製の時間や労力を省くことができる．

◆ Gal4/UASシステム

Gal4/UASシステムは，おもにショウジョウバエで用いられるバイナリー発現システムだが，マウスやゼブラフィッシュにも適用されている．一つめのコンストラクトでは，細胞に特異的なプロモーターによってGal4をコードする遺伝子の発現が駆動される．Gal4は，酵母に発現する転写因子である．二つめのコンストラクトでは，**上流活性化配列**（upstream activation sequence：UAS）といわれるプロモーターによって対象の導入遺伝子が調節されている．Gal4タンパク質がUAS配列に結合すると，導入遺伝子が高レベルで発現する（図11.2A）．したがって，導入遺伝子はGal4を調節するプロモーターをもつ細胞のみに発現することになる．

導入遺伝子をGal4を調節しているプロモーターの直接の制御下に配置しないことには二つの理由がある．第一に，UASは内在性のプロモーターよりもはるかに高いレベルで導入遺伝子を発現させるので，Gal4/UASコンストラクトは高レベルの遺伝子発現を可能とする．第二に，ゲノムにGal4が組み込まれたショウジョウバエ系統は今や数百系統も存在し，またUASが特定の導入遺伝子を駆動する多数のコンスト

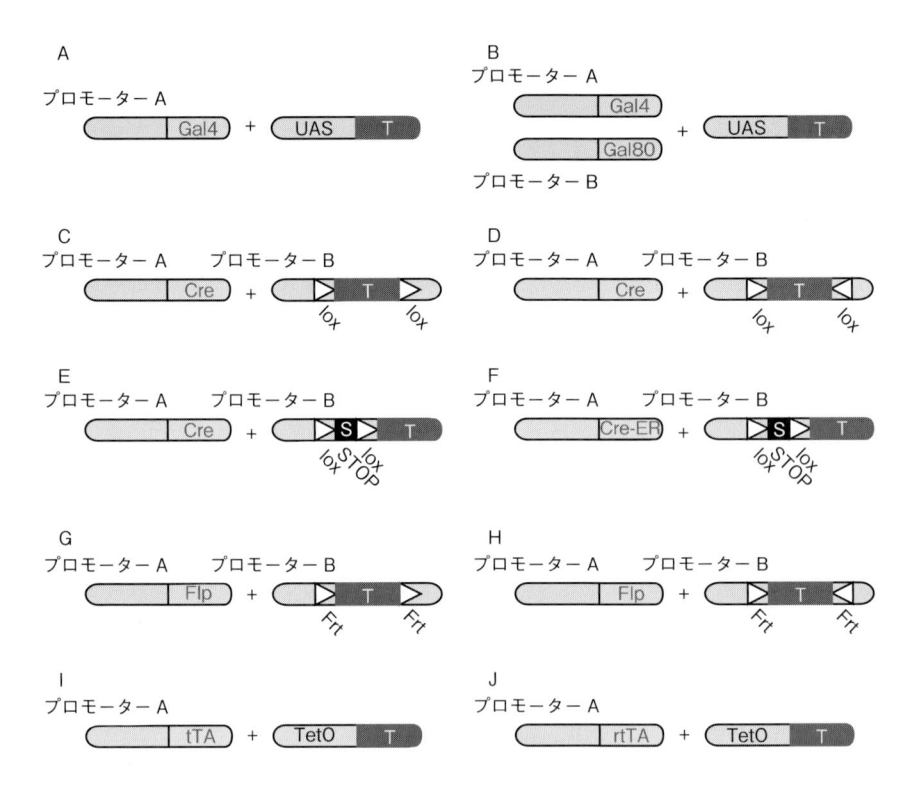

図11.2　バイナリー発現システム

このシステムでは複数のコンストラクトを用いて，空間的時間的に導入遺伝子の発現を制限する．(A) Gal4/UAS システム．プロモーター A は転写因子 Gal4 の発現を誘導する．Gal4 は UAS に結合し，導入遺伝子 T の発現を活性化する．したがって，T の発現はプロモーター A によって間接的に制御される．(B) Gal4/Gal80/UAS システム．(A) と同様，プロモーター A が Gal4 の発現を誘導し，Gal4 が UAS と結合し，導入遺伝子 T の発現を活性化する．プロモーター B は Gal80 の発現を誘導し，Gal80 は Gal4 を不活性化する．したがって，T はプロモーター A が活性化した細胞で発現するが，プロモーター B が活性化した細胞では発現しない．(C) Cre/lox システム．プロモーター A は Cre リコンビナーゼの発現を誘導し，プロモーター B は導入遺伝子 T の発現を誘導する．Cre は lox 部位を認識し，その部位内の DNA を除去する組換え反応を触媒する．したがって，T はプロモーター B が活性化している細胞で発現し，プロモーター A が活性化している細胞では発現しない．(D) lox 部位が逆向きの Cre/lox システム．互いに向き合った二つの lox 部位を認識すると，Cre は lox 部位間の DNA を再配置して，その DNA の向きを反転させる．導入遺伝子コンストラクトが逆向きにできている場合，Cre コンストラクトを用いて導入遺伝子を正しい向きに反転させることができる．したがって，T はプロモーター A と B 両方が活性化している細胞で発現する．(E) 停止部位の除去に使われる Cre/lox システム．Cre は導入遺伝子 T の発現を妨げる停止コドンの除去に使われる．したがって，T はプロモーター A と B が活性化している細胞で発現する．(F) プロモーター A は，エストロゲン受容体（ER）と融合した Cre リコンビナーゼを発現させる．ER は，タモキシフェンが投与されないうちは，Cre を細胞質へ隔離している．タモキシフェンは投与されると ER に結合し，Cre の細胞核への移行を誘導し，細胞核で Cre は導入遺伝子 T の発現を妨げている停止コドンを除去する．したがって，T はプロモーター A と B が活性化している細胞で，タモキシフェンが加えられたときにのみ発現する．(G) Flp/Frt システム．プロモーター A はフリッパーゼリコンビナーゼ（Flp）の発現を誘導し，プロモーター B は導入遺伝子 T の発現を誘導する．Flp は Frt 部位を認識し，Frt 部位間の DNA を除去する組換え反応を触媒する．したがって，T はプロモーター B が活性化している細胞で発現するが，プロモーター A が活性化している細胞では発現しない．(H) Frt 部位が逆向きの Flp/Frt システム．互いに向き合った二つの Frp 部位を認識すると，Flp は Frp 部位間の DNA を再配置して，その DNA の向きを反転させる．もし導入遺伝子コンストラクトが逆向きにつくられているならば，Flp コンストラクトは導入遺伝子を正しい向きに反転させるのに用いることができる．したがって，T はプロモーター A と B 両方が活性化している細胞で発現する．(I) Tet-off システム．プロモーター A は，テトラサイクリントランス活性化因子（tTA）タンパク質の発現を駆動する．tTA は tetO プロモーターに結合し，導入遺伝子 T の発現を活性化する．したがって，T の発現はプロモーター A によって間接的に制御される．ドキシサイクリンを投与により，tTA は可逆的に抑制される．(J) Tet-on システム．プロモーター A は逆テトラサイクリントランス活性化因子（rtTA）の発現を駆動する．ドキシサイクリンが存在しない限り，rtTA は tetO プロモーターと結合できない．したがってプロモーター A は，ドキシサイクリンが投与されたときのみ，導入遺伝子 T の発現を間接的に活性化する．

11.3 バイナリー遺伝子導入システム

表 11.2 バイナリー遺伝子導入システムにおけるプロモーター

バイナリー遺伝子導入システム	細胞・組織特異性を付与するプロモーター	研究対象遺伝子を直接制御するプロモーター
Gal4/UAS	Gal4	UAS
Gal4/Gal80/UAS	Gal4 と Gal80	UAS
Cre/lox	Cre	あらゆるプロモーターの使用が可能. lox 部位は DNA 組換えの場所を決定する.
Flp/Frt	Flp	あらゆるプロモーターの使用が可能. Frt 部位は DNA 組換えの場所を決定する.
tTA/tetO	tTA	tetO
rtTA/tetO	rtTA	tetO

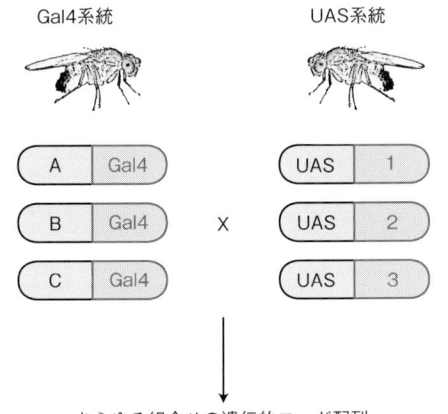

図 11.3 Gal4/UAS システムの利用

内在性のプロモーターによって細胞特異的に Gal4 転写因子の発現が誘導されるハエは，数百系統も作製されている．対象の導入遺伝子も，UAS 配列の制御下へ配置することが可能である．したがって，なんらかの Gal4 系統と UAS 系統を交配すれば，特定の細胞の種類に導入遺伝子を発現させることができる．このシステムは，ハエ以外にも，アフリカツメガエルやゼブラフィッシュといったモデル生物でも広く用いられている．

ラクトも存在する．したがって，ショウジョウバエの研究者コミュニティは全体として，多種多様な細胞に対して導入遺伝子を作製し導入する驚くべきほど効率的なシステムを構築している（図 11.3）．

Gal4/UAS は，別の酵母タンパク **Gal80** と組み合わせても用いられる．Gal80 タンパクは，Gal4 と結合しその活性を抑制する．したがって，二つめのプロモーター領域が Gal80 の発現を駆動できれば，導入遺伝子が発現する細胞をさらに限定できる（図 11.2B）．さらに Gal80 は温度感受性にもできる．Gal80^{ts}タンパクは，19℃で活性化しているが 30℃では活性化しない．したがって，Gal4/UAS システムを用いて特定の細胞に導入遺伝子を発現させ，温度制御によって Gal80^{ts}の発現を調節すれば，導入遺伝子の発現のタイミングを調節できる．

◆ Cre/lox システム

Cre/lox システムは，マウスで広く用いられている部位特異的な組換えシステムである．酵素 **Cre リコンビナーゼ**（Cre recombinase）は，P1 バクテリオファージに由来するもので，**lox 部位**という特定の 34 塩基対の DNA 配列を認識する．lox 部位は導入遺伝子の DNA 配列を挟み込むように付加される．このように lox 部位に挟み込まれた配列を「**フロックス化（floxed）**」された配列という．それぞれの lox 部位は中央を中心とした非対称配列なので，それぞれの配列には向きがある．Cre は lox 部位の配置に依存して DNA を処理するので，この方向性は重要である．

- Cre は，同方向に向いた二つの lox 部位の間の DNA 配列を削除する（図 11.2C）.
- Cre は，互いに逆を向いた二つの lox 部位の間の DNA 配列を反転する（図 11.2D）.

したがって，Cre/lox システムによって，トランスジェニックマウスにおいて複雑な DNA の再配置転換が可能となる．今や，細胞特異的なプロモーターによって調節される，多くの Cre 遺伝子導入系統が存在している．実際 NIH は，ゲノムの各遺伝子に対して Cre が発現するトランスジェニックマウスを作製するプロジェクト（GENSAT）を支援している．lox 部位と特定の遺伝子配列の様々な組み合わせによって，ユニークな実験が可能となる．たとえば，フロックス化による選択的な遺伝子発現の停止を可能としたトランスジェニックマウスを作製できる．導入遺伝子のすぐ上流に停止コドンを配置しておくと，通常，導入遺伝子の発現は妨げられる．もし二つの lox 部位が停止コドンを挟み込んでいたら，停止コドンは除去されるので，導入遺伝子は Cre を発現した細胞にのみ発現する（図 11.2E）.

Cre リコンビナーゼをコードする遺伝子を**エストロゲン受容体**（estrogen receptor：ER）遺伝子と融合することで，Cre/lox システムの時間的な制御も可能となった．エストロゲン受容体は，通常細胞質に局在しているが，リガンドが結合すると核へと移行する．Cre と融合した ER の配列は，内在性のエストロゲンよりも，エストロゲン拮抗薬の**タモキシフェン**

（tamoxifen）と選択的に結合するように改変されている．通常の状態では，Creエストロゲン融合タンパクは細胞質にとどめられていて，核内部のDNAのlox部位へ接近できない．しかし，マウスに投与されたタモキシフェンはCre-ERへ結合し，核への移動とDNAの組換えを誘導する．

　Creが触媒する配列の切り出しを時間的空間的に制御するには，10章で述べた遺伝子導入方法によってCre導入遺伝子を直接導入する方法もある．この場合，Cre導入遺伝子は，lox遺伝子を導入された配列をもつ動物へエレクトロポレーションやウイルス感染を通じて導入するか，培養細胞へは in vitro の遺伝子導入法で導入する．

◆ Flp/Frt システム

　Flp/Frt システムは，Cre/loxシステムと同様の部位特異的な組換えシステムである．酵母に由来する酵素**フリッパーゼリコンビナーゼ**（Flippase recombinase：Flp）は，**フリッパーゼ認識部位**（Flippase recognition target：Frt）という特定の34塩基対のDNA配列を認識し，同方向を向いたFrt部位どうしの間のDNAを除去するか（図11.2G），逆方向のFrt部位間のDNAを反転させる（図11.2H）．このシステムは，ハエとマウスで用いられる．

◆ Tet-off/Tet-on システム

　Tet-off/Tet-on システムは，ハエやマウスで，導入遺伝子発現のタイミングを制御する方法である．Tet-offシステムでは，プロモーターはテトラサイクリントランス活性化因子（tTA）というタンパク質の発現を駆動する．このタンパク質は，tetOオペレーターという別のDNA配列に結合し，これが導入遺伝子の発現を調節する．通常の状態では，tTAを調節するプロモーターが導入遺伝子の発現を制御している．しかし，抗生物質テトラサイクリンの誘導体である**ドキシサイクリン**（doxycycline）を餌に混ぜたり注射したりしてマウスに投与すると，ドキシサイクリンはtTAに結合し，tTAがtetOへ結合できなくする．このように，ドキシサイクリンの投与によって，導入遺伝子の発現を可逆的に抑制できるのである（図11.2I）．

　逆のはたらきをするのが，Tet-onシステムである．反転型のtTA（rtTA）だけがドキシサイクリンの存在下でtetOに結合できる．ドキシサイクリンを投与すると，導入遺伝子の転写が誘導される（図11.2J）．Tet-offシステムと同様，ドキシサイクリンの作用も可逆的である．

　このシステムは，その可逆性とタイミング制御の点だけでなく，導入遺伝子の活性化のレベルを制御できる理由からも一般的になってきた．Tet-offシステムでドキシサイクリンの投与量を増やすと，導入遺伝子の発現を減少させ，最終的には停止させる．Tet-onシステムでは，ドキシサイクリンの量を増していくと，導入遺伝子の発現はしだいに増加する．

11.4　トランスジェニック生物の作製

　組換えDNA技術によってつくられた導入遺伝子コンストラクトを子孫のゲノムへ統合するには，そのコンストラクトを新しく受精した卵へ導入しなければならない．本節では，マウス，ショウジョウバエ，線虫などでトランスジェニック生物を作製する手順について述べる．

◆ トランスジェニックマウスの作製

　トランスジェニックマウスの作製は，まず新しく受精した卵の核へ外来DNAを注入することから始まる．新しい卵の一部では，導入遺伝子がランダムにマウスゲノムへ組み入れられる．卵が胎生，生後の子孫へ生育した後，導入遺伝子は安定的に発現し，さらには将来の子孫へと受け継がれるかもしれない．研究者が自分自身で導入遺伝子コンストラクトを卵に注入することはまれで，コンストラクトをトランスジェニックマウスの生産に熟練したトランスジェニック動物の生産施設へ送る．ショウジョウバエや線虫とは逆に，

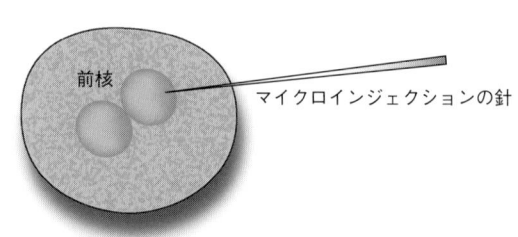

図11.4　導入遺伝子コンストラクトのマウスへの注入
トランスジェニックマウスを作製するには，新しく受精された卵の中の片方の前核に導入遺伝子コンストラクトをマイクロインジェクションする．

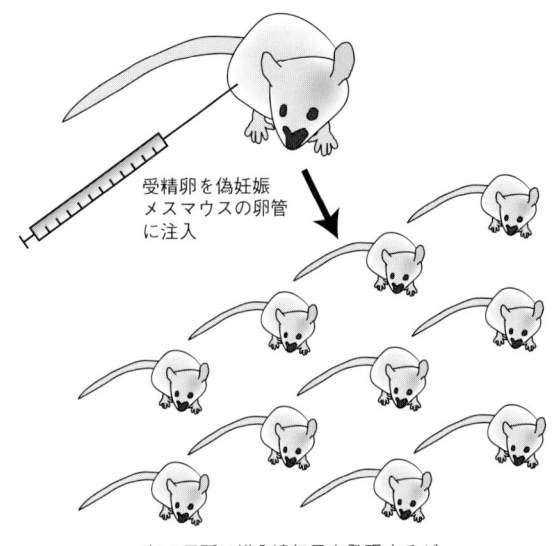

図11.5 トランスジェニックマウス作製における胚の注入
導入遺伝子コンストラクトを胚に注入したら，次にその胚を偽妊娠状態のメスマウスの卵管へ注入する．メスは通常6〜10匹の子を出産する．しかし，子孫のうち導入遺伝子を発現しているのは，通常は約1/3である．

多い．
　これらの遺伝子導入された子孫は，マウスの新しい系統の第一世代を代表するため，**初代動物**（founder）といわれる．しかしすべての子孫で導入遺伝子がうまく組み込まれているわけではなく，また望んだ細胞や組織で導入遺伝子を発現していないかもしれない．したがって，マウスが生まれた後，サザンブロットやPCR（9章）による遺伝子型解析を行って，マウスに導入遺伝子が組み込まれたかを検証する必要がある．サザンブロットは，導入遺伝子のコピー数を調べ，導入遺伝子配列の完全性を確認するために必要である．しかし尾から採取したゲノムのPCRも，導入遺伝子が存在するかどうかを確認するには手早い方法であり，子孫の遺伝子型解析では標準的な方法となっている．遺伝子導入がネガと判定されたマウスは廃棄される．遺伝子導入がポジと判定されたマウスは，野生型と交配して，子孫を研究に利用する．これらのマウスでは導入遺伝子の存在が系統的に調べられ，適切な組織に遺伝子が発現しているかを厳密に確かめられる．導入遺伝子のコピー数やゲノムへ統合された領域は発現パターンに影響するため，複数の初代動物系統の解析が行われる．導入遺伝子マウスの生産とこのような

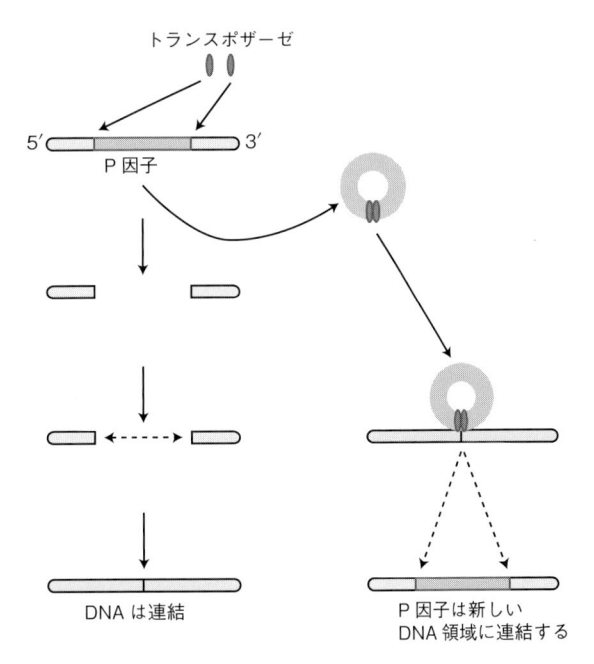

受精したてのマウス卵の維持とそこへの注入は技術的に難しいため，多くの研究室は外部委託を選ぶ．
　導入遺伝子コンストラクトは，直線のDNA断片の形で，新しく受精したマウスの卵の雄性**前核**（pronucleus）へ注入する（図11.4）．前核とは，卵または精子の一倍体の核で，核どうしが融合する前の受精卵中に存在している．外来DNAのゲノムへの挿入が起こるのはこの段階である．胚は1細胞の発達段階なので，組み込まれた遺伝子は複製されると，大人の動物ではほぼすべての細胞にいきわたる．導入遺伝子が次世代に引き継がれるには，生殖細胞系（卵または精子）に組み込まれていなければならない．
　導入遺伝子を注入された胚は，続いて，**偽妊娠**（pseudopregnant）マウスへ注入される（図11.5）．偽妊娠とは，実際には妊娠していないが，生殖不能な雄との交配によって妊娠したと思わせるようにしかけられた状態をいう．偽妊娠によってホルモンや生理的な変化が誘導され，胚から胎仔への発達がおきる．マウスは引き続き胎仔を妊娠し，トランスジェニックマウスが誕生する．遺伝子導入施設ごとにいろいろな方法が用いられているが，2〜4匹の偽妊娠動物を用いて20〜30匹の遺伝子組換えの子孫を得られることが

図11.6 P因子
トランスポゾン酵素はP因子をゲノム（ゲノムもしくは導入遺伝子コンストラクト）から切り出し，ゲノムの新しい場所へ挿入する．

評価には，受精，妊娠，発達，研究室における遺伝型表現型の解析を含めて，通常6〜9カ月を要する．

◆トランスジェニックショウジョウバエの作製

トランスジェニックショウジョウバエの作製には，**トランスポゾン**（transposons, **転位因子**）という特殊な内在性DNAを利用する．この因子はゲノム中である部位から別の部位へと移動できる．この可動性の遺伝的配列は，ゲノム内では唯一の適切な標的をもち，それ自身をゲノム中のランダムな場所へ挿入できる．転位（transposition）では，トランスポザーゼ（transposase）という酵素がトランスポゾンの端にある特定のDNA配列に作用し，それを両端のDNAから切り離し，新しい標的DNAの部位へ挿入する．

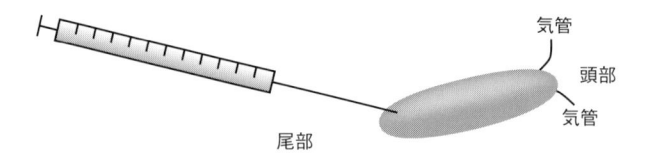

図11.7 導入遺伝子コンストラクトのハエへの注入
トランスジェニックハエの作製には，導入遺伝子コンストラクトをショウジョウバエ胚の尾部の端へ注入する．

BOX 11.1　ハエ遺伝学の「恐るべき威力」

ショウジョウバエ研究における遺伝学技術の蓄積は，恐るべきものといえる．ハエはどのようしてこのような扱いやすいモデル生物になったのだろうか．マウス，線虫や他の生物もまた遺伝子導入技術を用いるための立派なモデル生物ではないのだろうか．

それは，ハエには遺伝学的ツールの独特のコレクションがあるからだけではなく，過去数十年にもわたってその遺伝的技術を検証発展させてきた献身的な数千人の研究者のコミュニティを擁していることによる．モデル生物としてのショウジョウバエの利点を考えてみよう．

- 比較的短い世代時間（室温で約10〜11日）．研究者は数週間のうちに新しいトランスジェニックハエを作製し研究できる．
- 高い繁殖力： 受精の後，メスは数百もの卵を産む．
- ショウジョウバエストックの飼育維持には，場所と装置をほとんど必要としない．複数の導入遺伝子ハエや変異ハエの系統を，研究室では非常に安価なコストで研究できる．
- ショウジョウバエは，感覚や運動を直接調べる行動のみならず，依存症，睡眠，サーカディアンリズム，記憶学習，求愛行動を含む多くのいろいろな行動の研究に利用できる．ハエはまた，パーキンソン病，ハンチントン病，脊髄小脳失調やアルツハイマー病ヒトの疾病のモデルとしても使われる．
- プロモーターやエンハンサー領域の性質がよく調べられているので，非常に限定した種類の細胞を標的とした遺伝子導入が行える．
- 長年ハエの研究者コミュニティは，Gal4/UASシステムを発展させてきた．これは，いろいろな種類の細胞へいろいろな導入遺伝子を駆動するための秀でたツールである．数百ものGal4とUASの系統をだれもが利用できるので，独自の標的コンストラクトがなくても，このバイナリーシステムを用いれば，研究者は特定の導入遺伝子を特定の種類の細胞へと導入できる．
- Gal80コンストラクトをGal4/UASシステムに付加するような他の遺伝的トリックによって，研究者はハエのライフサイクルの中の特定の時期に導入遺伝子を発現させることができる．

以上のような利点によって，研究者たちはユニークな実験を行うことができる．もちろん，認知能力が限られていることや，哺乳動物とは脳の構造が大きく異なっていることなど，ショウジョウバエには相対的な欠点もある．しかし，多数の遺伝的な技術の組み合わせ，短い繁殖時間，高価でない維持コストや熱心な研究者コミュニティのすべては，ショウジョウバエの脳研究が神経科学に大きな利益をもたらしている理由を物語っている．

ショウジョウバエで，最もよく使われるトランスポゾンは，P因子（P element）と呼ばれる．トランスジェニックハエの作製は，ショウジョウバエP因子の二つの末端配列の間へDNAコンストラクトを挿入することから始める（図11.6）．末端配列は，P因子トランスポザーゼが存在するときに，P因子がショウジョウバエ染色体への統合を可能とする．トランスポザーゼをコードする遺伝子を含む別のプラスミドと一緒に，導入遺伝子コンストラクトを非常に若いハエの胚へ注入する（図11.7）．この手技が正確に行われれば，導入された遺伝子は転位して生殖細胞へ入る．

トランスジェニックハエは短時間で作製でき，特定のタイミングで特定の細胞へ導入遺伝子を発現できるので，ショウジョウバエは神経系の研究で非常によく使われるすぐれたモデル生物となった（BOX 11.1）．実際，哺乳動物の行動や病気を研究している研究者たちも，特定の遺伝子やタンパク質に対しての知識を深めるために，ハエを遺伝的モデルとして使い続けている．そこで得られた知識が，哺乳動物モデルを用いたその後の研究に応用されるのである．

◆トランスジェニック線虫の作製

線虫（C. elegans）での遺伝子導入技術は，概念的にはハエの技術と似通っている．重要な違いは，線虫は雌雄同体であり，自分自身の受精卵をもつ能力があることである．導入遺伝子は，若い雌雄同体の成体の生殖腺へ胚の分裂時に注入する．生殖腺は，線虫の背側にそって存在し，訓練を積むと研究者はこのような注入を行うことができるようになる（図11.8）．導入遺伝子は，染色体外の配列として運ばれるが（その場合，線虫は必ずしも遺伝子を次の世代へ引き継がない），線虫にγ線か紫外線を照射すると，導入遺伝子が染色体に組み込まれ，導入遺伝子の発現が安定化しばらつきが減少する．

遺伝子導入の成功を確認するため，しばしば標識が同時に注入される．この標識によって，トランスジェニック動物の同定が容易になる．たとえば，導入遺伝子は，GFPをコードする別のコンストラクトと一緒に注入できる．対象の導入遺伝子との相互作用を避けるために，同時に注入する標識は，対象遺伝子とは重複しない別の細胞への発現を誘導するプロモーターによって制御させる．このようにしてGFPは，遺伝子導入操作が成功したことを確認する正の対照（ポジティブコントロール）としてはたらく．

C. elegansにおける遺伝子導入技術は，機能獲得型の研究（gain of function），変異系統のレスキュー，レポーター遺伝子の発現やRNAiコンストラクトの発現の研究に有用である．個々の神経細胞を標的とする多くのプロモーター因子があるので，C. elegansも，発達の遺伝的基礎から行動研究まで神経科学全般にわたって用いられる遺伝研究の強力なモデルシステムとなっている．

◆他のトランスジェニック生物の作製

遺伝学研究のモデルとしてはマウス，ショウジョウバエ，線虫が広く用いられてはいるが，DNAを新しく受精した卵へ正しく注入することによって，理論上は，導入遺伝子をあらゆる生物種へ導入できる．たとえば魚のいろいろな種で，安定的に導入遺伝子が発現している（ペットとして販売された最初のトランスジェニック動物 GloFish（遺伝子組換えで光る魚）を含む）．ウシ，ブタ，ヤギ，ヒツジもまた導入遺伝子を発現できる．低ラクトース，低コレステロールの牛乳は，トランスジェニックウシで生産される．インスリンや成長ホルモン，血液凝固剤などの産物も，トランスジェニック動物でつくられ，動物の乳を通じて集められる．このように，トランスジェニック動物の技術は，生物学の研究のみならず，栄養資源や人間の健康に利益をもたらす試薬の生産にも役に立っている．

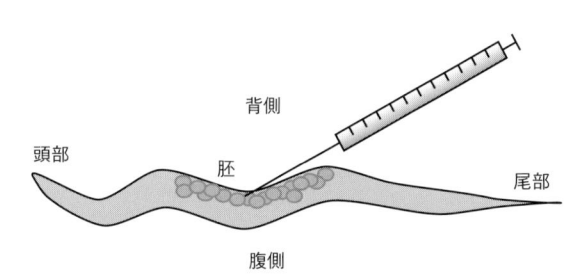

図11.8 遺伝子コンストラクトの線虫への注入
トランスジェニック線虫の作製には，導入遺伝子コンストラクトを，胚の分裂時に背側表面へ注入する．

11章のまとめ

本章では，神経細胞や神経ネットワークの研究に役に立つ多様な導入遺伝子について述べた．そしてこれらの導入遺伝子をさまざまなモデル生物のゲノムに安定して挿入する方法について述べた．遺伝学の「道具

箱」には，研究室から発表される導入遺伝子が，毎年のように新しい重要な道具として加わっている．たとえば，チャネロドプシン2とVSFP2は，導入遺伝子としては数年前に発表されたものだが，いまや複数の研究室がこれらの遺伝子を特定の細胞に発現させ，神経系についての重要な疑問に対して答えようとしている．12章では，遺伝子やタンパク質を研究する別のアプローチとして，遺伝子の機能発現を阻害する方法について論じたい．発現を妨げる方法の一つは，遺伝子ターゲット法である．その方法では，内在性の遺伝子を操作するために導入遺伝子はゲノムの正確な場所へと導入される．その技術は，本章で述べた技術をもとにしており，さらに遺伝学の技術の幅を広げている．

.... 文献紹介 ....

▼書　籍

Greenspan, R. J. (2004). *Fly Pushing: The Theory and Practice of Drosophila Genetics,* 2nd ed. Cold Spring Harbor Laboratory Press, Cold Spring Harbor, NY.

Pinkert, C. A. (2002). *Transgenic Animal Technology: A Laboratory Handbook,* 2nd ed. Academic Press, San Diego.

▼総　説

Barth, A. L. (2007). Visualizing circuits and systems using transgenic reporters of neural activity. *Curr Opin Neurobiol* **17**, 567-571.

Duffy, J. B. (2002). GAL4 system in Drosophila: a fly geneticist's Swiss army knife. *Genesis* **34**, 1-15.

Knopfel, T., Diez-Garcia, J. & Akemann, W. (2006). Optical probing of neuronal circuit dynamics: genetically encoded versus classical fluorescent sensors. *Trends Neurosci* **29**, 160-166.

Luo, L., Callaway, E. M. & Svoboda, K. (2008). Genetic dissection of neural circuits. *Neuron* **57**, 634-660.

Welsh, D. K. & Kay, S. A. (2005). Bioluminescence imaging in living organisms. *Curr Opin Biotechnol* **16**, 73-78.

Yamamoto, A., Hen, R. & Dauer, W. T. (2001). The ons and offs of inducible transgenic technology: a review. *Neurobiol Dis* **8**, 923-932.

Zhang, F., Aravanis, A. M., Adamantidis, A., de Lecea, L. & Deisseroth, K. (2007). Circuit-breakers: optical technologies for probing neural signals and systems. *Nat Rev Neurosci* **8**, 577-581.

▼原著論文：文献からの興味ある例

Boyden, E. S., Zhang, F., Bamberg, E., Nagel, G. & Deisseroth, K. (2005). Millisecond-timescale, genetically targeted optical control of neural activity. *Nat Neurosci* **8**, 1263-1268.

Conti, B., Sanchez-Alavez, M., Winsky-Sommerer, R., Morale, M. C., Lucero, J., Brownell, S., Fabre, V., Huitron-Resendiz, S., Henriksen, S., Zorrilla, E. P., de Lecea, L. & Bartfai, T. (2006). Transgenic mice with a reduced core body temperature have an increased life span. *Science* **314**, 825-828.

Feng, G., Mellor, R. H., Bernstein, M., Keller-Peck, C., Nguyen, Q. T., Wallace, M., Nerbonne, J. M., Lichtman, J. W. & Sanes, J. R. (2000). Imaging neuronal subsets in transgenic mice expressing multiple spectral variants of GFP. *Neuron* **28**, 41-51.

Gong, S., Zheng, C., Doughty, M. L., Losos, K., Didkovsky, N., Schambra, U. B., Nowak, N. J., Joyner, A., Leblanc, G., Hatten, M. E. & Heintz, N. (2003). A gene expression atlas of the central nervous system based on bacterial artificial chromosomes. *Nature* **425**, 917-925.

Livet, J., Weissman, T. A., Kang, H., Draft, R. W., Lu, J., Bennis, R. A., Sanes, J. R. & Lichtman, J. W. (2007). Transgenic strategies for combinatorial expression of fluorescent proteins in the nervous system. *Nature* **450**, 56-62.

Marella, S., Fischler, W., Kong, P., Asgarian, S., Rueckert, E. & Scott, K. (2006). Imaging taste responses in the fly brain reveals a functional map of taste category and behavior. *Neuron* **49**, 285-295.

▼プロトコール

Berkowitz, L. A., Knight, A. L., Caldwell, G. A., Caldwell, K. A. (2008). Generation of Stable Transgenic C. elegans Using Microinjection. JoVE, 18, http://www.jove.com/index/Details.stp?ID5833, doi: 10.3791/833.

▼ウェブサイト

Gensat Project: http://www.gensat.org/index.html
Human Genome ed. site:
http://genome.wellcome.ac.uk/doc_wtd021044.html
Transgenic Fly Virtal Lab:
http://www.hhmi.org/biointeractive/clocks/vlab.html

12

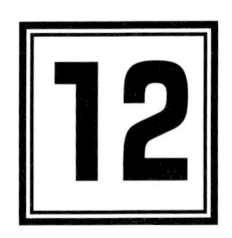

内在性遺伝子の操作
Manipulating Endogenous Genes

12章のねらい
◎遺伝的な機能欠損をおこす *in vitro* と *in vivo* の実験法
◎ゲノムターゲッティング法，RNAi（RNA干渉），ドミナントネガティブなどの遺伝子阻害や遺伝子産物阻害の方法

12章で紹介する研究方法
◎直接的な遺伝子ターゲッティング：ノックアウト，ノックイン，コンディショナルノックアウト
◎遺伝子産物の阻害：RNAi（RNA干渉），モルホリノ，ドミナントネガティブ

ヒトやラット，マウスのような哺乳動物のゲノムにはおよそ3万個の遺伝子が存在している．その遺伝子の少なくとも3分の2が脳に発現しており，そのうちの数千は神経系にのみ発現している．したがって，その数千すべてとはいえないまでも，数百個以上の遺伝子の主たる生物学的な機能は，脳や脊髄や末梢神経の調節であると結論づけることはあながち間違いではない．現代の神経科学の研究目標の一つは，神経でおきている生物学的事象，たとえば後シナプス細胞に向かって伸びる軸索の伸長や，特定の行動に重要な神経細胞の興奮に，どの遺伝子が必要または十分であるか決定することである．

8章では，生物学的な事象に重要な遺伝子を発見し同定する方法について概説した．その一つが**順遺伝学**（forward genetics）といわれるアプローチであり，多くの遺伝子でランダム突然変異を誘発し，ある表現型に重要なDNA配列を発見するものであった．一方で，特定の遺伝子が表現型に必要であるという仮説を検証するために，その遺伝子の発現を欠失した動物を作製するという逆のアプローチも望まれる．これを**逆遺伝学**（reverse genetics）といい，本章の主題である．

本章では，特定の遺伝子の発現を故意に妨げるための方法について述べる．遺伝子の発現は，タンパク質

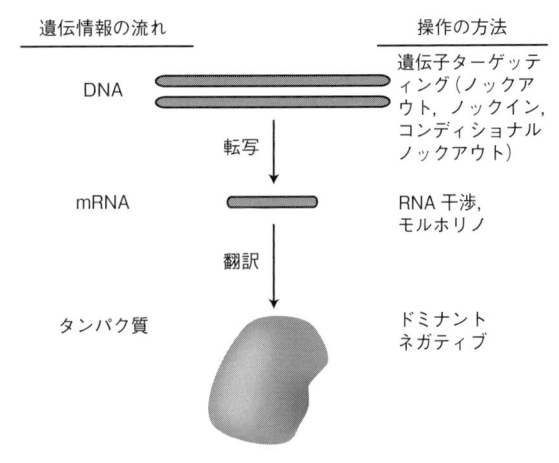

図12.1　内在性遺伝子やタンパク質を遺伝的に妨げる方法
遺伝子の転写・翻訳の各段階で，遺伝子やタンパク質の機能を操作できる．遺伝子ターゲッティング法はゲノムの改変に，RNA干渉やモルホリノといった方法はmRNA分子の機能阻害に用いられる．ドミナントネガティブのような技術では，タンパク質の機能を阻害できる．

産生のいろいろな段階で故意に妨げることができる（図12.1）．遺伝子ターゲッティングの技術を用いると，ゲノムから遺伝子を除去，または「ノックアウト」することができる．RNA干渉（RNAi）技術では，mRNA転写産物のはたらきを弱めてタンパク質への翻訳を妨げ，遺伝子の発現を「ノックダウン」できる．ドミナントネガティブ法では，タンパク質産物で妨害することによって遺伝子の機能阻害を達成する．これらの方法は，動物の解剖や生理，行動の表現型を決定している動物ゲノム中の遺伝子の発現を妨げる強力なツールである．

12.1 遺伝子ターゲッティング法

遺伝子ターゲッティング法（gene targeting）は，DNAコンストラクトを動物のゲノムの特定の場所へ組み込む操作である．この操作は，標準的なトランスジェニック動物の作製法とは異なる．トランスジェニック動物の作製では，DNAコンストラクトは通常ゲノム中のランダムな場所へ組み込まれるが，遺伝的**ノックアウト**（knockout）動物では，遺伝子ターゲッティング法を用いて，遺伝子のコード領域を除去して機能しない配列とおきかえる．**ノックイン**（knock-in）動物では，ゲノム配列は，別の遺伝子や別のプロモーターなどの代替機能をもつ配列と置換される．より複雑な遺伝学的な戦略をとると，特定の種類の細胞の特定の時期にノックアウトやノックインを起こすことも可能である．

遺伝子ターゲッティング法の技術は，事実上マウスに限定されていることに注意したい．ハエや線虫のほぼすべての遺伝的機能欠損変異体は，順遺伝的スクリーニング（8章）で発見されている．さらに非脊椎動物では，遺伝子のノックダウンにRNAiを使用できる（12.2節参照）．ノックアウトの技術は，ラットや他の哺乳動物では使われない．これは，ターゲッティング法の過程で，胚性幹細胞（ES細胞）の培養と注入の必要があるためで，現在なお，マウス以外の哺乳動物から採取されたES細胞を維持培養するのは容易でない．このような理由で，遺伝子ターゲッティング法はもっぱらマウス遺伝子の妨害に使われている．

◆ノックアウト

ノックアウトマウスでは，遺伝子のコード領域が別の代替配列に置換され，遺伝子がゲノムから削除されている．ノックアウトマウスの作製は，（1）組換えDNA技術による標的コンストラクト作製，（2）コンストラクトをES細胞へ注入し，コンストラクトが正しくゲノムへ組み込まれた細胞の選択，（3）組み込みが成功したES細胞の胚盤胞への挿入，（4）胚盤法のメスマウスへの注入，（5）ノックアウトマウスを得るためのこのマウスの子孫の繁殖，という5段階を経る．この手順は長く，ノックアウトマウスのコロニーができるまでには，1〜2年かかることもある．

標的コンストラクトの作製

ノックアウトマウス作製の第一段階は，組換えDNA技術を用いて対象遺伝子を置換するための適切な標的コンストラクトを作製することである．標的遺伝子と遺伝学的に加工したコンストラクトとの置換は，自然現象である**相同組換え**（homologous recombination）に頼っている．相同組換えでは，配列の相同性が高い領域間で遺伝物質が交換される（図12.2A）．自然界では，減数分裂の染色体交差の際に，相同組換えによって新しいDNA配列の組み合わせがつくり出されるが，実験室では相同組換えを利用して，内在性ゲノム配列を相同DNA配列を含む標的コンストラクトへと置換する（図12.2B）．

相同組換えを利用するためには，標的コンストラクトを置換遺伝子の両側を長いゲノムDNAの領域に挟まれた形としてデザインしなければならない．両側のゲノムDNA配列を**ホモロジーアーム**（homology arm）といい，もとのマウスゲノムと相同である．二つの相同的なホモロジーアームによって標的の特異性が保証され，コンストラクトが生物の標的遺伝子と置換される．両端の相同的配列は少なくとも1 kb（キロベース），通常はそれ以上の長さである．対象遺伝

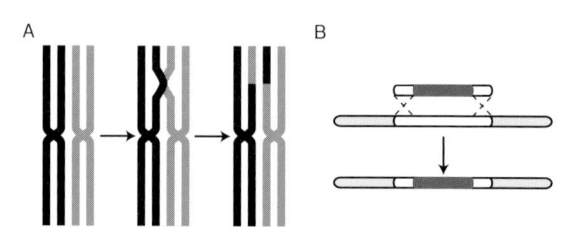

図12.2 相同組換え
（A）相同組換えでは，高い相同性をもつ遺伝的配列の間で，遺伝物質が交換される．これは自然現象で，減数分裂の際に相同染色体の間で起こる．（B）実験室では，相同組換えはゲノムの特定の場所に導入遺伝子をターゲッティングするために利用される．導入遺伝子を標的部位と相同な領域に挟んでおくと，相同組換えによって導入遺伝子はゲノムへ組み込まれる．

図12.3 遺伝子ターゲッティングコンストラクト

置換するDNA配列は，DNAが挿入されるゲノム遺伝子座と相同な二つのDNA領域に挟まれている．コンストラクトにはネオマイシン耐性カセット（*Neo*）とチミジンキナーゼ遺伝子（*tk*）も配置され，コンストラクトがゲノムに正しく組み込まれた胚を選択できるようになっている．

子を挟む相同配列は，マウスゲノムデータベースから容易に探し出すことができる．

コンストラクト中央部のコード領域には，機能的タンパク質産物をつくり出せない内在性遺伝子の変異型が含まれている．これはエクソン内部のコード領域を削除することによってつくられる．標的コンストラクトには**選択カセット**（selection cassette）も含まれる．選択カセットとは，通常は2種類の補助的な役割の遺伝子であり，正の選択遺伝子はホモロジーアームの内側に，負の選択遺伝子はホモロジーアームの外側に配置される（図12.3）．正の選択遺伝子によって細胞はネオマイシン，ピューロマイシンやハイグロマイシンといった薬剤に耐性をもつようになる．標的コンストラクトをゲノムに組み込んだ細胞だけが，薬剤に暴露されたときに生存できる．負の選択遺伝子にはチミジンキナーゼやジフテリア毒素Aが用いられ，標的コンストラクトがゲノムの望んだ以外の部位へ組み込まれてしまったときに，細胞を殺す役割を果たす．このような遺伝子のはたらきによって，標的細胞に正しく相同組換えが起きたことが保証される．

ES細胞への注入と選択

標的コンストラクトができたら，DNAをES細胞にマイクロインジェクションまたはエレクトロポレーションで注入する（10章）．ES細胞の培養とDNAの導入は技術的に困難で，ほとんどの場合この作業は，遺伝子工学の特殊技術をもった施設へ外部委託される．そのような施設では，技術者が，数十〜数百個ものES細胞へDNAを注入し，標的コンストラクトが正しく組み込まれた細胞を見つける機会が少しでも増えるよう努めている．

ES細胞に導入された標的コンストラクトは，(1) DNAが細胞のゲノムへ正しく再結合し組み込まれている，(2) DNAが細胞のゲノムの正しくない場所へ組み込まれてしまった，(3) ゲノムへの統合が完全に失敗している，という三つの可能性が考えられる．ゲノムの正しい場所に組み換えられたES細胞を選択す

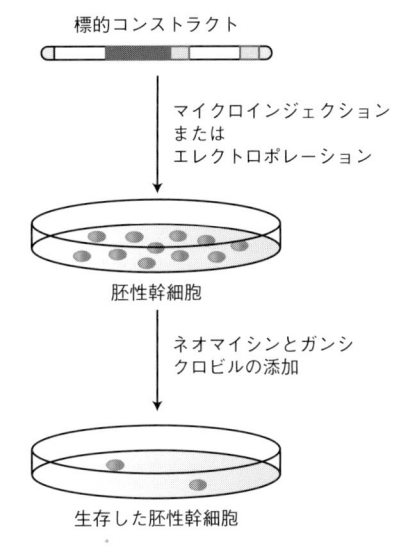

図12.4 ES細胞の選択

遺伝子ターゲッティングのコンストラクトは，マイクロインジェクション，またはエレクトロポレーションでES細胞へ導入される．その後これらの細胞は，ネオマイシンとガンシクロビルに曝露される．ネオマイシンは，ネオマイシン耐性遺伝子を発現していない細胞，つまり標的コンストラクトがゲノムに組み込まれていない細胞を殺す．ガンシクロビルは，*tk*遺伝子が発現しないかぎりは無害であるが，*tk*遺伝子は標的コンストラクトがゲノムの正しくない場所に組み込まれた場合のみ発現する．両方の物質での処理を生き延びたES細胞は，さらにコンストラクトの発現を確かめられた上で，胚盤胞へ注入される．

るために，標的コンストラクト中の正負の選択遺伝子が利用される（図12.4）．たとえば，ネオマイシン耐性遺伝子（neo^R）をコードする選択カセットは，ゲノムがコンストラクトへ統合されたことを保証できる．標的コンストラクトの統合後に，ES細胞をネオマイシンに暴露すると，ネオマイシンによってneo^Rを発現していない細胞はすべて死滅するので，コンストラクトを統合したES細胞のみが生き残れる．チミジンキナーゼ遺伝子を含む選択カセットは，標的コンストラクトが正しい場所へ挿入されたことを保証する．標的コンストラクトがゲノムの正しい場所に挿入されなかったES細胞では，*tk*遺伝子が発現し，ガンシクロビルの存在下で死滅する．ガンシクロビルは通常の細胞には無害な薬物だが，*tk*タンパク質産物によってリン酸化されるときわめて有害になる物質である．*tk*遺伝子は相同領域の外側にあるので，相同組換えが起きれば遺伝子は失われる．このようにして，ネオマイシンとガンシクロビルは正負の選択手段となり，標的コンストラクトがゲノムの正確な場所に挿入されたES細胞が生き残る．相同組換えはまれにでき

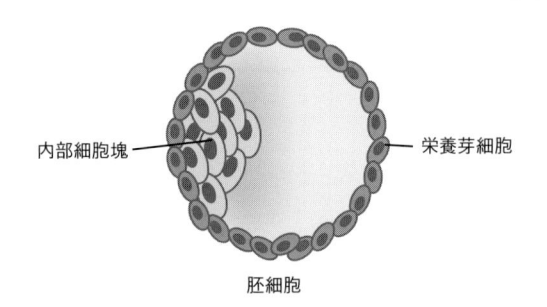

図12.5 胚盤胞

胚盤胞は，胚発生の初期段階で球状をしており，いろいろな種類の細胞から構成される．栄養芽細胞は外郭の細胞を形成し，胎盤のもととなる．内部細胞塊は，ES 細胞を含み，すべて成体細胞・組織のもととなる．標的コンストラクトを含む ES 細胞は，内部細胞塊へと注入される．

ごとで，確率的には，ES 細胞のうちのこれら正負の選択を生き残るのは約 1% にすぎない．

ES 細胞の胚盤胞への注入

ポジティブな ES 細胞がいくつか同定できたら，胚盤胞へ注入する．**胚盤胞**（blasto cyst）は卵の受精に引き続く初期の胚の構造である（図12.5）．胚盤胞には，胚盤胞の周囲で細胞の外殻を形成し後に胎盤へと発達する**栄養芽細胞**（trophoblast）と，胚性幹細胞の集団でやがて生物のすべての細胞や組織へと発展する**内部細胞塊**（inner cell mass）の 2 種の細胞が含まれる．正負の選択を生き残った ES 細胞は，このうち内部細胞塊へと注入される．この胚盤胞から発達する将来の組織は，宿主の胚盤胞の内部細胞塊に由来するものと，注入された ES 細胞由来のものからなるキメラである．

胚盤胞のメスマウスへの注入

続くステップでは，胚盤胞を**偽妊娠**（pseudopregnant）メスマウスの子宮へと挿入する（図12.6）．偽妊娠のメスは，実際には妊娠していないが，無精子症のオスマウスとの交配によって，妊娠したとトリックにかけられている．偽妊娠は，胚〜胎児を保持するために必要な生理的な変化やホルモンをメスの体に誘導するのに必要である．注入の後，マウスは胚を保持し，やがて子孫が生まれる．

子孫マウスの繁殖

マウスが生まれたら，どのマウスにノックアウトコンストラクトが組み込まれているかを確かめなくては

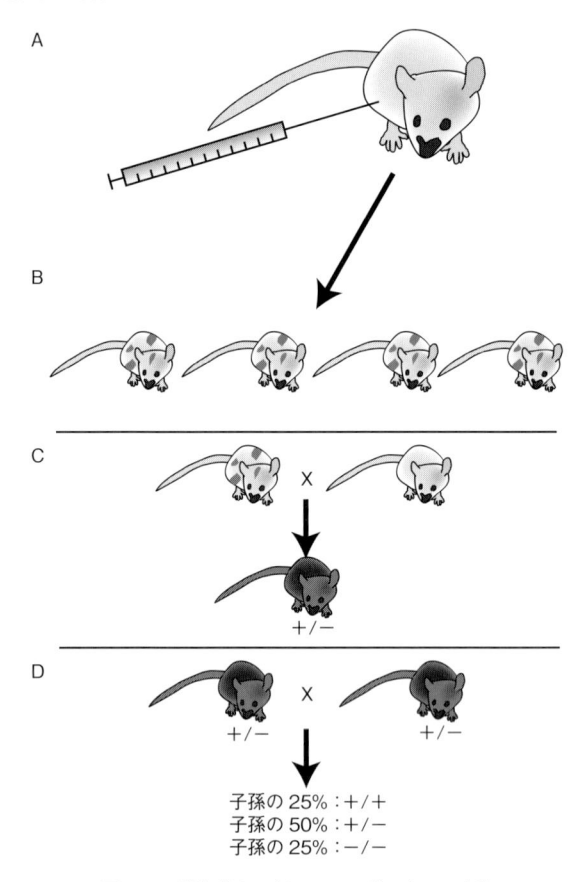

図12.6 遺伝的ターゲッティングマウスの産生

（A）胚盤胞を偽妊娠のメスマウスに注入する．（B）マウスは 8〜10 匹の子を出産する．生まれてきたマウスの組織は，胚盤胞の内在性の ES 細胞もしくは注入された ES 細胞から発達したものである．ES 細胞は茶色系統に由来していることが多いので，白い毛の系統のマウスに注入すると，見た目で動物を識別できるようになる．（C）キメラマウスを野生型マウスと交配させる．子孫のうち茶色の毛をしている個体では，標的コンストラクトが安定して発現し，内在性遺伝子とヘテロ接合体が形成されている．（D）完全なノックアウトマウスの作製には，ヘテロ接合型マウスどうしを交配する．

ならない．胚盤胞は白いマウスの系統から得られる一方，ES 細胞は茶色の系統に由来する（またはその逆）ことが多いが，これによって，胚盤胞への ES 細胞注入が成功したかどうかを動物の見た目から判断できるのである．もし子マウスが完全に白ならば，注入された ES 細胞は胚盤胞にうまく結合しなかったと考えられる．子マウスが茶色と白のまだらをしていれば，ノックアウト ES 細胞が胚盤胞へうまく組み込まれたと判断できる（図12.6B）．子マウスが完全で茶色であることはありえない．なぜならノックアウト ES 細胞注入の前の胚盤胞の内部細胞塊を構成しているのも ES 細胞であり，どちらの種の ES 細胞も動物

の組織を形成するために分化を続けているからである．このようなマウスは，胚盤胞の系統に由来する組織とES細胞の系統に由来する組織の組み合わせであるため，**キメラ**（chimera）という．キメラマウスを用いて変異細胞と非変異細胞の表現型を比較して，遺伝子の細胞自律的な役割を調べている研究者もいる．しかし，完全なノックアウトを得るためにはさらなるステップが必要である．

　最終的な目標は，ノックアウトの配列が**生殖細胞**（germ cell）に含まれているキメラマウスを得ることである．生殖細胞は減数分裂を行って，オスでは精子を，メスでは卵をつくる．生殖細胞内の遺伝物質だけが将来の子孫へ受け継がれていく．あるキメラではノックアウト配列が生殖細胞系に含まれ，それを子孫に伝えることができるが，生殖細胞系にノックアウト配列がない他のキメラはノックアウト配列を子孫へ伝えられない．キメラマウスを体色から判定したら，野生型マウスと交配し，遺伝子に野生型と変異型をもつ非キメラのヘテロ接合性のマウスを作製する（図12.6C）．その子孫は全身白（キメラの生殖細胞系が受け継がれていない）か，薄茶色をしている．

　最終段階では，ヘテロ接合性マウスどうしを交配して，ホモ接合性の完全なノックアウト動物を得る（図12.6D）．この交配の結果はメンデルの法則に従い，子孫の1/4が野生型，1/4がホモ接合性のノックアウト，残る1/2がヘテロ接合性となる．しかし，ある遺伝子のノックアウトでは，ホモ接合性のノックアウトマウスは発達が完成せず，妊娠期間を生き延びられない**胎生致死**（embryonic lethal）の表現系となるかもしれない．このような場合でも，発達初期におけるその遺伝子の役割を研究できるかもしれないが，もしその遺伝子の生後の動物における役割に興味がある場合には，なんらかの代替法をとる必要に迫られる．第一に，ホモ接合性の野生型動物とヘテロ接合性の動物を比較して，片方の遺伝子が変異型であるとその表現系になんらかの作用が現れるか否かを調べることができる．あるいはコンディショナルノックアウトの方法を採用し，遺伝子を特定の細胞だけ，特定の時期だけノックアウトすることもできる．コンディショナルノックアウトについては，生後の動物で遺伝子のはたらきを阻害するRNAiやドミナントネガティブなど他の遺伝的ノックアウトの方法とともに以下で述べる．

　最初のノックアウトマウスの繁殖集団を得るまでには，偽妊娠の里親，キメラの子孫，キメラの最初のヘテロ接合性の子孫，そして最終的なホモ接合性のノックアウト，と4世代の動物が必要である．複数世代にわたってマウスを飼育し維持する必要性から，ノックアウトの作製にはまる1年かそれ以上を必要とするかもしれない．

ノックアウトマウスの評価

　動物の遺伝型を評価する方法は多数あり，研究の進行状況に応じてさまざまな技術が用いられる（図12.7）．**サザンブロット**（9章）は，ゲノムに特定のDNA配列が存在しているかを検出する技術で，野生型・ヘテロ接合型・ノックアウトマウスから得た標本

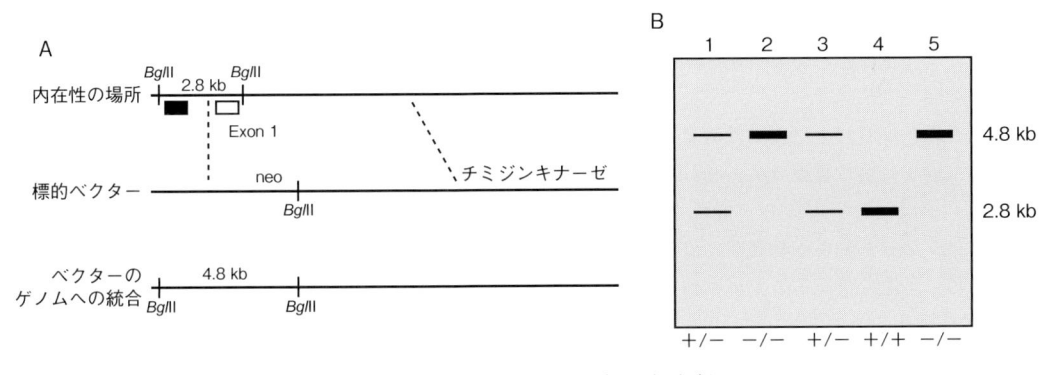

図12.7　標的遺伝子導入後の遺伝子型の解析
（A）文献では通常，遺伝子ターゲッティングの手順を，内在性の場所，標的ベクター，新しいゲノム配列を図のようなダイアグラムで示す．この例では，遺伝子の1番目のエクソンを新しい遺伝配列と置換している．Bgl II制限酵素サイトの存在に注意しよう．Bgl IIが内在性の部位でのDNAを切断することによって，2.8 kbの断片ができる．遺伝子ターゲッティングが起きたマウスでは，断片は4.8 kbの長さとなる．内在性部位の下に描かれた黒い四角は，断片の大きさを分析するために用いるプローブを示す．（B）サザンブロットで，DNAを制限酵素（この場合Bgl II）で切断し，特定の遺伝配列を検出するプローブを用いる．この方法によって，長さ2.8 kbと4.8 kbの断片の差を識別できるようになり，マウス個体の遺伝型を決定できる．

を比較し，遺伝子座にある特定のDNA配列の有無や長さを同定できる．かわりに遺伝子座の周辺のプライマーを設計し，PCR（9章）による遺伝子型同定を用いることもある．巧みに設計されたPCRプライマーを用いると，野生型・ヘテロ接合型・ノックアウトのゲノムDNAから，大きさの異なったPCR産物をつくり出せるかもしれない．通常，ノックアウトの検証にはサザンブロットを用いるが，PCRはより簡便で速いため，ルーチンの遺伝子型同定にはPCRが用いられる．

PCRとサザンブロット法は，動物の遺伝子型評価のゴールデンスタンダードであるが，遺伝子やタンパク質の発現がないことを検証するために *in situ* ハイブリダイゼーションや**免疫組織化学**（6章）といった相補性試験を行うこともある．**ウェスタンブロット**（14章）によっても機能的タンパク質産物が存在しないことを示すことができる．

実験におけるノックアウトマウスの使用

発達や行動といった生物学的な事象に必要な遺伝子の研究に，ノックアウトマウスは強力なツールとなる．しかし，ノックアウトマウスによって有効な結論を得るには，適切なコントロール実験が注意深く行われなければならない．解剖や行動や電気生理学でどのような表現型を研究するかにかかわらず，ノックアウトマウスはその同腹の野生型と直接比較すべきである．これによって，異なった遺伝的バックグラウンドのマウス間で生じる差に起因する混乱を低減できる．同腹の野生型・ヘテロ接合型・ノックアウトを比較して，ヘテロ接合型は野生型とノックアウトの中間にあるという遺伝子産物の相対的な用量依存性を示した研究もある．

もし何らかの表現型がただちに識別できなかった場合には，遺伝的な代償性機構（genetic compensatory mechanism）がはたらいている可能性を考慮しなければならない．ノックアウト動物は，遺伝子の欠損を代償するために，他の遺伝子の発現レベルやパターンを変えたり，または別の方法によって適応したりして，結果として通常の表現型となっているのかもしれない．遺伝的ノックアウトによって生じる表現型の結果が微々たるものであるのもめずらしくなく，ノックアウトと野生型動物の差を同定するには，より精密な試験が必要となるかもしれない．

最後に，もしノックアウトマウスで実際に何らかの表現系が示された場合でも，その遺伝子の役割の解釈については注意が必要である．たとえば，もし特定の遺伝子のノックアウトが，動物の痛覚刺激に対する反応能力を失った場合でも，その遺伝子の機能が痛覚の調節であるとただちに結論づけるのは正しくない．この事実から導ける結論は，その遺伝子が痛覚刺激を動物に伝えるのに必要であるということだけである．その遺伝子が触覚一般に重要なのか，脊髄神経細胞の正常な発達に重要なのか，末梢への軸索の正しい投射に重要なのかを見きわめるためには，より厳密な試験を行う必要がある．遺伝子機能の完全な理解は，表現系に対する遺伝子機能のしくみにまで踏み込んだ研究によって達成される．

◆ノックイン

ノックインマウスは，ゲノムの特定の部位に遺伝的配列が付加されたトランスジェニックマウスである．ノックインマウスは，DNA配列がランダムに統合されている通常のトランスジェニックマウスとは異なり，ゲノムの特定の部位を標的としている．ノックインマウスの作製手順は，ノックアウトマウスの作製と同様に相同組換えを利用する．しかしノックインマウスは，付加する機能的なゲノム配列が，機能的な遺伝子であろうと，プロモーター配列であろうと，ノックアウトマウスとはかなり異なった目的で用いられる．ノックインマウスの作製を選択するには，以下のような理由がある．

- 機能的な遺伝子を同じ遺伝子を標識したものと置換するため．こうしてできるレポーター融合タンパク質は，固定された組織や生きた組織内部での遺伝子の発現パターンの可視化に利用される．
- ヒトの病気の再現を目的に，対象遺伝子を変異体と置換するため．たとえば，ある遺伝子の変異がヒトの疾病の原因ではないかという仮説の立証のため，相同遺伝子に変異をおこしたマウスの疾病モデルをつくれるかもしれない．
- DNAの調節領域を置換すると，遺伝子産物の調節における特定のプロモーターや抑制部位の役割を調査できる．

ノックアウトマウスと同様に，実験では，ノックイン動物は同腹の野生型と比較すべきである．

◆コンディショナルノックアウト

特定の種類の細胞や特定の時間に限定した遺伝子の阻害が望ましいことがある．たとえば，すべての器官で遺伝子をノックアウトすると，胎生致死となるかもしれない．しかし特定の組織や細胞に限局したり動物の成熟後に遺伝子を除去できれば，このような問題を回避できる．こうした状況では，**コンディショナルノックアウトマウス**（conditional knockout mouse）の作製を選択し，ゲノムからの遺伝子の除去を時間的・空間的に細かく制御する．

コンディショナルノックアウトマウスの作製で一般的な方法は，**Cre/lox 組換えシステム**（Cre/lox recombination system，図 12.8，11 章も参照）である．遺伝子の相同組換えを用いて，標的遺伝子を **lox 部位**（lox site）という短い DNA 配列で挟んだものと置換する．lox 部位に挟まれた（フロックス化）遺伝子は阻害されず完全な機能をもっているので，フロックス化されたマウスは正常である．ロックス部位は特定の 34 塩基対の配列で，**Cre リコンビナーゼ**（Cre recombinase，単に Cre ともいう）という酵素によって認識される．Cre は通常の動物には発現していないが，Cre が発現して lox 部位を認識し組換えると，フロックス化された遺伝的物質は除去される．コンディショナルノックアウトマウスの作製には，特定のプロモーターの制御下で Cre を発現するトランスジェニックマウスと，フロックス化された遺伝子を発現し

ているマウスを交配させる．Cre はロックス部位の間の組換えを触媒し，ゲノムから標的遺伝子を除去する．今ではさまざまな組織や神経細胞の種類に対応した多くの Cre の系統が存在している．Cre/lox システムのかわりに，**Flp/Frt システム**（Flp/Frt recombination system）を用いることもある．このシステムは Cre/lox システムと似ており，Flp 組換え標的（Frt）で挟まれたゲノム配列を，フリッパーゼ組換え酵素（Flp）が除去する．

成熟個体で遺伝子をノックアウトするためには，遺伝的ノックアウトの時間的な制御を長期にわたって行えるよう，誘導性のノックアウトシステムが用いられる．このような実験には，Cre/lox 組換えシステムと**エストロゲン受容体・タモキシフェンシステム**（ER/tamoxifen system）の組み合わせがよく用いられる．エストロゲン受容体（ER）は，化学的なリガンドが結合していない状態では細胞質に留まるタンパク質である．Cre 融合型のエストロゲン受容体も同様であるが，細胞質にとどまる限りはフロックス化された遺伝子を組み換えできない．タモキシフェンという薬品はエストロゲン受容体と結合すると，Cre 融合型のエストロゲン受容体を核へ移行させ，Cre の作用によりフロックス化した遺伝子を除去する．誘導可能な Cre 系統のマウスを loxP 系統のマウスと交配した後，タモキシフェン投与のタイミングによってノックアウトのタイミングを調節できる．

ここまで，遺伝子ターゲッティング法とゲノムレベルでの機能操作について述べた．次節では，遺伝子産物，つまり mRNA 転写産物またはタンパク質産物の妨害による遺伝子阻害の方法について述べる．

12.2 遺伝子産物の阻害

遺伝子ターゲット法やランダム突然変異誘発によるスクリーニングにおいて，機能的遺伝子の発現をノックアウトした生物を作製する制約は，これらの手法が限られたモデル生物でしか通用しないことである．しかし，内在性遺伝子の機能攪乱（perturb）は，遺伝子の mRNA への転写やそのタンパク質産物への翻訳を妨げることによっても達成できる（図 12.1）．RNAi やドミナントネガティブコンストラクトをコードする導入遺伝子を用いると，機能阻害をおこしたトランスジェニック生物を作製できる．この技術は，遺伝子の機能を効果的に抑制し，ほぼすべての定番モデ

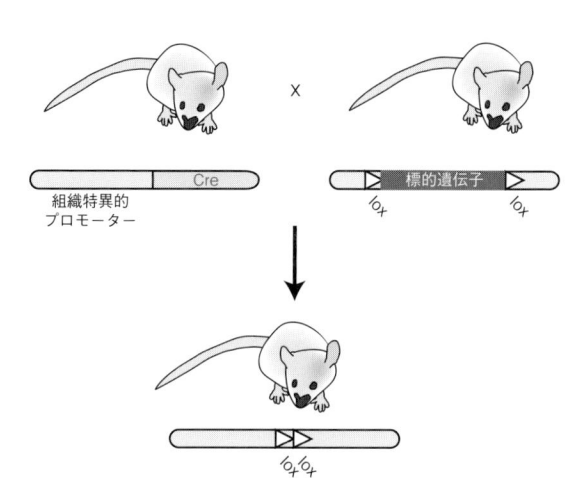

図 12.8 Cre/lox 組換えシステムによるコンディショナルノックアウトマウスの作製
研究対象遺伝子を二つの lox 部位で挟んだマウスをつくる．このマウスが Cre リコンビナーゼを発現している他のマウスと交配されると，Cre は二つの lox 部位に挟まれた遺伝物質を組み換えて，その遺伝子をゲノムから除去することができる．

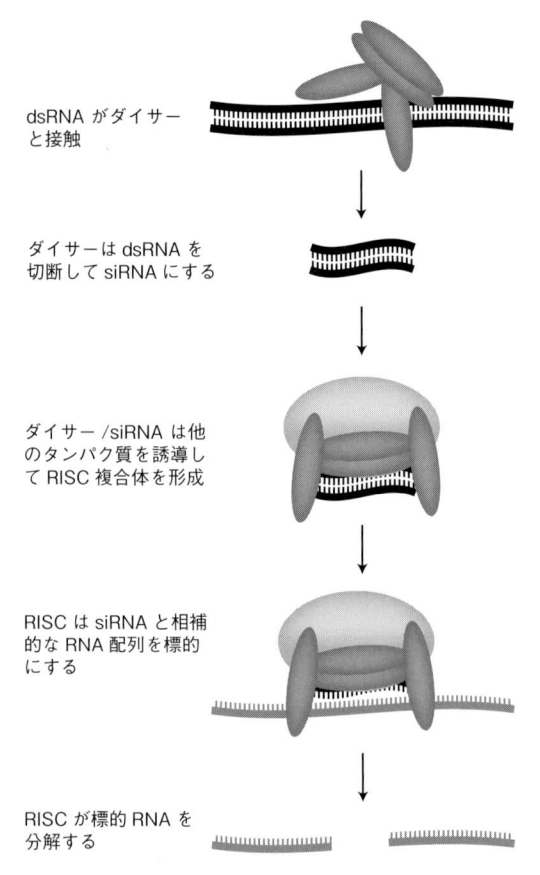

図 12.9 RNAi 技術のバックグラウンド
二重らせん RNA（dsRNA）がダイサー酵素と接触すると，ダイサーは RNA を小さな断片に切断し，低分子干渉 RNA 分子（siRNA）をつくる．siRNA-ダイサー複合体は，他のタンパク質をも動員して RISC 複合体を形成する．RISC は 2 本の siRNA 鎖のうち 1 対と相補的な配列の mRNA 分子を標的とし，mRNA を分解し，遺伝子の発現をノックダウンする．

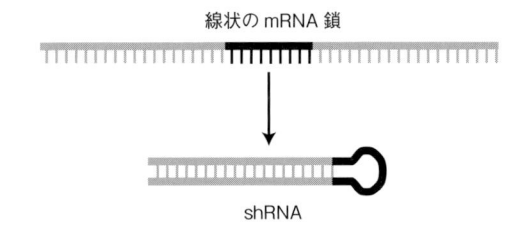

図 12.10 低分子ヘアピン型 RNA（shRNA）
低分子ヘアピン型 RNA は，小さなスペーサーによって隔てられた二つの相補的な配列で構成される．この分子は自然にヘアピン型に折りたたまれる．

ル生物だけでなく，定番ではないモデル生物へも適用可能である．

◆ RNAi（RNA 干渉）

RNAi（RNA interference, RNA 干渉）は，mRNA を分解する内在性の細胞メカニズムを通じて遺伝子の発現を抑える過程である．細胞は自然の状態でも，RNAi を用いて遺伝子発現を調節したり，ウイルスに由来する外来性の mRNA 産物を分解したりしている．この自然の事象は，現代では遺伝子発現を選択的に**ノックダウン**（knock down）するためにも用いられている．ノックダウン効率は 100% には達しないが，すぐれたノックダウン実験ではわずかな量の mRNA しか残らない．

RNAi の過程は，二重らせん RNA（dsRNA）断片が，**ダイサー**（dicer）（図 12.9）という酵素と接触して始まる．ダイサーは，dsRNA をおよそ 23 塩基対の長さの小さな二重らせんの断片，**低分子干渉 RNA**（small interfering RNA：siRNA）へと切断する．siRNA-ダイサー複合体は，別の付加的なタンパク質を動員し，siRNA 二重らせんの一方のらせんであるガイド鎖のみを用いて，**RNA 誘導サイレンシング複合体**（RNA-induced silencing complex：RISC）を形成する．RISC は，siRNA のガイド鎖と相補的なヌクレオチド配列をもつ RNA 鎖と相互作用し，これを分解する．こうして，RNAi はリボソームでタンパク質産物へと翻訳される前に mRNA を分解する．

RNAi 経路を利用した遺伝子阻害には，(1) mRNA 転写物と相同の dsRNA 分子の導入，(2) 相同 mRNA 産物に結合する RISC を誘引する合成 siRNA（19〜23 塩基対）の導入，(3) 両端に相補配列を含み，それ自身がヘアピン型に折りたたまれた分子を形成する**低分子ヘアピン型 RNA**（short hairpin RNA：shRNA, 図 12.10）の導入，の 3 通りの方法がある．shRNA は，細胞の内在性の RNAi 機構によって小さな dsRNA へと処理される．

生物によってその効率が異なるため，使用する RNAi 分子の種類は，モデル生物に依存する．dsRNA は，ショウジョウバエと線虫ではうまくはたらくが，哺乳動物細胞ではしばしば非特異的なインターフェロン反応を引き起こし，実験結果の解釈を困難にする．siRNA は対象遺伝子をノックダウンできるが，これは一過的な作用で，ある種の実験に対しては適してはいない．長期間安定して遺伝子をノックダウンするには，安定してゲノムに統合されるような方法で細胞に shRNA を導入する必要がある．これは，強力なプロモーターの制御下に shRNA 配列を配置したようなトランスジェニック生物をつくることによって

12.2 遺伝子産物の阻害

達成される.

厳密なRNAi実験の立案にあたっては，RNAプローブの効率と適切な対照の使用という大切な二つのポイントがある．効率的なプローブは，標的以外への作用を伴わないで，特定のmRNA鎖の発現をノックダウンする能力をもつ．通常は対象遺伝子に対するRNAiプローブを複数デザインし，培養細胞でノックダウン効率を比較した上で，実際の実験で使用する一つを選ぶ．これらのプローブは，他の遺伝子には作用せず，対象遺伝子に対してユニークな配列をもつようにデザインする（配列のデザインは8章で述べたBLASTプログラムを用いてできる）．またRNAi実験には，別にコントロールプローブも必要である．実験の対照群としては，配列を乱したプローブだけでなく，作用の特異性を示すため，別の重要でない遺伝子に作用するプローブが用いられる．最も決定的な実験は，実験を複数回繰り返して実施するだけではなく，同様のノックダウン表現型が，同じ遺伝子の異なった領域に対する複数のプローブによって示されることである．さらにRNAiの対照実験のゴールドスタンダードは，表現型のレスキュー実験である．ここでは，RNAiプローブによって標的とされていない型のノックダウン遺伝子を，RNAiプローブとともに導入すると通常の表現型が回復することが期待される．レスキューに用いる遺伝子には，しばしば他の生物種に由来する同じ機能の相同分子種であるか，わずかに異なった遺伝子配列をもつものが使用される．

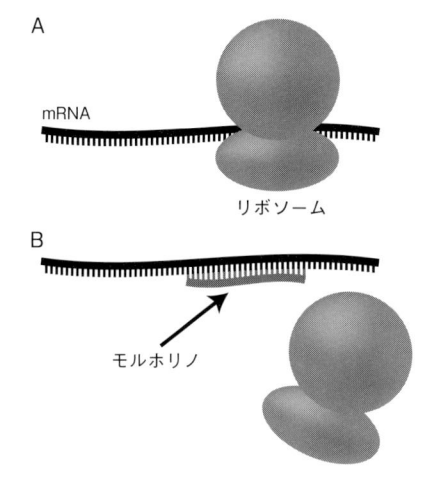

◆モルホリノ

RNAiのかわりに，**モルホリノ**（morpholino）によってmRNAの正常な翻訳を阻害することもできる．モルホリノは安定した22～25塩基対のアンチセンスオリゴヌクレオチド類縁体で，RNA配列を捕捉するように設計されている．モルホリノとその相補mRNAは，互いにハイブリッド形成し，リボソームがmRNAに接近しタンパク質へ翻訳するのを妨げる（図12.11）．RNAiとは異なって，モルホリノはその標的mRNAを分解しない．このことは，RNAiに反応しないように見えるアフリカツメガエルのような生物ではとくに便利である．モルホリノは，ゼブラフィッシュ，アフリカツメガエルやトリで卵へ注入し，モルファント胚を作製する．モルホリノ実験で用いられる対照は，RNAi実験と似ている．

◆ドミナントネガティブ（優勢阻害）

ドミナントネガティブ（dominant negative）コンストラクトは，野生型タンパク質の通常の機能を妨げるタンパク質変異体をコードしている．ほとんどのドミナントネガティブは，タンパク質の通常の機能を実行せずに基質や結合の相手を競合して，通常のタンパク質の機能を阻害する．

ドミナントネガティブ分子のデザインは，さまざまな方法が可能である．一般的な方法は，タンパク質の機能的ドメインの一つを無効化する一方，他のドメインは通常と同様のままである変異体を作製するものである．このようなドミナントネガティブ分子は，機能を有する野生型タンパク質と内在性の結合相手を奪い

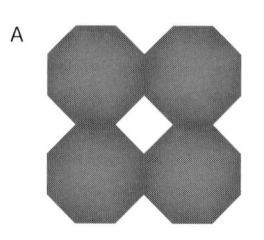

図12.11　モルホリノ
（A）翻訳の過程で，リボソームはmRNA分子に結合し，特定のヌクレオチド配列をアミノ酸鎖へと翻訳する．（B）モルホリノは，mRNAのリボソームへの結合を妨げて，mRNAの機能を阻害する．

四つの機能的サブユニットからなるタンパク質

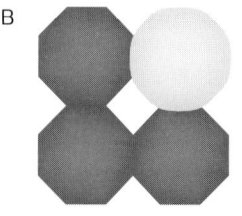

一つのドミナントネガティブサブユニットの発現によって，タンパク質重合体全体の機能が損なわれる

図12.12　ドミナントネガティブ
（A）この例では，機能的タンパク質は四つの別々のサブユニットから構成されている．（B）遺伝子組換えコンストラクトによって，わずかな変異をもつサブユニットを産生する．この変異サブユニットは，タンパク質オリゴマーを形成できるが，タンパク質の機能は阻害する．

合う．この方法は，転写因子に対してよく用いられる．DNA結合部位はそのままにして，転写調節領域を除去してしまうのである．同様に，ドミナントネガティブ受容体では，通常の細胞外リガンド結合領域をもっているが，細胞質の細胞内シグナリング部位を欠いている．このような受容体は，リガンドを競合するが，シグナルを伝えることはない．他の例としては，オリゴマータンパク質のドミナントネガティブサブユニットの作製があげられる（図12.12A）．ドミナントネガティブサブユニットは，他のサブユニットとは結合するが，タンパク質の固有の機能を妨げる（図12.12B）．

12章のまとめ

本章では，特定の遺伝子の機能を妨げる方法について述べた．これらの方法は，ゲノム，RNA，タンパク質の発現のどの段階を標的とするかにかかわらず，特定の表現型のための遺伝子・タンパク質の必要性を確かめるのに使われる．研究者はこれらの実験を，遺伝的な機能の獲得によって遺伝子の過剰発現を起こす方法によって補うことができる．

.... 文献紹介 ....

▼書 籍

Appasani, K. (Ed.) (2005). *RNA Interference Technology : From Basic Science to Drug Development*. Cambridge University Press, Cambridge.

Schepers, U. (2005). *RNA Interference in Practice : Principles, Basics, and Methods for Gene Silencing in C. elegans, Drosophila, and Mammals*. Wiley-VCH, Wenheim, Germany.

▼総 説

Herskowitz, I. (1987). Functional inactivation of genes by dominant negative mutations. *Nature* **329**, 219-222.

Lehner, B., Fraser, A. G. & Sanderson, C. M. (2004). Technique review : how to use RNA interference. *Brief Funct Genomic Proteomic* **3**, 68-83.

Miller, V. M., Paulson, H. L. & Gonzalez-Alegre, P. (2005). RNA interference in neuroscience : progress and challenges. *Cell Mol Neurobiol* **25**, 1195-1207.

Sandy, P., Ventura, A. & Jacks, T. (2005). Mammalian RNAi : a practical guide. *Biotechniques* **39**, 215-224.

▼原著論文：文献からの興味ある例

Doetschman, T., Gregg, R. G., Maeda, N., Hooper, M. L., Melton, D. W., Thompson, S. & Smithies, O. (1987). Targetted correction of a mutant HPRT gene in mouse embryonic stem cells. *Nature* **330**, 576-578.

Fire, A., Xu, S., Montgomery, M. K., Kostas, S. A., Driver, S. E. & Mello, C. C. (1998). Potent and specific genetic interference by double-stranded RNA in Caenorhabditis elegans. *Nature* **391**, 806-811.

Hayashi, M. L., Rao, B. S., Seo, J. S., Choi, H. S., Dolan, B. M., Choi, S. Y., Chattarji, S. & Tonegawa, S. (2007). Inhibition of p21-activated kinase rescues symptoms of fragile X syndrome in mice. *Proc Natl Acad Sci USA* **104**, 11489-11494.

Jessberger, S., Aigner, S., Clemenson, G. D., Toni, N., Lie, D. C., Karalay, O., Overall, R., Kempermann, G. & Gage, F. H. (2008). Cdk5 Regulates Accurate Maturation of Newborn Granule Cells in the Adult Hippocampus. *PLoS Biol* **6**, e272.

Mezghrani, A., Monteil, A., Watschinger, K., Sinnegger-Brauns, M. J., BarrÉre, C., Bourinet, E., Nargeot, J., Striessnig, J. & Lory, P. (2008). A destructive interaction mechanism accounts for dominant-negative effects of misfolded mutants of voltage-gated calcium channels. *J Neurosci* **28**, 4501-4511.

Papaioannou, V. E., Gardner, R. L., McBurney, M. W., Babinet, C. & Evans, M. J. (1978). Participation of cultured teratocarcinoma cells in mouse embryogenesis. *J Embryol Exp Morphol* **44**, 93-104.

Ralph, G. S., Radcliffe, P. A., Day, D. M., Carthy, J. M., Leroux, M. A., Lee, D. C., Wong, L. F., Bilsland, L. G., Greensmith, L., Kingsman, S. M., Mitrophanous, K. A., Mazarakis, N. D. & Azzouz, M. (2005). Silencing mutant SOD1 using RNAi protects against neurodegeneration and extends survival in an ALS model. *Nat Med* **11**, 429-433.

Raoul, C., Abbas-Terki, T., Bensadoun, J. C., Guillot, S., Haase, G., Szulc, J., Henderson, C. E. & Aebischer, P. (2005). Lentiviral-mediated silencing of SOD1 through RNA interference retards disease onset and progression in a mouse model of ALS. *Nat Med* **11**, 423-428.

Thomas, K. R. & Capecchi, M. R. (1987). Site-directed mutagenesis by gene targeting in mouse embryo-derived stem cells. *Cell* **51**, 503-512.

▼プロトコール

Birmingham, A., Anderson, E., Sullivan, K., Reynolds, A., Boese, Q., Leake, D., Karpilow, J. & Khvorova, A. (2007). A protocol for designing siRNAs with high functionality and specificity. *Nat Protoc* **2**, 2068-2078.

Dann, C. T. & Garbers, D. L. (2008). Production of knockdown rats by lentiviral transduction of embryos with short hairpin RNA transgenes. *Methods Mol Biol* **450**, 193-209.

Kappel, S., Matthess, Y., Kaufmann, M. & Strebhardt, K. (2007). Silencing of mammalian genes by tetracycline-inducible shRNA expression. *Nat Protoc* **2**, 3257-3269.

Morozov, A. (2008). Conditional gene expression and targeting in neuroscience research. *Curr Protoc Neurosci*, Chapter 4, Unit 4.31.

Mortensen, R. (2003). Production of a heterozygous mutant cell line by homologous recombination (single knockout). *Curr Protoc Neurosci*, Chapter 4, Unit 4.30.

Mortensen, R. (2007). Overview of gene targeting by homologous recombination. *Curr Protoc Neurosci*, Chapter 4, Unit

4.29.

▼ウェブサイト

Neuromice http://www.neuromice.org/
Nagy, A. creXmic：Database of Cre Transgenic Lines
　　http://nagy.mshri.on.ca/cre/

Ambion RNA Interference Resource
　　http://www.ambion.com/RNAi/
Nature Reviews RNAi Collection
　　http://www.nature.com/focus/rnai
The RNAi Consortium, Broad Institute
　　http://www.broad.mit.edu/rnai/trc

13 細胞培養の技術

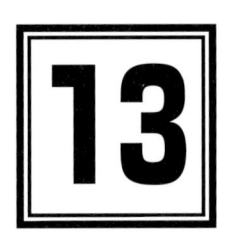

Cell Culture Techniques

13章のねらい
◎ *in vitro* の培養技術を用いる長所と短所
◎ *in vitro* で神経系の機能を調べるために用いる細胞の種類
◎ *in vitro* 培養の操作技術

13章で紹介する研究方法
◎培養のツールと試薬：装置と培養液
◎培養細胞の種類：不死化細胞株，初代細胞培養と組織培養，幹細胞
◎培養における細胞の操作：形質移入，共存培養，薬理，抗体による機能阻害

細胞培養（cell culture）は，注意深くコントロールされた条件のもと，生きている動物の外側で，細胞を維持し生育させる方法である．この方法が望まれるのには，多くの理由がある．神経系を *in vitro*（試験管内）で調べることで，細胞の環境を単純化でき，さまざまな実験的操作が可能となる．*in vitro* の技術とツールによって，たとえばまったく同数の細胞を対象とした試験を同時に行うような，自然環境下の生物では困難だったり不可能だったりする実験が可能になる．また *in vitro* 実験は，*in vivo* 実験に比べて手早くコストがかからず，実験試料の複雑性を減らすとともに，実験に必要な動物の数も少なくて済むメリットがある．

しかしまた，細胞培養実験は興味深い疑問を提起する．培養容器中の細胞は，本当に脳や体の内部にあるときと同じように振る舞うのだろうか．シナプス結合をつくっていない孤立した状態にある培養神経細胞にとって，細胞間コミュニケーションや神経ネットワークは何を意味するのだろうか．無限に分裂し続ける不死化細胞株は，脳の中で変性し死に絶える細胞のモデルとして適切なのだろうか．*in vitro* 実験の目標は，多くの場合 *in vivo* の事象に対する仮説や結論の導出にあるので，注意深い実験の立案と，慎重な結果の解釈が重要である．

本章では，脳研究のための細胞培養によるアプローチを概論する．はじめに，細胞を内因性環境から取り出して維持するために必要な装置と試薬についてまとめる．続いて，培養実験で用いる不死化細胞株，初代細胞培養，この10年で注目されるようになった幹細胞，という三つの細胞カテゴリーについて述べる．最後に，培養環境下で細胞を操作する方法について述べる．

13.1 細胞培養の装置と試薬

生きている組織の外で，培養細胞が健康で成長し続けられるような環境を整えるには，特別な装置や試薬が必要である．これらの品のほとんどは，*in vivo* の内因性の細胞環境を人工的に再現するために使用される．脳から摘出された細胞に，生命維持のための基本的因子を加えずに細胞培養容器中で生存することを期待するのは，魚をただ捕まえて水槽の中で生き続ける

と期待するようなものである．生命維持に必要な成分を補給しない限り，細胞はまもなく死滅するだろう．したがって，細胞培養を行う実験室の装置や試薬のほとんどは，細胞に酸素や栄養物，成長因子や，細胞の生存に必須な他の成分を補給し続けるためにある．

装置や試薬には，コンタミネーション（汚染）を防止するためのものもある．*in vivo* の細胞では免疫系がはたらいており，細菌や真菌，他の微生物の感染を防止している．脳の内部の細胞には，さらにコンタミネーションを防ぐ脳血液関門という利点もある．しかし，培養条件では細胞は信じがたいほどに無防備なため，コンタミネーションの防止には細心の注意を払わねばならない．とくに微生物は環境中のどこにでも存在して，細胞培養容器に容易に侵入しうるからである．

◆装　置

各研究室では，別々の細胞系を研究して，それぞれの科学的な疑問に向かっているにもかかわらず，細胞培養室には，以下に列挙するような同じような基本的な装置が揃えられる傾向にある．

- **安全キャビネット：** 安全キャビネットまたはラミナーフローキャビネットは，微生物のコンタミネーション防止に用いられる（図13.1）．非使用時には，表面の滅菌のために内部は紫外光で照射されている．使用直前と実験中には，70%エタノールを表面にスプレーしてさらに除染する．実験に際しては，試薬と細胞培養容器は使用直前まで蓋をしておく．蓋が開いているときには，グローブをはめた手や他の実験道具を，開けたびんや細胞の上を決して通過させてはならない．

- **インキュベーター（細胞培養器）：** インキュベーターは培養容器を維持，貯蔵する装置である．インキュベーターでは，生体内の条件を模倣した適切な温度・湿度・ガス濃度が維持される．温度は37℃，二酸化炭素濃度は5%に設定することが多い．5%二酸化炭素は，通常は *in vivo* 体内では経験されない濃度であるが，培養液のpHを適切な生理的レベルに維持することに役立っている．

- **培養容器（培養皿，培養フラスコ）：** 組織培養容器は，必要に応じて多くの種類が用意されている．フラスコは，表面積が $12.5\,\text{cm}^2$ のものから $1800\,\text{cm}^2$ の複層の大きなものまで，サイズは多岐にわた

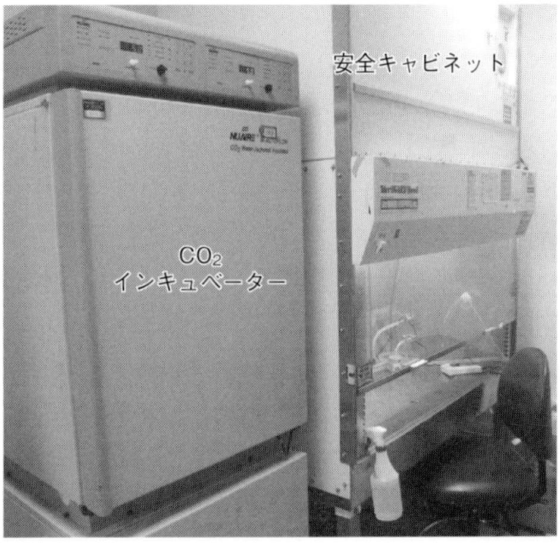

図13.1　細胞培養室と装置の典型例

る．実際の組織培養実験には，マルチウェルのプレートもよく用いられる．各ウェルで正確な細胞数を維持して，異なったウェル間でさまざまな実験条件を追跡することが容易だからである．一般に市販されているのは，6, 12, 24, 48, 96, 384 ウェルのプレートである．神経細胞を含む多くの細胞は，支持層に接着しないと生育できない．したがって，組織培養の容器やカバーガラスは，リジンやオルニチンといった誘因性のアミノ酸や，コラーゲンやラミニンのような細胞外基質でコートされている．

- **冷蔵庫：** 冷蔵庫は細胞培養液や試薬を使っていないときに貯蔵する．培養液中の成長因子や抗生物質は一晩で分解してしまうが，4℃で貯蔵すれば効果は数週間持続する．

- **恒温水槽：** 恒温水槽は37℃に設定し，培養液を手早く温めたり，4℃で冷蔵されていた試薬を培養容器に加える前に温めたりするのに用いる．培養液を細胞に加える前に温めないと，細胞は冷温による衝撃のために死滅してしまうかもしれない．

- **顕微鏡：** ほとんどの組織培養室で，細胞の健康状態と**コンフルエンス**（confluence, 集密）を確認するため，細胞培養容器の観察に顕微鏡を用いている．コンフルエンスとは容器の底表面のうち細胞でおおわれた割合をいう．多くの細胞系では，密集した集団となった細胞は互いに成長を抑制しあうか，培養液から栄養物を急速に吸収してしまうので，100%コンフルエンスには到達しない．

◆培養液

培養液は細胞培養実験にきわめて重要なもので，栄

養物（アミノ酸やビタミン）とエネルギー源（ブドウ糖）を細胞に供給する．pH，栄養物の濃度，成長因子や他の生物学的要素の存在など，培養液は多種多様である．細胞は生存のためには，細胞内部と同じ可溶分子濃度（等張）の溶液に浸っていなければならない．さらにその溶液は，適切な pH（細胞ごとのいくらかの変動はあるが通常は 7.4）を維持するよう緩衝されている．インキュベーター中の 5% 二酸化炭素のもとでは，炭酸緩衝液によって生理的な pH が維持され，これは細胞にとって栄養的な利点ともなっている．CO_2 インキュベーターの外部で比較的長時間の操作が必要な培養細胞実験を行うときには，さらなる緩衝能力のために HEPES（N-2-ヒドロキシエチルピペラジン-N'-2-エタンスルホン酸）が培養液に添加される．

血清には培養細胞の生存力を促進するはたらきがある．したがって，血清に含まれている PDGF（血小板由来成長因子），インスリンやトランスフェリンのような成長因子，ホルモン，タンパク質などの組成は明らかではないが，よく培養液に加えられる．より厳密な細胞環境の制御が望ましいときには，科学的に明らかな組成の N2 や B27 のような無血清サプリメントを用いる．これらサプリメントに含まれている生存因子の成分は既知でコントロールされている．神経細胞培養における典型的な培養液は NeuroBasal というもので，N2 や B27 を追加して，最適化された調合でアミノ酸と栄養物を培養神経細胞へ供給する．

培養液に特定の成分を加えたり除去したりすると，細胞のふるまいに影響する．たとえば，神経前駆細胞を維持して培養下で分裂を続けさせるには，EGF（上皮成長因子）や FGF（繊維芽細胞成長因子）といった成長因子を加えて分化を防止する．培養細胞の健康状態や正しい生理機能を促進し，そして細胞のふるまいを維持できるような最適な環境を提供できるよう，培養液の配合は調整される．

ここまで，細胞培養に必要な装置や試薬について述べた．続いて，細胞培養実験でよく用いられる細胞のカテゴリーについて述べる．

13.2 不死化細胞株

不死化細胞株（immortalized cell line）は，無限に増殖するように操作された細胞で，長期にわたる培養が可能である（表 13.1）．不死化細胞株の起源はさまざまで，染色体に異常があるか，腫瘍のように継続的に分裂が可能となった変異型に由来している．不死化細胞株は継続的に分裂するので，培養容器はやがて細胞でいっぱいになってしまう．**継代**（passaging, splitting）によって，増えた細胞の一部を新しい培養容器へ移し替え，増殖を続けるためのスペースを用意してやる．

不死化細胞株には多くの利点がある．これらの細

表 13.1 汎用される不死化細胞系

細胞の種類	由来	コメント
3T3	マウス胚性線維芽細胞	丈夫で扱いやすい．細胞間の接触によって増殖が抑制され，非常に高密度で生育が止まる．
HeLa	ヒト上皮細胞	Henrietta Lacks という名前の子宮ガン患者から得られた．他の細胞培養株とコンタミネーションしているかもしれない．懸濁液中で生育できる．
COS	サル腎臓	形質導入効率が高い．タンパク質を短期間に高レベルで発現するための発現系として用いられる．
293/293T/HEK-293T	ヒト胚腎臓	操作と形質移入が容易．情報伝達と組換えタンパク質の研究で一般的に用いられる発現系．
MDCK	イヌ腎臓上皮細胞	細胞内輸送の研究のために，尖端と基部を分極化させる．
CHO	チャイニーズハムスター卵巣細胞	安定的な遺伝子と高いタンパク質発現は生化学的なアッセイに便利．細胞内情報伝達や組換えタンパク質の研究によく用いられる発現系．
S2	ショウジョウバエマクロファージ様細胞	よく性質が明らかにされているショウジョウバエの細胞株．RNAi に対して高い感受性を示す．
PC12	ラット褐色クロマフィン細胞	神経様の細胞．副腎腫瘍の神経内分泌細胞に由来する．NGF の存在下で，神経様の細胞へと分化する．
Neuro-2a/N2a	マウス神経芽細胞の種類	神経分化にかかわる経路を研究するためのモデルシステム．カンナビノイドまたはセロトニン受容体の活性化で分化を誘導できる．
SH-SY5Y	ヒト骨髄より分離された神経芽細胞腫	ドーパミン β 加水分解酵素活性，アセチルコリン作動性，グルタミン酸作動性，アデノシン作動性．短く微小な神経突起を備えた神経芽細胞の集団として生育する．

は，多くの研究室で用いられている標準的な細胞系なので，その性質はよく知られている．少なくとも理論上では，不死化細胞株は均質で遺伝的に同一な細胞集団であり，このことは再現可能な一貫した実験結果を得るのに役立っている．

不死化細胞株は丈夫で，生きた動物からの採取を必要としないので，初代培養細胞よりも培養は容易である．また，生育が速く持続的なので，生化学的アッセイ（14章）用に多量のタンパク質を抽出できる．蛍光標識タンパク質や変異型タンパク質などの対象遺伝子を継続的に発現した細胞株をつくることもできる．

不死化細胞株の欠点は，無限に分裂をし続けることと，in vivo の細胞では見られないような独自の遺伝子発現パターンを示す点で，「ふつう」ではないと考えられることである．不死化細胞株では，通常の細胞にある特性や機能が失われているかもしれない．さらに，成長がしばらく継続した後には細胞の性質が変化し，「ふつう」の細胞のとはずいぶん異なったものになってしまうかもしれない．したがって，培養細胞の性質を定期的に確認し，多くの継代を重ねた細胞を使わないことが重要である．

神経起源の不死化細胞株は，神経細胞に特異的な性質の研究に使われる．軸索の選択や誘導・成長といった神経細胞の分化で起きる事象を調べるには，神経細胞株が用いられてきた．しかし多くの神経の不死化細胞株培養モデルは，腫瘍に由来し遺伝的に異常である．最も広く用いられている神経の細胞株は，PC12というラットの副腎腫瘍に由来する褐色細胞腫の系統である．PC12細胞は，神経成長因子（NGF）を加えると，可逆的に神経系の表現型に分化する（図13.2）．細胞は，カテコールアミン，ドーパミン，ノルアドレナリンを合成し，チロシンヒドロキシラーゼ（TH），コリンアセチルトランスフェラーゼ（ChAT）など神経伝達物質の生産に関わる酵素を発現する．PC12細胞は神経分化に関係する分子現象の検証に使われ，さらにパーキンソン病の動物モデルにおけるドーパミン神経細胞の代用としても使われてきた．また，マウスNeuro2Aのような神経芽細胞腫は，TH，ChATやアセチルコリンエステラーゼ（AChE）を発現し，電気生理や発達の研究に使われてきた．

神経系由来の不死化細胞株は，こうした実験では有用であるが，できることなら生きている動物から採取した初代培養細胞の使用が有利である．

13.3 初代細胞と組織培養

初代細胞（primary cell）と**組織培養**（tissue culture）では，培養容器の中で分裂を続ける不死化細胞株ではなく，生きている動物から直接採取した組織を用いる．一次組織培養では，対象の細胞を直接調べることができ，特定の神経細胞やグリア細胞の機能，ある細胞に特異的な細胞・分子ダイナミクスを探ることができる．神経組織を in vitro で調べることは，電気生理学的な記録や，動的な構造や機能の可視化，薬理学的操作に適している．遺伝的操作を行った生物から作製した組織培養を調べることで，遺伝的な修飾の作用を細胞レベルや分子レベルで観察できる．加えて，一次組織培養では，実験結果を生体内の神経系に当てはめて考えることの妥当性が高い．

しかしながら，初代細胞培養にも欠点はある（表13.2）．不死化細胞株とは異なって，初代細胞培養は寿命が限られている．細胞を採取した動物の年齢が，細胞培養の健康状態や丈夫さに影響する．若齢の動物，胚や生後の早い発達段階から得られた組織は，高齢の動物から得られた組織よりも，よく生存し健康な傾向がある．また対象の細胞をいかに注意深く抽出精製しても，初代細胞培養の集団は常に，不死化細胞株より不均質である．一次組織培養は，分散培養，移

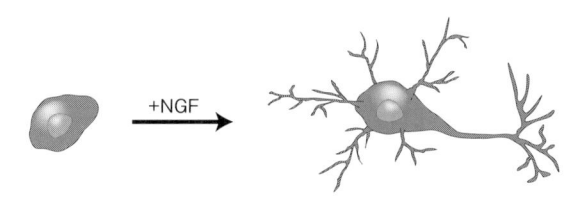

図13.2 NGFの投与によるPC12細胞の神経様細胞への分化
分化したPC12細胞では，神経突起が成長し，ドーパミンやノルアドレナリンのような神経伝達物質が合成される．

表13.2 不死化細胞株と初代細胞培養

	長 所	短 所
不死化細胞株	●使用が容易（生育，形質移入など） ●均一 ●よく性質が明らかにされている ●対象遺伝子を安定的に発現した細胞系の作製が可能	●研究対象の初代細胞や神経細胞と同じ性質をもっていないかもしれない
初代細胞培養	●関連のある細胞の種類・生理的特徴・神経回路	●大きなばらつきをもった不均一な細胞集団

植，組織培養の三つに分類できる．

◆分散細胞培養

分散培養（dissociated culture）では，神経組織は細胞一つ一つにまでばらばらにされ，細胞はコートされた二次元のカバーグラス上で，または三次元の基質中で生育する（図13.3左）．特定の種類の神経細胞（皮質や海馬）を単離するために，動物の脳を取り出した後，特定の部位を切り出す．この部位を懸濁液中で機械的処理または酵素処理し，細胞一つ一つにまでばらばらに分ける．この後に，懸濁液から神経細胞を回収し，基質上に播くと，この基質に細胞が接着し成長するのである．

いろいろな脳部位から単離された神経細胞は，もとの性質を維持している．培養しても，細胞の形態的・分子的・生理学性質は生物の中で本来あった場所の細胞集団と近いものに保たれる．適切な成長因子を添加し適切に維持管理すれば，分散細胞培養は数週間は維持できる．その間に，神経細胞は軸索と樹状突起を発達させ，互いにシナプスを形成し，細胞に特異的な受容体とイオンチャネルを発現し，自発的な電気的活動を生じるようになり，成熟した神経細胞の性質を獲得する．

分散培養は，制御された環境下にあるまばらな細胞集団なので，一つ一つの神経細胞を調べることができる．それらの細胞の突起や細胞内小器官の性質の観察は容易である．この培養系に操作を加えて攪乱させる（perturb）ことで，細胞自体を調節する分子要素をよりよく理解できる．このように神経突起の成長，シナプスの形成や電気生理学的性質の研究に，分散神経細胞培養はよく用いられる．

しかし，個別の神経細胞を調べることができる反面，in vivo の機能に重要な組織性や結合を失うという代償も伴う．分散培養使用上の制約として，得られる材料が少量なため，生化学的な分析が難しくなる点もあげられる．さらに多くの場合，初代培養細胞は均質でない．神経培養はしばしば，異なった神経伝達物質に応答するグリア細胞と神経細胞の混合からなり，神経細胞だけあるいはグリア細胞だけの集団を同定するのは難しいかもしれない．不均一性を低減し，培養中に対象の細胞が少しでも多く存在するように，研究者は，切り出す脳部位を可能な限り小さくしようと努めている．

特定の細胞を精製するために，さまざまな方法が開発されている．**免疫パニング法**（immunopanning）では，特定の細胞の細胞表面マーカーを認識する抗体で培養容器の底をコートする．不均一な細胞集団を培養皿に加えた後，培養皿の底に結合した細胞だけ選び，結合しない細胞を洗い流すことで，目的の細胞を精製できる．皮質脊髄運動ニューロンや網膜神経節細

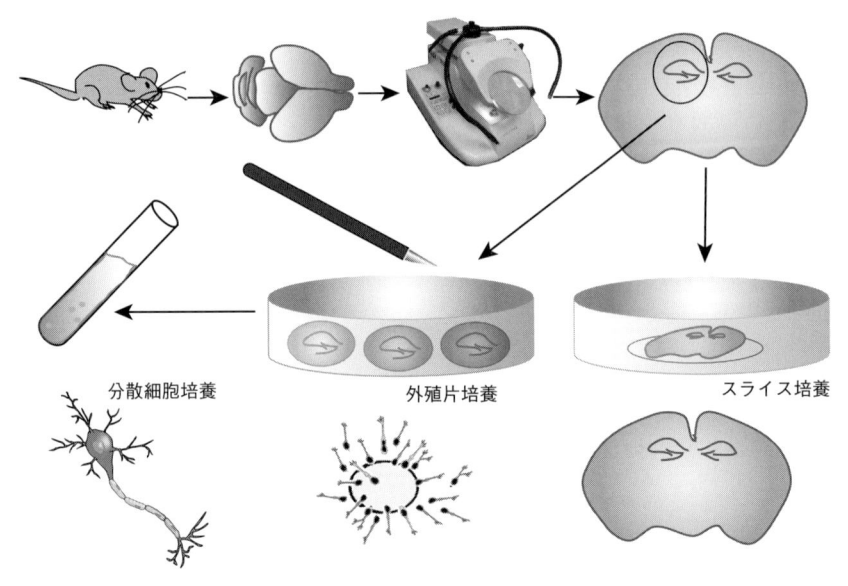

図13.3 一次組織培養の作製
動物から脳を摘出した後，ビブラトーム（6章）によって脳を切片にする．そしてスライス切片のままか，より細かい切片にして移植片とするか，あるいは酵素処理によって単一の細胞へと分離して培養する．

胞，オリゴデンドロサイト前駆細胞の培養には，この方法が用いられる．

◆ スライス培養

スライス培養（slice culture）は，脳の構造と組織を，ビブラトーム（6章）で作製した比較的薄い（250～400μm）脳組織切片の状態で維持するものである．スライスにすることによって，海馬や視床のようにin vivoでのアクセスが困難な皮質の下深くにある組織を観察し，そこへアクセスできるようになる（図13.3右）．スライスには，ただちに使用する**急性スライス**（acute culture）と，長期間培養する**器官スライス培養**（organotypic slice culture）の2通りがある．急性スライスは，一般的には短時間の電気生理学的実験で用いられるのに対し，器官スライス培養は，神経の移動や軸索の進展，シナプスの形成といった長期間（数日から数週間）にわたる構造的・解剖学的な変化の観察に用いられる．

スライスには，スライス中のガス交換を適切に調整するための気相液相界面が必要である．スライス培養ためのさまざまなプロトコルが開発され，in vivoに対応した組織の発達や形態の維持を観察することができる．

◆ 外植片培養

分散培養では，分離された神経細胞で実験が可能となり，スライス培養では，組織化された構造内部でつながった神経細胞を調べられる．**外植片培養**（explant culture）はその中間で，組織そのものの断片を用いる（図13.3中央）．外植片培養では，内在性の神経系の微細な構造や方向軸が維持されているとは限らないが，外植片には同じ種類の細胞集団が含まれているので，細胞の集団はスライス培養ほどの統一性はないが，分散培養よりは統一性は高い．適切な酸素供給のための装置が必要なスライスとは異なって，外植片培養は，溶液に沈んだ状態で行うことができる．外植片は共存培養アッセイや，神経突起の成長や神経の移動の研究に用いられる．

13.4　幹細胞培養

幹細胞（stem cell）は，あらゆる細胞の種類（神経細胞，筋肉細胞，血液細胞）をつくり出す能力と，自らを無限に複製する能力を備えた**多能性**（pluripotent）の細胞である．幹細胞は，理論上は，培養中で持続的に繁殖できる点で不死化細胞株のようであるが，生きている生物から直接採取される点では初代細胞でもある．幹細胞は，その機能だけでなく，遺伝子やタンパク質マーカーの発現においても特徴的である．

幹細胞は，もととなった細胞の種類（胚性幹細胞，成熟体の幹細胞，iPS細胞（人工多能性幹細胞））と，生まれてくる細胞の種類（神経幹細胞，骨髄幹細胞，皮膚幹細胞など）とによって分類される．生まれてくる組織によって定義される幹細胞は，**多能性**（multipotent）である．つまり，その組織中で見られる全種類の細胞をつくり出すことができ，かつ自分自身を継続的に新生できる．たとえば，神経幹細胞からは，神経系の3要素，すなわち神経細胞，星状細胞，オリゴデンドロサイトと，新たな神経幹細胞ができる．幹細胞は**前駆細胞**（progenitor cell）とは別物である．前駆細胞の自己複製能力はより限定されており，通常は単一の種類の細胞だけを生じる**単能性**（unipotent）である．

幹細胞培養は，分散初代培養の形態をとり，多能性と自己新生能を維持するために特別に調整された培養液中で培養される．この溶液には，成長因子（上皮成長因子（EGF）と塩基性線維芽細胞増殖因子（bFGF））が含まれている．しかし，in vivoで幹細胞の機能を維持する因子はすべて明らかになってはいないので，in vitro研究では内因性環境の影響を完全に再現できていないかもしれない．

神経科学において，幹細胞培養はさまざまな使われ方をされる．胚性幹細胞（ES細胞）では，特定の神経タイプへ分化していく過程が調べられている．神経幹細胞（NSCs）培養では，発達と老化の基礎的な生物学研究がなされている．人工多能性幹細胞（iPS細胞）は，神経疾患の患者から採取した細胞クローンの作製に使用され，機能不全となった神経細胞の細胞的分子的異常が調べられている．幹細胞研究にはすでに大きな歴史的理論的蓄積があるが，幹細胞の基礎生物学はいまだに急速な発展を遂げている分野である．ここでは，神経科学で用いられている幹細胞培養の応用例について焦点を絞るとともに，幹細胞同定のためのin vitroの技術について述べる．

◆ ES細胞（胚性幹細胞）

多能性を有する**ES細胞**（embryonic stem cell，**胚性幹細胞**）は，生物のすべての組織のもととなること

ができる．胚盤胞の内部細胞塊から採取された in vitro の培養 ES 細胞は，細胞分化を防ぐ因子の存在下で細胞を培養することによって，細胞を"罠"にかけて多能性状態にとどめたものである．発達中の胚で神経の形成を誘導する分子や，有糸分裂促進因子を培養液に加えると，ES 細胞の環境を培養容器の内部に再構成できる．

ES 細胞はまず，**神経前駆細胞**（neural progenitor）になるように特殊な培養条件下で誘導する．神経前駆細胞は，神経細胞へ分化するよう運命づけられた前駆体である．ES 細胞が神経前駆体になると，通常の神経発達期にはたらくことが知られている特定の分子を培養に加え，特定の種類の神経細胞への分化を誘導できる．たとえば，運動ニューロンの作製には，発達の過程で細胞を，脊髄の運動ニューロンを形づくるモルフォゲンである高濃度のソニックヘッジホッグ（SHH）とレチノイン酸に曝露する．中脳のドーパミン作動性神経細胞を作製するには，発達の過程で細胞を，ドーパミン作動性への運命を特定するモルフォゲンの SHH と線維芽細胞増殖因子 8（FGF8）に曝露する．

分化の進行は，発達に関連する転写因子の活性化や，神経の特定サブタイプへの分化を促進するマーカーの出現を培養細胞で調べることで観察できる．たとえば，中脳のドーパミン作動性神経細胞への誘導を試みる場合，中脳特異的な転写因子（Pitx3, En1, Lmx1b, Nurr1）を見つけ，その後に成熟ドーパミン神経細胞のマーカー（TH, DAT, Girk2）を見つけることで，分化を確認できる．

最初の ES 細胞の樹立から特定の神経サブタイプへの分化へ至るこの過程には，数カ月を必要とする．また，特定の神経細胞サブタイプの純粋な集団をつくろうという試みにもかかわらず，分化した ES 細胞の集団には，他の多くの細胞が混じり合い不均質である．しかし，ES 細胞が特定の神経細胞のタイプに分化する能力は，パーキンソン病やアルツハイマー病のような神経変性疾患の治療法の研究に有用である．

◆神経幹細胞

多能性を有する**神経幹細胞**（neural stem cell：NSC）には，自己複製の性質と，すべての種類の神経細胞へ分化する能力がある．神経幹細胞は胎生期または成熟した脳の特定領域から採取される．その領域では，神経幹細胞は恒常的に分化して神経細胞やグリア細胞をつくり出している．胎生期の脳には多くの神経幹細胞が含まれているが，成体の脳にはわずかしか存在しない．さらに成体の神経幹細胞が神経細胞をつくり出す能力は年齢とともに減少する．

典型的には，海馬歯状回の顆粒細胞下領域，または側脳室下から得た大人の神経幹細胞が培養される．解剖の後，神経幹細胞を含む領域をばらばらにし，遠心分離によって軽く精製する．神経幹細胞は，神経幹細胞の生存を促進する特別な培養液で生育し継代する．培養液から成長因子を除去すると，神経幹細胞は神経細胞やアストロサイト，オリゴデンドロサイトへと分化する．

神経幹細胞と神経前駆細胞の区別は単純でなく，用語も混乱している．どちらの細胞も増殖し，共通の分子マーカーのセット（例：nestin, Pax6）を発現している．したがって，培養細胞の種類の同定には，分子的アッセイと機能的アッセイの両方が必要である．幹細胞を同定する試験においては，神経系の 3 種のすべてを生じる能力（多能性）をもっていることと，より多くの神経幹細胞を増殖する能力（自己複製）が，神経幹細胞の決定的な判定基準である．

自己複製能は，**一次のニューロスフェア法**（primary neurosphere assay）と**二次のニューロスフェア法**（secondary neurosphere assay）によって確認する．成長因子 EGF と bFGF の存在下で非接着状態で神経幹細胞を培養すると，神経幹細胞は分裂したニューロスフェア（neurosphere，球状の細胞塊，図 13.4）を形成する．ニューロスフェアは分裂した神経前駆細胞の結果として一般的にできるもので，自己複製能のない神経前駆細胞の場合にもできる．このアッセイはしばしば用いられるが，幹細胞と前駆細胞を決

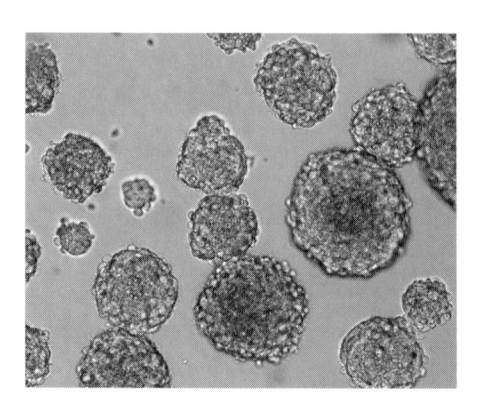

図 13.4 ニューロスフェア（神経細胞塊）
分裂した神経前駆細胞と神経幹細胞は，培養中で球状となる．
（Victria Rafalski の好意による）

定的に区別するものではない．

二次のニューロスフェア法は，形成されたニューロスフェアから採取した細胞を用いて，一次のニューロスフェア細胞が自己再生の指標である増殖を続けるかどうかを見るものである．この方法は，細胞と神経細胞塊が融合するため，定量化が難しい．ニューロスフェアはかならずしも単一の神経幹細胞から形成されないかもしれない．またニューロスフェアは種特異的である．ラットとヒトの神経幹細胞はマウスの神経幹細胞ほどにはニューロスフェアを形成しない．

◆ iPS 細胞（人工多能性幹細胞）

iPS 細胞（induced pluripotent stem cell，人工多能性幹細胞）は，幹細胞の状態に再プログラミング化した細胞である．その作製にはさまざまな方法が試されてきた．一般的な方法は，繊維芽細胞のような体細胞性の細胞に，四つの特異的な転写因子をウイルスによって導入するものである．これらの転写因子を発現させると，細胞が全能性幹細胞様のふるまいをするように見える．他に，ウイルスによる遺伝子導入と化学的操作を組み合わせて，体細胞性の細胞を多能性を有する状態に転換させる方法もある．

iPS 細胞ができたら，それが「幹細胞性」を有しているか，さまざまな方法で ES 細胞と比較検討する．一般的には，免疫組織化学的方法（6 章）と逆転写 PCR（9 章）を用いて Oct4, Nanog, Sox2, AP, SSEA4 や TRA-1-80 のようなマーカーの存在を調べ，転写因子のプロファイルを評価する．iPS 細胞の分化能は，分裂した細胞が特定の細胞系譜へと分化していくかどうか，定められたプロトコルによって評価する．iPS 細胞の幹細胞性を決定する最も信頼性の高い評価法は，この細胞がキメラマウスを形成する能力があるかどうかを確かめることである（12 章）．

神経科学において，完全に分化した細胞を ES 細胞様の状態へと再プログラム化できるようにすることは，患者から直接採取した細胞から in vitro のヒトの疾患モデルを作製する可能性をひらくものである．これによって，パーキンソン病や自閉症スペクトラム障害のような疾病の細胞分子的な病因を明らかにできるかもしれない．たとえば，患者から採取した体細胞を，パーキンソン病で神経変性の結果欠損した黒質のドーパミン細胞のような細胞の種類にさせることによって，iPS 細胞は治療へも応用できるかもしれない．

13.5 培養系における細胞の操作

神経系の in vitro 研究の大きな利点は，細胞の環境を直接制御できることである．研究者は，細胞のふるまいをさまざまな環境下で観察できるが，これは細胞内要因，細胞外要因どちらの機能を調べる上でも重要である．培養系に導入する遺伝子，培養細胞の種類，タンパク質の選択的操作によって，特定の行動に対する特定の遺伝子，細胞の種類，タンパク質の役割を特徴づけることができる．

◆形質移入

形質移入（transfection, 10 章）は，ウイルス以外の方法で DNA を細胞へ導入する方法である．すべての細胞培養系，とくに分散培養における重要な利点は，形質移入への適性である．培養神経細胞では組換え DNA 分子を導入して，特定の細胞内小器官を標識したり機能を阻害したりすることが容易である．

◆共存培養系

共存培養（coculture）は複数の種類の細胞を一緒に培養して，ある培養系が他の系に及ぼす作用を調べるものである（図 13.5）．ある組織の他の組織への影響，脳のある部位の他の部位への作用，さらに特定の分泌分子が神経の発達や生理に与える影響を調べたいときに有用である．たとえば共存培養において，異な

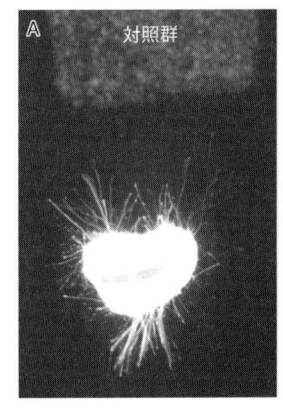

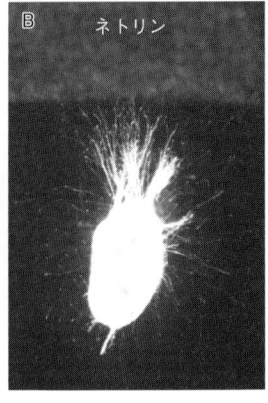

図 13.5 COS 細胞の集団と共存培養した中脳移植片は，誘導分子ネトリン 1 の誘因作用を示す

対照群のプラスミド（A）を形質移入した COS 細胞（上）は，軸索の成長の方向に影響を及ぼさない．しかし，ネトリン 1（B）を形質移入した COS 細胞は，軸索を誘引する．（Jie Li 博士，Mary Hynes 博士の好意による）

った部位から採取した脊髄移植片が，神経突起の誘因と忌避に対して異なった能力を示したとしよう．移植片から生化学的な精製を行ったところ，特定の分子が同定された．この分子を不死化細胞株へ導入したところ，分泌と発現が誘導された．この形質移入した細胞株を，脊髄移植片と共存培養すれば，この特定の誘導分子に対する脊髄神経細胞の神経突起成長反応を調べられる．このような方法によって，*in vivo* で作用が認められていた多種多様な化学誘因物質や化学忌避物質が解明された．

◆薬理学

特定のタンパク質やチャネル，受容体を活性化したり抑制したりする薬物や化学物質は，*in vivo*，*in vitro* で特定の経路を調べるために用いられる（3章）．細胞培養実験においては，薬理作用物質を細胞培養液に加えて，細胞的生化学的な作用を調べる．薬理学的な実験技術の詳細については3章を参照されたい．

◆抗体干渉

抗体は特定の抗原を認識する分子である．抗原は通常はタンパク質の一部で，抗体はこれらの抗原に高い親和性で結合する（14章）．抗体は，自然界では免疫系の一部として機能するが，実験室では，タンパク質の発現や結合相手の研究のため，多くのアッセイ系で用いられる．もし生細胞において，抗原に対して抗体が接近できるなら，対象タンパク質に対する抗体を適用することで，タンパク質の機能を阻害することが可能である．これらの抗体は，そのタンパク質の通常の機能に重要な部位でタンパク質と結合し，*in vitro* でも *in vivo* でもその機能を阻害する．

13章のまとめ

生きている動物から細胞や組織を摘出して成長させる技術は，*in vivo* の状態と比較して，細胞環境の大幅な制御を可能とした．そのおかげで，神経系の機能における細胞や分子機構を詳細に調べることができるようになった．*in vitro* 培養系におけるツールや技術は，多くの有益な情報を提供してきたが，神経連絡が完全に保たれ，相互作用しているネットワークの微妙な差を理解するためには，培養系で得た知識は究極的には自然の神経系で検証されなければならない．

文献紹介

▼書　籍

Banker, G., & Goslin, K. (1998). *Culturing Nerve Cells*, 2nd ed. MIT Press, Cambridge, MA.

Butler, M. (2004). *Animal Cell Culture and Technology*, 2nd ed. BIOS Scientific Publishers, London.

Freshney, R. I. (2005). *Culture of Animal Cells : A Manual of Basic Techniques*, 5th ed. Wiley-Liss, Hoboken, NJ.

Martin, B. M. (1994). *Tissue Culture Techniques : An Introduction*. Birkhäuser, Boston.

▼総　説

Blau, H. M., Brazelton, T. R. & Weimann, J. M. (2001). The evolving concept of a stem cell : entity or function? *Cell* 105, 829-841.

Jaenisch, R. & Young, R. (2008). Stem cells, the molecular circuitry of pluripotency and nuclear reprogramming. *Cell* 132, 567-582.

Seaberg, R. M. & van der Kooy, D. (2003). Stem and progenitor cells : the premature desertion of rigorous definitions. *Trends Neurosci* 26, 125-131.

▼原著論文：文献からの興味ある例

Barberi, T., Klivenyi, P., Calingasan, N. Y., Lee, H., Kawamata, H., Loonam, K., Perrier, A. L., Bruses, J., Rubio, M. E., Topf, N., Tabar, V., Harrison, N. L., Beal, M. F., Moore, M. A. & Studer, L. (2003). Neural subtype specification of fertilization and nuclear transfer embryonic stem cells and application in parkinsonian mice. *Nat Biotechnol* 21, 1200-1207.

Chen, Y., Stevens, B., Chang, J., Milbrandt, J., Barres, B. A. & Hell, J. W. (2008). NS21 : re-defined and modified supplement B27 for neuronal cultures. *J Neurosci Methods* 171, 239-247.

Dotti, C. G. & Banker, G. A. (1987). Experimentally induced alteration in the polarity of developing neurons. *Nature* 330, 254-256.

Dotti, C. G., Sullivan, C. A. & Banker, G. A. (1988). The establishment of polarity by hippocampal neurons in culture. *J Neurosci* 8, 1454-1468.

Dugas, J. C., Mandemakers, W., Rogers, M., Ibrahim, A., Daneman, R. & Barres, B. A. (2008). A novel purification method for CNS projection neurons leads to the identification of brain vascular cells as a source of trophic support for corticospinal motor neurons. *J Neurosci* 28, 8294-8305.

Ge, S., Yang, C. H., Hsu, K. S., Ming, G. L. & Song, H. (2007). A critical period for enhanced synaptic plasticity in newly generated neurons of the adult brain. *Neuron* 54, 559-566.

Pan, P. Y., Tian, J. H. & Sheng, Z. H. (2009). Snapin facilitates the synchronization of synaptic vesicle fusion. *Neuron* 61, 412-424.

Raineteau, O., Rietschin, L., Gradwohl, G., Guillemot, F. & Gahwiler, B. H. (2004). Neurogenesis in hippocampal slice cultures. *Mol Cell Neurosci* 26, 241-250.

Soldner, F., Hockemeyer, D., Beard, C., Gao, Q., Bell, G. W., Cook, E. G., Hargus, G., Blak, A., Cooper, O., Mitalipova, M., Isacson, O. & Jaenisch, R. (2009). Parkinson's disease patient-derived induced pluripotent stem cells free of viral reprogramming factors. *Cell* 136, 964-977.

Takahashi, K. & Yamanaka, S. (2006). Induction of pluripotent stem cells from mouse embryonic and adult fibroblast cultures by defined factors. *Cell* **126**, 663–676.

Tessier-Lavigne, M., Placzek, M., Lumsden, A. G., Dodd, J. & Jessell, T. M. (1988). Chemotropic guidance of developing axons in the mammalian central nervous system. *Nature* **336**, 775–778.

Watanabe, K., Kamiya, D., Nishiyama, A., Katayama, T., Nozaki, S., Kawasaki, H., Watanabe, Y., Mizuseki, K. & Sasai, Y. (2005). Directed differentiation of telencephalic precursors from embryonic stem cells. *Nat Neurosci* **8**, 288–296.

Winn, S. R., Tresco, P. A., Zielinski, B., Greene, L. A., Jaeger, C. B. & Aebischer, P. (1991). Behavioral recovery following intrastriatal implantation of microencapsulated PC12 cells. *Exp Neurol* **113**, 322–329.

▼プロトコール

Current Protocols in Neuroscience. Chapter 3 : Cellular and Developmental Neuroscience (2006). John Wiley & Sons, Inc : Hoboken, NJ.

Loring, J. F., Wesselschmidt, R. L., & Schwartz, P. H. (eds.) (2007). *Human Stem Cell Manual : A Laboratory Guide*. Academic Press, Amsterdam.

Poindron, P., Piguet, P., & Förster, E. (eds.) (2005). *New Methods for Culturing Cells from Nervous Tissues*, Karger, Basel.

Zigova, T., Sanberg, P. R., & Sanchez-Ramos, J. R. (eds.) (2002). *Neural Stem Cells : Methods and Protocols*. Humana Press, Totowa, NJ.

▼ウェブサイト

American Type Culture Collection : http://www.atcc.org
European Collection of Cell Cultures :
http://www.hpacultures.org.uk/aboutus/ecacc.jsp

14

生化学的アッセイと細胞内シグナリング
Biochemical Assays and Intracellular Signaling

14章のねらい
◎細胞内シグナリングの基礎と神経科学におけるタンパク質研究の重要性
◎抗体の作製と，タンパク質研究における抗体の使用法
◎細胞内シグナリング研究で用いられる生化学的アッセイ

14章で紹介する研究方法
◎抗体の作製：モノクローナル抗体とポリクローナル抗体
◎タンパク質精製法：アフィニティークロマトグラフィー
◎細胞内組織内でタンパク質の量や局在を測定する方法：ウェスタンブロット法（免疫ブロット法），エンザイムイムノアッセイ（酵素免疫定量法，ELISA），ラジオイムノアッセイ（放射性免疫測定法，RIA），免疫組織化学（IHC），免疫電子顕微鏡法，レポータータンパク質
◎タンパク質どうしの相互作用を調べる方法：免疫共沈降法，タンパク質アフィニティークロマトグラフィー，酵母ツーハイブリッド法
◎転写後修飾を調べる方法：翻訳後修飾アッセイ（キナーゼアッセイ），翻訳後修飾特異的抗体
◎タンパク質とDNAの相互作用を調べる方法：電気泳動移動度シフト解析（EMSA），クロマチン免疫沈降法（ChIP），ChIP on chip法，ルシフェラーゼアッセイ

タンパク質は，分子機械として，細胞の構造と機能のほぼすべてを担っている．細胞の大きさや形状，耐久性は構造タンパク質によって維持されている．膜貫通タンパク質は，ホルモンや神経伝達物質の受容体としてはたらき，細胞外環境の情報を細胞が受容できるようにしている．細胞表面の受容体の下流の伝達役としてはたらき，細胞外刺激に対する細胞の反応を仲介するタンパク質もある．多くのタンパク質は酵素としてはたらき，細胞の代謝的・生理的な需要に関与する．さらにタンパク質は，他のタンパク質をコードする遺伝子の転写や発現を調節し，細胞の生理に影響する．このようにタンパク質は神経細胞や神経系に重要であるので，脳のはたらきに興味をもつものは，タンパク質が細胞の中で果たしている生命維持に必要な役割を認識するとともに，タンパク質研究の手法を理解すべきである．

神経細胞が脳の機能的な回路の中で相互作用しているように，タンパク質は，タンパク質どうしで，または他の生体分子と相互作用している．タンパク質は，単独ではたらくのではなく，上流のシグナル分子から

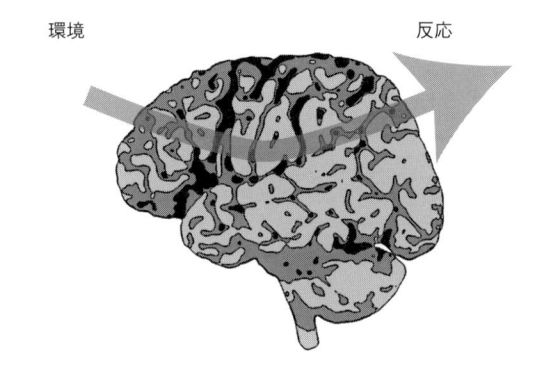

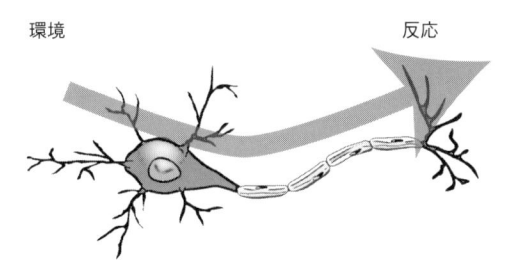

図14.1　細胞内シグナリングのたとえ
脳が環境の変化を感知し，神経系によって，適切な行動反応を判断して実行するように，神経細胞もまた細胞外環境の変化を感知し，細胞内シグナリングによって代謝や遺伝子発現の変化を引き起こす．

情報を伝えられ，下流のタンパク質や生化学的な基質へ影響を与える．**細胞内シグナリング**（intracellular signaling, 情報伝達）とは，細胞の生理や代謝に影響する生化学的な経路を表す用語である．その経路は，典型的には細胞表面受容体の活性化によって始まり，一連の生化学反応を経て，核における遺伝子発現の変化で完了する．環境の変化を感知した生物が神経回路の機能によって適切に反応するように，個々の神経細胞も，環境の変化を感知すると細胞内シグナリング経路を用いて，その転写的・生理的・代謝的性質を変化させることができる（図14.1）．

本章の目的は，神経細胞において重要な役割を果たしているタンパク質を研究するための原理および方法の概略である．まず，細胞内シグナリングの概略と，神経細胞の理解にタンパク質が有用である理由から説明したい．次に，タンパク質研究で用いられる基本的な技術である抗体の作製とその用途，そして対象タンパク質の精製とについて述べる．章の後半では，細胞内シグナリングについての疑問，つまり（1）タンパク質が特定の細胞に発現しているか，またどれだけ存在しているか，（2）タンパク質が他のタンパク質と相互作用するか，（3）タンパク質にどのような翻訳後修飾が起きているか，どのタンパク質が翻訳後修飾を誘導するか，（4）タンパク質がDNAと相互作用して遺伝子発現を調節しているかどうか，にこたえる種々の方法について概述する．

14.1　シグナル伝達と細胞内シグナルについての序論

シグナル伝達経路の研究は，神経発達，シナプス形成，記憶学習，恒常性といった神経科学内のいくつもの小分野の基礎となっている．多くの研究者が従事している，軸索誘導やシナプス形成に関わるシグナル伝達経路の研究を例にとろう．細胞外の誘導分子は膜の受容体に結合することによって，神経細胞がどの方向に成長すべきかシグナルを与える．その後，細胞内シグナリングカスケードが軸索が正しい方向に伸長するのに必要な代謝的・構造的変化を誘導する．軸索が後シナプスの標的に到達すると，別の細胞外シグナルがこの細胞内シグナルを停止させるとともに新しいカスケードを展開し，シナプス結合が強化される．このように，軸索誘導を深く理解するには，神経細胞の内部でおきている生化学的なできごとの理解が欠かせない．これは神経の他の重要な機能についても同様である．

細胞のシグナリングカスケードの著名な一例として，JAK-STAT 経路があげられる．**サイトカイン**（cytokine）や**成長因子**（growth factor）のような細胞外タンパク質が，膜貫通受容体に結合する（図14.2A）．受容体のうちのあるものは，JAK（ヤヌスキナーゼ）というタンパク質に結合する．JAKは**プロテインキナーゼ**（protein kinase, **タンパク質リン酸化酵素**）の一種で，プロテインキナーゼとは，活性化すると他のタンパク質にリン酸基を付加する能力をもったタンパク質のことである．サイトカインが受容体に結合すると，JAKはリン酸基をその受容体へ転移する（図14.2B）．このリン酸基は受容体の三次元構造のコンホメーション変化を誘導し，その結果，signal transducers and activators of transcription（シグナル伝達兼転写活性化因子：STAT）という別のタンパク質と結合できるようになる．STATタンパク質が受容体に結合すると，JAKはSTATタンパク質に別のリン酸基を付加するが，これによりSTATは受容体から解離して互いに結合する（図14.2C）．新しいSTATの二量体は核へ移行し，特定の標的遺伝子を活性化させる（図14.2D）．

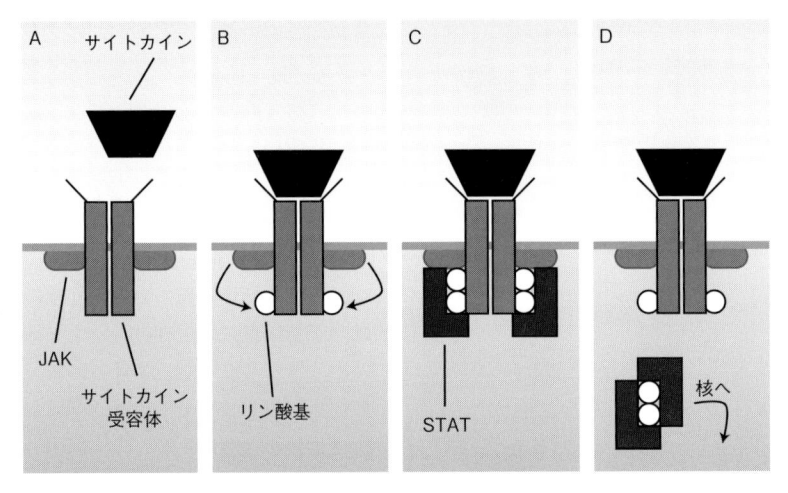

図14.2　JAK-STAT シグナリング経路
（A）サイトカインや成長因子の受容体の中には，ヤヌスキナーゼ（JAK）タンパク質と相互作用するものがある．（B）サイトカインが受容体に結合すると，JAK は受容体の細胞内ドメインにリン酸基を付加する．（C）これらのリン酸基は STAT タンパク質を受容体に誘引する．JAK はリン酸基を STAT タンパク質に付加し，STAT を受容体から解離（D），STAT どうしの結合を引き起こす．STAT 二量体は核へ移行し，そこで遺伝子の転写に影響する．

JAK-STAT 経路は，神経系の発達や生理現象において主要な役割を果たす経路の一例であるが，この経路上の要素は他のシグナリング経路でも共通している．細胞外の手がかりが膜タンパク質に結合し，細胞内シグナリングカスケードを誘導し，最終的には，細胞が環境へ適応する上で役割を果たす別のタンパク質や遺伝的な調節配列をコードしている遺伝子の発現に影響するのである．

14.2　タンパク質研究のための基本ツール

本章では，細胞内シグナルの研究で用いられるさまざまな技術について述べるが，その多くは，タンパク質研究に必須な二つの基本的な生化学的方法，すなわち抗体の作製・使用と，対象タンパク質の精製を前提とする．したがって，特定のアッセイ方法の説明に入る前に，この二つの基本的な方法について検討する．

◆抗体の作製と用途

抗体（antibody）は，抗原（antigen）という外来タンパク質を検出するために，生物が免疫系で用いているタンパク質である．抗体は，エピトープ（epitope）という抗原の特定領域を認識する．抗体は特定のタンパク質に高い親和性で結合するので，さまざまな目的で便利である．たとえば，標識された抗体の結合は，標本中のある特定タンパク質の存在を示す．ま

図14.3　モノクローナル抗体とポリクローナル抗体
モノクローナル抗体は，抗原の単一エピトープを認識するのに対し，ポリクローナル抗体は，抗原の複数のエピトープを認識する複数の抗体の混合物である．

たカラムやプレートに付着させた抗体は，対象タンパク質の採取や精製に利用される．

研究用の抗体は，特定の細胞株か生きている動物でつくられる．**モノクローナル抗体**（monoclonal antibody）は，同一のエピトープを認識する抗体の集団である．モノクローナル抗体は通常はマウスの単一細胞株から得られる（図14.3A）．**ポリクローナル抗体**（polyclonal antibody）も抗体の集団であるが，これは完全に均質ではなく，同じ抗原の中でも異なった領域やエピトープを認識する（図14.3B）．ポリクローナル抗体は通常，ラットやウサギ，ニワトリ，ヤギ，ヒツジ，ロバから産生される．モノクローナル抗体とポリクローナル抗体の作製方法は，図14.4と図14.5に記載した．

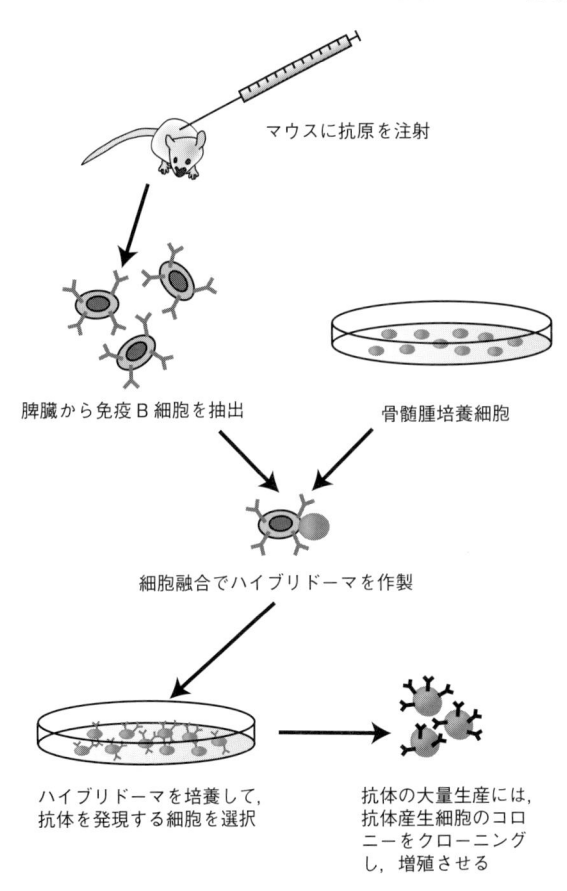

図 14.4　モノクローナル抗体の作製方法

抗原を動物（通常はマウス）へ注射する．マウスの免疫系は，反応して自然に抗体を産生する．数日後，脾臓から抗体をつくる免疫 B 細胞を抽出する．免疫 B 細胞を，無限に分裂する腫瘍細胞と融合させる．その細胞を培養し，対象となる抗体を継続的につくり出すハイブリッドを選択した後，モノクローナル抗体を大量生産する．

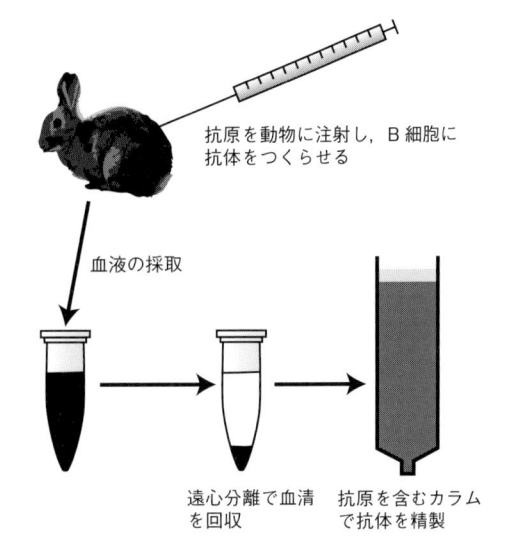

図 14.5　ポリクローナル抗体の作製方法

抗原を，数週間にわたって複数回動物に注射する．動物の免疫系は反応として多量の抗体を生成する．動物の血液を採取し，赤血球細胞から血清を分離し，アフィニティークロマトグラフィーを用いて血清を精製する．

多種多様な抗体が，50～1000 USドル（たいていの場合 100～200 USドル）で市販されている．研究室で独自の抗体をつくることもあるが，この作業は通常，受注をうけた抗体作製サービスとの契約で行われる．よい抗体が得られない場合は，組換え DNA 技術を用いて標識（タグ）をつけた対象タンパク質を作製することもある．こうすると，これらのタグを認識する抗体を用いることができる（BOX 14.1）．

生化学的な方法の多くは，抗体の使用を前提としている（表 14.1）．このような方法に対する抗体の有効性は，抗体-タンパク質複合体の結合親和力に依存する．一つの方法でしか有効でない抗体もあれば，複数で有効なもの，まれにすべての方法で使用できるものもある．たとえば，免疫組織化学で良好な抗体は，ク

表 14.1　タンパク質特異的な抗体に基づく技術

技術	技術における抗体の役割
ウェスタンブロット（WB）	ポリアクリルアミドゲルに展開されたタンパク質に抗体が結合して，標本中のタンパク質の存在，およその大きさ，相対量を示す．
エンザイムイムノアッセイ（ELISA）	抗体が結合し，標本中のタンパク質の存在を示し，量を測定する．
ラジオイムノアッセイ（RIA）	抗体が既知濃度の放射性タンパク質に結合する．非放射性のタンパク質を含む試料を加え，放射性タンパク質と比較すると，試料中のタンパク質濃度を測定できる．
免疫組織化学（IHC）	抗体が結合して，組織や細胞中のタンパク質の空間的な発現を示す．
免疫沈降法（IP）	小さなビーズに結合した抗体を用いる．試料をそのビーズと混ぜると，抗体がタンパク質と結合し，タンパク質が精製される．その後，タンパク質試料をビーズから溶離させる．
免疫共沈降法（Co-IP）	小さなビーズに結合した抗体を用いる．試料をビーズと混ぜると，抗体がタンパク質と結合し精製される．タンパク質を溶離した後，別の抗体を用いてウェスタンブロットまたは ELISA 実験を行って，免疫沈降したタンパク質と相互作用しているかもしれない 2 次抗体の存在を検出する．
クロマチン免疫沈降法（ChIP）	抗体はカラム内で小さなビーズに結合している．試料がカラムを透過するとき，抗体が結合してタンパク質を精製する．タンパク質を溶離した後，PCR によって結合した DNA 配列の存在を決定する．
抗体干渉	抗体がタンパク質と結合して，タンパク質の正常なはたらきを妨げる．

> **BOX 14.1** 標識タンパク質の作製と使用
>
> 　特定のタンパク質を検出する方法の多くは，抗体の使用を前提としている．しかし，抗体はすべての天然のタンパク質に対して存在するわけではなく，よい抗体の作製が困難だったり高価だったりすることはめずらしくない．また，すべての方法に対して抗体の有効性が保証されているわけでもない．このような事態に対処するには，遺伝子工学の手法（9章）を用いて，対象タンパク質へ短いアミノ酸標識（タグ）を付加する．対象タンパク質の遺伝配列を，これらの標識配列を含むプラスミドベクターへ挿入すると，融合タンパク質が作製できる．この標識に対する抗体を用いると，標識タンパク質を検出したり精製したりすることができる．一般的な標識は，c-Myc, His, FLAG, GST, HA といったもので，FLAG と GST タグはウェスタンブロットや免疫沈降法に，c-Myc と HA タグは免疫組織化学でよく用いられる．

ロマチン免疫沈降法（ChIP）ではうまくはたらかないかもしれない．免疫組織化学においても，組織切片のタンパク質染色よりも，細胞培養のタンパク質染色ではるかに良好に作用する抗体があるかもしれない．したがって，ある抗体がその方法で有効かどうかは，試して確かめる以外にない．しばしば試薬会社は，社内試験の結果に基づいて，抗体がどの生化学的方法で使用可能であるかを明記している．

◆タンパク質の精製

　タンパク質研究におけるもうひとつ基本技術は，対象タンパク質の精製である．タンパク質を精製すると，そのタンパク質の抗体を作製し，配列を決定し，結合の相手を調べることができる．タンパク質精製は，通常クロマトグラフィーまたは免疫沈降によって行われる．

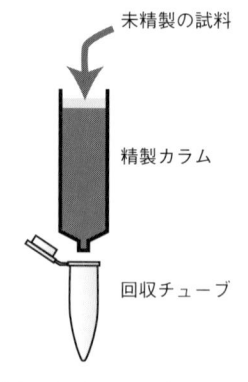

クロマトグラフィー

　クロマトグラフィー（chromatography）は，タンパク質（と他の生化学分子）の混合物をカラムを用いて分離するものである．この混合物の溶液を，多孔性の固体マトリクス（図14.6）でできたカラムに供与する．タンパク質がカラムを透過する速さはマトリクスとの相互作用によるため，タンパク質はカラムから流れ出る順に別々に分収される．

　タンパク質はさまざまな性質に基づいて分類できる．たとえば，**ゲル濾過クロマトグラフィー**（gel-filtration chromatography）では，タンパク質はその大きさに基づいてカラムを落下する．**イオン交換クロマトグラフィー**（ion-exchange chromatography）では，タンパク質は荷電状態に基づいて分離される．より特異性の高い方法でタンパク質を精製するために

図14.6　クロマトグラフィー
生物試料を多孔性の膜からなるカラムに透過させる．カラムの性質はカラムごとに異なっており，タンパク質の大きさ，電荷，結合相手などに基づいてタンパク質を分離する．

は，アフィニティークロマトグラフィー（affinity chromatography）を用いる．この方法では，多孔性のマトリクスに固定された小分子を利用して，酵素と基質の結合のような高い親和性でタンパク質を結合させる．

◆免疫沈降法（IP）

　免疫沈降法（immunoprecipitation：IP）では，抗体を利用して対象タンパク質を精製する（図14.7）．まず，ビーズの混合物に特定の抗体を結合させておく．タンパク質溶液に抗体が結合したビーズを混ぜると，抗体はその標的タンパク質に結合し，タンパク質を溶液から沈降させる．最初の溶液を洗い流した後，溶液の塩濃度やpHを変えて抗体を除去すると，タンパク質を溶出できる．最終産物の回収率は減少するかもしれないが，この溶出産物をさらに精製することもできる．

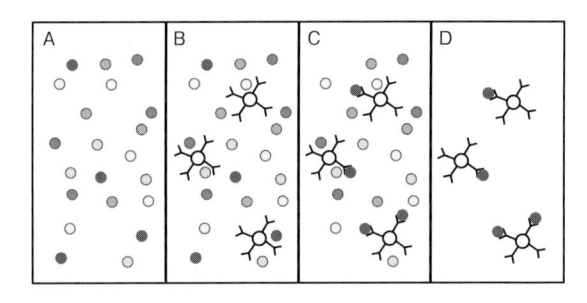

図 14.7 免疫沈降法

(A) 免疫沈降法の実験の開始前，対象タンパク質は，他の多くのタンパク質とともに不均一な成分からなる試料中に存在している．(B) タンパク質を認識する抗体を小さなビーズに加えたのち，そのビーズを試料に加える．(C) 抗体がタンパク質に結合すると，タンパク質は溶液から沈降してビーズに接着する．(D) ビーズを試料から除去し，対象タンパク質を精製する．タンパク質は溶液の塩分濃度や pH を変えるとビーズから外れる．

これから述べる細胞シグナルのアッセイでは，タンパク質に結合する抗体と，結合相手・電荷・大きさなどの性質に基づいたタンパク質の精製法が，共通して利用される．

14.3 タンパク質発現の研究

あるタンパク質が特定の細胞に発現しているかどうか，もしそうならどれだけの量のタンパク質が発現しているかは，あらゆるシグナル実験での基本的な疑問である．これを明らかにするために，定量性にすぐれた方法や，空間解像度にすぐれた方法など，さまざまな技術が開発されてきた．表14.2に各技術の特徴を示した．

◆ ウェスタンブロット（WB）

細胞シグナル伝達実験では，**ウェスタンブロット**（western blotting：WB, 免疫ブロットともいう）がタンパク質発現の測定に最もよく使用される（図14.8）．まず，新鮮な脳組織や培養細胞を溶解し，DNA混合物を除去して，タンパク質を抽出する．その後，試料を**ドデシル硫酸ナトリウム**（sodium dodecyl sulfate：SDS）・**ポリアクリルアミドゲル電気泳動**（polyacrylamide gel electrophoresis：**PAGE**）（単に SDS-PAGE ともいう）にかける．SDS は負に帯電した界面活性剤で，タンパク質の疎水性領域に結合し，タンパク質を可溶化させる．また SDS は，タンパク質のアミノ酸組成にかかわらず，タンパク質を負に帯電させるので，電気泳動で電圧をかけるとタン

表 14.2 タンパク質発現の測定方法

技術	説明
ウェスタンブロット	試料中のタンパク質を検出し，試料間の相対濃度を測定する．
エンザイムイムノアッセイ（ELISA）	試料中のタンパク質濃度を測定する．ウェスタンブロットより感度が高い．
ラジオイムノアッセイ	希釈された試料中のタンパク質濃度を精密に測定する．
免疫組織化学	細胞や組織中のタンパク質発現の空間的分布を測定する．あまり定量的ではない．
免疫電子顕微鏡法	細胞内におけるタンパク質発現の空間分布を高解像度で測定する．
レポータータンパク質	免疫組織化学を用いる必要なしに，タンパク質発現の空間的分布を測定する．生きた組織や細胞で実施できる．

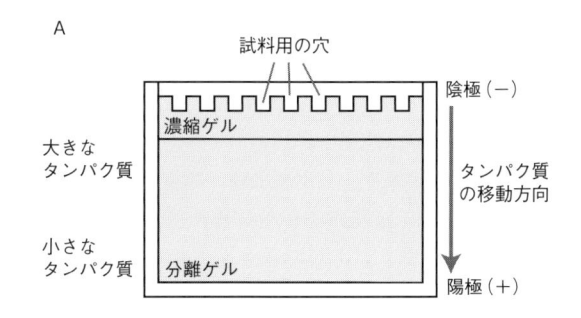

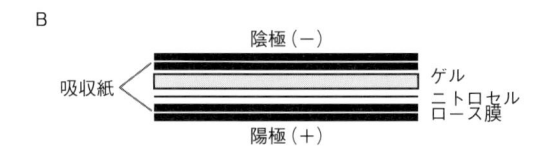

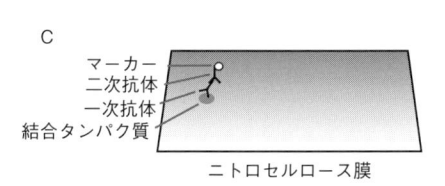

図 14.8 ウェスタンブロット

(A) タンパク質試料を SDS-PAGE ゲルに流し，タンパク質を大きさによって分類する．(B) ゲル中のタンパク質をニトロセルロース薄膜へ転移する．ゲルと膜を積み重ね電場をかけると，タンパク質がゲルから膜へ移動する．(C) 特定の対象タンパク質の検出には，ニトロセルロース膜を一次抗体と培養し，さらに一次抗体を認識する二次抗体と培養する．二次抗体には，膜上のタンパク質を可視化するためのマーカーが含まれている．

パク質は正電極の方向へ移動する．

タンパク質試料をポリアクリルアミドゲルに装填する（図14.8A）．ゲルは物理的なフィルターとしてはたらくので，電場をかけると，大きなタンパク質はゆ

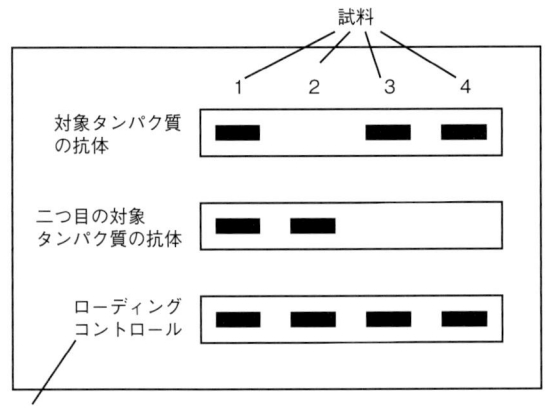

図14.9 ウェスタンブロット実験のデータ
黒いバンドはニトロセルロース膜上で可視化されたタンパク質を示している．

試料
1　2　3　4

対象タンパク質の抗体

二つ目の対象タンパク質の抗体

ローディングコントロール

各ウェルに等量のタンパク質が加えられたことを示すのに用いられる．通常はβアクチンやGAPDHに対する抗体である．

抗体反応ののち，ニトロセルロース膜上にはバンドがみられる

ッティング」という（図14.8B）．膜へ転移したタンパク質は，特異的な抗体を含む溶液中で膜を培養することで，その存在が検出される（図14.8C）．この抗体（あるいは二次抗体）は，放射性同位体や検出の容易な酵素や蛍光色素で標識されており，ゲルの列内で離散的なバンドとしてタンパク質の存在を示すことができる．こうして，タンパク質の場所と，分子量 kD（キロダルトン）を表示する標準タンパク質のラダーを，ブロット上で比較する．

ウェスタンブロット実験の最終的なデータは，分子量順に整列したタンパク質のバンドで，必要なコントロールと並んで示される（図14.9）．ウェスタンブロットで重要なコントロールは「ローディングコントロール」という試料中に存在する別のタンパク質の測定で，これによってゲル各列に充填されたタンパク質の総量が等しいことが保証される．あらゆる細胞に発現しているβアクチンに対する抗体がローディングコントロールのよい例で，各列のタンパク質が等量であることを示すのに頻用される．ローディングコントロールによって，異なる試料に由来するバンド間の強度を比較できるようになり，タンパク質の相対的な量を測定できる．新しい抗体の性質を調べるにあたっては，抗体の標的タンパク質が確実に存在している試料でポジティブコントロール（正の対照）をとるとともに，そのタンパク質が存在しない試料を用いてネガティブコントロール（負の対照）をとるべきである．このような実験を通じて，抗体が対象タンパク質の存在を特異的に示すことを確認できる．

っくりと，小さなタンパク質は速い速度で移動する．このようにして異種のタンパク質の混合物は，分子量順に並んだタンパク質のスペクトルへと分けられる．

この段階で，**クーマシーブルー**（Coomassie blue）のような染色色素を用いると，ポリアクリルアミドゲル上のタンパク質のバンドを可視化できる．この色素はゲル上の各列すべてのタンパク質を染色する．うすじみのように見えるこの染色結果のうち，目立つバンドは試料中で高発現しているタンパク質を示している．この染色は，ゲル各列に装填したタンパク質の量が等しいことを示すためにも行われる．

タンパク質試料をゲルに流した後，ウェスタンブロットの最終段階で，特定のタンパク質を同定する．ゲルは比較的薄く非常に壊れやすいので，タンパク質を薄いニトロセルロース膜に写し取る．電流をかけてタンパク質をゲルから膜へ移行させるこの過程を「ブロ

対象タンパク質がどの細胞に発現しているかだけでなく，タンパク質が細胞内のどこに局在しているか知りたいこともある．このような場合，ウェスタンブロット実験を開始する前に，**細胞分画法**（cell fractionation）によって試料を細胞の構成要素ごとに分離する（図14.10）．各細胞内小器官はそれぞれ重さが異なる

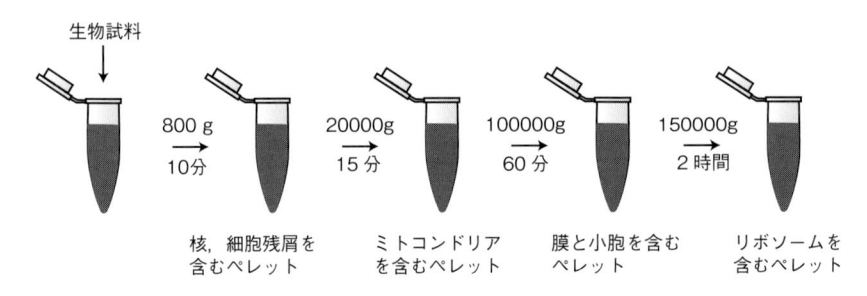

生物試料

800 g
10分
→
核，細胞残屑を含むペレット

20000g
15分
→
ミトコンドリアを含むペレット

100000g
60分
→
膜と小胞を含むペレット

150000g
2時間
→
リボソームを含むペレット

図14.10　細胞分画法
生物試料を連続した高速遠心分離で処理すると，細胞内の特定の画分を集めることができる．

14.3 タンパク質発現の研究

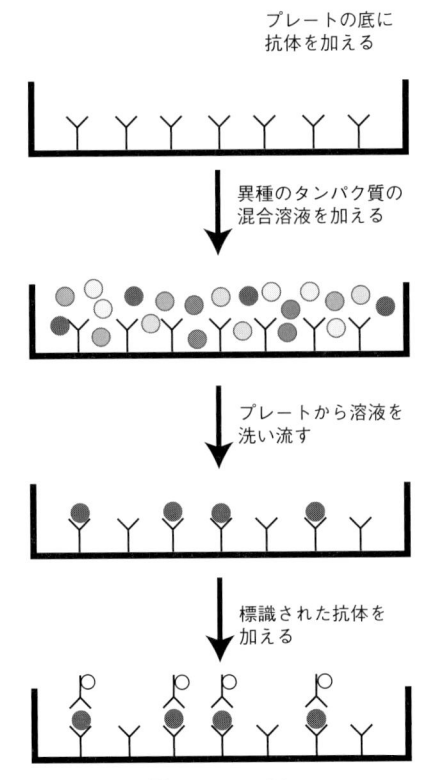

図 14.11 ELISA
対象タンパク質に特異的な抗体でプレートの底面をコートし，そこに生物試料を加える．タンパク質が抗体と結合したら，試料をプレートから洗い流す．マーカーと結合した別の抗体をプレートに加えると，試料に含まれるタンパク質の量を定量できる．

ので，一連の遠心分離の各段階で溶液から取り出すことができる．まず，組織をばらばらにしてホモジネート溶液にし，数段階の遠心分離にかける．段階ごとに遠心分離の処理時間と重力を増やし，各段階の後に，特定の細胞内分画を含む沈殿を採取する．最後に，それぞれの試料で別々のウェスタンブロット実験を行い，特定のタンパク質がどの画分に含まれるかを測定する．

◆エンザイムイムノアッセイ（ELISA）

エンザイムイムノアッセイ（enzyme-linked immuno sorbent assay：ELISA（「エライザ」と読む），**酵素免疫定量法**）は，ウェスタンブロットにかわる方法で，タンパク質の発現，とくに低レベル発現タンパク質の測定に用いられる．通常，ウェスタンブロットにはミリグラム単位のタンパク質を必要とするが，ELISAではナノグラム単位を定量できる．

抗体をプレートの底面に固定する（図14.11）．試料をプレートに加えると，抗体に結合するタンパク質はプレートの底面に接着する．試料を洗い流しても，結合したタンパク質は残る．その後，酵素に結合した二次検出抗体をプレートに加えると，対象タンパク質は二つの抗体に挟まれた状態になる．ここに化学反応の基質を加えると，酵素によって発色または発光シグナルが生じる．最後に特殊な装置を用いてシグナルや存在するタンパク質の量を測定する．

◆ラジオイムノアッセイ（RIA）

ラジオイムノアッセイ（radioimmunoassay：RIA，**放射性免疫測定法**）は，非常に低濃度のタンパク質を測定できる高感度の方法である．試料は通常，血液，細胞外溶液や脳性髄液由来のものである．

ラジオイムノアッセイ（図14.12A）の実施には，まず既知の量のタンパク質を放射性同位体，通常はヨウ素（^{125}I または ^{131}I）で標識する．ヨウ素を用いるのはアミノ酸のチロシンに容易に結合するためである．続いてこの放射性標識したタンパク質を，対象タンパク質に特異的な抗体と混合し，この抗体-タンパク質の混合物をいくつかの試料へ分注する．最初の試料には，既知濃度の標識されていない非放射性タンパク質を加える．この非放射性タンパク質は，放射性標識されたタンパク質と抗体の結合部位で競合する．続く試料では，非放射性タンパク質の量を徐々に増していくが，これにより置換される放射性タンパク質の量が増加する．最後に二次抗体を用いて，抗体に結合したすべてのタンパク質を試料から取り除くと，抗体に結合しなかったタンパク質だけが残る．それぞれの試料の放射能測定データをもとに，非放射性タンパク質の濃度に対する結合/非結合タンパク質の割合を表す標準結合曲線を作成する（図14.12B）．

生物試料から採取した濃度のわからないタンパク質濃度の測定は，上述の定量実験と平行して実施する．いったん結合/非結合タンパク質の割合を決定できれば，標準結合曲線を利用して，不明な試料の濃度が導出できる（図14.12C）．

ラジオイムノアッセイは感度がよく，脳組織の細胞外液中に含まれる神経ペプチドのようなきわめて少量のタンパク質も測定できる．しかし，この方法は特別な装置を必要とし，比較的費用もかかる．また放射物質を使用するための安全予防措置も必要である．

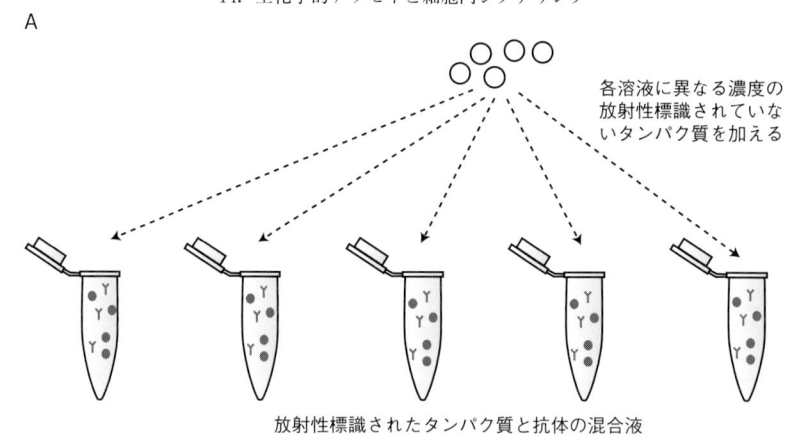

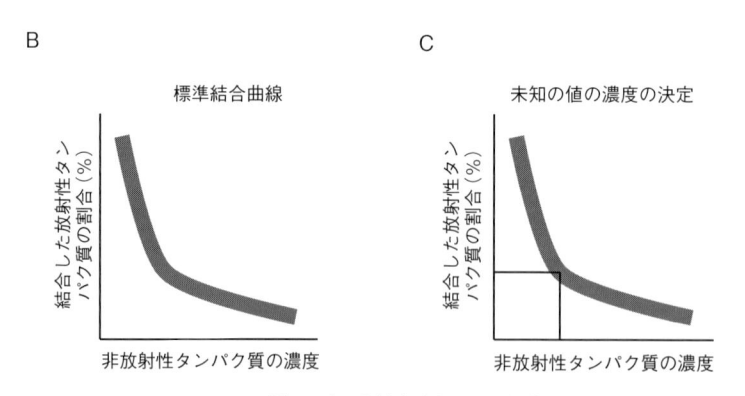

図14.12　ラジオイムノアッセイ
（A）放射性タンパク質とそのタンパク質を認識する抗体の混合物をつくり，この混合物を複数の反応管に分注する．それぞれの反応管へ，異なる既知濃度の非放射性タンパク質を加えると，非放射性タンパク質と放射性タンパク質が抗体を競合する．最後に二次抗体を用いて，抗体と結合したタンパク質を回収する．（B）各試料の放射能を測定することによって標準結合曲線を作成し，試料に加えた非放射性タンパク質の濃度と，抗体に結合した放射性タンパク質の量を比較する．（C）この結合曲線を用いて，実験試料から得られたタンパク質の濃度を測定する．

◆免疫組織化学（IHC）

免疫組織化学（immunohistochemistry：IHC）については，細胞や脳切片でのタンパク質発現を可視化する方法として6章で述べた．この方法は，タンパク質の空間的な発現パターンを測定するのに用いられ，ウェスタンブロット，エンザイムイムノアッセイ，ラジオイムノアッセイにはない利点となっている．免疫組織化学は，試料中に存在するタンパク質の定量にはすぐれていないが，異なった二つの標本から得られたシグナルを比較して，発現量の相対的な差を示すことは可能である．

◆免疫電子顕微鏡（IEM）

免疫電子顕微鏡（immunoelectron microscopy：IEM）は，免疫組織化学の応用で，電子顕微鏡との組み合わせで用いられる．電子顕微鏡は空間データの解像度を上げるので，細胞内構造レベルでのタンパク質発現を可視化できる．免疫電子顕微鏡は，細胞分画法のあとに行われるウェスタンブロットにかわりうる方法，もしくはそれとの組み合わせで，シナプスのような細胞の特定領域にタンパク質が発現しているという証拠を補強するのに用いられる．

◆レポータータンパク質

免疫組織化学のかわりに，GFPのようなレポータータンパク質（reporter protein）を用いて，タンパク質の発現を遺伝的に可視化できる（6章）．これには，(1) 対象タンパク質のプロモーターの制御下にレポータータンパク質を配置するか，(2) 対象タンパク質をコードしているDNAにレポータータンパク質を遺伝的に融合させるか，の少なくとも二つの選択肢が考えられる．この方法は，免疫組織化学よりも多くの

時間がかかる．実験の前に，種々の組換え DNA コンストラクトや遺伝子導入法を駆使する必要があるからである．しかし，レポーター遺伝子は生きている細胞内部でのタンパク質の発現や局在を決定できるので，この方法は免疫組織化学の限界を突破できる．

14.4 タンパク質-タンパク質相互作用の研究

細胞のほぼすべてのタンパク質は，他のタンパク質と相互に作用したり複合体を形成したりして機能する．「細胞内シグナル伝達」という用語が示唆するように，細胞内でタンパク質は他のタンパク質と交信して，細胞の生理機能や代謝のもととなる連鎖反応をおこす．したがって，対象のタンパク質が特定のタンパク質と相互作用するかどうかは，研究者が常に抱く疑問である．また，対象タンパク質と相互作用するタンパク質の正体も確かめたいと考える．このような疑問は，以下の方法によって明らかにしていく．

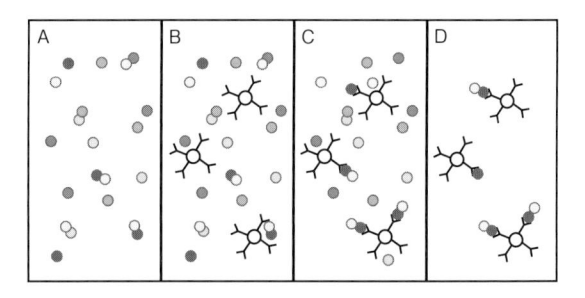

図 14.13 免疫共沈降法
（A）実験開始前，対象タンパク質はさまざまな成分からなる試料中で，他のタンパク質と結合している．（B）このタンパク質を認識する抗体を小さなビーズに結合させたうえで，ビーズを試料に加える．（C）抗体がタンパク質に結合すると，タンパク質は溶液から沈降し，ビーズに接着する．このタンパク質と相互作用するタンパク質もまたビーズと接着する．（D）ビーズを試料から除去し，タンパク質とそのタンパク質と相互作用するタンパク質を単離する．この後，ウェスタンブロットなどの方法で，相互作用するタンパク質を同定する．

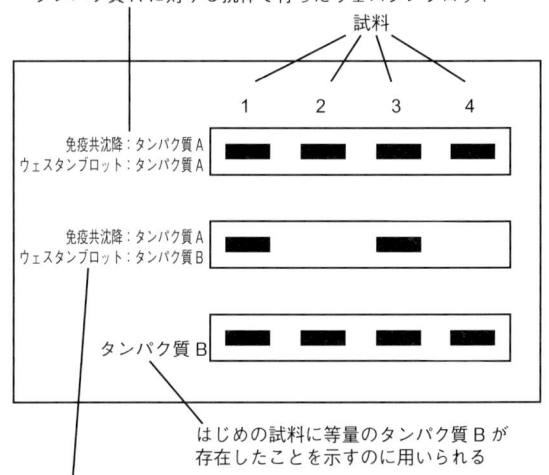

◆免疫共沈降法（Co-IP）

あるタンパク質の別のタンパク質との物理的相互作用を調べる単純な方法は，**免疫共沈降法**（coimmunoprecipitation：Co-IP）である．これは前述した免疫沈降法（図 14.7）の応用である．細胞を溶解してタンパク質を抽出し，抽出溶液に抗体が結合したビーズを加える．複合体中のあるタンパク質を標的としている抗体は，溶液からそのタンパク質を免疫沈降する．そのタンパク質と強固に結合しているタンパク質もまた溶液から沈降する．これらのタンパク質は溶出過程において解離できる（図 14.13）．SDS-PAGE とウェスタンブロットで，免疫沈降したタンパク質およびその結合相手である可能性のタンパク質に対する抗体を用いて，溶出したタンパク質を分離できる（図 14.14）．もし結合相手として可能性のあるタンパク質を同定できなかった場合には，**質量分析法**を用いて調べることができる（BOX 14.2）．

図 14.14 免疫共沈降実験から得られたデータ
この実験は免疫共沈降法に続いて行ったウェスタンブロットの結果を示している．

◆タンパク質アフィニティークロマトグラフィー

タンパク質アフィニティークロマトグラフィーによっても，物理的相互作用のあるタンパク質を単離して同定できる．相互作用するタンパク質を捕えるには，受容体のリガンドや，酵素の基質や，抗体に対する抗原といった標的分子を，カラム内のポリマー分子に結合させておく．これらの標的分子は対象タンパク質と特異的に相互作用するので，タンパク質がカラムが透過するときにそのタンパク質は捕捉される．細胞のタンパク質をカラムに流すと，標的と相互作用するタンパク質はマトリクスに付着するが，他のすべてのタンパク質は透過する．標的に相互作用するタンパク質はビーズから溶出させ，ウェスタンブロットによって同定する．免疫共沈降法と同様，相互作用するタンパク質を明らかにできなかったときには，マススペクロト

BOX 14.2　質量分析法

　質量分析法（mass spectrometry：MS，マススペクトロメトリー）は，タンパク質やペプチドを同定し，その配列を決定する技術である．これは，タンパク質やペプチド，そしてそれらの断片の比率を変えて，質量を決定することによって行われる．そして，自動化されたプログラムによって，標本から採取したタンパク質やペプチドの断片の質量を計算し，タンパク質データベースから見積もった質量と比較する．質量分析法によって，組成が明らかでない混合物の成分を同定できるのである．

　de novo シーケンシングでは，未知のペプチドのアミノ酸配列を質量分析で決定できる．配列が重複する多数のペプチドの情報を組み立てることで，タンパク質全体の配列を決定するが，これが実際に行われることはめったにない．質量分析がよく用いられるのは，リン酸化やアセチル化のような翻訳後修飾（PTM），またその修飾を受けるアミノ酸残基の同定である．この方法はきわめて高感度で，少量（1兆分の1モル以下）の試料しか必要としない．

　タンパク質やペプチドの質量を決定するには，試料を気体化する必要がある．このために，**マトリクス支援レーザー脱離イオン化**（matrix-assisted laser desorption ionization：MALDI）と**エレクトロスプレーイオン化**（electrospray ionization：ESI）という二つの技術が開発された．MALDI では，マトリクスとなる紫外光を吸収する有機酸とペプチドを混合し，金属板の上で乾燥させる．その試料に紫外光レーザーを照射すると，マトリクスがレーザー光を吸収し，マトリクスは試料（多くの場合ペプチド）を保持したまま気体化し，イオン化する．一方 ESI では，まず試料を酸性の溶液に入れてイオン化させる．イオン化した試料は，管を通って加熱された場所へ移動する．そこで溶媒分子は熱によってとばされ，小滴中の電荷量が増加する．電荷密度が高いほど，小滴は爆発したときに，小さくなって単一分子が残る．

　気体化した分子は，その質量電荷比の測定ができる．その測定にはさまざまな種類の検出器があるが，MALDI で用いられるのは**飛行時間型**（time of flight：TOF）の検出器である．イオン化されたペプチドは，この装置の内部で，電場で加速され検出器へ向かって飛行する．ペプチドが検出器に到達する時間は質量と電荷によって決まり，大きなペプチドは遅く，多くの電荷を帯びているペプチドは速い．他の検出器でも，電場や磁場を用いて，電荷に対して異なる質量を選択的に分離したり検出したりする．

　多くの分子が同じ質量電荷比をもつにもかかわらず，化学的構造は非常に異なっている場合がある．たとえば，PEPTIDE と TIDEPEP という配列のペプチドは，その質量からだけでは区別できない．このような状況は，タンパク質や核酸，他の有機分子でも一般的に起こりうる．こうした種類の分子の区別には，分子を断片化して，その構成要素の質量を測定する．ペプチドの場合は通常，アルゴンや窒素のようなガス分子で粉砕して，ペプチド結合を切断する．この「衝突誘起解離」（collision-induced dissociation：CID）の結果産物は，もとのペプチドと配列が重複している．上記の例では，EPEP または PEPT の観察によって二つの可能性が区別される．衝突によって，理想的には，それぞれの断片が1アミノ酸ずつ違うような断片のラダーができるとよいが，完璧なラダーが実際に見られることはめったにない．しかし既知のタンパク質配列とペプチドを照合すれば，詳細を知るには十分である．

ロメトリー（BOX 14.2）で決定できる．

◆酵母ツーハイブリッド法

　酵母ツーハイブリッド法（yeast two-hybrid assay）は，酵母細胞に内在する転写システムを利用してタンパク質-タンパク質相互作用を調べる方法である．通常の酵母細胞では，Gal4 転写因子が，上流活性化配列（UAS）というプロモーター領域に結合する．Gal4 は，UAS に結合する結合ドメインと，標的遺伝子の転写を開始する活性化ドメインとからなる．

　酵母ツーハイブリッド法では，組換え DNA 技術によって Gal4 タンパク質を結合ドメインと活性化ドメインとに分離する（図 14.15A）．Gal4 結合ドメインは，他のタンパク質と相互作用すると考えられる対象タンパク質と融合させる．この融合タンパク質は「えさ」のようなもので，実験では結合相手を誘引する役

14.4 タンパク質-タンパク質相互作用の研究

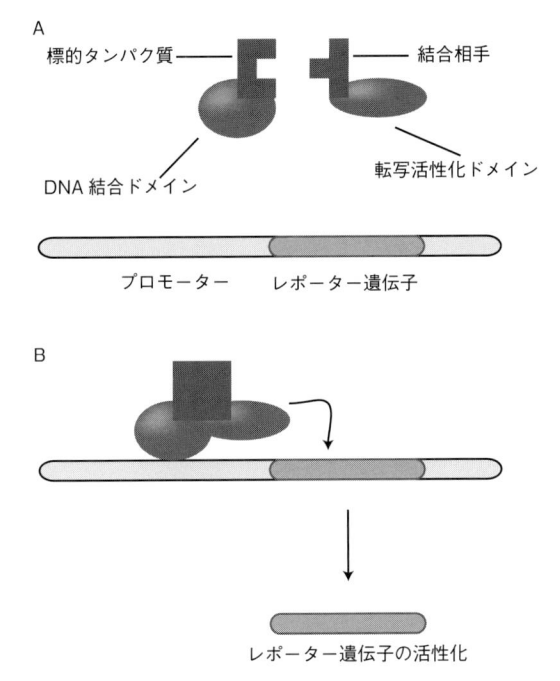

図14.15 酵母ツーハイブリッド法
(A) 組換えDNA技術を用いて，Gal4のDNA結合ドメインを対象のタンパク質に，Gal4の活性化ドメインを結合可能性のある相手に融合させる．これらのコンストラクトを酵母細胞へ導入する．もし二つの他のタンパク質の間で相互作用がなければ，Gal4のDNA結合ドメインと翻訳活性化ドメインは相互作用しない．しかし，(B) 二つのタンパク質が相互作用した場合，Gal4複合体が完成し，レポーター遺伝子の転写が活性化される．

割をになう．一方Gal4活性化ドメインは結合可能性のあるタンパク質と融合させる．この結合相手は「獲物」のようなもので，えさに結合するかもしれない．もし二つの融合タンパク質どうしが相互作用しなければ，結合ドメインと活性化ドメインは物理的に離れたままで，転写はおこらない．しかし，もし二つのタンパク質が結合できれば，Gal4の結合ドメインと活性化ドメインは物理的に接近し，下流のコード配列の転写を誘導する（図14.15B）．*lacZ*のようなレポーター遺伝子をUASに隣接させておけば，二つのタンパク質間の相互作用を検出できる．

このように，酵母ツーハイブリッド法は，二つのタンパク質の相互作用を確かめるのに有用である．しかしこれはまた，対象タンパク質に結合するかもしれない相手を同定するスクリーンとしても利用できる（図14.16）．たとえば，cDNAライブラリー（9章）から得た多数のDNA断片の混合物に，活性化ドメインを融合させると，対象タンパク質に結合する未知の「獲物」を同定できるかもしれない．このような個々の

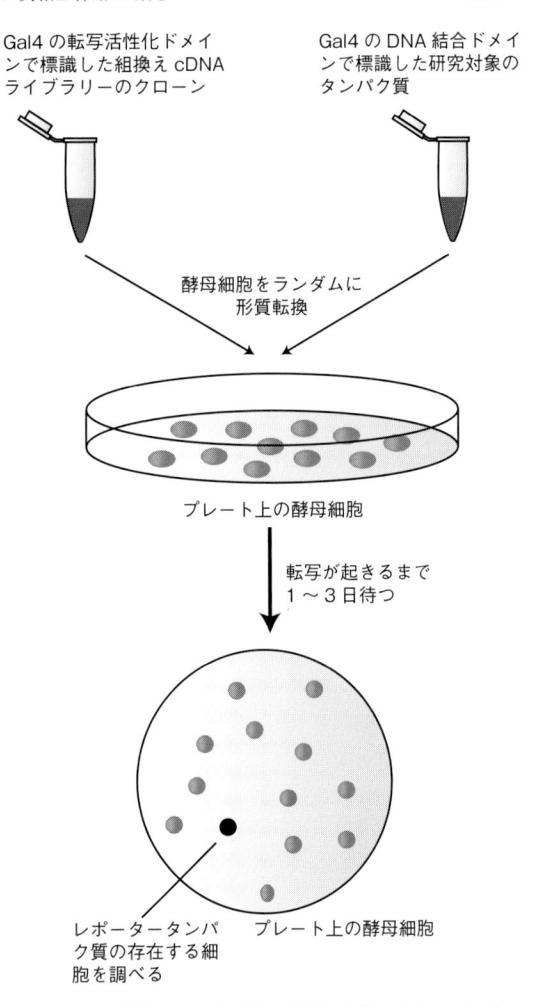

図14.16 酵母ツーハイブリッド法によるスクリーニング
組換えDNA技術を用いて，cDNAライブラリーの数千もの遺伝配列をGal4の転写活性化ドメインと融合させる．これらのコンストラクトを，Gal4のDNA結合ドメインと対象タンパク質を融合させたコンストラクトとともに，ランダムに酵母細胞へ導入する．酵母細胞の中には，標的タンパク質が対象タンパク質と相互作用して，Gal4がレポーター遺伝子を活性化するものもあるだろう．レポーター遺伝子の発現は，プレート上で成長した細胞コロニーの色で視覚化される．これらのコロニーのDNAを抽出して配列を解析することで，タンパク質の結合相手の正体を決定できる．

DNA連結物を標的タンパク質を発現している酵母細胞へ導入する．もしライブラリー中のDNA断片の一つが，標的タンパク質と相互作用するタンパク質をコードしていたら，二つのGal4断片は相互作用してレポーターの転写を活性化する．こうしてレポーターを発現している酵母のコロニーを同定し，活性化ドメインに結合しているDNAを精製，配列を解読し，結合タンパク質を同定する．この方法は，タンパク質どう

しが相互作用できることを示すが，その相互作用が in vivo でも起きるか，哺乳動物細胞で起きるかどうかまでは示せない．

14.5 翻訳後修飾の研究

翻訳後修飾（post-translational modification：PTM）は，タンパク質がリボソームで翻訳された後に，タンパク質中の1カ所ないし数カ所のアミノ酸におきる生化学的な修飾である．よく知られている翻訳後修飾の例は，リン酸基の付加や除去であろう（図14.17）．他の一般的な翻訳後修飾は表14.3にまとめた．これらの修飾は，タンパク質の超微細構造や機能的性質を変え，下流のシグナルへ影響を及ぼす．たとえば，タンパク質の活性化・不活性化は，しばしばタンパク質のリン酸化状態によって示される．したがって，対象タンパク質にリン酸基を付加して活性化できるタンパク質の発見や，リン酸基を除去して対象タンパク質を不活性化する相補的なタンパク質の発見は，研究上有用な情報をもたらす．

タンパク質の翻訳後修飾に関して，いろいろな疑問が生じる．対象タンパク質は翻訳後修飾を受けるのだろうか．これは，マススペクトロメトリー（BOX 14.2）でタンパク質断片の分子量を分析し，翻訳後修飾をうけた断片を同定して，答えることができる．特定の酵素が対象タンパク質を修飾するのだろうか．翻訳後修飾はどのようにして刺激を長時間にわたって変えるのだろうか．このような疑問は，以下に述べる方法で明らかにしていく．

◆翻訳後修飾特異的なアッセイ

翻訳後修飾特異的なアッセイは，あるタンパク質が別

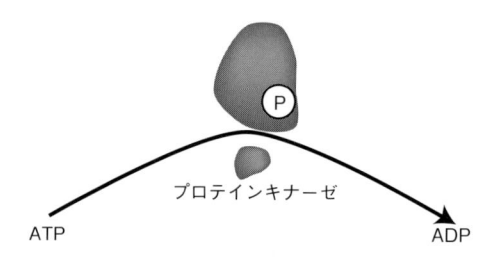

図14.17 リン酸化
プロテインキナーゼは，ATPのリン酸基を基質のタンパク質に付加する．

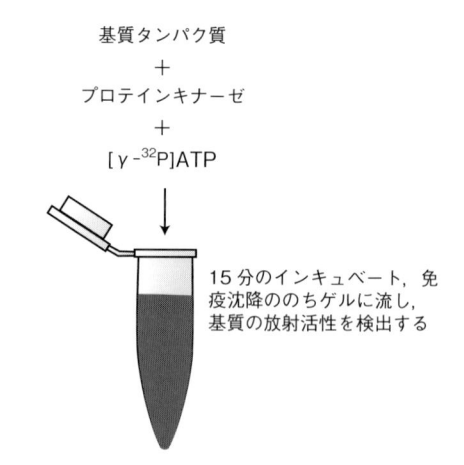

図14.18 キナーゼアッセイ
タンパク質，プロテインキナーゼと放射性ATPを反応管内で混合し，キナーゼがタンパク質をリン酸化できるかどうか測定する．

のタンパク質の翻訳後修飾を媒介しているという仮説を検証するために考案された．各々の翻訳後修飾には，専用の生化学的アッセイがあるが，ここでは最も一般的なキナーゼアッセイ（図14.18）について述べる．

キナーゼアッセイ（kinase assay）は，あるタンパ

表14.3 一般的な翻訳後修飾（これらの翻訳後修飾の多くは逆の酵素によってもとに戻る）

分類	化学修飾	修飾を媒介する酵素の種類
リン酸化	セリン，チロシン，スレオニン，ヒスチジン残基へのリン酸基（$-PO_4$）を付加．	プロテインキナーゼ
アセチル化	タンパク質のN末端，リジン残基へのアセチル基（$-COCH_3$）を付加．	アセチルトランスフェラーゼ
メチル化	リジン，アルギニン残基へのメチル基（$-CH_3$）を付加．	メチルトランスフェラーゼ
グリコシル化	アスパラギン，ヒドロキシリジン，セリン，スレオニン残基へのグリコシル基への付加が糖タンパクを形成する．	（複数の種類の酵素がこの反応を媒介する）
硫酸化	チロシン残基への硫酸基（SO_4）の付加．	チロシンタンパク質スルホトランスフェラーゼ
ファルネシル化	タンパク質のC末端へのファルネシル基（$C_{15}H_{26}O$）の付加．通常タンパク質の細胞膜への固定を起こす．	ファルネシルトランスフェラーゼ
ユビキチン化	リジン残基へのユビキチンタンパク質の付加．通常プロテオソームで分解するタンパク質を標的とする．	ユビキチンリガーゼ

プロテインキナーゼが基質をリン酸化できたときだけ ^{32}P が存在する

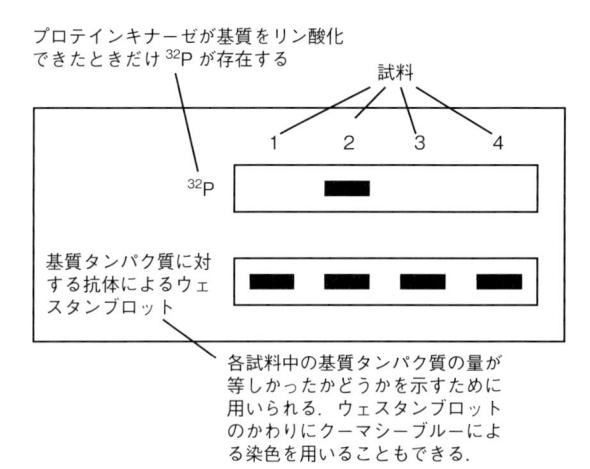

試料

^{32}P

1　2　3　4

基質タンパク質に対する抗体によるウェスタンブロット

各試料中の基質タンパク質の量が等しかったかどうかを示すために用いられる．ウェスタンブロットのかわりにクーマシーブルーによる染色を用いることもできる．

図 14.19　プロテインキナーゼアッセイ実験のデータ

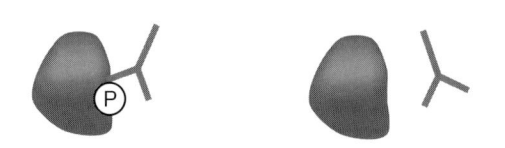

図 14.20　翻訳後修飾特異的抗体
抗体はリン酸化されたタンパク質のエピトープを認識するが，リン酸基がない場合にはできない．

ク質が別のタンパク質をリン酸化できるかどうかの測定に用いられる．プロテインキナーゼは，ATP のリン酸基を基質タンパク質へ転移する触媒酵素である．まず，[^{32}P] のような放射性標識したオルトリン酸塩を ATP 分子へ取り込む．この放射性 ATP は，プロテインキナーゼの基質へのリン酸基の供給源となる．実際のアッセイでは，反応管の中で，推定上のプロテインキナーゼ，基質タンパク質，放射性 ATP を混合する．次に免疫沈降によって基質タンパク質を単離し，オートラジオグラフィー（図 14.19）で ^{32}P の存在を可視化する．

他の翻訳後修飾特異的アッセイとしては，メチルトランスフェラーゼ（メチル基転移酵素）アッセイやアセチルトランスフェラーゼ（アセチル基転移酵素）アッセイがあげられる．これらはタンパク質が，標的タンパク質にメチル基やアセチル基を付加できるかどうかを調べるために用いられる．しかしキナーゼアッセイが，最も一般的な翻訳後修飾アッセイで，文献にも頻出する．というのも，哺乳類のゲノムの少なくとも 2% の遺伝子はプロテインキナーゼをコードしているからである．

◆翻訳後修飾特異的な抗体

タンパク質の翻訳後修飾部位を標的とした抗体を作製することができる（図 14.20）．このような抗体は，基質のタンパク質が翻訳後修飾されたときのみ結合する．翻訳後修飾特異的抗体は，前述した抗体を利用するあらゆる方法へ適用でき，修飾の程度を調べたり，あるいは修飾タンパクの局在を調べるために免疫組織化学や免疫電子顕微鏡のような空間解像度のある方法と組み合わせたりして用いられる．このような分析は，タンパク質の局在や活性の大きな変化を扱うときにはきわめて有用である．手元の試料を，成長因子のようなさまざまな分子シグナルに曝露すると，修飾に伴う活性化変化と同じように，局在や活性の変化を調べることができる．

14.6　タンパク質-DNA 相互作用の研究

細胞内シグナル伝達経路は多くの場合，最終段階で遺伝子の転写に直接影響するタンパク質を活性化する．したがって，対象タンパク質が DNA と結合し，特定の標的遺伝子の発現に影響するかどうかは，研究上興味深い．タンパク質と DNA の相互作用を調べるには，電気泳動移動度シフト解析，クロマチン免疫沈降法，ルシフェラーゼアッセイの三つの方法がある．これらの方法は，タンパク質-DNA 相互作用について少しずつ異なった面を明らかにするものなので，タンパク質が DNA と相互作用して標的遺伝子の発現に影響するという証拠を固めるには，組み合わせて用いることが多い．

◆電気泳動移動度シフト解析（EMSA）

電気泳動移動度シフト解析（electrophoretic mobility shift assay：EMSA，ゲルシフト解析）では，タンパク質が DNA の短い特定の配列と直接相互作用できるかを確かめる．実験前に，放射性プローブで標識した 2 本の相補的 DNA 鎖（約 30〜40 塩基対の長さ）をハイブリッド形成させておく．また DNA 鎖と相互作用するかもしれない仮説のタンパク質を精製しておく．

実験では，放射性標識された DNA をポリアクリルアミドゲルの複数の列に流す（図 14.21）．電気泳動で，DNA 分子がゲルの一端から他端へ向かって流れる速度は DNA のサイズによって決まる．一つの列では DNA だけを流す．他の列では，精製したタンパク

BOX 14.3　細胞内シグナル伝達実験のリハーサル

　今あなたは，神経系の発達のある段階を研究している研究室ではたらいているとしよう．研究テーマは，神経細胞の軸索がどのようにして正確に後シナプスの標的に進展していくのか，明らかにすることである．神経細胞の軸索の先端は成長円錐といい，他の細胞でつくられる細胞外の誘導因子に反応して目的地へ到達する．成長円錐の誘導には，以下の3段階がある．(1) 軸索のパターンを誘導するための細胞外誘導因子の分泌，(2) 軸索表面受容体によるその因子の認識と，発達中の神経細胞内の別のタンパク質へ影響しうる細胞内シグナル伝達カスケードへの翻訳，(3) 下流の種々の細胞内小器官によるシグナルの受容と反応．この小器官には細胞骨格も含まれ，因子が検出された場所へ向けて成長円錐を移動するように細胞骨格が再構築される．もし，受容体と細胞外因子の正体がすでに明らかになっていれば，次にあなたが興味を抱くのは，細胞外因子が受容体によってどのように反応に変換されるかという疑問であろう．細胞外因子へ向かって方向を変えるのに必要な変化を細胞骨格へ誘導する細胞内シグナル伝達経路は何なのだろうか．受容体の活性化後におきるシグナル伝達の次の段階，すなわち受容体の細胞内部位と結合する第二のタンパク質の活性化に焦点を絞ろう．

　受容体と相互作用するタンパク質を見いだすにはいろいろな選択肢がある．たとえば，受容体と免疫沈降を行い，沈降物を質量分析して，共沈降した別のタンパク質を同定することはできる．しかし，このアプローチでは，二つのタンパク質が直接相互作用するのか，タンパク質の大きな複合体の一部であるだけなのかわからない．別の方法として，酵母ツーハイブリッド法を行うこともできる．この方法で，受容体に直接相互作用するタンパク質の結合相手を同定することにしよう．まず遺伝子工学の手法によって，受容体の細胞内部位を，Gal4 転写活性化因子の DNA 結合ドメインにつなげたコンストラクトの作製から始める．このコンストラクトは，餌としてはたらく．次に cDNA ライブラリーを作製するか使用するかして，獲物となる別の cDNA 分子に Gal4 の活性化ドメインをつなげる．最後に，餌と獲物のコンストラクトを，転写活性化因子（Gal4 活性化用には *UAS*）によって認識されるプロモーターの制御下にあるレポーター遺伝子（多くの場合 *lacZ*）を発現している酵母細胞へ導入する．餌はプロモーターに結合するが，レポーターの発現を開始できない．しかし，活性化ドメインをもつ特定の獲物が餌と相互作用すると，完全な活性化因子を形成し，レポーター遺伝子の発現が検出される．

　lacZ を発現した酵母細胞を検出するために，あなたは，X-gal を含む寒天培地で何千もの細胞を育てることになるだろう．これらの細胞の中で，X-gal は副産物として青色の基質となる．最終段階は，青い酵母のコロニーをプレートから拾い上げ，餌の DNA を抽出して配列を決定し，cDNA 配列に基づいた受容体と相互作用するタンパク質を同定することである．このスクリーンによって，発見した餌が受容体の細胞内部位と相互作用すると結論づけられる．あなたは，いくつもの配列決定すべき正のヒットを見つけるかもしれない．その場合，相互作用の特異性を確認し，引き続く実験のための候補にどれがよいかを決定する必要がある．

　この酵母ツーハイブリッド実験は，幸先よいスタートであった．しかし受容体とタンパク質の相互作用についてはさらなる検討が必要である．受容体の細胞内末端の別の機能的部位を獲物として用いる．これによって，受容体のどの部分が餌と相互作用するか正確な細かい情報を知ることができる．あるいは特定の領域と相互作用する唯一の餌，つまりキナーゼ部位や機能的に重要である特定の領域を，捕らえることになるかもしれない．受容体と細胞内タンパク質の相互作用を，他の研究者にも確信してもらうには，加えて相補性検定の実験が必要である．酵母ツーハイブリッドの実験結果の確認には，免疫共沈降法がよく用いられる．タンパク質アフィニティークロマトグラフィーを用いることもできる．細胞シグナル伝達の研究では，証拠が多すぎるということはない．同じ結果を確認するために，論文の図には種々の異なった方法が含まれている．

　そしてようやく，候補（複数の場合もある）を得たので，続く別の実験を行って，この候補タンパク質が，誘導因子に反応して細胞内シグナル伝達を仲介するタンパクとして意味があるかどうかを確かめられる．まず疑問に思うのは，候補のタンパク質が

14.6 タンパク質-DNA 相互作用の研究

正しい場所（軸索の成長円錐）に正しい時期（軸索が標的へ向かって伸長する胎生か生後の時期）に発現しているかということである．もし相互作用するタンパク質が，軸索の成長円錐には存在しないか，軸索が進展する時期に存在しないならば，あなたが興味をもっている成長円錐の方向転換に，このタンパク質の相互作用は直接関係ないかもしれない，または相互作用が，実際には起きていない可能性もある．タンパク質発現の確認には，発達の各段階での成長円錐の解剖学的標本で，免疫組織化学でタンパク質発現を染色する．または，さまざまな時期の成長円錐を含む組織標本を集め，ウェスタンブロットによって各時期におけるタンパク質の発現を検証することもできる．

もし受容体に結合するタンパク質が，成長円錐に発現しており，成長円錐が標的へ向かって移動する成長段階の間に発現していることが決定できたら，将来の多くの実験のお膳立てができたことになる．たとえば，受容体とタンパク質の間の相互作用によってタンパク質がリン酸化されるかどうかを問うことができるし，RNAi のような他章で述べた技術を用いて，細胞内タンパク質の発現をノックダウンしてみることもできる．多くの実験可能な，また調べるべき将来の実験があり，あなたが多くの実験結果を集めれば集めるほど，多くのことがわかり，研究結果も広く受け入れられるようになる．

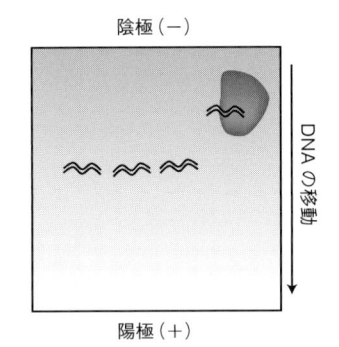

図 14.21　電気泳動移動度シフト解析（EMSA）
短い DNA 配列を放射性標識し，これらの配列を精製したタンパク質と混ぜ，ゲルに流す．タンパク質と相互作用する DNA 配列はゲル上でゆっくりと移動する．

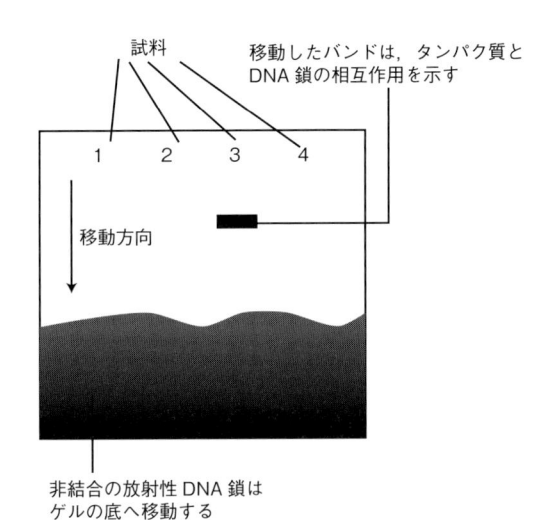

図 14.22　EMSA の実験データ

質とともに DNA を流す．もしタンパク質が DNA 鎖と相互作用すれば，DNA-タンパク質複合体のサイズは DNA 鎖単独よりも大きくなるので，DNA のバンドはゲルの上流側にシフトするだろう（図 14.22）．

正確な EMSA 実験には，以下のような対照群が必要である．(1) 対象 DNA 配列のほかに，配列をわずかに変えた DNA 配列を流して，DNA-タンパク質相互作用が厳密にその配列に特異的であるかどうかを確実にする．(2) 放射性標識されていない DNA を，放射性標識 DNA とともに反応液に加えて，「競合的」結合アッセイを行う．もし十分量の非放射標識 DNA が存在すれば，放射性標識 DNA へ結合するタンパク質の量は減少し，放射性標識 DNA のバンドは通常の場所へ戻るであろう．(3) 精製したタンパク質に対する抗体を，タンパク質と標識した DNA とともに列に加える．こうすると DNA-タンパク質複合体の大きさはさらに増加し，「スーパーシフト」したバンドをつくり出す．これによって，最初におきたバンドシフトが，実際に対象タンパク質によって起きたことが示される．(4) 膜結合タンパク質のような DNA と結合しない非特異的なタンパク質を流し，EMSA 反応で用いた DNA 鎖が「粘着性」でないことを保証する．

EMSA 解析の利点は，タンパク質が DNA 配列に直接結合することを示せることである．一方，限界は，すべての反応が反応管内で行われることである．したがって，この方法から得られる結論は，タンパク質が DNA に結合できるということであり，それが実際に細胞の中で起きているということを保障しない．もし実際に細胞内でおきているかどうか知りたいとき

には，クロマチン免疫沈降法を行う必要がある．

◆クロマチン免疫沈降法（ChIP）

クロマチン免疫沈降法（chromatin immunoprecipitation：ChIP）は，タンパク質がDNAの特定領域と相互作用するかどうかを測定するのに用いられる．ChIP法がEMSAよりもすぐれている点は，出発材料が，生きた細胞に由来することである．これは多くの場合で培養細胞であるが，新鮮な組織も時々使われる．しかし，そのタンパク質がDNA配列に直接結合するのか，あるいはより大きな巨大分子の複合体の一部であるのかどうか，を決めることはできない．

ChIP法の前提は，実験開始前に生きている細胞の内部で，対象のタンパク質がDNA，もしくはDNA-タンパク質複合体の一部と結合していることである（図14.23）．実験の開始時に，ホルムアルデヒド溶液で細胞を急速固定すると，DNA-タンパク質複合体は**架橋**（cross-linked）され，そのままの状態で保存される．次に，DNAを超音波処理して600〜1000塩基対の長さに揃える．架橋が適切であれば，超音波処理されたDNAとタンパク質はまだ結合している．この段階で，対象タンパク質に対する抗体を用いて，DNA-タンパク質複合体を免疫沈降する．

免疫沈降の後，精製されたタンパク質を「逆架橋」して，DNA断片を精製する．もし，結合したDNA配列に何らかの予想があれば，DNAの特定領域に対するプライマーでPCR反応を行って，DNA断片を同定できる．ChIP法の最終結果は，PCR反応の結果を示すアガロースゲルとなる（図14.24）．かわりに定量的リアルタイムPCR（qRT-PCR）を行って各列のPCR産物の量を定量してもよい．

対象のタンパク質に結合したDNA配列が予測できない場合はどうなるのだろうか．一般的な実験生物のゲノムであれば，全DNA配列を**ChIP-chip法**（ChIP on chip assay）でスクリーニングできる．このようなアッセイでは，ChIP実験の最後に得られたDNA配列をDNAマイクロアレイ（8章）にかけ，免疫沈降したタンパク質に結合している全DNA配列を決定する．

正確なChIP実験には，いくつかの正負の対照実験が必要である．重要な正の対照実験は，超音波処理の後，かつ免疫沈降の前の段階のDNAのPCR産物を流す列である．これは強力なシグナルを示すはずで，対象DNAが最初の段階で正確に得られたことを確実

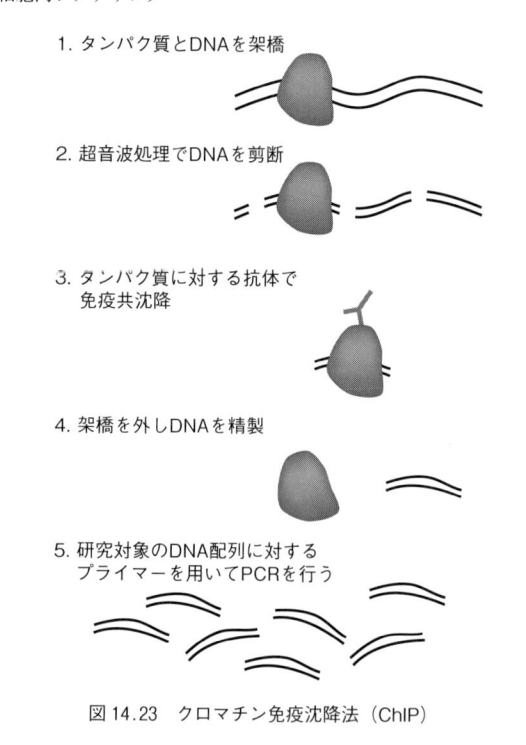

図14.23 クロマチン免疫沈降法（ChIP）

1. タンパク質とDNAを架橋
2. 超音波処理でDNAを剪断
3. タンパク質に対する抗体で免疫共沈降
4. 架橋を外しDNAを精製
5. 研究対象のDNA配列に対するプライマーを用いてPCRを行う

これらは免疫共沈降の抗体である．IgGはランダムなイムノグロブリンなので，シグナルを出さないはずである．入力は免疫共沈降を行う前の溶液であり，全DNAが含まれている．

IgG　タンパク質X　入力

遺伝的配列A
遺伝的配列B

これらはすべてPCR産物のDNAを寒天ゲルに流したものである．

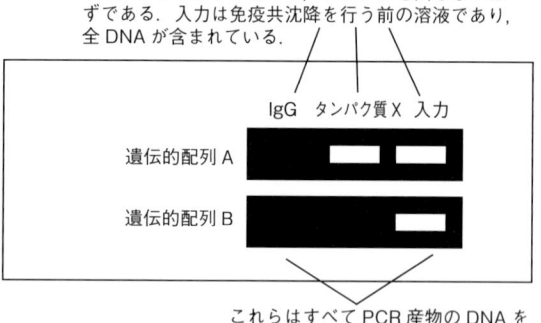

図14.24 クロマチン免疫沈降法（ChIP）の実験データ
この実験データは，タンパク質Xが配列Aと相互作用し，配列Bとは相互作用しないことを示す．

にする．もうひとつの重要な正の対照実験は，DNAのあらゆる領域に結合することが知られているヒストンのようなタンパク質に対する抗体を用いた免疫沈降反応である．ヒストン抗体を用いたChIPは，強いDNAシグナルを生じる．負の対照実験には，非特異的な抗体（通常ランダムなIgGが用いられる），とDNAの非特異的な領域を増幅するプライマーを用いた免疫沈降がある．

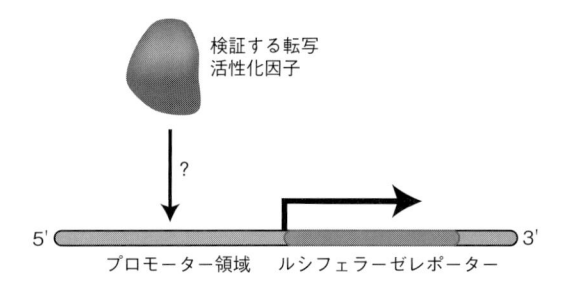

図 14.25 ルシフェラーゼアッセイ
推測上の転写活性化因子とレポーター配列をコードする DNA コンストラクトを作製し，培養細胞に導入する．もしタンパク質が転写の活性化を誘導すれば，細胞はルシフェラーゼレポータータンパクをつくり出す．生産されたルシフェラーゼの量は，照度計で定量する．

◆ルシフェラーゼアッセイ

ルシフェラーゼアッセイ（luciferase assay）では，タンパク質による標的遺伝子の発現の活性化や抑制を調べられる．タンパク質が DNA の領域に相互作用できることしか示せない ChIP 法や EMSA とは異なり，ルシフェラーゼアッセイでは，タンパク質の存在と生産された遺伝子産物の量の間の機能的な関係を確立できる．しかし，このアッセイでは，タンパク質が DNA そのものに直接作用するかどうかは判断できない．タンパク質が転写に直接影響する別のタンパク質を活性化したり抑制したりして，間接的に転写に影響しているかもしれないからである．

ルシフェラーゼは発光酵素で，自然界のさまざまな生物によって用いられているが，最も有名な例はホタルであろう．まず，標的遺伝子の調節部位にルシフェラーゼのコード配列を融合したコンストラクトを作製する（図 14.25）．転写に影響すると考えられるタンパク質をコードしている別の DNA コンストラクトも作製する．そして，HEK293T 細胞のような培養系に，両方のコンストラクトをトランスフェクションする．もしそのタンパク質が標的遺伝子の発現を増やすことができたら，細胞はルシフェラーゼを発現するだろう．もしそのタンパク質が発現を抑制すれば，細胞は通常よりも少ないルシフェラーゼを発現する．ルシフェラーゼの発現は，細胞への形質移入の 2～3 日後に観察する．細胞を溶解し，細胞の内容物を反応管へ入れる．ここへ適切な基質を加えると，ルシフェラーゼは反応を触媒し発光する．この光を照度計で検出し，反応管ごとに正確に発光量を定量する．発光量が，標的遺伝子の発現に対するタンパク質の作用の定量的な測定結果となる．

細胞培養のプレートでは，それぞれのウェル中の環境はばらつくため，正確なルシフェラーゼアッセイ実験は，各条件で少なくとも 3 回は繰り返すべきである．また，(1) タンパク質が存在しない，(2) タンパク質が存在する，(3) ルシフェラーゼの発現を調節する調節配列にタンパク質が結合しないように変異させた，各条件間でルシフェラーゼの発現を比較すべきである．タンパク質の構造が十分に解明されており，DNA 結合部位を変異させたり，タンパク質の転写への影響力を促進できたりする場合，ルシフェラーゼアッセイ実験の結論は強調される．

14 章のまとめ

本章では，タンパク質発現とシグナル伝達研究で用いられる方法について説明した．その方法は多岐にわたるが，本質的には，(1) タンパク質が特定の細胞にどれくらい発現しているか決定するもの，(2) タンパク質と他のタンパク質の相互作用を決定するもの，(3) タンパク質がどの種類の翻訳後修飾を受け，その修飾をおこすタンパク質を決定するもの，(4) タンパク質が DNA に相互作用したり遺伝子発現を調節したりする作用を決定するもの，の四つに分類できた．生化学や細胞シグナル伝達の専門家でならずとも，多様な方法に恐れをなすべきでない．方法よりも実験上の疑問に焦点をあてれば，細胞内シグナル研究の結果や結論を明快に解釈できるだろう．

········· 文献紹介 ·········

▼書　籍

Berg, J. M., Tymoczko, J. L., Stryer, L. (2007). *Biochemistry*, 6th ed. W. H. Freeman, NY.

Fields, R. D. (2008). Beyond the Synapse : *Cell-Cell Signaling in Synaptic Plasticity*. Cambridge University Press, Cambridge.

Wilson, K. & Walker, J. M. (2005). *Principles and Techniques of Biochemistry and Molecular Biology*, 6th ed. Cambridge University Press, NY.

▼総　説

Araujo, S. J. & Tear, G. (2003). Axon guidance mechanisms and molecules : lessons from invertebrates. *Nat Rev Neurosci* 4, 910-922.

Greer, P. L. & Greenberg, M. E. (2008). From synapse to nucleus : calcium-dependent gene transcription in the control

of synapse development and function. *Neuron* 59, 846-860.
Guan, K. L. & Rao, Y. (2003). Signalling mechanisms mediating neuronal responses to guidance cues. *Nat Rev Neurosci* 4, 941-956.
Tronson, N. C. & Taylor, J. R. (2007). Molecular mechanisms of memory reconsolidation. *Nat Rev Neurosci* 8, 262-275.

▼原著論文：文献からの興味ある例

Cowan, C. W., Shao, Y. R., Sahin, M., Shamah, S. M., Lin, M. Z., Greer, P. L., Gao, S., Griffith, E. C., Brugge, J. S. & Greenberg, M. E. (2005). Vav family GEFs link activated Ephs to endocytosis and axon guidance. *Neuron* 46, 205-217.
Dolmetsch, R. E., Pajvani, U., Fife, K., Spotts, J. M. & Greenberg, M. E. (2001). Signaling to the nucleus by an L-type calcium channel-calmodulin complex through the MAP kinase pathway. *Science* 294, 333-339.
Flavell, S. W., Cowan, C. W., Kim, T. K., Greer, P. L., Lin, Y., Paradis, S., Griffith, E. C., Hu, L. S., Chen, C. & Greenberg, M. E. (2006). Activity-dependent regulation of MEF2 transcription factors suppresses excitatory synapse number. *Science* 311, 1008-1012.
Kim, M. S., Pak, Y. K., Jang, P. G., Namkoong, C., Choi, Y. S., Won, J. C., Kim, K. S., Kim, S. W., Kim, H. S., Park, J. Y., Kim, Y. B. & Lee, K. U. (2006). Role of hypothalamic Foxo1 in the regulation of food intake and energy homeostasis. *Nat Neurosci* 9, 901-906.
Lee, S. K. & Pfaff, S. L. (2003). Synchronization of neurogenesis and motor neuron specification by direct coupling of bHLH and homeodomain transcription factors. *Neuron* 38, 731-745.
Visel, A., Blow, M. J., Li, Z., Zhang, T., Akiyama, J. A., Holt, A., Plajzer-Frick, I., Shoukry, M., Wright, C., Chen, F., Afzal, V., Ren, B., Rubin, E. M. & Pennacchio, L. A. (2009). ChIP-seq accurately predicts tissue-specific activity of enhancers. *Nature* 457, 854-858.

▼プロトコール

Aparicio, O., Geisberg, J. V., Sekinger, E., Yang, A., Moqtaderi, Z. & Struhl, K. (2005). Chromatin immunoprecipitation for determining the association of proteins with specific genomic sequences in vivo. *Curr Protoc Mol Biol*, Chapter 21, Unit 21. 3.
Golemis, E. A., Serebriiskii, I., Gyuris, J. & Brent, R. (2001). Interaction trap/two-hybrid system to identify interacting proteins. *Curr Protoc Neurosci*, Chapter 4, Unit 4. 4.
Harlow, E. & Lane, D. (1999). *Using Antibodies : A Laboratory Manual*. Cold Spring Harbor Laboratory Press, Cold Spring Harbor, NY.
Pandey, A., Andersen, J. S. & Mann, M. (2000). Use of mass spectrometry to study signaling pathways. *Sci STKE* 2000, PL1.
Walker, J. M. (2002). *The Protein Protocols Handbook*, 2nd ed. Humana Press, Totowa, NJ.

用語解説

AAV ⇒アデノ随伴ウイルス

BAC コンストラクト［BAC construct/transgenic］ ベクターにバクテリア人工染色体を利用した組換えDNA．大きな DNA の内在性配列を用いたトランスジェニック動物の作製に有用である．

BiFC ⇒蛍光タンパク質再構成法

BLAST　Basic Local Alignment Search Tool の略．DNA とタンパク質配列を同定し比較するフリーアクセスのデータベース．

CALI ⇒レーザー分子不活性化法

cDNA　complementary DNA の略．相補的 DNA．逆転写酵素によって RNA の鋳型からつくられる DNA 断片．

cDNA ライブラリー［cDNA library］　数百〜数千個の cDNA プラスミドのコレクション．各プラスミドには異なった cDNA 分子が含まれている．逆転写酵素処理の直前に，細胞に発現していた DNA 配列を回収し貯蔵するのに用いられる．

ChIP ⇒クロマチン免疫沈降法

ChIP-chip 法［ChIP on chip assay］　クロマチン免疫沈降法で得た産物をマイクロアレイで解析し，in vivo や in vitro で特定のタンパク質に結合している DNA 配列を決定する方法．

ChR2 ⇒チャネルロドプシン 2

Co-IP ⇒免疫共沈降法

Cre リコンビナーゼ［Cre recombinase］　バクテリオファージに由来する，lox 部位を認識するタンパク質．Cre は，同じ方向を向いた二つの lox 部位に挟まれた DNA を切り出し，逆方向を向いた二つの lox 部位に挟まれた DNA を反転させる．

Cre/lox 組換え系［Cre/lox system］　導入遺伝子の発現を空間的に制御するために用いるバイナリー発現系．

CS ⇒条件刺激

CT ⇒コンピュータ断層撮影法

DIC 顕微鏡 ⇒微分干渉型顕微鏡

DNA ライブラリー［DNA library］　生物試料に由来するクローン化された DNA 断片の数百〜数千の網羅的なコレクション．発現ベクターや人工染色体中で貯蔵される．

DNA ラダー［DNA ladder］　既知の大きさのさまざまな DNA 断片の試料．寒天ゲルで，実験群の DNA 試料の隣に流し，試料に含まれる DNA 断片の大きさを決定する．

DOI ⇒拡散光学的イメージング

DTI ⇒拡散テンソル画像法

EEG ⇒脳電図

ELISA　enzyme-linked immunosorbent assay の略．「エライザ」と読む．試料中のタンパク質の量を定量する技術．固相酵素免疫検定法ともいう．

EM ⇒電子顕微鏡

EMSA ⇒電気泳動移動度シフト解析

Ensembl　ゲノムデータベース．さまざまな生物のゲノム配列や遺伝情報の検索に便利．

EPSP ⇒興奮性シナプス後電位

ER ⇒エストロゲン受容体

ES 細胞　embryonic stem cell の略．生物のあらゆる組織を生じる能力のある多能性細胞．胚性幹細胞ともいう．

ESI ⇒エレクトロスプレーイオン化

ET ⇒電子断層撮影

FCV ⇒高速走査循環ボルタンメトリー

FDG ⇒フルオロデオキシグルコース

FISH ⇒蛍光 in situ ハイブリダイゼーション

Flp ⇒フリッパーゼリコンビナーゼ

Flp/Frt システム［Flp/Frt system］　遺伝子の空間的発現を制御するバイナリー発現系．

FM 色素［FM dye］　膜と結合すると蛍光を発する脂溶性の色素．シナプス小胞のサイクルにおける「開口放出」と「再取り込み」を示すのにとくに役に立つ．活動依存性にシナプス末端を染色することができる．

fMRI ⇒機能的核磁気共鳴画像法

FRAP ⇒蛍光退色後回復測定

FRET ⇒蛍光共鳴エネルギー転移

Frt　⇒フリッパーゼ認識部位
Gal4　酵母に由来する転写因子で，特殊な上流活性化配列（UAS）に結合し，遺伝子の転写を活性化する．
Gal4/UAS システム［Gal4/UAS system］　酵母細胞の転写システムを活用するバイナリー発現系，導入遺伝子の空間的な発現を制御する．非脊椎動物やゼブラフィッシュで広く用いられる．
Gal80　酵母に由来するタンパク質で，Gal4 転写因子を抑制する．
GFP　⇒緑色蛍光タンパク質
HSV　⇒単純ヘルペスウイルス
IACUC　⇒研究所の動物保護と使用に関する委員会
i.c.v.　⇒脳室内注射
i.p.　⇒腹腔内注射
I-V 曲線　［I/V curve］　細胞膜の両側の電位差に対して膜を流れるイオン電流をプロットしたグラフ．
ICC　⇒免疫細胞化学
IF　⇒免疫蛍光（化学）
IHC　⇒免疫組織化学
IP　⇒免疫沈降法
iPS 細胞　induced pluripotent stem cell の略．多能性の幹細胞の状態へ逆戻りするように操作された体細胞．さまざまな種類の細胞を生じることができる．人工多能性幹細胞ともいう．
IPSP　⇒抑制性シナプス後電位
IRB　⇒研究所のレビュー委員会
IRES　⇒リボソーム内部進入部位
ISH　⇒ in situ ハイブリダイゼーション
lacZ　酵素のβガラクトシダーゼをコードするバクテリアの遺伝子．βガラクトシダーゼは，基質 X ガルと反応して暗青色の副産物を産生するので，レポーター遺伝子としてしばしば利用される．
lox 部位　［lox site］　Cre リコンビナーゼが認識する 34 塩基対の DNA 配列．
MALDI　⇒マトリクス支援レーザー脱離イオン化
MCS　⇒マルチプルクローニングサイト
MEG　⇒脳磁図
MNI テンプレート［MNI template］　モントリオール神経学研究所（Montreal Neurological Institute）によって制作されたヒトの脳の 3 次元標準座標．何百もの脳スキャンの平均とタライラッハ空間での目印とを一致させたもの．
MRI　⇒核磁気共鳴画像法

NA　⇒開口数
NIRS　⇒近赤外スペクトロスコピー
NSC　⇒神経幹細胞
PCR　polymerase chain reaction の略．DNA を合成する酵素の存在下で加熱冷却を制御することで，小分子 DNA 断片を指数関数的に増幅する生化学反応．
PER　⇒吻伸長反応
PET　⇒陽電子放射型コンピュータ断層撮影法
PPI　⇒プレパルス抑制
PSTH　⇒刺激近傍の時間ヒストグラム
PTM　⇒翻訳後修飾
qRT-PCR　⇒定量的リアルタイム PCR
RIA　⇒ラジオイムノアッセイ
RISC　⇒RNA 誘導サイレンシング複合体
RNAi　RNA interference の略．RNA 干渉．mRNA を分解する内因性の機構を利用して，遺伝子発現を抑制する方法．
RNA 干渉　⇒ RNAi
RNA スプライシング［RNA splicing］　新しく転写された mRNA からイントロンを除去してエクソンをつなぎ合わせる，スプライソソームによる機構．mRNA が翻訳のため核を出る前に行われる．
RNA ポリメラーゼ［RNA polymerase］　鋳型 DNA に結合，転写して RNA を産生する酵素．
RNA 誘導サイレンシング複合体［RNA-induced silencing complex：RISC］　分解対象となる相補的 mRNA を見つけるために，siRNA を鋳型として用いるタンパク質複合体．
ROI 解析　⇒注目領域解析
RT-PCR　⇒逆転写 PCR
SDS-PAGE　⇒ドデシル硫酸ナトリウム・ポリアクリルアミドゲル電気泳動
SEM　⇒走査型電子顕微鏡
shRNA　⇒低分子ヘアピン型 RNA
siRNA　⇒低分子干渉 RNA
TEM　⇒透過型電子顕微鏡
Tet-off/Tet-on システム［Tet-off/Tet-on system］　抗生物質ドキシサイクリンを用いて，導入遺伝子の発現をスイッチオフ（Tet-off）したりスイッチオン（Tet-on）したりする誘導性のプロモーターシステム．
TIRF 顕微鏡　⇒全反射照明蛍光顕微鏡
TMS　⇒経頭蓋磁気刺激法
TOF 検出器　⇒飛行時間型検出器

TTX　⇒テトロドトキシン
UAS　⇒上流活性化配列
US　⇒条件刺激
VSDI　⇒電位感受性色素イメージング
YAC　⇒酵母人工染色体

■ア■

アウトサイドアウトモード［outside-out mode］　切り取ったパッチ膜の細胞外に面する側をバス溶液にさらし，細胞内に面している側を記録用電極内部にさらす配置をとるパッチクランプの一技法．

アゴニスト［agonist］　内因性受容体に結合して活性化でき，内因性リガンドのようにふるまう化合物．

アタキシン［ataxin］　遺伝的にコードされた毒素で，研究対象となる特定の神経細胞の除去に用いられる．

アデノウイルス［adenovirus］　DNA導入のツールとして用いられるウイルスの一種で，未分化および有糸分裂後の細胞に感染する．DNAはゲノムへ統合されないので，発現は数週間～数カ月と一過性である．

アデノ随伴ウイルス［adeno-associated virus：AAV］　DNA導入のツールとして用いられるウイルスの一種で，未分化および有糸分裂後の細胞へ感染する．DNAは核へ統合され，長期の遺伝子発現を可能とする．

アフィニティークロマトグラフィー［affinity chromatography］　クロマトグラフィーの型式で，多孔性のカラムに結合した小分子を用いる．基質と酵素の結合のような高い親和力でタンパク質を結合する．

アミノ酸［amino acid］　アミン，カルボキシル官能基と側鎖から構成される分子．タンパク質を構成する単量体のブロックや，代謝の中間産物として利用されている．

アラトスタチン受容体［allatostatin receptor］　昆虫で発見されたリガンド結合型受容体．昆虫ホルモンのアラトスタチン存在下で，この受容体は細胞を過分極させる．神経活動を抑制するための遺伝学的ツールとして用いられる．

暗視野顕微鏡［darkfield microscopy］　斜めの光で標本の横から照射し，その結果散乱された光が対物レンズ内に入る原理を利用する光学顕微鏡．暗い背景内に器官が浮かび上がって見える．

アンタゴニスト［antagonist］　受容体に結合できるが，活性化を引きおこさない化合物．それゆえ，その化合物は内因性リガンドの生物学的活性を妨げる．

アンペロメトリー［amperometry］　生体組織で神経化学物質を検出するために電極を使うボルタンメトリーの一形態．他のボルタンメトリーのテクニックと異なり，電極は特定の定電圧に保持される．

■イ■

イオン交換クロマトグラフィー［ion-exchange chromatography］　電荷を基準にタンパク質を分離するクロマトグラフィーの方法．

異種間発現系［heterologous expression systems］　DNAを簡単に感染させることができる分離培養系

位相差顕微鏡［phase-contrast microscopy］　異なる細胞構造間でおこる屈折率のわずかな違いを増幅して，コントラストを強調する光学顕微鏡．

イソフルラン［isoflurane］　哺乳動物に使われるガス麻酔薬．

位置効果［position effect］　ランダムにゲノムへ統合された場所に依存して，導入遺伝子が異なった発現パターンを示す現象．

一次抗体［primary antibody］　特定の抗原を認識して結合する抗体．

一次のニューロスフェアアッセイ［primary neurosphere assay］　培養細胞のニューロスフェア形成能力を確かめる試験で，増殖能があるかどうかを調べる．この方法では，前駆細胞と幹細胞を区別することはできない．⇒二次のニューロスフェアアッセイ

遺伝型［genotype］　動物の遺伝的な構成．

遺伝子［gene］　遺伝の基本単位．

遺伝子銃［gene gun］　遺伝子銃法で用いる装置で，組織標本にDNAでコートされた粒子を物理的に撃ち込む．

遺伝子銃法［biolistics］　遺伝子銃を用いて，DNAでコートした弾丸を細胞に直接撃ち込んでDNAを導入する方法．

遺伝子ターゲッティング［gene targeting］　動物ゲノムの特定の場所にDNAコンストラクトを組み込む方法．

遺伝子導入生物　⇒トランスジェニック生物

異方性［anisotropic］　物質が一つの方向にだけランダムに動き，すべての方向に同じように拡散しないことを意味する．反対語は等方性．

イムノパニング［immunopanning］　細胞の精製技術．特定の細胞の表面のマーカーを認識する抗体で，培養プレートの底をコートしておく．さまざまな種類が混じり合った細胞をプレートに加えると，研究対象の細胞はプレートの底に結合し，他の不要な細胞を洗

い流せるので，細胞を精製できる．

イムノブロット　⇒ウェスタンブロット

***in situ* ハイブリダイゼーション**［*in situ* hybridization：ISH］「イン・サイチュ」と読む．mRNAの転写がおきている領域を標識するために利用される組織学の方法．

インサイドアウトモード［inside-out mode］小さな膜のパッチ領域が単離され，細胞膜の内側が溶液にさらされ，細胞膜の外側がガラス電極内部にあるような配置をとるパッチクランプ記録法．

***in silico* スクリーニング**［*in silico* screen］「イン・シリコ」と読む．公開されたゲノムやバイオインフォマティクスのデータベースを探索することで，遺伝子やタンパク質を同定する方法．

イントロン［intron］RNAスプライシングの過程で，mRNAの最終的な配列から切断されるRNA分子の配列．

in vitro　「イン・ビトロ」と読む．培養細胞や試験管内のような生きた生物の外部の制御可能な環境でおこる過程．

in vivo　「イン・ビボ」と読む．生きた動物の体内でおこる過程．

■ウ■

ウイルスによる遺伝子導入法［viral gene delivery］ウイルスを用いて，DNAコンストラクトを *in vivo* や *in vitro* の細胞へ導入する方法．

ウェスタンブロット［western blot］生物試料中のタンパク質発現を検出する方法．イムノブロット，免疫ブロット（immunoblot）ともいう．

ヴォクセル［voxel］空間の3次元的単位．全脳イメージング実験で脳空間に関してしばしば用いられる．

ヴォクセルワイズ解析［voxelwise analysis］fMRI実験でデータを解析するための戦略．各データのヴォクセル内での信号強度の有意な変化が調べられる．

運動失調［ataxia］筋肉の協調運動欠損を示す神経病理学的状態．

■エ■

栄養芽細胞［trophoblast］胚盤胞の外殻を形成する細胞で，胎盤へと発達する．

エクオリン［aequorin］オワンクラゲから抽出される化学発光性のタンパク質．カルシウムと結合すると青い光を発する．このタンパク質は生きた細胞のカルシウム活性を画像化するのに役立つ．

エクソン［exon］RNAスプライシングの後，mRNAの最終的な配列に残るRNA分子の配列．

エストロゲン受容体［estrogen receptor：ER］通常は細胞質にあるが，リガンドが結合すると核へ移行する．

エストロゲン受容体・タモキシフェンシステム［ER/tamoxifen system］遺伝子工学で用いる実験系で，特定の時期に遺伝子の活性化または抑制を誘導できる．エストロゲン受容体は細胞質中に隔離されているが，タモキシフェンの存在下では核へ移行する．エストロゲン受容体をCreリコンビナーゼのような他のタンパク質と融合し，タモキシフェンが投与されたときにCreの活性化を誘導できるようにする．

X線［X-ray］組織内の骨のような体部分を自然なコントラストで画像化する構造的可視化技術．脳内の各構造を可視化するためにはX線だけでは不十分であり，脳血管造影法とコンピュータ断層撮影法の基礎として役に立つ．

エピトープ［epitope］抗体が結合する抗原の特定の領域．

エミッションフィルター［emission filter］余分な波長の光を遮断して，試料からの放射光を検出器へ透過させる顕微鏡のフィルター．この余分な波長の光には，標本を照射するのに使われる光も含む．

エレクトロスプレーイオン化［electrospray ionization：ESI］マススペクトロメトリーで，試料を気体化する技術．

エレクトロポレーション［electroporation］電場を用いて細胞へDNAを導入する方法．

塩基性染色［basophilic stain］細胞体を可視化するための組織学的染色法．

塩基対［base pair］DNAの二本鎖間の1個のヌクレオチド-ヌクレオチド相補対．これらの対結合はつねにアデニン-チミンかシトシン-グアニン塩基間の水素結合である．

■オ■

オシロスコープ［oscilloscope］膜電位の時間変化を表示する機器．

オートクレーブ［autoclave］ガラス器具や試薬を滅菌するために使用する大型器具．

オプトード　⇒オプトロード

オプトロード［optrode］光学的脳イメージング技術において光反射の変化を記録するための「光学的電極」．オプトード（optode）ともいう．

オープンフィールドテスト［open field test］大きな

用　語　解　説

開放空間での齧歯類の探索行動を測るために用いるテスト．より不安を感じている動物はチェンバーの壁の近くに留まり，中心付近を探索しない．

オペラント条件付け［operant conditioning］　特定の行動に影響を与える試行において，その行動に対して反応した因果関係（ポジティブな報酬やネガティブな罰）を利用する．たとえば，齧歯類は好ましい報酬の餌を得るためにレバーを押すことを学ぶ．

オームの法則［ohm's law］　電気回路内で電圧（V），電流（I）と抵抗（R）の間の関係．$V=I \times R$ で表現される．

■カ■

開口数［numerical aperture：NA］　顕微鏡の対物レンズが光を集光する能力を示す指標．開口数は，対物レンズに入射する光の角度と，それが通過する媒質に依存している．高い開口数の対物レンズは，より多くの光を集めることができる結果，すぐれた分解能を示す．

外植片培養［explant culture］　生物から摘出した組織片をそのまま in vitro 環境で培養する初代細胞培養の技術．

回転軸方向［axial］　脳や身体を上位と下位のセクション（トップからボトムへ）に分離する想像上の平面．

開頭術［craniotomy］　外科的手術中に，頭骨の小切片を取り除くために使われる方法．

カウンターカレント装置［countercurrent apparatus］　感覚刺激に対する行動反応に基づいてハエをグループ分けする装置．

化学受容性ジャンプアッセイ［chemosensory jump assay］　ハエの行動テストで，新しいにおいに出合ったときに驚いてジャンプする反応を調べる．嗅覚ジャンプ反応ともいう．

化学的遺伝子導入法［chemical gene delivery］　化学反応を用いて DNA を細胞へ導入する方法．

化学的突然変異誘発［chemical mutagenesis］　EMS や ENU のような化学物質を利用して，数百〜数千の卵や幼虫に突然変異を誘発する方法．順遺伝学的スクリーニングを実施するために行われる．

拡散［diffusion］　ランダムな分子の相互作用による，高濃度領域から低濃度領域への分子の受動的輸送．

拡散 MRI　⇒拡散磁気共鳴画像法

拡散光学的イメージング［diffuse optical imaging：DOI］　頭蓋骨を通して脳表面から反射された光を利用する非侵襲的な光イメージング法．

拡散磁気共鳴画像法［diffusion MRI］　線維束にそっての水分子の異方性拡散を測定して，脳内の線維投射を画像化する技術．

拡散テンソル画像法［diffusion tensor imaging：DTI］　脳内の異なる領域間の神経連絡を画像化するために，線維束にそっての水分子の異方性拡散を測定する拡散 MRI の方法．

核磁気共鳴画像法［magnetic resonance imaging：MRI］　脳や体の高度に詳細な構造の画像を非侵襲的につくるために，神経組織の磁気的特性を利用する構造的イメージング技術．

学習性無力感［learned helplessness］　うつ症状の齧歯類モデル動物をつくるのに利用されるパラダイム．動物をランダムな間隔で嫌悪刺激にさらす．理論的にはこの処理は動物に自制心を失わせ，行動上の失望感を引きおこす条件をつくり出す．

活動電位［action potential］　ニューロンの細胞膜の速い「全か無」の脱分極で軸索にそって伝播するインパルスを引きおこす．このインパルスによってニューロンは遠い距離にある別のニューロンと情報を交換できる．

カニューレ［cannula］　生きた動物で深部脳構造に長期的にアクセスするために，頭骨表面に植え込む狭い円筒状のチューブ．

カプサイシン受容体［capsaicin receptor］　カプサイシン分子に反応して，神経細胞を脱分極させるリガンド依存性イオンチャネル．遺伝的にコードされる．

過分極［hyperpolarization］　膜電位絶対値の正味の上昇をおこすニューロン膜の電位変化．

幹細胞［stem cell］　自分自身を無制限に複製できる能力を有した多分化能の細胞．

冠状面［coronal plane］　脳を前部と後部（耳から耳へと）のセクションに分離する解剖学上の平面．

間接 IHC［indirect IHC］　一次抗体が抗原に結合し，さらに二次抗体が一次抗体に結合するような免疫組織化学実験を行う方法．二次抗体に蛍光や色素生成タグを結合させ，可視化を可能にする．

感染［infection］　ウイルスを用いて細胞へ DNA を導入する方法．

乾熱滅菌器［sterilizer］　手術の合間のように，オートクレーブ滅菌が不便なとき，道具や精密器具を滅菌するために使用する，加熱したガラスビーズで満たされた小さな装置．

灌流 [perfusion]　化学的固定剤を心臓血管系に循環させるために用いる方法．これによって脳が完全に保存される．

■キ■

器官スライス培養 [organotypic slice culture]　数日から数週間，培養状態で維持される脳組織スライス．このような培養には，スライス中のガス交換を正確に制御するための気相液相界面の装置が必要である．

キシラジン [xylazine]　小さな齧歯類動物に麻酔をかけるために，ケタミン・キシラジン混合薬剤として使われる鎮静・鎮痛剤．【訳注：日本では動物用医薬品】

キナーゼアッセイ [kinase assay]　プロテインキナーゼが基質のタンパク質やタンパク質断片をリン酸化するかどうかを確かめる方法．

偽妊娠マウス [pseudopregnant mouse]　無精子症のオスと交配させ，里親としてふるまえるようなホルモンをつくり出すようにしたメスのマウス．

機能的核磁気共鳴画像法 [functional magnetic resonance imaging：fMRI]　脳の活動の時間変化を間接的に測るために，核磁気共鳴画像法の原理を利用する技術．

機能的脳イメージング [functional brain imaging]　頭蓋骨を物理的に貫通することなく，中枢神経系の神経活動を測定することができる技術．

キメラマウス [chimeric mice]　遺伝的に別系統の組織から構成されたマウス．ノックアウトマウスやノックインマウス作製の過程で生じる．

逆遺伝学 [reverse genetics]　特定の遺伝子を標的として変異を誘発し，その遺伝子がある表現型に必要かどうかを決定する方法．順遺伝学とは逆のアプローチ．

逆転写 [reverse transcription]　逆転写酵素を用いて，鋳型RNAから相補的DNA（cDNA）を作製する方法．

逆転写酵素 [reverse transcriptase]　RNAを鋳型として，相補的DNA（cDNA）というDNAらせんを作製する酵素．

逆転写PCR [reverse transcription PCR：RT-PCR]　RNA断片の逆転写で形成されたcDNA断片を増幅するPCR反応．

逆転電位 [reversal potential]　膜を通過して流れるイオンの全体としての流れがないときの膜電位．この電位を決定することで，特定のチャネルを通過するイオンの種類を同定できる．

逆マイクロダイアリシス [reverse microdialysis]　ある脳領域に化学物質を投与するために，マイクロダイアリシスのプローブを使用すること．

逆行性トレーサー [retrograde tracer]　シナプス末端から細胞体へ逆方向への輸送によって軸索をラベルできる化学プローブ．トレーサーが注入された部位へどの領域から線維投射が行われているかを明らかにすることができる．

嗅覚回避アッセイ [olfactory avoidance assay]　ショウジョウバエの化学感覚をテストするためのアッセイ．棒の先に「におい物質」をつけてハエのチェンバー内に入れ，ハエがこのにおいから保つ距離を測定する．ディップスティック（dipstick，計量棒）アッセイともいう．

嗅覚ジャンプ反応 [olfactory jump response]　⇒化学受容性ジャンプアッセイ

急性培養 [acute culture]　通常はその日のうちに終了するような短時間の実験で用いられる初代細胞または組織培養．パッチクランプ実験のためのスライスはその一例．

驚愕反応アッセイ [startle response assay]　予期しない感覚刺激に反応する瞬目反射や，突然の筋肉収縮のような驚愕反応をおこす動物の能力を測定する行動アッセイ．感覚情報処理が正常かどうかを示すために利用される．

共焦点顕微鏡 [confocal microscope]　選択的に励起し標本の薄い領域からの放射光を集めることで，標本内の正確な構造の画像をつくり出すことができる特殊な蛍光顕微鏡．

強制水泳試験 [forced swim test]　うつ状態をテストするのに利用される行動実験．動物を狭い水の入ったチェンバー内に置き，その動物が逃げる試みをやめるまでにかかる時間を測定する．ポーソルトテスト（Porsolt test）ともいう．

共存培養系 [coculture system]　2種類の培養細胞や外植片を，同じ培養容器で一緒に培養する培養系．一方の種の細胞や組織の，他方に対する作用を調べることができる．

強度変化率 [fractional intensity change]　カルシウムイメージングや電位感受性色素イメージングにおける定量値で，ベースライン蛍光強度に対する蛍光強度変化のこと．$\Delta F/F$や$\Delta I/I$で定義される．

局所電位 [localized potential]　各イオンチャネルの活動によって引きおこされる局所的な膜電位変化．こ

の電位には，興奮性シナプス後電位（EPSP）や抑制性シナプス後電位（IPSP）が含まれている．

局所フィールド電位［local field potential］　組織容積内のすべての樹状突起シナプス活動の和を測定する電気生理学的計測法．

近赤外スペクトロスコピー［near-infrared spectroscopy：NIRS］　神経活動にともない頭皮を通じて反射される近赤外線変化を記録する，非侵襲的な脳の光イメージング法．

筋電図［electromyogram］　筋細胞で発生する電位を測定し，運動活性を測定するための技術．

■ク■

空間分解能［spatial resolution］　器官や組織の個々に区別可能な最小のサイズ．時間分解能と比較される．

苦痛の軽減［refinement］　動物資源のためのガイドラインの一つ．研究者は動物のストレスや痛みを軽減し，動物が心地よい状態でいるように，その向上に努めなければならないと宣言している．

屈折率［index of refraction, refractive index］　空気，水やオイルのような媒質内で光の速度がどの程度減速されるかを示す尺度．

クーマシーブルー［Coomassie blue］　SDS-PAGE ゲルでタンパク質の染色に用いられる青色色素．

クライオスタット［cryostat］　組織標本を冷凍したのち 10〜50 μm の薄い切片に切るための装置．

クロストーク　⇒漏れ出し

クロスリンキング固定［cross-linking fixative］　細胞内のタンパク質どうしに共有結合を形成する化学的固定法．

クローニングベクター［cloning vector］　組換えDNA 技術に必要な DNA 配列を貯蔵できる DNA ベクター．しかし，宿主細胞に DNA を発現させるために必要な非コード領域は含まない．

クロマチン免疫沈降法［chromatin immunoprecipitation：ChIP］　DNA 配列が物理的に特定のタンパク質と相互作用しているかを決定する方法．通常，結合タンパク質は転写因子かヒストンであることが多い．

クロマトグラフィー［chromatography］　カラムを利用して，タンパク質をその大きさや電荷，基質などの特徴に応じて分離する生化学の技術．

■ケ■

蛍光 in situ ハイブリダイゼーション［fluorescent in situ hybridization：FISH］　染色体内の特定の DNA 配列の部位を調べるために利用される技術．通常は染色体異常を検出するのに利用される．

蛍光共鳴エネルギー転移［fluorescence resonance energy transfer：FRET］　2 個のタンパク質が相互作用したとき，これを可視化できるようにした技術．フェルスター（Förster）共鳴エネルギー転移ともいう．

蛍光退色後回復測定［fluorescence recovery after photobleaching：FRAP］　タンパク質を可視化する技術．細胞内の特定領域内の蛍光標識されているタンパク質を強力なレーザービームで照射し退色させた後，この領域に蛍光が戻ってくるまでの時間を測定する．

蛍光タンパク質再構成法［bimolecular fluorescence complementation：BiFC］　2 個のタンパク質間の相互作用を可視化するために利用される技術．各タンパク質は 1 個の蛍光タンパク質の半分の部分とそれぞれ融合している．このタンパク質が相互作用すると，1個の蛍光タンパク質の半分の部分が互いに折りたたみ合い光を発して相互作用があることを示す．

形質移入［transfection］　ウイルスを用いないで，細胞に DNA を導入する方法．

形質導入［transduction］　複製できないウイルスベクターを用いて，外来 DNA を細胞へ導入する方法．

経シナプス性トレーサー［transsynaptic tracer］　シナプスを超えることができるトレーサー．複数のシナプスを介する神経連絡をラベルするのに役立つ．

継代［passaging, splitting］　細胞が分裂し続けるためのスペースを用意するために，細胞の一部を新しい容器へ移し替える操作．

経頭蓋磁気刺激法［transcranial magnetic stimulation：TMS］　脳の神経活動を操作するために用いられる非侵襲的方法．試験者の頭部近くに設置されているコイルが磁場パルスを生成し，表面の脳構造に電気的活動を引きおこす．特定のパルス列とその強度に依存して，可逆的に脳領域を活性化したり不活性化することができる．

ケタミン［ketamine］　N-メチル-D-アスパルテート（NMDA）と，環状ヌクレオチド修飾型（HCN1）イオンチャネルを抑制して作用する化学の麻酔薬．しばしばケタミン・キシラジンの混合薬剤として用いられる．

血中酸素レベル依存効果［blood oxygen level-dependent（BOLD）effect］　神経活動の増大にともない，

脳内の微小血管がニューロンへの酸素を多く含む血液量を神経活動が増大している場所で増加させること．ボールド効果（BOLD効果）ともいう．

ゲノム［genome］　細胞や生物に存在する遺伝子や遺伝物質の完全なセット．

ゲノムDNAライブラリー［genomic DNA library］動物ゲノムのそれぞれの断片を含む数千ものプラスミドのコレクション．

Geller-Seifter葛藤テスト［Geller-Seifter conflict test］　齧歯類で不安をテストするための行動パラダイム．齧歯類は餌の報酬を得るためにレバーを押すように訓練されている．次の実験ではレバーが嫌悪刺激である足へのショックと対になっている．不安を感じている動物は，そうでない動物に比べて有意に低い頻度でレバーを押す傾向がある．

ゲルシフト解析［gel shift assay］　⇒電気泳動移動度シフト解析

ゲル電気泳動［gel electrophoresis］　電場を用いて寒天ゲル中でDNAを動かす手法．DNA断片の単離や精製，特徴解析に用いる．

ゲル濾過クロマトグラフィー［gel-filtration chromatography］　タンパク質を大きさに基づいて分離するクロマトグラフィーの技術．

研究所の動物保護と使用に関する委員会［Institutional Animal Care and Use Committee：IACUC］　脊椎動物を利用するすべての手続きを承認し査察するアカデミックな研究機関内の審査委員会．

研究所のレビュー委員会［Institutional Review Board：IRB］　ヒト被験者を利用するすべての手続きを承認し査察する，アカデミックな研究機関内の審査委員会．

顕微鏡［microscope］　光線の経路を操作して，小さな物体を大きく見えるようにする機械．

■コ■

溝［sulci］　脳の折りたたみ部位で構成されるくぼみ．

光学的イメージング［optical imaging］　神経活動に伴う血流変化や代謝変化によって，脳表面からの光の反射率変化を計測する脳イメージング技術．光イメージングともいう．

高架式十字迷路［elevated plus maze］　齧歯類の不安をテストするのに使われる行動テスト．

抗原［antigen］　抗体で認識される外来性物質．

広視野蛍光顕微鏡［wide-field fluorescent microscopy］　⇒落射蛍光顕微鏡

構成概念的妥当性［construct validity］　同じ遺伝的あるいは細胞生物学的メカニズムをもっている動物モデルとヒトモデルが，ある同じ一つの行動をとる状態をよぶ．ヒトでアルツハイマー病を引きおこすのと同じ変異をもつように改変されたマウスの例がある．

構造的脳イメージング［structural brain imaging］物理的に頭蓋骨を貫通させることなく生きている被験者の脳の解剖学を分析するために利用される技術．脳血管造影法，CTスキャンや核磁気共鳴画像法を含む．

高速走査循環ボルタンメトリー［fast-scan cyclic voltammetry：FCV］　神経組織内の神経化学物質を測定するために用いられるテクニック

抗体［antibody］　外来性のタンパク質を検出し結合するために，生体の免疫システムで使われる特殊なタンパク質．実験では注目しているタンパク質を同定したり生成したりする目的で利用する．

行動学［ethology］　自然動物の行動研究．

興奮性シナプス後電位［excitatory postsynaptic potential：EPSP］　ニューロンの小さな領域において膜電位を脱分極させる局所的な電位変化．これによって活動電位を発生させるための閾値近くまで膜電位を上昇させる．

酵母人工染色体［yeast artificial chromosome：YAC］100～2000塩基対の大きなDNAベクターで，酵母での複製が可能．トランスジェニックコンストラクトやノックアウトコンストラクトの作製のような，大きなDNA配列の操作に有用である．

酵母ツーハイブリッド法［yeast two-hybrid assay］酵母の転写機構を利用して，二つのタンパク質が直接相互作用しているかどうかを決定する方法．

コスミド［cosmid］　細菌中で複製される30～50塩基対の大きなプラスミド．非常に大きなDNAコンストラクトの取り扱いに有用である．

固相酵素免疫検定法　⇒ELISA

固定［fixation］　標本を保存し，安定させ，また強化するための化学的処理方法．その後，組織学的処理や顕微鏡解析に用いられる．

固定電位［holding potential］　電位固定実験で一定に保持される設定電圧．

古典的条件付け［classical conditioning］　光や音などの最初は中性的な刺激と，餌や電気ショックのような顕著な刺激を組み合わせた動物の学習パラダイム．動物はしだいに中性的刺激と顕著な刺激との間に関連を

つくりだす．パブロフ条件反射（Pavlovian conditioning）ともいう．

コドン［codon］　連続した三つのヌクレオチドで，翻訳において特定のアミノ酸をコードする．

ゴルジ染色［Golgi stain］　少数個のニューロンをそっくりそのままラベルするために用いられる古典的組織学的染色法．

コンストラクト［construct］　宿主細胞に発現したときに，機能的なタンパク質をコードする組換え DNA 配列．

コンディショナルノックアウト［conditional knockout］　遺伝子ターゲティング法によってゲノム中の遺伝子を，特定の種類の細胞や，特定の期間だけノックアウトした動物．

コンデンサー［condenser］　光源から標本上へ光をフォーカスさせる顕微鏡の一構成部分．

コンパウンド顕微鏡［compound microscope］　拡大率を増大させるために2個かそれ以上のレンズを一緒に利用する顕微鏡．

コンピテント細胞［competent cell］　細菌で，一過性に DNA 配列を細胞壁を通して受容できる状態になったもの．

コンピュータ断層撮影法［computerized tomography：CT］　脳の画像をつくり出すために，1 枚の平面周辺の複数方向から X 線照射を行う構造的イメージングの技法．

コンフルエンス［confluence］　細胞培養容器の表面のうち，生育した培養細胞で占められた相対的な面積．

■サ■

サイクロトロン［cyclotron］　陽電子放射画像撮影法で使われるような陽電子を放出するアイソトープをつくり出す大きな装置．

歳差運動［precess］　自転している物体の軸が，トルクのために別のもう一つの軸の周りを周回する運動．たとえば，陽子の周回運動．

サイトカイン［cytokine］　細胞間のシグナル伝達に使われる細胞外のシグナル分子．

細胞外（電位）記録［extracellular recording］　記録電極をニューロンの外側の環境に設置して電気信号を記録する電気生理学的記録法．

細胞内（電位）記録［intracellular recording］　記録電極をニューロンの内側に静かに挿入して記録を行う電気生理学的記録法．

細胞内シグナリング［intracellular signaling, cell signaling］　細胞の生理機能や代謝に影響する細胞内部でおこる生化学的反応の経路．

細胞培養［cell culture］　生きている動物の外部の，注意深く制御された環境下で細胞を育て維持する，in vitro の実験法．

細胞分画法［cell fractionation］　異なった速度の遠心分離を何段階か行って，試料を異なった細胞の構成要素や細胞内小器官に分離する方法．

サーカディアンリズム［circadian rhythms］　規則正しい，およそ 24 時間周期でおこる典型的な生化学的，生理学的，行動学的プロセス．

サザンブロット法［Southern blot］　特定の配列の DNA の存在を確かめることができる核酸ハイブリッド形成技術．

殺菌［sterile］　無菌的で微生物がいない，生きた動物の手術の実施や生体から取り出した細胞や組織を培養するための重要な条件．

殺菌区域［sterile field］　滅菌処理した道具を使用しないときに置いておける理想的な無菌的場所．

サブクローニング［subcloning］　新しい組換え DNA コンストラクト作製のため，ある組換え DNA コンストラクトの DNA 断片を，新しいベクターへ移動したり複製したりする方法．

サーモサイクラー［thermocycler］　試料の加熱冷却を制御する機械で，PCR で用いられる．

サンガー法［Sanger dideoxy chain termination method］　DNA 分子の配列を決定する方法．

サンプルへの一致タスク［match to sample task］　被験者に以前見た刺激を選択するように要求する記憶テスト．サンプル刺激とテスト刺激の間に遅延時間を加えることで，ワーキングメモリーテストとして利用できる．

サンプルへの不一致タスク［nonmatch to sample task］　被験者に以前見たことのない刺激を選択させることを要求する記憶テスト．サンプル刺激とテスト刺激の間に遅延時間を加えることで，ワーキングメモリーテストとして利用される．サンプルへの一致タスクの反対にあたる．

■シ■

視覚的断崖アッセイ［visual cliff assay］　齧歯類やヒトの幼児で正常な視覚機能を調べるために利用されるアッセイ．

時間的遅延［temporal delay］　機能的脳イメージン

グの技術において，刺激提示と神経活動測定の間の遅延時間．これは，血液が活性化している領域に流れ込むのに時間がかかることに由来する．

時間分解能［temporal resolution］　時間の流れの中で明確に各神経事象を区別できる能力．

色素生成ラベル［chromogenic label］　色のついた副産物を生成する単純な生化学反応をおこすことができるプローブに対する標識．この副産物は単純な光学顕微鏡で可視化できる．比色生成ラベル（colorimetric label）ともいう．

シグナル伝達［signal transduction］　リガンドの受容体への結合といった細胞外の手がかりを転換して，細胞内シグナル伝達カスケードを開始する過程．

刺激近傍の時間ヒストグラム［peri-stimulus time histogram：PSTH］　「刺激が提示された時間」に対して「記録された活動電位の数」を示すグラフ．

ジゴキシゲニン［digoxigenin］　組織学の実験で分子プローブにタグをつけるために用いられるステロイド分子．

事象-関連デザイン［event-related design］　機能的イメージング実験でヒト被験者に刺激を示す一つの戦略．ここでは刺激は互いに離れた短時間の一事象として提示される．これとは異なるもう一つの戦略はブロックデザインである．

矢状面［sagittal plane］　脳を左右に完全に分ける解剖学上の平面．この脳の断面はトップからボトムまで，吻側から尾部まで完全に網羅されている．

システム神経科学［systems neuroscience］　協調した全体的な神経活動や各ニューロンの発火特性を調べる神経科学の一分野．これらの神経活動が行動や認識を生み出している．

自然蛍光［autofluorescence］　外来の蛍光タグや色素を付加しなくても何らかの構造物が自然蛍光を発する能力．

質量分析法［mass spectrometry］　タンパク質やペプチド，その断片の質量・電荷比を測定することで，タンパク質やペプチドの配列を同定するための技術．マススペクトロメトリーともいう．

シナプトフルオリン［synapto-pHluorin］　シナプス小胞のリサイクリングと放出を調べるために利用されるGFPの変異体の蛍光タンパク質で，pH感受性をもつ．

ジフテリア毒素受容体［diphtheria toxin receptor］　ジフテリア毒素は通常哺乳類神経細胞には無毒であるが，細胞が遺伝的にコードされたこの受容体を発現するとジフテリア毒素の存在下で死滅する．

住居侵入者アッセイ［resident intruder assay］　オスの齧歯類の縄張り行動を測るための社会行動アッセイ．「住居者」動物のケージ内に「侵入者」動物を加え，その特定の攻撃行動を測定する．

従属変数［dependent variable］　実験で測定される独立変数に依存する値．

順遺伝学［forward genetics］　表現型に貢献する遺伝子を同定する方法．卵や幼生にランダムな突然変異を誘発し，子孫の表現型を解析する．

瞬間標識追跡ラベル法［pulse chase labeling］　動物や培養細胞にラベルされたプローブを短時間（パルス状に）注入した後，洗い流し別のラベルしていない分子（追跡）でおきかえるプロセス．ラベルされたプローブの局在変化を追跡することで，タンパク質のトラフィッキング経路が観察される．

循環ボルタモグラム［cyclic voltammogram］　与えた電圧（V）に対して測定された電流量（I）をプロットした高速度循環ボルタンメトリー実験の最終結果．このデータは，神経組織における種々の神経化学物質の存在を検出するのに有用である．

順行性トレーサー［anterograde tracer］　細胞体から軸索にそって拡散し，シナプス末端まで末梢性軸索を標識する化学プローブ．

条件刺激［conditioned stimulus：CS］　古典的条件付けにおいて最終的に顕著な刺激と連携する中性的な刺激．

照射変異誘発［irradiation mutagenesis］　強度の紫外光を用いて，数百〜数千の卵や幼生に突然変異を誘発すること．順遺伝学的スクリーニングの実施を目的として行われる．

使用数の削限［reduction］　動物資源確保のためのガイドラインの一つで，統計的に有意なデータを得るために，研究者は最小限度の数の動物を使わなければならないと宣言している．

上流活性化配列［upstream activation sequence：UAS］　酵母に由来する強力なプロモーターで，Gal4転写因子によって活性化する．

初代細胞培養［primary cell culture］　研究対象の組織から直接採取した細胞の培養．分散培養・外植片・スライス培養の形をとる．

初代動物［founder］　トランスジェニック動物の第一世代の個体．

侵害受容［nociception］ 侵害刺激の検出．典型的なものは痛みの受容．

新規物体認識試験［novel object recognition］ 以前提示されたことのない物体を示されると，その探索時間が長くなるという学習・記憶のテスト．以前提示された物体を記憶していることを示している．新規物体探索試験，新規形態認知実験ともいう．

神経幹細胞［neural stem cell：NSC］ 分裂して神経細胞，星状グリア細胞，オリゴデンドロサイトに加え，神経幹細胞を生じる多能性，自己複製能のある細胞．

神経行動学［neuroethology］ 動物の自然行動の神経学的基盤を調べる研究．

神経前駆体［neural progenitor］ 限定された分裂能をもつ細胞を生じる細胞．分裂した細胞からは，神経細胞，アストロサイト，オリゴデンドロサイトのいずれかが生じる．

人工染色体［artificial chromosome］ テロメア，セントロメアと，複製に必要な複製起点配列を含む巨大DNA分子で，酵母や大腸菌，ファージで保存される．神経科学では，比較的大きなDNA断片（50〜350塩基対）のクローニングベクターとして有用である．

人工多能性幹細胞 ⇒iPS細胞

浸潤［immersion］ 小さい脳や動物全体をそっくりそのまま固定溶液に浸す処理．

■ス■

垂直棒テスト［vertical pole test］ 齧歯類で運動協調とバランスをテストするのに利用される行動的パラダイム．

水平頭骨位［flat skull position］ 頭骨の最上部が，吻側-尾側軸にそって完全に同じ高さのレベルであるような，定位脳固定装置上の動物の配置．

スクロース嗜好テスト［sucrose preference test］ 齧歯類の快不感症の行動学上の測定．研究者は齧歯類のケージの中に普通の水が入ったボトルと甘い水が入ったボトルを置いておく．正常な齧歯類は甘い水を好むが，抑圧のモデル齧歯類はそうではない．

ステレオタイプの顕微鏡［stereomicroscope］ 小さい対象物を拡大し，脳表面や大きな神経組織を調べるために3次元の描像を生み出す顕微鏡．標本の切り出し，手術や電極と植込み装置を観察するために利用される．ダイセクティング顕微鏡（dissecting microscope）ともいう．

スパイク［spike］ 活動電位の別称．

スパイクソーティング［spike sorting］ 細胞外電位記録実験法で，記録された活動電位を分類し，そのパターン，スパイク活性の形状や信号サイズに基づいて異なるニューロンに割り当てること．

スプライソソーム［spliceosome］ RNAスプライシングを触媒する巨大分子複合体．

スライス培養［slice culture］ 脳の切片をビブラトームで切り出し培養液内に入れる組織培養の技術．このスライス標本は，急性実験で短期間の実験や器官培養として数日の実験にも利用される．

■セ■

制限エンドヌクレアーゼ ⇒制限酵素

制限酵素［restriction enzyme］ 特定のDNA配列を認識切断する酵素．制限エンドヌクレアーゼ（restriction endonuclease）ともいう．

制限酵素切断［restriction digest］ 制限酵素を用いたDNAの断片化．

制限地図［restriction mapping］ 制限酵素切断と，切断された断片をゲル電気泳動で分離することによって，DNA上のさまざまな制限部位の場所を同定した地図．

制限部位［restriction site］ 特定の制限酵素が認識して切断する約4〜8塩基対の配列．認識部位（recognition site）ともいう．

静止膜電位［resting potential］ 膜の内側と外側のイオン電荷の異なる構成によって発生する，細胞膜の両側の電位差．ニューロンでの典型的な値は約 −70 mVである．

生殖細胞［germ cell］ 遺伝情報を生物の子孫へ伝える細胞（オスの精子，メスの卵）．

成長因子［growth factor］ 細胞間の情報伝達として細胞内で生成されるタンパク質で，細胞の成長や他の細胞への分化を促す．

正立顕微鏡［upright microscope］ 対物レンズが標本の上部に，光源とコンデンサーが標本の下部に配置されている顕微鏡．

整列断層撮影［array tomography］ ひと続きの連続した超薄片と免疫組織化学を組み合わせる技術．この技術によって伝統的な免疫組織化学法が改良され，タンパク質発現の詳細な3次元的画像をつくることができるようになった．

セクショニング［sectioning］ 標本の薄い切片を物理的および光学的につくり出す過程．標本内部への接

近と可視化を可能にするために行われる．

接眼レンズ［ocular lens］ 通常10倍の倍率をもつ顕微鏡のレンズで，複合顕微鏡ではアイピースの場所に位置する．

摂食受容アッセイ［feeding acceptance assay］ ショウジョウバエの味覚嗜好を調べるテスト．それぞれ異なる色で染色された食欲増進刺激，嫌悪刺激，中性刺激になる餌を，すこし飢えているハエに与える．このハエの胃の中の色を調べることで，各刺激の量を点数化する．

セッション［session］ 脳イメージング実験において，実際の実験を行うスケジュール化された時間．

絶対回収［absolute recovery］ マイクロダイアリシスで所定の時間内に透析液に集められた物質の総量．

セルアタッチトモード［cell-attached mode］ 微小パイペットと細胞膜がギガシールを形成しているが，パイペット先端の膜に穴が開いていないパッチクランプの一技法．

穿孔パッチ［perforated patch］ 膜に小さい穴をあけるために記録電極内に化学物質を加えるパッチクランプの一技法．ガラス電極内の成分は細胞内と連続しているが，細胞質が電極内へ漏れ出るという欠点がないので役に立つ．パーフォレイテッドパッチともいう．

線維染色［fiber stain］ 神経系の線維走行を標識化するのに利用される組織学的染色法．

前核［pronucleus］ 直近に受精した卵に存在する核の一つ．オスの精子の核，またはメスの卵の核である．

前駆体［progenitor］ 分裂はするが，自分自身を複製する能力は限定されている細胞．

全固定標本［whole-mount preparations］ 組織の厚い切片や小さな動物の脳を丸ごと分析のためのスライドグラス上にのせている，組織学で利用される標本．

前初期遺伝子［immediate early gene：IEG］ 活発な神経活動の最中に能動的に転写されやすい遺伝子．

選択カセット［selection cassette］ 遺伝的標的コンストラクトに含まれる配列で，標的コンストラクトが正しく組み込まれた細胞を同定するために使われる遺伝子をコードしている．普通このカセットは，ネオマイシン耐性遺伝子のような正の選択遺伝子と，チミジンキナーゼ遺伝子のような負の選択遺伝子が含まれる．ネオマイシン耐性遺伝子は，コンストラクトが組み込まれていない細胞を殺すために利用される．またチミジンキナーゼ遺伝子は標的コンストラクトが正しくない状態で組み込まれた細胞を殺すのに用いられる．

全反射照明蛍光顕微鏡［total internal reflection fluorescence（TIRF）microscopy］ 分子や細胞の表面でおこる事象を画像化するのに利用される顕微鏡の一形態．蛍光励起が急速に減衰するエバネッセンス波を利用する．これは，標本とそれを載せているもの（通常ガラスのカバーガラス）の表面との間の薄い領域（～100 nm）のイメージングに限局するためである．

■ソ■

走査型電子顕微鏡［scanning electron microscope：SEM］ 3次元的に見える標本表面の画像を得るために，標本表面と電子の相互作用を利用する顕微鏡．

相対回収［relative recovery］ マイクロダイアリシスで，プローブの置かれた脳領域から採取した透析液内の物質の濃度を，灌流液の濃度と比較した相対濃度．

相同組換え［homologous recombination］ 高い配列の類似性をもつDNA領域どうしが，遺伝物質を交換する自然現象．

相同組換えによるクローニング［recombineering］ 制限酵素切断と連結反応を避け，相同組換えを利用して組換えDNA分子を作製する方法．

挿入変異［insertional mutagenesis］ トランスポゾンという可動性の遺伝的要素の挿入によって，遺伝子の突然変異を誘発する方法．これらのトランスポゾンは，ゲノムのランダムな場所に挿入され，内因性の遺伝子を確率的に阻害する．

増幅器［amplifier］ 記録電極から得られる弱い電気信号を増幅するために，電気生理学的記録法で用いられる装置．

相補鎖［complementary strands］ 相補的な塩基対をもつDNAの2本鎖．このような2本の鎖は，ハイブリッド形成して二重らせん分子を形成する．

相補性検定［complementation test］ 異常な表現型をもつ変異動物が，これと同じ異常表現型の別の変異型の動物と，同じ遺伝子に変異があるかを確かめるためのテスト．

相補的DNA ⇒ cDNA

■タ■

ダイサー［dicer］ 二重らせんRNAを認識し，約23塩基対の長さの断片（siRNA）へ分裂させる酵素．このsiRNAとダイサーの複合体は，さらに別の細胞内

タンパク質を加えて RNA 誘導型サイレンシング複合体を形成し，RNA 干渉の現象を媒介する．

体細胞［somatic cell］　生殖系（卵や精子）ではない分化した細胞．たとえば，皮膚細胞や血液細胞．

胎生致死［embryonic lethal］　トランスジェニックやノックアウトコンストラクトが原因で，妊娠期間中に死んでしまう表現型．

体積　⇒容量

ダイセクティング顕微鏡　⇒ステレオタイプの顕微鏡

代替法の利用［replacement］　研究者は可能な限り動物を使用しないで，研究を行うべきという動物愛護の指針の一つ．動物よりも，コンピュータや培養細胞を用いるべきであるし，またサルよりもマウス，脊椎動物よりは非脊椎動物という知覚能力の低い動物種を選択すべきという内容を含む．

大脳血管造影法　⇒脳血管造影法

対物レンズ［objective lens］　標本からくる光を集め，焦点を結ばせるための顕微鏡のレンズ．このレンズは通常標本の直近に位置している．

タスクのパラダイム［task paradigm］　実験中に被験者に刺激を提示するための戦略．ヒトの脳イメージング実験において，これらのパラダイムは典型的に「ブロックデザイン」，「事象-関連デザイン」あるいは「複合デザイン」に分けられる．

脱水固定剤［dehydrating fixative］　脂質を破壊しタンパク質を溶けにくくすることで，細胞質や細胞外溶液に出して凝結（沈殿）させる組織学的固定法．

脱分極［depolarization］　細胞の膜電位の絶対値が減少すること．

多電極配列［multielectrode array：MEA］　複数のニューロンから細胞外活動を同時記録するために，一つの電気的記録ユニットとして配置された，個々の電極または四極管の一群．

妥当性［validity］　ヒトを理解するために動物のモデルがどのように関連しているかの客観的尺度．

多能性［multipotent］　特定の組織中で見られるすべての種類を形成できる一部の細胞の能力．たとえば，神経幹細胞は神経細胞・アストロサイト・オリゴデンドロサイトを生じる能力がある．

多能性［pluripotent］　多能性（multipotent）の細胞を含む，あらゆる種類の細胞をつくり出す細胞の能力．単能性も参照．

タモキシフェン［tamoxifen］　エストロゲン受容体に結合し，エストロゲン受容体の細胞質から核への移行を引きおこす薬剤．Cre リコンビナーゼをエストロゲン受容体と融合させることで，Cre/lox システムの時間的な制御を長期間行うのに有用である．

タライラッハ空間［Talairach space］　MRI のデータを正規化するために利用される座標系．これは死後の単一脳の脳定位測定に基づいて構成されている．したがって，異なる脳の間の解剖学的比較が可能である．

単一光子放射型コンピュータ断層撮影法［single-photon emission computerized tomography：SPECT］　機能的脳イメージングの技術である．この技術では，血液中に加えられた放射性プローブが高いエネルギーの光子を出し，この光子を被験者の頭部の周りに設置されたガンマカメラで検出する．

単純ヘルペスウイルス［herpes simplex virus：HSV］　向神経性のウイルスで，一部の細胞へ DNA を導入するのに用いられるとともに，シナプスを超えるトレーサーとしても用いられる．

単能性［unipotent］　分裂は可能だが，単一の種類の細胞しか生じない細胞．

タンパク質［protein］　一つないし複数のアミノ酸配列から構成される生物の巨大分子．タンパク質は，細胞内のほぼすべての過程を調節する構造分子や酵素分子としてはたらく．

■チ■

チャネルロドプシン 2［channelrhodopsin-2：ChR2］　青い光の照射に反応して，ミリ秒単位の時間分解能で神経細胞を脱分極できる遺伝的にコードされた陽イオンチャネル．

中央矢状面［midsagittal］　脳を左右に完全に分ける解剖学上の平面や視点．

注目領域解析［region-of-interest analysis：ROI analysis］　脳を明確な領域に分割して fMRI のデータ解析を行う方法．これによって信号強度の有意差を比較することができる．ROI 解析ともいう．

直接 IHC［direct IHC］　一次抗体を直接蛍光や色素生成ラベルに結合させる免疫組織学的実験．この方法は間接 IHC より弱い信号しか出さない．

■テ■

T_1　MRI や fMRI 実験において，高周波で励起されたあるパーセンテージの陽子が長軸方向に再整列するのに要する時間（ミリ秒）．

T_1-重み画像［T1-weighted image］　T_1 信号の強度に基づいて構成される MRI 画像．

T_2　MRI や fMRI 実験において，高周波で励起され

たあるパーセンテージの陽子が横向き方向に緩和するのに要する時間（ミリ秒）．

T_2-重み画像［T2-weighted image］ T_2信号の強度に基づいて構成される MRI 画像．

定位脳手術［stereotaxic surgery］ 物質を注入したり，装置を埋め込むために，麻酔下の動物の脳内部に物理的に刺入して残存させる手法．

定位脳手術装置［stereotaxic instrument］ 動物の脳を固定し，注入や移植を正確な位置に行えるようにする装置の一つ．

抵抗（R）［resistance（R）］ たとえば膜を通過するなどの電荷の動きを制限する電気的特性．

T字型迷路［T-maze］ T字型をした反対方向に向いた2本のアームからなる行動学のための装置．ハエのT字型迷路には，さらにT字の中間地点にハエを導入するためのアームがある．この迷路は，嗜好特性や学習の試験に用いられる．

ディップスティックアッセイ ⇒嗅覚回避アッセイ

低分子干渉 RNA［small interfering RNA：siRNA］ RNAi 経路で鋳型として用いられる 19～23 塩基の短い二重らせん RNA．mRNA 分子を標的として分解する．

低分子ヘアピン型 RNA［short hairpin RNA：shRNA］ その両端が相補的になっている配列を含む RNA 鎖．両端が折りたたまれてヘアピン型になる．

定量的リアルタイム PCR［quantitative real time PCR：qRT-PCR］ 特定の DNA 断片（とくに mRNA から作製された cDNA 断片）を増幅と同時に定量する方法．

テイルサスペンションアッセイ［tail suspension assay］ 抑圧を測るためのテスト．齧歯類の尻尾を捕まえておいて動物がもがいている時間を測定する．抑圧のモデル齧歯類は正常の齧歯類に比べてすぐにもがくのをやめるが，抗うつ剤を与えられるともがく時間が正常に戻る．

テイルフリックアッセイ［tail flick assay］ 齧歯類で侵害受容のテスト．痛みを伴う熱や冷たい刺激が尻尾に与えられ，その結果，齧歯類は刺激から逃れようとして尻尾をすばやく動かす．

手がかり恐怖条件付け［cued fear conditioning］ 動物への中性刺激と肢へのショックのような嫌悪刺激を組み合わせる古典的条件付け．条件付けの成立後は，この嫌悪刺激がなくても，以前の中性刺激を与えるとフリージング行動を示す．

テスラ［tesla］ 磁場の強度を測定するための単位．通常の MRI スキャナーは 1.5～3.0 T（テスラ）の外部磁場をつくり出す．

テトロード ⇒四極管

テトロドトキシン［tetrodotoxin：TTX］ フグのような特定の種類の魚でつくり出されるトキシン．活動電位をブロックするために電位依存性ナトリウムチャネルの孔をブロックする．単離された化学物質は活動電位やナトリウムチャネルをブロックするために，薬理学的試薬としてしばしば利用される．

転位［transposition］ トランスポゾンが，ゲノム中で別の場所へ転位する自然におきる過程．

電位 ⇒膜電位

転位因子［transposable element］ ⇒トランスポゾン

電位感受性色素イメージング［voltage sensitive dye imaging：VSDI］ 膜電位に依存して吸光や放射蛍光をシフトさせる色素を使って細胞や組織を可視化する技術．これによって膜電位の時間変化を可視化することができる．

電位固定［voltage clamp］ 膜を通過するイオンの動きによって発生する電流を測定するために，膜の電位を一定値に保つ電気生理学の技法．

電気泳動移動度シフト解析［electrophoretic mobility shift assay：EMSA］ タンパク質が DNA の短い配列と直接結合できるかどうかを調べる技術．ゲルシフト解析（gel shift assay）ともいう．

電気生理学［electrophysiology］ 神経科学の一分野で，脳全体，単一細胞やシングルイオンチャネルの電気的活動を研究するための方法．

電気穿孔法 ⇒エレクトロポレーション

電気的傷害［electrolytic lesion］ 電流の注入によって引きおこされる脳内の物理的障害．

電子顕微鏡［electron microscope：EM］ 標本の画像を得るために，光ビームではなく電子ビームを用いる顕微鏡．分解能が著しく増大する．

電子顕微鏡断層撮影 ⇒電子断層撮影

電子断層撮影［electron tomography：ET］ 同一の標本から複数の透過型電子顕微鏡画像を集めて組み合わせる作業．これによって器官や巨大分子の3次元的画像を得ることができる．

転写［transcription］ DNA の鋳型から RNA が合成される過程．RNA ポリメラーゼという酵素によって行われる．

転写因子［transcription factor］ 遺伝子の調節因子

を認識し，RNAポリメラーゼを動員または阻害して，転写を調節するDNA結合タンパク質．

転写開始部位［transcriptional start site］ RNAポリメラーゼが転写を開始する遺伝子の部位．

電流（I）［current（I）］ ある時間変化に対して流れる電荷の割合（単位時間に流れる電荷）．

電流固定［current clamp］ 細胞内に電流を注入し，電位変化の時間経過を測定する電気生理学の一技法．

電流-電圧曲線 ⇒ I-V曲線

■ト■

頭蓋窓［cranial window］ 生体位（$in\ vivo$）で蛍光標識されたニューロンを直視下で観察できる，齧歯類動物の頭骨表面上の移植物の一つ．

透過型電子顕微鏡［transmission electron microscopy : TEM］ 物質の電子密度の差に基づいて画像を生成するために，薄い標本に電子ビームを透過させる顕微鏡．細胞の微細構造を非常に高い分解能で画像生成する．

凍結ミクロトーム［freezing microtome］ 組織標本を切片に切るときに標本を冷凍することができるミクロトーム．

導入遺伝子［transgene］ 通常はそれを発現していない生物に発現した外来のDNA．

等方性［isotropic］ 物質が媒質内ですべての方向へ拡散すること．反対語は異方性．

倒立顕微鏡［inverted microscope］ 対物レンズが標本の下部に，光源とコンデンサーが標本の上部に配置されている顕微鏡．

ドキシサイクリン［doxycycline］ Tet-off/Tet-onシステムのトランスジェニック動物で，テトラサイクリントランス活性化因子または逆のトランス活性化タンパク質（rtTA）に結合する薬品．Tet-off/Tet-onシステムの誘導性制御を可能とし，導入遺伝子の活性を調節する．

独立変数［independent variable］ 研究者が意図的に操作でき，従属変数に変化をおこすと仮定される実験的変数．

ドデシル硫酸ナトリウム・ポリアクリルアミドゲル電気泳動［sodium dodecylsulfate polyacrylamide gel electrophoresis : SDS-PAGE］ タンパク質を，大きさや折りたたまれ方の特性に応じて分離する技術．ウェスタンブロットを行う際によく用いられる．

ドミナントネガティブ［dominant negative］ 野生型タンパク質の機能を阻害する変異タンパク質．優性阻害ともいう．

トランスジェニック生物［transgenic organism］ 通常はその生物に発現していない外来のDNAを保持している生物．遺伝子導入生物ともいう．

トランスポザーゼ［transposase］ トランスポゾンの末端の特定のDNA配列にはたらき，配列を両側のDNAから切り離し，新しい標的部位へ挿入する酵素．

トランスポゾン［transposon］ ゲノム中で異なった場所への転位が可能な遺伝的配列．

トレーサー［tracer］ 注入すると神経構造にそって輸送される化学物質．軸索走行とその結合を明確に可視化するために行われる．

■ナ■

内部細胞塊［inner cell mass］ 胚盤胞内部の細胞の集団で，生物のすべての細胞や組織を生じる．

■ニ■

2光子顕微鏡［two-photon microscope］ 2個の比較的低いエネルギーのパルスレーザーを利用する特殊な型の蛍光顕微鏡．この2個のレーザーが加算されて標本の限定された領域のフルオロフォアを励起する．この限定された領域をこえる部位は励起のための十分なエネルギーを受けないので，焦点外からの蛍光を著しく減少させる．

二次のニューロスフェアアッセイ［secondary neurosphere assay］ 一次のニューロスフェアから採取された細胞が，新しいニューロスフェアを形成するか測定するアッセイ．細胞が増殖能を有しているかを示す．

二重らせん［double helix］ 2本鎖DNA分子が形成する「よじれた梯子」．

ニッスル染色［Nissl stain］ 細胞内のRNA（ニッスル物質）を染める塩基性染色法．クレシルバイオレットが通常使われる．

ニューロスフェア［neurosphere］ 分裂した神経前駆細胞もしくは神経幹細胞によって形成される細胞のボール．細胞に複製能があることを示す．

ニューロスフェアアッセイ ⇒一次のニューロスフェアアッセイ

ニューロンドクトリン［neuron doctrine］ ニューロンが神経系の基本的な構造および機能の基本であるという理論であり，Ramon y Cajal によって提唱された．

認識部位 ⇒制限部位

認知神経科学［cognitive neuroscience］ 思考や感覚の神経学的基盤を明らかにするための神経科学の一分野.

■ヌ■

ヌクレオチド［nucleotide］ リン酸基グループ，窒素性塩基（アデニン，チミン，シトシン，グアニン，ウラシル）と糖分子（DNA に対しては 2-デオキシリボース，RNA に対してはリボース）から構成される分子. 他のヌクレオチドと結合して，DNA や RNA の重合体を形成する.

■ネ■

粘着末端 ⇒付着末端

■ノ■

脳回［gyrus］ 大脳皮質のしわの隆起部分.

脳血管造影法［cerebral angiogram］ 脳内血管を画像化するために X 線と放射線を通さない色素を使う構造的脳イメージングの技術.

脳磁図［magnetoencephalography：MEG］ 神経の電気的活動のパターン変化で生み出される頭蓋骨表面の磁気的変化を測定する機能的イメージング技術.

脳室内注射［intracerebroventricular（i.c.v.）injection］ 脳室内への溶液の直接注射.

脳地図［brain atlas］ 3次元座標で脳組織の解剖を描いたもの.

脳電図［electroencephalography：EEG］ 脳全体の電気的活動を測定するための非侵襲的技術.

ノーザンブロット法［northern blot］ 試料中の mRNA の存在やその量を検出するために用いる核酸ハイブリッド形成技術.

ノックアウト［knockout］ 遺伝子ターゲティング法を用いて，ゲノムから機能的な配列を除去して，研究対象の遺伝子を欠損させる方法.

ノックイン［knockin］ 遺伝子ターゲティング法を用いて，ゲノムの特定の場所に，機能的な配列や遺伝子配列を付加する方法.

ノックダウン［knockdown］ mRNA 転写物の発現を阻害し，機能的なタンパク質の減少を引きおこす方法.

ノマルスキー顕微鏡 ⇒微分干渉型顕微鏡

ノンレシオメトリック指示薬［nonratiometric dye］ カルシウムのような基質との結合能力に応じて，直接的に蛍光強度を変化させる有機化学物質. レシオメトリック指示薬の対照にあたる.

■ハ■

胚性幹細胞 ⇒ES 細胞

バイナリー遺伝子導入システム［binary expression system］ 複数のコンストラクトを用いて，細胞で導入遺伝子を発現させるアプローチ. 導入遺伝子の発現を，空間的・時間的に正確に制御するために用いられる.

胚盤胞［blastocyst］ 卵受精後の発生初期の構造.

倍率［magnification］ 実際の大きさに対して標本がどの程度大きく見えるかを測定する顕微鏡の重要なパラメータ.

バクテリア人工染色体［bacterial artificial chromosome］ 大腸菌中で複製が可能な，大きな DNA（50～250 塩基対）ベクター. トランスジェニックコンストラクトやノックアウトコンストラクトの作製のように，大きな DNA 配列の操作に有用である.

バクテリオファージ［bacteriophage］ 細菌へ感染するウイルスの種類. 単に「ファージ」ともいう.

ハーグリーブスアッセイ［Hargreaves assay］ 齧歯類で痛みを測るのに利用される行動アッセイ. 後足に強い光のビームを照射し，齧歯類が足を引っこめるのにかかる時間を測定する.

発蛍光団 ⇒フルオロフォア

パッケージング細胞［packaging cells］ ウイルス粒子の作製に必要な組換え DNA を遺伝子導入した不死化細胞株. 細胞の内因性の機構によってつくられたウイルスは，細胞外の培養液から回収する.

発現ベクター［expression vector］ DNA のコード配列をタンパク質として発現させるために，宿主細胞に必要な非コード配列のすべてを含んだ DNA ベクター.

パッチクランプ法［patch-clamp techniques］ パッチ膜とガラス電極の間に強固なシールを形成し，シングルチャネルや複数のイオンチャネルの研究ができる電気生理学の方法.

パーフォレイテッドパッチ ⇒穿孔パッチ

パブロフ条件反射 ⇒古典的条件付け

ハロロドプシン［halorhodopsin：NpHR］ 黄色の光で刺激されるとニューロンを過分極させる膜貫通性ポンプで，遺伝的にコード化されている.

ハンギングワイヤーアッセイ［hanging wire assay］ 齧歯類で神経筋欠損を測定するのに利用される行動アッセイ.

バーンズ迷路［Barnes maze］ 齧歯類で空間学習と

記憶をテストするために利用される迷路．動物は迷路の周りに置かれた空間を示す目印を使って，落下箱の位置を学習しなければならない．

■ヒ■

P因子［P element］ ショウジョウバエで用いられる転移可能な遺伝的因子．P因子トランスポザーゼが存在していると，ゲノム中で場所を変える．

ビオチン［biotin］ アビジンとよばれる他の分子に対する高い親和性を有する小分子．分子プローブにタグをつけるために使われ，アビジンに結合したプローブによる組織化学的処理で信号を大きくすることができる．

光イメージング ⇒光学的イメージング

光活性化［photoactivation］ 化学的性質を変化させるために光を利用している二つの過程のうちの一つ．ケージ化された分子では，分子をアンケージングすることで活性をもつ化合物を放出させる．光活性化可能な蛍光タンパク質では，光活性化によってフルオロフォアの蛍光特性を変化させ，通常その特性変化によって蛍光を発するようになる．

光走向性［phototaxis］ 生体が光に向かって移動し，暗闇から遠ざかる傾向．

光退色［photobleaching］ フルオロフォアが光で連続的に照射されると，時間とともに発する蛍光強度が減少していく現象．フォトブリーチングともいう．

光転換［photoconversion］ パルス状の光をフルオロフォアに照射すると，その放出スペクトルを別のスペクトルへと変化させる過程．

光毒性［phototoxicity］ 光照射によってフルオロフォアを発現している細胞が死に至る現象．これは，典型的な場合，光照射によってフルオロフォアがフリーラジカルを生成するからである．

被験者間の研究［between-subjects study］ ヒトや動物被験体の異なる二つのグループを比較するための研究．たとえば，機能的イメージング実験では，「被験者間」では年配と若者，男性と女性の間の違いなどをテストする．

被験者内の研究［within-subjects study］ 同一の被験者に二つの異なる刺激を加え，その効果を比較する研究．

飛行時間型検出器［time of flight（TOF）detector］ マススペクトロメトリーで，気体化した分子の質量電荷比を測定する装置．MALDIとの組み合わせで用いられる．

微小電気泳動［microiontophoresis］ 物質をガラス電極の外に出して脳内に注入するために，少量の電流を使う処置．マイクロイオントフォレシスともいう．

微小電極［microelectrode］ 細胞や組織から電気信号を測定するために利用される金属やガラスでできている小さい（マイクロメータ単位の）探針．

微小電流刺激［microstimulation］ 膜電位に変化をもたらすために電極を通して電流を流す処置．

比色生成ラベル ⇒色素生成ラベル

ビブラトーム［vibratome］ 振動する刃を利用して，新鮮で凍結していない標本を生きたままの状態でスライス切片にする装置．

微分干渉型顕微鏡［differential interference contrast（DIC）microscopy］ 細胞内構造の光散乱特性変化を強調して3次元的に見える画像を生成することができるように，光学系に修正を加えている明視野顕微鏡の一タイプ．DIC顕微鏡，ノマルスキー顕微鏡（Nomarski microscopy）ともいう．

表現型［phenotype］ 観察可能な動物の特徴，習性．

標本の手術用顕微鏡 ⇒ダイセクティング顕微鏡

表面的妥当性［face validity］ ある動物の行動が同様のヒトの行動に似ていることを示すことで，モデル動物の妥当性を確立する概念．

■フ■

ファージ ⇒バクテリオファージ

フェルスター共鳴エネルギー転移 ⇒蛍光共鳴エネルギー転移

フォトブリーチング ⇒光退色

フォンフライアッセイ［von Frey assay］ 齧歯類の侵害的機械刺激とつまみ刺激をアッセイするのに用いられる行動テスト．

複合デザイン［mixed design］ ブロックデザインと事象関連デザインの両方を利用するfMRI実験で利用されるタスクパラダイムの一典型．

腹腔内注射［intraperitoneal（i.p.）injection］ 動物の腹腔（体腔）への溶液の注射．

不死化細胞株［immortalized cell line］ 持続的に分裂し複製するよう操作された細胞株．

付着末端［cohesive end］ 制限酵素切断の結果生じた1本鎖DNAの突出部分．付着末端は，同じ制限酵素によってつくられた別のDNA試料の双方的な付着末端と対応する．平滑末端の反対．粘着末端（sticky end）ともいう．

フットプリントアッセイ［footprint pattern assay］

足跡のパターンを観察することで，齧歯類の運動協調とバランスを調べるために利用される行動テスト．

物理的遺伝子導入法［physical gene delivery］ 細胞膜を物理的に貫通して，外来DNAを細胞へ導入する方法．マイクロインジェクション，エレクトロポレーション，遺伝子銃が該当する．

フライトシミュレーター［flight simulator］ 細いピンでハエをつるし，外部の視覚環境を示す視覚刺激をハエの周りに投影している特殊なチェンバー．視覚的な刺激がハエの行動に及ぼす効果を決めるのに利用される．

プライマー［primer］ PCRで用いる短い1本鎖のオリゴヌクレオチドで，増幅領域の両側の鋳型鎖とハイブリッド形成する．

プラスミド［plasmid］ 細菌中で独立して複製される補助的な染色体で，環状DNAの形で存在する．分子クローニングのベクターとして用いられる．

ブリーチング ⇒光退色

フリッパーゼ認識部位［Flippase recognition target：Frt］ フリッパーゼリコンビナーゼが認識する34塩基対の配列．

フリッパーゼリコンビナーゼ［Flippase recombinase：Flp］ フリッパーゼ認識部位（Frt）を認識するタンパク質．Flpは，同方向に配置されたFrt部位に挟まれたDNA配列を切りだし，互いに逆向きに配置されているFrt部位の間のDNAを反転させる．

フルオロデオキシグルコース［fluorodeoxyglucose：FDG］ 陽電子放射画像撮影法で，機能的脳活性を画像化するのに使われる放射性グルコース．

フルオロフォア［fluorophore］ 特定の波長の光を吸収し，別の波長の長い光を放射させる能力をもつ分子．発蛍光団ともいう．

ブレグマ［bregma］ 頭骨の矢状と冠状縫合間の交点として定義される頭骨表面の標識点．前頂ともいう．

プレパルス抑制［prepulse inhibition：PPI］ 驚愕反応をおこす刺激を提示する前に弱い刺激を与えると，驚愕反応が小さくなる．ヒトの統合失調症患者はこのPPI欠損が見られるので，統合失調症のモデル動物でしばしば利用される．

フロックス化［floxed］ 二つのlox部位に挟まれたDNA配列を指す用語．

ブロックデザイン［blocked design］ 機能的イメージング実験でヒト被験者に刺激を提示するための戦略．同じカテゴリーの刺激はブロックとして一つにとめて示される．刺激を提示するためのこれとは別の戦略は，事象-関連デザインである．

プロテインキナーゼ［protein kinase］ 他のタンパク質にリン酸基を付加するタンパク質．

ブロードマンの領域［Brodmann's areas］ 皮質層の細胞学的構築に基づいて定義された脳領域．19世紀初頭にKorbinian Brodmannによって開発され，今日でもまだ利用されている．

プロモーター［promoter］ DNAの調節部位で，その制御下にある遺伝子の発現を空間的時間的に制御する．

分解能［resolution, resolving power］ 二つの点が分離でき，二つの離れた点として見分けることができる顕微鏡における最小距離．

分散細胞培養［dissociated cell culture］ 動物から直接採取した組織を個々の細胞にばらばらにして培養する初代細胞培養の技術．

分子クローニング［molecular cloning］ 組換えDNA技術によって，特定のDNA断片を同定・単離・複製する手法．

分子生物学のセントラルドグマ［central dogma of molecular biology］ 細胞での情報の流れを示す支配的なモデル．DNAはRNAのために，またRNAはタンパク質のためにコード化されていると一言で表現できる．

吻伸長反射［proboscis extension response：PER］ 特定の味覚受容体の反応をテストするために使われるショウジョウバエでの反射．足や吻の味覚受容ニューロンに味のリガンドを与え，吻伸長を調べる．

文脈依存的恐怖条件付け［contextual fear conditioning］ 動物への中性刺激と肢へのショックのような嫌悪刺激を組み合わせる古典的条件つけ．この嫌悪刺激がなくてもトレーニングチェンバー内に置くと，動物はフリージングなどの恐怖行動を示す．

■へ■

平滑末端［blunt end］ 制限酵素によるDNA切断によって生じる断片の末端で，5′，3′末端ともに突出部分が形成されないもの，つまりDNAの両方の鎖とも同じ相補的塩基対で終わっているもの．付着末端の反対．

ベクター［vector］ クローニングや組換えDNA実験の対象となって単離されたDNA配列を保持するDNAの運搬体．

ヘモグロビン［hemoglobin］ 血液循環を通して酸素

を運ぶタンパク質.

■ホ■

防御的マーブル埋蔵アッセイ［defensive marble burying assay］ 齧歯類で不安をアッセイするために用いられる行動パラダイム．動物のケージ内にビー玉を入れ，決められた時間内にケージの寝床に何個のビー玉を埋めるかを測定する．不安を感じている動物は，そうでない動物より多くのビー玉を埋める．

縫合糸［suture］ (a) 頭骨の異なった部位間の縫合，あるいは，(b) 手術後に切り口を閉じるために使われる糸．

放射状アーム迷路［radial arm maze］ 齧歯類で空間学習と記憶をアッセイするために利用される行動テスト．中心のスタート地点から放射状に突き出た腕状のアーム列からなる迷路を利用する．一つのアームに餌が置いてある．齧歯類を一つのアームへのみ行き，他のアームへは行かないように訓練する．

包埋［embedding］ 脳や組織にしみ込ませることで組織の周りに固い殻をつくることができる物質で，これらを処理すること．

ポジショナルクローニング［positional cloning］ ゲノム中での遺伝子の場所を明らかにするための分子クローニングの技術．

ポーソルトテスト ⇒強制水泳試験

ホットプレートアッセイ［hot plate assay］ 齧歯類モデル動物で侵害受容をテストするための行動パラダイム．齧歯類を周りを取り囲んだホットプレート上に置き，舐めたり足をひっこめたりする反応を観察する．

ホモロジーアーム［homology arm］ ノックアウトマウスやノックインマウスの作製において，相同組換えを活用するための遺伝子標的コンストラクトの両側の相同性の領域．

ポリクローナル抗体［polyclonal antibody］ 同一のタンパク質上の別々のエピトープまたは別々の領域を認識する複数の抗体のコレクション．モノクローナル抗体の反対．

ポリメラーゼ連鎖反応 ⇒PCR

ホールセルモード［whole-cell mode］ ガラスの電極を細胞膜の近くまでもっていき，この膜としっかりしたシールを形成した後，電極先端部分の膜を取り除けるだけの吸引を加える．これによって電極内部が細胞質と連続につながる．

ボルタンメトリー［voltammetry］ 生体組織で神経化学物質の存在と，相対量を測定するために使われる方法．

ボルト（V）［voltage (V)］ 膜の両側に存在する電気的駆動力．

ボールド効果 ⇒血中酸素レベル依存効果

ホルマリンアッセイ［formalin assay］ 侵害の化学刺激に対する動物の感受性を調べるために使われるアッセイ．少量の侵害刺激化学物質であるホルマリンを注射して，その反応を観察する．

翻訳［translation］ リボソームが，mRNAの鋳型からアミノ酸鎖を合成する過程．

翻訳後修飾［post-translational modification：PTM］ タンパク質がリボソームで翻訳された後に続いておこるタンパク質の修飾で，通常は官能基の付加や除去がおこる．

■マ■

マイクロアレイ［microarray］ 一つないし複数の試料で数千の遺伝子の発現を測定する装置．スライドの上に既知の配列の核酸を配置したグリッドからなり，試料に由来するcDNAは特定の配列とハイブリッド形成できる．こうして，既知の配列が試料中に存在しているかどうかを検出できる．

マイクロイオントフォレシス ⇒微小電気泳動

マイクロインジェクション［microinjection］ 少量の溶液（通常はDNAを含んでいる）を，細い針を用いて細胞へ注入する手法．微量注入法ともいう．

マイクロダイアリシス［microdialysis］ 脳の細胞外液からマイクロダイアリシスのプローブの半透性膜内へ，化学物質の拡散によって神経化学物質を採取する方法．

膜電位［membrane potential］ 膜内外のイオン電荷の差で生じる細胞膜両側の電位差．

マススペクトロメトリー ⇒質量分析法

マトリクス支援レーザー脱離イオン化［matrix-assisted laser desorption ionization：MALDI］ マススペクトロメトリーの手法で，紫外光レーザーの照射によってタンパク質を気体中に蒸発させ，質量・電荷比を測定する．

マルチエレクトロードアレイ ⇒多電極配列

マルチプルクローニングサイト［multiple cloning site：MCS］ DNAベクターで，異なる制限酵素に対するさまざまな認識配列をもつ部位．外来DNA配列の挿入を容易にできる．

慢性的なストレス［chronic mild stress］ 抑圧や不安

のモデル齧歯類をつくるために利用される，穏やかだがストレスになる一連のできごと（ある一定時間の光，動物のケージを揺らす，動物の寝床を湿らせるなど）．

■ミ■

ミエリン［myelin］　軸索を取り囲んでいるグリア細胞で構成された絶縁物質．ニューロンを絶縁している．

ミクロトーム［microtome］　組織を厚さ25〜100μmの切片に切ることが可能な鋭い刃を備えた装置．

■ム■

無条件刺激［unconditioned stimulus：US］　古典的条件付けにおいて，以前は中性であった刺激と連携するようになる顕著な刺激．

■メ■

明視野顕微鏡［brightfield microscopy］　白色光が標本を直接通過するか反射する光学顕微鏡．

目コイル［eye coil］　サルの目の外周に植え込まれるワイヤーループで，視覚課題遂行中に，サルが正確にそれを注視することを確実にするために使われる．

免疫共沈降法［coimmunoprecipitation：Co-IP］　タンパク質が別のタンパク質と相互作用するかどうかを決定する方法．

免疫蛍光（化学）［immunofluorescence：IF］　蛍光試薬でタンパク質を染色するために抗体を用いる組織学の技法．

免疫細胞化学［immunocytochemistry：ICC］　細胞内のタンパク質を染色するために抗体を用いる組織学の技法．

免疫組織化学［immunohistochemistry：IHC］　組織内のタンパク質を染色するために抗体を用いる組織学の技法．

免疫沈降法［immunoprecipitation：IP］　抗体を用いて，溶液中から特定のタンパク質を精製するタンパク質精製法．

免疫ブロット　⇒ウェスタンブロット

■モ■

モノクローナル抗体［monoclonal antibody］　単一クローンの細胞でつくられた抗体で，タンパク質の単一のエピトープまたは単一部位だけを認識する．ポリクローナル抗体の逆．

モリス水迷路［Morris water maze］　遠くにある視覚的な手がかりでその位置を知ることができるプラットフォームを，不透明な水の水面下に隠しておいて行う齧歯類の空間学習テスト．

モルホリノ［morpholinos］　RNA配列と相同の22〜25塩基対の安定した合成ヌクレオチドアナログで，RNAiにかわってmRNAの翻訳を阻害する．

漏れ出し［bleed-through］　あるフルオロフォア（発蛍光団）の信号を検出する目的でデザインしたフィルターを蛍光顕微鏡で使うとき，目的とするものとは別の発蛍光団の信号がこのフィルターを通って現れるときにおこる現象．相互干渉，クロストーク（cross-talk）ともいう．

■ヨ■

陽電子［positron］　電子の反物質．陽電子が電子と衝突するとガンマ光子を放出する対電子消滅がおこる．

陽電子放射アイソトープ［positron-emitting isotope］　崩壊するとき陽電子を放出する不安定な分子．これを陽電子放射型コンピュータ断層撮影（PET）において検出できる．

陽電子放射型コンピュータ断層撮影法［positron emission tomography：PET］　陽電子を放出するアイソトープからの対電子消滅をガンマ線検出器で検出して行う脳イメージングの一技法．陽電子を放出するアイソトープの種類によって，神経活動や特定の受容体をPETによって検出できる．

容量［volume］　脳のイメージング実験において，複数の個別のスライスで構成される脳の完全なスキャン．

抑制性シナプス後電位［inhibitory postsynaptic potential：IPSP］　ニューロンの小さな領域で膜電位を過分極させる局所的な電位変化．これによって活動電位を発生させるための閾値から，さらに離れた値へ膜電位をもっていく．

予測的妥当性［predictive validity］　ヒトの患者に施される処置がモデル動物に同じ効果をもったとき，このモデル動物の妥当性のある一面は満たされる．たとえば，もしヒトでの抗うつ剤でこの齧歯類の抑圧を示す行動指標が改善されたとすれば，抑圧のモデル動物の齧歯類は予測的妥当性をもっている．

四極管［tetrode］　しばしば覚醒状態で行動している齧歯類動物の生体内（in vivo）での記録で，細胞外電気生理学的記録をするために使われる4本の微小電極の束．テトロードともいう．

■ラ■

落射蛍光顕微鏡［epifluorescent microscopy］　蛍光

プローブでラベルされた標本を励起波長の光で照射し，この標本を励起光は通過させないが，より長い波長の放射光は通過させる2番目のフィルターで観察する標準的な蛍光顕微鏡．

ラジオイムノアッセイ［radioimmunoassay：RIA］ きわめて低濃度のタンパク質を測定する方法．

ラジオ周波数パルス［radiofrequency（RF）pulse］ ヒト被験者（まれに動物が利用される）の水素原子を励起するためにMRIで利用される電磁エネルギーのパルス．RP信号がスイッチオフされると，陽子が緩和して脳の画像をつくるためのMR信号を発生させる．

ラスタープロット［raster plot］ ある時間の間，活動電位をドットや目印の点として示しているグラフ．Y軸はしばしば刺激のカテゴリーを，X軸は時間を示している．

ラムダ［lambda］ 矢状縫合と入字縫合を通る最も適合する線間の交点として定義される頭骨表面の標識点．

ラン［run］ 脳イメージング実験で，一つのランの間に一巻に相当する情報を集めることができる．

■リ■

リボソーム［ribosome］ RNAとタンパク質からなる巨大分子複合体で，アミノ酸をポリペプチド鎖へ組み立てて，mRNAをタンパク質へ翻訳する．

リポソーム［liposome］ 細胞膜と同じ組成のリン脂質からなる微小な球状の構造体．

リボソーム内部進入部位［internal ribosome entry site：IRES］ リボソームによる翻訳の開始を可能とするDNAコンストラクト内部（したがって，転写されたmRNA鎖の内部にもなる）の配列．IRESによって単一のmRNA分子に二つの別の機能的タンパク質をコードさせることができる．

リポフェクション［lipofection］ 細胞へDNAを導入するために，脂質複合体を用いる化学的遺伝子導入法．

量子ドット［quantum dot］ 明るいフルオロフォアとして利用することができる半導体のナノ結晶．

緑色蛍光タンパク質［green fluorescent protein：GFP］ 青い波長の光を吸収して緑色の波長の光を出すことができるクラゲから抽出されるタンパク質．レポータータンパク質として生物化学の至るところで利用される．

リン酸カルシウム法［calcium phosphate transfection］ リン酸カルシウムの共沈を形成する化学反応を利用して，DNAを細胞へ導入する方法．

■ル■

ルシフェラーゼ［luciferase］ さまざまなホタルの種類からクローニングされる遺伝的にコードされた生体発光タンパク質．

ルシフェラーゼアッセイ［luciferase assay］ あるタンパク質が遺伝的調節配列と相互作用して，遺伝子の転写を活性化するかどうかを決定するための方法．

■レ■

励起フィルター［excitation filter］ 蛍光顕微鏡で特定の範囲の波長の光を対物レンズへ通過させるフィルター．この通過後の光で標本が照射される．

レクチン［lectins］ 糖に対して高い結合親和性を示すタンパク質．その多くが経シナプス神経トレーサーとして利用される．

レーザー分子不活性化法［chromophore-assisted laser inactivation：CALI］ 特殊な色素分子で特定のタンパク質にタグをつけ，細胞内の正確な部位でのこのタンパク質の活性を抑制する方法．この色素分子はレーザーで照射されると毒性をもつ．

レシオメトリック指示薬［ratiometric dye］ カルシウムのような基質と結合すると，わずかに異なる波長の光で励起されたり，あるいは異なる波長の光を放射したりする有機分子．異なる波長で励起されたときの蛍光強度比や異なる波長の放射光の蛍光強度比は，基質の濃度変化を示している．ノンレシオメトリック指示薬と異なり，バックグラウンドの蛍光変化やアーチファクトを修正できる．

レトロウイルス［retrovirus］ DNAではなくRNAを遺伝物質として用いる種類のウイルス．

レポーター遺伝子・レポータータンパク質［reporter gene/protein］ 注目している遺伝子と同じプロモーターで制御される非内在性の可視化遺伝子やタンパク質．遺伝子の発現パターンを知るために利用される．あるいは，注目している遺伝子をレポーター遺伝子と融合させ，融合しているレポータータンパク質の細胞内局在を知ることができる．

連鎖解析［linkage analysis］ ゲノム中での遺伝子の場所を明らかにするために，既知の遺伝子の場所に対する新しい遺伝子の場所を同定する方法．

レンチウイルス［lentivirus］ 分裂中，分裂後の細胞へDNA配列を導入するのに用いられるレトロウイルスで，その配列は宿主細胞のゲノムへ組み込まれる．

■ロ■

ローターロッド［rotarod］ 筋肉の協調性やバランスをテストするための齧歯類での行動アッセイ．回転している棒の上を，齧歯類は歩いたりバランスをとったりしなければならない．この装置は，動物が複数回の試行の後これを改善できるので，運動学習を調べるためにも利用される．

■ワ■

ワームトラッカー［Worm Tracker］ 線虫の運動行動軌跡を自動的に追跡できるコンピュータソフト．

監訳者あとがき

　ますます複雑化し高齢化する現代社会において，うつ病をはじめとする精神疾患や老人性認知症などは大きな社会問題となっている．またコンピュータサイエンス，バイオテクノロジーやサイボーグ技術などの先端科学技術の発展にしたがい，脳を含んだ生体の働きを理解し，その成果をこれらに還元しようとする機運も高まりを見せている．生体系の機能を理解しようとするこのような状況を背景として，脳の科学である神経科学（ニューロサイエンス）に注目が集まっている．

　神経科学を専攻する学生や大学・研究機関の増加とともに，この分野を学習するための参考書や論文の数も膨大なものになってきている．しかし，一口に神経科学といってもその範囲は多岐にわたっており，利用される実験方法や技術は，ざっと見渡しただけでも，「電気生理学」，「生物化学・分子生物学」，「顕微鏡技術」，「行動解析学」，「イメージング技術」など多数にのぼる．これらすべてを理解しようとすると，初心者や専門外の研究者にとっては多くの労力と時間をとられてしまう．

　本書はそのような困難を克服することを目的として執筆された，まさに著者のいう「夢のような本」である．米国のスタンフォード大学医学部（Stanford University, School of Medicine）の2人の若い研究者マット・カーター（Matt Carter）とジェニファー・C・シェー（Jennifer C. Shieh）によって，同大学でオーガナイズされたコースをもとに書かれた本書は，現代の神経科学で利用されている実験方法と技術をほとんどすべて網羅している．さらに原著が出版されたのも2010年と新しく，最新の技術や方法も可能な限り含むように心がけられている．

　内容は，欧米の本らしく「研究戦略」の紹介から始まっており，日本の大学ではあまり教えられていない点を最初に丁寧に説明している．その「研究戦略」を念頭におきつつ，本論で各種実験方法と技法を14の章に分けて紹介している．最初の七つの章を行動実験や生理学的実験方法に，残りの七つの章を分子生物学的実験方法や細胞培養技術にあてている．原著者序文にもあるように，実験方法と技法の原理を理解するのに必要な生物学，物理学や化学の最低限の説明を行い，その方法・技術の目的，複数の実験技法の中からなぜその方法や技術を利用するか，その技法によって実際にどのようなデータが得られるかなど，論文からの図やグラフなどを示しながら解説している．各章は独立しているので，ハンドブック的にも必要な個所をどの章からでも読むことができる．したがって，1）研究を始めたばかりの人が，自分が今から利用する実験方法や技法について学んだり，2）ある特定の分野の研究者が，論文で使われている異分野の実験方法を理解したり，3）異

なる分野の研究者と同じテーマで共同研究を開始する際などに，実験内容の概観を理解するのに最適である．

しかし，本書はプロトコールを紹介した本ではないので，本書によって一応のアウトラインを理解したら，各方法の詳細な実験手順などは各章の末尾の参考文献を利用するなどしてさらに学ぶ必要がある．

監訳者が，米国のプリンストン大学（Princeton University）に着任したとき（2001年），ノックアウトマウスの小脳スライス培養標本から電気生理学と電位感受性色素を利用したイメージング実験を組み合わせた生理実験を開始した．このとき小脳スライス培養標本はコロンビア大学（Colombia University）の Carol Mason 教授と Rafael Yuste 教授，イメージング技術の初歩はプリンストン大学の David Tank 教授，電位感受性色素を使った光計測実験はエール大学（Yale University）の Larry Cohen 教授とジョージタウン大学（Georgetown University）の Juan-yan Wu 教授らの研究室を訪ね，彼らからそれぞれの実験方法を一から手取り足取り教えていただいた．その後，疑問点が出るたびに何度か彼らの実験室へ足を運び，またメールや電話で逐一これらを解決しながらなんとか電気生理実験とイメージング実験のリグを完成させ，実験をスタートさせた経験がある．そのときの苦労からすれば，本書を手にできる研究者や学生は本当に恵まれていると感じる．今回翻訳のために本書を読みながら，当時を思い出して感慨深かった．

翻訳にあたっては原著の英文の雰囲気をなるべく損なわないように注意した．翻訳は電気生理学が専門の監訳者と，新進気鋭の神経科学者中村行宏（現フランス・パスツール研究所所属），および in vivo 電気生理学が専門で神経研究の経験が豊富な二見高弘が担当した．翻訳の分担は，0〜2，4〜7章が小島，8〜14章が中村，3章が二見，用語解説が小島と中村である．最後に，監訳者が訳語の統一などを中心に，全体を通読し修正を行った．

同志社大学大学院脳科学研究科の相川義勝博士と江頭良明博士，同志社大学生命医科学部の三木崇史博士には，8〜14章の訳文内容のチェックをしていただいた．超解像度顕微鏡に関しては，新しい分野なので訳語が存在せず，大阪大学大学院工学研究科の藤田克昌先生に今後のスタンダードとなりうる訳語を決めていただいた．この場をお借りして感謝の意を表したい．

最後に，このような良書の翻訳出版を企画し，実際に出版に至るまでの多くの作業を担当された朝倉書店編集部の方々に深く感謝する．

2012年11月

監訳者　小島比呂志

索引

冒頭がアルファベットの語は欧文にまとめた.

欧文

AAV 159
AP 106
D-AP5 78

BAC 141
BAC コンストラクト 165
BCIP 106
BDA 112
BDNF 116
BiFC 126
BLAST 136,181
BOLD 効果 15,22
BrdU 117

C57/BL6 マウス 34
Ca^{2+}-activated Cl^- チャネル 77
CALI 127
CAT 8
cDNA 137,141,143,159
cDNA マイクロアレイスクリーニング 137
cDNA ライブラリー 141,143,205,208
CFP 162
ChIP 210
ChIP-chip 法 210
CHO 細胞 78,186
ChR2 124,163
CNQX 78
Co-IP 203
Cre リコンビナーゼ 167,179
Cre/lox 組換えシステム 167,179
CSF 7
CT 8
CT スキャナー 13

DAB 106
DAPI 103
DIC 顕微鏡 88
DNA 131
DNA シーケンシング 150
DNA ポリメラーゼ 143
DNA ライブラリー 141
DNA ラダー 146
DNA リガーゼ 145,148
DOI 20

DSI 14
DTI 14

EEG 18
EGF 186,189,190
Egl 突然変異 47
EGTA 77
ELISA 201
EM 92
EMSA 207
Ensembl 136
EPSP 65,66
ER 167
ES 細胞 175,176,189
ESI 204
ET 95

FCV 59
FDG 16
Fezf2 4
FGF 186
FISH 108
FlAsH 119
FlaSH 163
Flp 168
Flp/Frt システム 168,179
FM 色素 122
fMRI 3,14,18,25
FPALM 85
FRAP 126
FRET 125
Frt 168
FVB 系統 34
FVB マウス 34

γ線 16
γ線検出器 16
G-CaMP 121
GABA アゴニスト 61
GABA 作動性 80
GABA 受容体アンタゴニスト 61
X-gal 163,208
Gal4 165,204,208
Gal4/UAS システム 165,170
Gal80 167,170
Geller-Seifter 葛藤テスト 43
GFP 110,145,148,161,171,202
GSD 85

HEK293T 78,157,158,186,211
Hela 細胞 157,186
HEPES 156,186
HIPAA 24
HRP 106
HSV 113,159

I/V 曲線 59,70
IACUC 33,54
IBR 26
IEG 116
IEM 202
IHC 105,202
in ovo エレクトロポレーション 155
in silico スクリーニング 136
in situ ハイブリダイゼーション 105,107,149,178
in utero エレクトロポレーション 154
in vitro 記録 76
in vivo 記録 79
IP 198
iPS 細胞 191
IPSP 65,66
IRB 24
IRES 145
ISH 107,149
ISH オリゴヌクレオチドプローブ 106

JAK 195
JAK-STAT 経路 195

lacZ 110,161,163,205,208
lox 部位 167,179

MALDI 204
MCS 145,148
MEA 57,72
Mec 突然変異 47
MEG 19
MEG スキャナー 19
MNI テンプレート 26,28
MRI 10
mRNA 132,133,137,141,164,180
MS 204

NA 83
NBT 106
NIRS 20
NpHR 124,163

NSC   190

P因子   171
PALM   85
PC12細胞   187
PCR   140,142,144,150,169,186,210
PER   47
PET   16,22
pH感受性蛍光タンパク質   122
PI   103
PPI   38
PRV   113
PSTH   73
PTM   133,206

qPCR   143
qRT-PCR   143,204,210

RFパルス   10,22
RFP   162
RIA   201
RISC   180
RNA干渉   137,164,180
RNAスプライシング   132,133
RNAポリメラーゼ   132
RNA誘導サイレンシング複合体   180
RNAi   137,164,171,180
RNAiスクリーニング   137
RNase   150
ROI解析   28
RT-PCR   141,143

S/N比   10
SDS-PAGE   199,203
SEM   93
SHH   190
shRNA   180
siRNA   180
SPARK   123
SPECT   17
SPECT技術   22
SSIM   85
STAT   195
STED   85
STORM   85

T字型迷路   46
T_1重み画像   12
T_2重み画像   12
TEA   61
TEM   93
Tet-off/Tet-onシステム   168
TIRF顕微鏡   92
TMS   27
TN-L15   121
TOF   204
TPLSM   91
TrpA1   4

tTA   168
TTC   113
TTX   61

UAS   165
Unc(無条件)突然変異   47

VSDI   118

WB   199
WGA   113

X線テクノロジー   7

YAC   141
YFP   162

ア 行

アウトサイドアウト記録法   76
アガロースゲル   147,210
諦め   44
アクセプター   125
アクソンガイダンス   2
アゴニスト   61
アセチルコリンエステラーゼ   110,187
アタキシン   163
新しい物体の探索   42
アーチファクト   21
アデノウイルス   159
アデノ随伴ウイルス   159
アトラクション指数   46
アビジン   106
アフィニティークロマトグラフィー   198,203
アフリカツメガエル   77,181
アミノ酸   133
アラトスタチン受容体   161,163
アルカリ性フォスファターゼ染色   106
アルツハイマー病   34,38,190
アレクサ蛍光染色剤   105
アンケージング   80,123
暗視野顕微鏡   88
安全キャビネット   185
アンタゴニスト   61
アンチジゴキシゲニン   106
暗背景顕微鏡   88
アンフォテリシン-B   76
アンペロメトリー   59

イアーバー   55
イオン交換クロマトグラフィー   198
イオンチャネルの透過性   70
イオン透過性   66
育児   42
異種間発現系   78
位相差顕微鏡   88
イソフルラン   55

痛み検出アッセイ   4
位置効果   165
一次抗体   109,199
遺伝学的スクリーニング   47,133
遺伝学的操作   38,62
遺伝学のモデル生物   134
遺伝型   130,169,177
遺伝子   130
遺伝子銃   155
遺伝子銃法   155
遺伝子ターゲッティング法   174
遺伝子導入   153
遺伝子導入生物   161
遺伝子マッピング   135
異方性   14
イメージプロセッシング   95
イメージングセッション   26
色地図   29
インキュベーター   185
インサイドアウト記録法   76
飲水行動   34
イントロン   132,142,164

ウィスカーバレル   110
ウイルス   113,157,159,191
ウイルスベクター   62,158
ウェスタンブロット   178,199,209
ヴォクセル   13,14,25
ヴォクセルワイズ解析   28
ヴォリューム   25
内向き電流   70
うつ状態   44
うつ病   24,34,44
ウルトラミクロトーム   109
運動・活動   35
運動協調とバランス   36
運動欠損   36
運動行動   45,47
運動失調   36

エアリーディスク   85
永久的物理的傷害   60
栄養芽細胞   176
エクオリン   119,121
エクソン   132,142
エストロゲン受容体   167,179
エストロゲン受容体・タモキシフェンシステム   179
エピトープ   196
エミッションフィルター   89
エレクトロスプレーイオン化   204
エレクトロポレーション   154,155
塩基性染色   103
塩基対   132,140
エンザイムイムノアッセイ   201

黄色蛍光タンパク   121,162
オシロスコープ   66,68

オーディオ用スピーカーシステム 68
オートクレーブ 54
オートラジオグラフィー 106, 147
オプトジェネティック技術 80
オプトード 20
オプトロード 20
オープンフィールドテスト 35, 42
オペラント条件付け 41, 43, 47
オームの法則 65
オワンクラゲ 121
温度感受性 48
温度走行性移動 48
音波探知機 32

カ 行

回 29
快感不感症 44
快感不感症モデル 44
開口数 83
開口放出 122
外植片培養 189
回折限界 85
外側膝状体 4
回転軸 8
開頭術 55
回復実験 4
解剖学的標識点 53
開放空間運動テスト 35
開放空間テスト 35
解剖用顕微鏡 68
カウンターカレント装置 45
化学感受性 48
化学シナプス 66
化学受容性ジャンプアッセイ 46
化学的遺伝子導入法 156
化学的侵害刺激 39
化学的変異誘発 135
可逆的不活性化 61
架橋 210
拡散 13
拡散MRI 13
拡散強調磁気共鳴画像法 13
拡散光学的イメージング 20
拡散スペクトル画像法 14
拡散テンソル画像法 14
核酸ハイブリッド形成 149
核磁気共鳴画像法 10
学習性無力感 44
学習と記憶 47
学習と記憶アッセイ 47
覚醒動物 79
かじりバー 55
ガス麻酔薬 55
画像処理 95
活動電位発生 66
過渡的電位変化 65
カナリヤ 18

カニクイ 49
カニューレ 57
カプサイシン受容体 163
過分極 65, 163
カメレオン 121, 163
β ガラクトシダーゼ 106, 145, 163
カーラリメトリック生成物 112
カルシウムイメージング 119
カルシウム結合タンパク質カルモデュリン 121
カルシウム指示薬 120
感覚機能 37, 45
感覚行動 47
感覚モダリティ 45
カンガルー 121
幹細胞 189
ガンシクロビル 175
冠状縫合 53
冠状面 102
間接IHC 109
感染 153, 157, 159, 168, 185
乾熱滅菌器 54
灌流 100
緩和特性 10

記憶 41
機械的感受性 48
ギガシール 75
器官スライス培養 189
記載 3
基準電極 67
キシラジン 55
基底状態制御 85
キナーゼアッセイ 206
キニン 38
偽妊娠 169, 176
機能獲得 26, 80, 164, 171
機能獲得実験 4, 27, 60, 164
機能欠損 3, 4, 27, 80
機能欠損実験 60
機能的イメージング技術 20
機能的核磁気共鳴画像法 14
機能的画像法（イメージング）実験 22
機能的脳イメージング 7, 14
機能必須 3
キメラ 177, 191
逆遺伝学 133, 173
逆遺伝学的スクリーニング 134, 136
逆転写酵素 137, 142, 143, 159
逆転写PCR 143, 191
逆マイクロダイアリシス 59, 61
逆行性トレーサー 111
求愛行動 47
嗅覚 38, 46
嗅覚回避アッセイ 46
嗅覚ジャンプアッセイ 46
嗅覚トラップ 46
急性スライス 189

キュー恐怖条件付け 41
驚愕反射神経回路 38
驚愕反応 38, 46
驚愕反応アッセイ 38
驚愕反応消去 38
強化刺激 41
狂犬病ウイルス 113
共焦点顕微鏡 90
強制水泳試験 44
共存培養系 191
強度変化率 118
局在化顕微鏡 85
局所的電位変化 65
局所フィールド電位 72
近赤外スペクトロスコピー 20
近接細胞外ラベリング 104
近接細胞染色 107
金属電極 67
筋電図 38
金ラベル 107

空間学習と記憶 39
空間タスク 41
空間分解能 13, 17
苦痛の軽減 33
屈折率 83
クーマシーブルー 200
組換えDNA技術 139, 158, 164, 174, 197, 204
クライオスタット 101
グリシン作動性 80
グルタルアルデヒド 100
クレシルバイオレット 103
クロストーク 97
クロスリンキング固定剤 100
クローニング 137, 139, 144, 147
クローニングベクター 145, 147
クロマチン免疫沈降法 210
クロマトグラフィー 198
クローン 144

蛍光 in situ ハイブリダイゼーション 108
蛍光活性指示薬 58
蛍光共鳴エネルギー転移 125
蛍光顕微鏡 84, 88
蛍光退色後回復測定 126
蛍光タンパク質再構成法 126
蛍光ラベル 105
形質移入 78, 146, 153, 155, 157, 191
形質転換 141, 146
形質導入 62, 157
経シナプス性トレーサー 112
経シナプス性ラベリング 112
継代 186
経頭蓋磁気刺激法 4, 27
系統特異的な差異 34
計量棒 46

ケーススタディ 2
ケタミン 55
毛繕い 42
結合 YFP 121
齧歯類 35,39
血中酸素レベル依存効果 15
ゲーティング機構 70
ゲノム 130,135,139,141,154,159
ゲノム DNA ライブラリー 141
ゲルシフト解析 207
ゲル電気泳動 140,146,149,199
ゲル濾過クロマトグラフィー 198
嫌悪刺激 41
研究所の動物保護と使用に関する委員会 33,54
研究所のレビュー委員会 24,26
顕微鏡 69,82,154,185

溝 29
抗うつ薬 44
恒温水槽 185
光学顕微鏡 84,88
光学的イメージング 19
光学的記録 19
高架式十字迷路 43
攻撃 47
攻撃性 47
抗原 192,196
広視野蛍光顕微鏡 89
高周波パルス 11
高周波-不透過染色剤 8
構成概念の妥当性 34
向精神薬 44
合成光異性化アゾベンゼン制御 K^+ 123
構造化飽和照明顕微鏡 85
構造的脳イメージング 7
高速走査循環ボルタンメトリー 59
酵素的組織化学 110
酵素免疫定量法 201
抗体 188,192,196,197,199,201,203,207
抗体干渉 192
行動アッセイ 45
行動学 32
行動神経科学者 32
行動パラダイム 33
行動評価法 61
交尾 42
興奮性シナプス後電位 65
酵母人工染色体 141
酵母ツーハイブリッド法 204,208
コウモリ 32
コスミド 141,144
固相合成法 142
固定 100,210
固定電位 71
古典的条件付け 41

コドン 133
コムギ胚芽凝集素 113
コリン作動性 80
ゴルジ染色 104
コンストラクト 145,164
コンダクタンス 70
コンディショナルノックアウト 179
コンデンサー 86
コンパウンド顕微鏡 85
コンピテント細胞 146,148
コンピュータ 66,68
コンピュータ断層撮影法 8
コンフルエンス 185

サ 行

サイクロトロン 17
歳差運動 10,12
歳差運動周波数 12
サイトカイン 195
細胞外電位記録法 64,66,72
細胞骨格 2
細胞骨格作用タンパク質 116
細胞内シグナリング 195
細胞内電位記録法 64,74
細胞培養 184
細胞培養器 185
細胞分画法 200
サーカディアンリズム 33,35,45,137
サザンブロット法 149,177
サッカリン 38
殺菌 54
殺菌区域 54
サブクローニング 144,148
サーモサイクラー 143
サンガー法 149
酸素ヘモグロビン 14
サンプルへの一致タスク 42
サンプルへの遅延一致 41
サンプルへの遅延一致と不一致アッセイ 42
サンプルへの不一致タスク 42

ジアミジノイエロー 112
シアン蛍光タンパク 121
視覚 45
視覚的断崖アッセイ 37
時間的遅延 15
時間分解能 15,17
色素生成化学物質 110
色素生成ラベル 106
磁気ベクトル 10
刺激近傍の時間ヒストグラム 73
シーケンシング 149
ジゴキシゲニン 106
事象-関連デザイン 23
矢状縫合 53
矢状面 102

システム神経科学 20
自然蛍光 89
質量分析法 204
シナプス 1
シナプス間隙 66
シナプス小胞 66
シナプス前膜 66
シナプトフルオリン 122
磁場 10
ジフテリア毒素 163
指紋 59
社会的回避 42
社会的行動 42,47
社会的接近 42
臭化エチジウム 147
住居侵入者アッセイ 42
従属変数 3,22
主増幅器 68
腫瘍 8
受容体アンタゴニスト 18
順遺伝学 133,173
順遺伝学的スクリーニング 33,133,135
瞬間標識追跡ラベル法 117
循環ボルタモグラム 59
順行性トレーサー 111
瞬目反射 38
照射変異誘発 135
ショウジョウバエ 45,134,165,170
使用数の削減 33
小脳虫部 4
上流活性化配列 165,204
植物レクチン 113
除振テーブル 68
初代細胞培養 78,187
初代動物 169
侵害刺激 38
侵害受容 38,45
神経科学 21
神経幹細胞 190
神経義肢学 74
神経筋接合部 93
神経行動学 32
神経修飾物質 15
神経前駆細胞 190
神経伝達物質 15,188
神経伝達物質分子 66
人工染色体 145
人工多能性幹細胞 191
人工補綴装置 74
侵襲性 20
侵襲的光計測 20
浸潤 100
浸透圧ポンプ 61
振動吸収システム 68

水素原子核 10
垂直棒テスト 37
水平・横断面 102

索 引

水平頭骨位　55
スキャンセッション　21
スクリーニング　3,133,135,137
スクロース　38
スクロース嗜好テスト　44
巣づくり　42
ステレオタイプの顕微鏡　87
ストレプトアビジン　106
スパイク　66
スパイクソーティング　72
スピン　10
スプライソソーム　133
スライス　9,25,189
スライス培養　79,154,189

制限エンドヌクレアーゼ　140
制限酵素　140,141,145
制限酵素切断　140,147
制限地図　140
制限部位　140,145
静止膜電位　65
生殖細胞　177
精神安定剤　42,44
精神分裂症　38
成長因子　116,195
静電気勾配　65
西洋ワサビペルオキシターゼ　106
生理活性物質　17
生理食塩水　7
正立顕微鏡　86
整列断層撮影　109
赤外線ビーム　35,45
接眼レンズ　85
切除　101
摂食行動　4
摂食受容アッセイ　47
摂食中枢遺伝子　3
セッション　25
絶対回収　58
接地電極　72
摂動　32,80
ゼブラフィッシュ　134,165,181
セルアタッチモード　71,75
前核　169
前駆細胞　189
穿孔パッチ　76
全固定標本　102
前初期遺伝子　116
選択カセット　175
線虫　33,47,134,171
前頂　53
前頭葉　2
セントラルドグマ　131
全反射照明蛍光顕微鏡　92

操作　3
走査型電子顕微鏡　93
相対回収　58

相同組換え　147,174
挿入変異　135
増幅器　66
相補鎖　132
相補性検定　135
相補 DNA　141,143
相補的 DNA　137
側脳室内　4
組織培養　187
外向き電流　70
ソニックヘッジホッグ　190

タ　行

ダイサー　180
代償性機構　178
胎生致死　177
ダイセクティング顕微鏡　87
代替法の利用　33
大脳血管造影法　8
対物レンズ　85
タスクのパラダイム　22
脱酸素ヘモグロビン　14
脱水固定剤　100
脱分極　65
多電極配列　57,72
妥当性　34
多能性　189
タモキシフェン　167,179
タライラッハ空間　27
単一光子放射型コンピュータ断層撮影法　17
単一電極　57
探査行動　36
単純ヘルペスウイルス　113,159
断層画像　9
単能性　189
タンパク質　130,181,194
タンパク質アフィニティークロマトグラフィー　208
タンパク質リン酸化酵素　195

チオニン　103
チミジンキナーゼ　175
チミジン類似体　117
チャイニーズハムスター卵巣　78
チャネルロドプシン2　124,161,163
注意欠損障害　38
注目領域解析　28
聴覚系　32
聴覚野　4
直接 IHC　109

定位脳手術　53,56
定位脳手術装置　53,55
定位脳地図　53
停止コドン　133,167
ディップスティックアッセイ　46

低分子干渉 RNA　180
低分子ヘアピン型 RNA　180
定量的リアルタイム PCR　143
テイルサスペンションアッセイ　44
テイルサスペンションパラダイム　44
テイルフリックアッセイ　38
テスラ　10
データ解析　73
テタヌストキシン　113
テトラエチルアンモニウム　61
テトラサイクリントランス活性化因子　168
テトロード　57,72
テトロドトキシン　61
転位　170
転移　122
電位の時間変化　73
電位依存性カリウムチャネル　66
電位依存性ナトリウムチャネル　66
転位因子　170
電位感受性色素　118
電位感受性色素イメージング　118
電位固定法　70,71
電位差　65
電位センサー FlaSh　119
電気泳動移動度シフト解析　207
電気生理学　57,64
電気穿孔法　154
電気的傷害　61
電気的操作　61
電子顕微鏡　92,202
電子顕微鏡断層撮影　95
電子断層撮影　95
転写　132
転写因子　116,132,164,191
転写開始部位　165
電流　65
電流固定法　71
電流滴定　59
電流-電圧曲線　70

同一の腹子　34
頭蓋窓　57,58
透過型電子顕微鏡　93
導入遺伝子　161,162,164
同腹　178
頭部支柱　56
動物の行動　31
等方性　13
動脈瘤　8
倒立顕微鏡　68,86
ドキシサイクリン　168
独立変数　3,22
突然変異種　78
ドデシル硫酸ナトリウム　199
ドナー　125
ドーパミン神経細胞　187
ドブネズミ　33

ドミナントネガティブ 163,181
トライアンギュレーション法 72
トラウマ後ストレス障害 24
トランスジェニック実験 4
トランスジェニック生物 161
トランスポザーゼ 170
トランスポゾン 135,170
トルクメーター 45
トレーサー 111
トロポニンC 121
ドロンパ 126

ナ 行

内在性イオンチャネル電流 77
内在性遺伝子 173
ナイスタチン 76
内側膝状体 4
内部細胞塊 176
長尾ザル 49
ナトリウム-カリウムポンプ 65
慣れ 38

2光子顕微鏡 91
二次抗体 109,200,201
二重らせん 132,180
ニッスル染色剤 103
ニトロブルーテトラゾリウム試験 106
ニューロスフェア 190
ニューロビオチン 107
ニューロペプチド 4
ニューロペプチド活性体 69
ニューロンドクトリン 104
認識部位 140
認知神経科学 20
認知ニューロサイエンス 20

ヌクレオチド 131,149

ネオマイシン 175
熱感受性 38
粘性 9
粘着末端 140

脳幹聴覚構造 32
脳血管造影法 8
脳磁図 19
脳室内注射 61
脳スライス 12
脳脊髄液 7
脳地図 53
脳定位装置 69
脳電図 18
濃度勾配 65
ノーザンブロット法 150
ノックアウト 174,177,178
ノックイン 174,178
ノックダウン 180

ノマルスキー顕微鏡 88
ノンレシオメトリック指示薬 120

ハ 行

背景電流 59
バイゲルト法 104
胚性幹細胞 189
配置間違い 108
バイナリー遺伝子導入システム 165
灰白質 7
胚盤胞 176
培養液 185
培養神経細胞 2
パイロット実験 23
ハエ遺伝学 170
白質 7
バクテリア人工染色体 141,165
バクテリオファージ 144
ハーグリーブスアッセイ 39
バーチャルオシロスコープ 68
ハツカネズミ 33
発蛍光団 88,105
パッケージング細胞 158
発現ベクター 145,165
パッチクランプ法 64,66,74
パッチクランプモード 71
鼻ブレース 55
パーフォレイテッドパッチ 76
パラホルムアルデヒド 100
ハロロドプシン 124,163
ハンギングワイヤーアッセイ 37
半減期 17
バーンズ迷路 40
ハンド装置 21

ビオシチン 107
ビオチン 106,107
ビオチン化デキストランアミン 112
光アンケージング 127
光活性化 126,127
光活性化チャネル 123
光計測 20
光走行性 45
光退色 89
光毒性 89
光反射率 19
光不活性化 127
光変換 106,126
ヒキガエル 32
非空間学習 41
非空間タスク 41
ビククリン 61
非結合CFP 121
被験者(どうしの)間の研究 22
被験者内の研究 22
飛行 45
飛行時間型 204

比色生成物 112
比色生成ラベル 106
微小刺激 80
微小電気泳動 61
微小電極 66,67
微小電流刺激 61
非侵襲性 20
引っ込め反射 38
人字縫合 53,55
非ヒト霊長類 48
ビブラトーム 102,189
微分干渉型顕微鏡 88
ヒポクレチン 4
表現型 47,130,177
標識タンパク質 198
標本の手術用顕微鏡 87
表面の妥当性 34
微量注入法 154

ファイアーポリッシュ 77
ファージ 144
ファーストブルー 112
ファラディケージ 69
不安 42
不安緩解剤 42,44
不一致アッセイ 41
フェルスター共鳴エネルギー転移 125
不応期 66
フォンフライアッセイ 39
フォンフライヘアー 39
腹腔内注射 61
複合デザイン 23
副生成物 110
不死化細胞株 186
付着末端 140
フットプリントアッセイ 36
物理的遺伝子導入法 154
物理的操作 60
フライトシミュレーター 45,47
プライマー 140,142
プラスミド 141,144,171
フリージング 42
ブリーチング 89
フリッパーゼ認識部位 168
フリッパーゼリコンビナーゼ 168
フルオロゴールド 112
フルオロデオキシグルコース 16
フルオロフォア 88,91,105,125
ブレグマ 53,55
プレパルス 38
プレパルス抑制 38
フロックス化 167,179
ブロックデザイン 24
プロテインキナーゼ 195
ブロードマンの領域 27
プロトン 10
プロモーター 132,145,164,168,202
ブロモデオキシウリジン 117

分解能 83
分散細胞培養 188
分子クローニング 139
分子スクリーニング 137
分子的繋留 123
吻伸長反射 47
文脈依存的恐怖条件付け 41

平滑末端 140
ヘキスト 103
ベクター 141, 144, 145, 157, 165
ヘッドコイル 24
ヘッドステージ 67
ヘッドポスト 18
ヘマトキシリン 103
ヘモグロビン 14
ペリカム 121, 163
変異体 107, 135, 181
bis-ベンザアミド 103

防御的マーブル埋蔵アッセイ 43
縫合糸 56
放射状アーム迷路 40
放射性アミノ酸 112
放射性同位体 16, 200
放射性トリチウム化チミジン 117
放射性ヒドロキシプロリン 112
放射性ヒドロキシロイシン 112
放射性崩壊 17
放射性免疫測定法 201
放射性ラベル 106
放射線透過密度 9
包埋 101
ポジショナルクローニング 144
ポーソルトテスト 44
ホットプレートテスト 39
ホームケージ活動 35
ホモロジーアーム 174
歩容 36
ポリアクリルアミドゲル 147, 199
ポリクローナル抗体 196
ポリメラーゼ連鎖反応 140
ホールセル記録法 75
ホールセルモード 71
ボルタンメトリー 59
ボルテージクランプ法 70
ホールブレインイメージング 6
ホルマリン 39
ホルマリンアッセイ 39
ホルムアルデヒド 100, 210
翻訳 133
翻訳後修飾 133, 206

マ 行

マイクロアレイ 137, 148
マイクロイオントフォレシス 61

マイクロインジェクション 154
マイクロダイアリシス 58
マイクロドライブ 68
マイクロマニピュレーター 55, 67, 154
マウス 134, 168
マカクザル 18
膜貫通型イオンチャネル 2
膜抵抗 65
マススペクトロメトリー 204
マトリクス支援レーザー脱離イオン化 204
マルチプルクローニングサイト 145, 148
慢性記録 79
慢性的なストレス 44

ミエリン 103
味覚 38, 47
味覚受容体 47
味覚リガンド 47
ミクロトーム 101
ミッシング 108
密封チェンバー 56
耳棒 55

ムシモール 61

明視野顕微鏡 88
目コイル 56
メトラゾール 61
免疫共沈降法 203, 208
免疫蛍光(染色) 108
免疫組織化学 105, 108, 116, 178, 202
免疫沈降法 198
免疫電子顕微鏡 202
免疫パニング法 188
免疫ブロット 199
メンデルの法則 177
メンフクロウ 32

目標外効果 122
モデル動物 32, 134
モノクローナル抗体 196
モリス水迷路 39
モルホリノ 181
漏れ出し 97
モントリオール神経学研究所 28

ヤ 行

薬理学的操作 61, 187

有機シアニン 105
有糸分裂 117
優性阻害 164, 181
誘導放出制御 85

ヨウ化プロピジウム 103
陽子 10
陽電子 16
陽電子消滅 16
陽電子放射アイソトープ 16
陽電子放射型コンピュータ断層撮影法 16
抑制性シナプス後電位 65
予測的妥当性 35, 44
四極管 57, 72

ラ 行

ラウドスピーカーシステム 68
落射蛍光顕微鏡 89
ラジオイムノアッセイ 201
ラジオ周波数パルス 10
ラスタープロット 73
ラムダ 53
ラン 25
ランニング輪 35

リグ 65, 66
リボソーム 133, 181
リポソーム 157
リボソーム内部進入部位 145
リポフェクション 157
量子ドット 105
緑色蛍光タンパク質 161
リン酸カルシウム法 156
ルシフェラーゼ 111, 161
ルシフェラーゼアッセイ 211

励起フィルター 89
冷却ミクロトーム 101
霊長類 18
レクチン 113
レーザー分子不活性化法 127
レシオメトリック指示薬 120
レチノイン酸 190
レトロウイルス 159
レポーター遺伝子 110, 124, 162
レポータータンパク質 202
連鎖解析 136
連想学習 41
連想記憶 48
レンチウイルス 159

ローターロッド 36
ローディングアーム 46

ワ 行

ワイル法 104
ワーキングメモリー 41, 42
ワームトラッカー 47

監訳者・訳者略歴

小島比呂志（こじま・ひろし）

1952年　福岡県で生まれる
1984年　京都大学大学院医学研究科生理系専攻博士課程修了
1985～2005年　プリンストン大学，フランスCNRS，理化学研究所
　　　　　　　などで神経科学の研究に従事（うち12年間は海外）
2005年～現在　玉川大学工学部知能（機械）情報システム学科教授
京都大学医学博士

訳者略歴

中村行宏（なかむら・ゆきひろ）

1974年　東京都で生まれる
2006年　東京大学大学院医学研究科機能生物学専攻博士課程修了
2007年～現在　同志社大学生命医科学部神経生理学研究室および
　　　　　　　沖縄科学技術大学院大学細胞分子シナプス機能ユニット研究員
東京大学博士（医学）

二見高弘（ふたみ・たかひろ）

1945年　大阪府で生まれる
1969年　京都大学薬学部卒業
1988年～現在　東京医科歯科大学，理化学研究所，京都大学医学
　　　　　　　部ほか複数の大学で神経生理学・医療薬学の研究と教育に従事
京都大学薬学博士，東京医科歯科大学医学博士

脳・神経科学の研究ガイド

定価はカバーに表示

2013年2月10日　初版第1刷
2014年11月20日　　　第2刷

監訳者　小　島　比　呂　志
発行者　朝　倉　邦　造
発行所　株式会社　朝　倉　書　店

東京都新宿区新小川町6-29
郵便番号　162-8707
電　話　03(3260)0141
FAX　03(3260)0180
http://www.asakura.co.jp

〈検印省略〉

Ⓒ 2013〈無断複写・転載を禁ず〉　　　　　　　　　　　真興社・渡辺製本

ISBN 978-4-254-10259-8　C 3040　　　　　　Printed in Japan

JCOPY 〈(社)出版者著作権管理機構　委託出版物〉

本書の無断複写は著作権法上での例外を除き禁じられています．複写される場合は，そのつど事前に，(社)出版者著作権管理機構（電話 03-3513-6969，FAX 03-3513-6979，e-mail: info@jcopy.or.jp）の許諾を得てください．

理研 加藤忠史著 脳科学ライブラリー1 **脳と精神疾患** 10671-8 C3340　　A5判 224頁 本体3500円	うつ病などの精神疾患が現代社会に与える影響は無視できない。本書は，代表的な精神疾患の脳科学における知見を平易に解説する。〔内容〕統合失調症／うつ病／双極性障害／自閉症とAD/HD／不安障害・身体表現性障害／動物モデル／他
東北大 大隅典子著 脳科学ライブラリー2 **脳の発生・発達** ―神経発生学入門― 10672-5 C3340　　A5判 176頁 本体2800円	神経発生学の歴史と未来を見据えながら平易に解説した入門書。〔内容〕神経誘導／領域化／神経分化／ニューロンの移動と脳構築／軸索伸長とガイダンス／標的選択とシナプス形成／ニューロンの生死と神経栄養因子／グリア細胞の産生／他
富山大 小野武年著 脳科学ライブラリー3 **脳と情動** ―ニューロンから行動まで― 10673-2 C3340　　A5判 240頁 本体3800円	著者自身が長年にわたって得た豊富な神経行動学的研究データを整理・体系化し，情動と情動行動のメカニズムを総合的に解説した力作。〔内容〕情動，記憶，理性に関する概説／情動の神経基盤，神経心理学・行動学，神経行動科学，人文社会学
東工大 内川惠二総編集　高知工科大 篠森敬三編 講座 感覚・知覚の科学1 **視覚 Ⅰ** ―視覚系の構造と初期機能― 10631-2 C3340　　A5判 276頁 本体5800円	〔内容〕眼球光学系―基本構造―（鵜飼一彦）／神経生理（花沢明俊）／眼球運動（古賀一男）／光の強さ（篠森敬三）／色覚―色弁別・発達と加齢など―（篠森敬三・内川惠二）／時空間特性―時間的足合せ・周辺視など―（佐藤雅之）
東工大 内川惠二総編集　東北大 塩入 諭編 講座 感覚・知覚の科学2 **視覚 Ⅱ** ―視覚系の中期・高次機能― 10632-9 C3340　　A5判 280頁 本体5800円	〔内容〕視覚現象（吉澤）／運動検出器の時空間フィルタモデル／高次の運動検出／立体・奥行きの知覚（金子）／両眼立体視の特性とモデル／両眼情報と奥行き情報の統合（塩入・松宮・金子）／空間視（中溝・光藤）／視覚的注意（塩入）
東工大 内川惠二総編集・編 講座 感覚・知覚の科学3 **聴覚・触覚・前庭感覚** 10633-6 C3340　　A5判 224頁 本体4800円	〔内容〕聴覚の生理学―構造と機能，情報表現―（平原達也・古川茂人）／聴覚の心理物理学（古川茂人）／触覚の生理学（篠原正美）／触覚の心理物理学―時空間特性など―（清水豊）／前庭感覚―他感覚との相互作用―（近江政雄）
東工大 内川惠二総編集　金沢工大 近江政雄編 講座 感覚・知覚の科学4 **味覚・嗅覚** 10634-3 C3340　　A5判 228頁 本体4800円	〔内容〕味覚の生理学―神経生理学など―（栗原堅三・山本隆・小早川達）／味覚の心理物理学―特性―（斉藤幸子・坂井信之）／嗅覚の生理学（柏柳誠・小野田法彦・綾部早穂）／嗅覚の心理物理学―特性―（斉藤幸子・坂井信之・中本高道）
東工大 内川惠二総編集　横国大 岡嶋克典編 講座 感覚・知覚の科学5 **感覚・知覚実験法** 10635-0 C3340　　A5判 240頁 本体5200円	人の感覚・知覚の研究には有効適切な実験法が必要であり，本書で体系的に読者に示す。〔内容〕心理物理測定法／感覚尺度構成法／測定・解析理論／測光・測色学／感覚刺激の作成・較正法／視覚実験法／感覚・知覚実験法／非侵襲脳機能計測
立命館大 北岡明佳著 **錯視入門** 10226-0 C3040　　B5変判 248頁 本体3500円	錯視研究の第一人者が書き下ろす最適の入門書。オリジナル図版を満載し，読者を不可思議な世界へ誘う。〔内容〕幾何学的錯視／明るさの錯視／色の錯視／動く錯視／視覚的補完／消える錯視／立体視と空間視／隠し絵／顔の錯視／錯視の分類
日本再生医療学会監修 京大 山中伸弥・東大 中内啓光編 再生医療叢書1 **幹細胞** 36071-4 C3347　　A5判 212頁 本体3500円	移植などに頼ることなく疾病のある部位を根本から治療し再生させる再生医療にとり，幹細胞研究はその根幹をなしている。本書は，幹細胞研究の世界的な研究者たちにより編集・執筆され，今後の幹細胞研究に不可欠な最先端の成果を集めた。
理研 甘利俊一・前京医大 外山敬介編 **脳科学大事典** 10156-0 C3540　　B5判 1032頁 本体45000円	21世紀，すなわち「脳の世紀」をむかえ，我が国における脳研究の全貌が理解できるよう第一線の研究者が多数参画し解説した"脳科学の決定版"。〔内容〕総論（神経科学の体系と方法，脳の理論，脳の機能マップ，脳の情報表現原理，他）／脳のシステム（認知，記憶と学習，言語と思考，行動・情動，運動，発達と可塑性，精神物理学と認知心理学）／脳のモデル（視聴覚系・記憶系・運動系のモデル，認知科学的アプローチ，多層神経回路網，パターン認識と自己組織化，応用，最適化，他）

上記価格（税別）は2014年10月現在